新文京開發出版股份有限公司
NEW WCDP
新世紀．新視野．新文京－精選教科書．考試用書．專業參考書

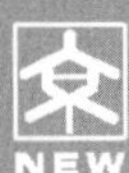

New Wun Ching Developmental Publishing Co., Ltd.

New Age · New Choice · The Best Selected Educational Publications—NEW WCDP

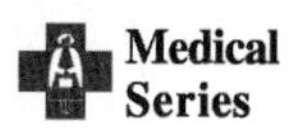

全方位護理
應考e寶典

書中QR碼
下載試題

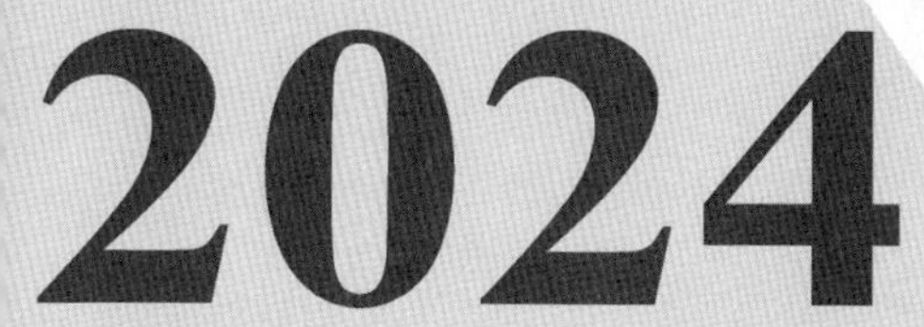

2024

必勝秘笈　考前衝刺

產科護理學

孫瑞瓊、吳淑美、蔡金杏◎編著

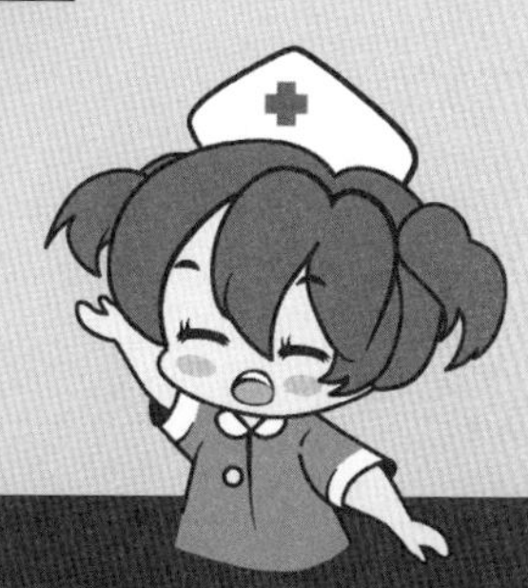

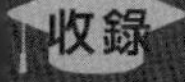

護理師國考試題｜助產師國考試題

★ 護理、助產相關科系升學及執照考試專用

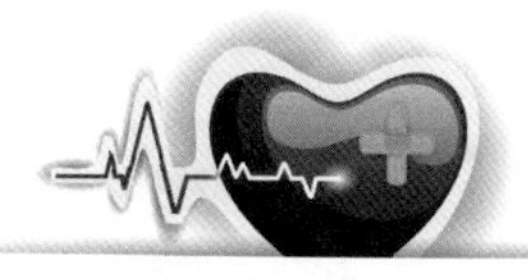

完勝國考三步驟

按照下面三個步驟練習，《全方位護理應考e寶典》就能幫你在考前完整複習，戰勝國考！挑戰國考最高分！

✔ **Step 1　了解重點**

詳讀「重點彙整」**黑體字國考重點**，學會重要概念。♥標示點出命題比例，考前先知得分區。

✔ **Step 2　訓練答題技巧**

讓專家為你解析考題，藉由「題庫練習」歷屆考題，複習考試重點，找到自己的弱點。

✔ **Step 3　模擬試題**

考前的實戰練習，讓你應考更得心應手。

覺得練習不足嗎？《全方位護理應考e寶典》還**收錄歷屆考題QR code**，不管是「升學、考照、期中期末考」，《全方位護理應考e寶典》永遠能幫你在最短時間內，做好最佳的準備！

考選部於2022年啓動國家考試數位轉型發展及推動計畫，將國家考試擴大為電腦化測驗，以順應數位化趨勢。有關國家考試測驗式試題採行電腦化測驗及各項應考注意事項請至考選部應考人專區查詢。

應考人專區　QR code 

❤ 新文京編輯部祝你金榜題名 ❤

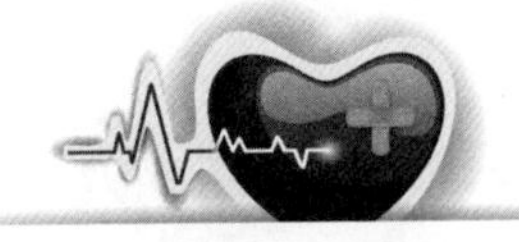

編・者・簡・介

孫瑞瓊

學歷　國立陽明大學護理學院護理學系博士

現職　長庚科技大學護理系副教授

吳淑美

學歷　國立臺灣大學護理學研究所碩士

現職　長庚科技大學護理系助理教授

蔡金杏

學歷　國立臺北護理健康大學護理系博士

現職　長庚科技大學護理系課程組組長

CONTENTS 目錄

掃描QR code

或至reurl.cc/QRVlp9下載題庫

緒　論

出題率：♥♡♡

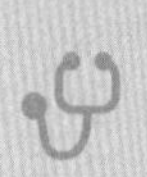
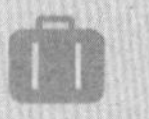

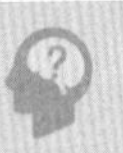

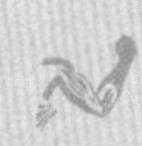
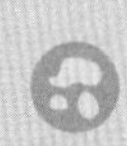
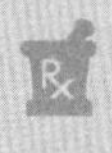
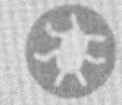

產科史
- 產科的定義與發展
- 周產期照護

相關生命統計
- 出生率
- 死亡率

產科護理人員的角色

婦嬰照護的倫理與法律
- 婦嬰護理人員常遇到的法律問題
- 產科護理人員應有的認知與態度

Maternal-Newborn Nursing

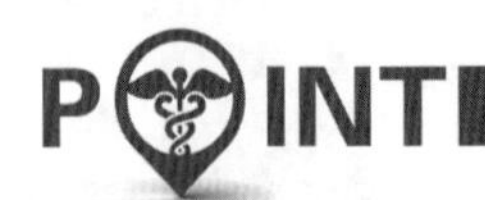

重點彙整

1-1 產科史

一、產科的定義與發展

1. 西元前 1500 年埃及歷史出現有關生產的相關記載。
2. 第 2 世紀羅馬時代產科學之父索蘭納斯(Soranus)使用生產輔助器了解胎兒位置。
3. 1560~1631 年，**張伯倫**(Chamberlen)**發明產鉗**，再經斯梅利(Smellie)改良而廣泛應用。
4. 20 世紀前，大多數的婦女在家生產，且由助產士照顧，20 世紀後漸漸由醫院的照顧取代。
5. 現在產科照護趨勢：(1)**醫護人員有責任與義務提供諮詢，未來發展以健康為導向**；(2)**讓孕婦因應懷孕與分娩照護的過程**。

二、周產期照護

(一) 以家庭為中心的護理原則

1. 協助低危險性生育期**家庭有能力選擇適合的**健康照護觀念及**醫療照護方式**，且照護提供者應成為**家庭的夥伴**，而非權威者。
2. 懷孕生產並非疾病，而是**家庭生活中一正常健康事件**，照護提供者應提供教學及自我照顧活動。
3. **生產是家庭關係重組的開始，家中每位成員的需求皆需要被注意及尊重**，照護提供者要注意**家庭生理、心理及社會各層面的滿足**。

4. 設置**待產、生產和恢復室合一**(LDR)的生產環境。

5. **鼓勵丈夫及重要支持者參與**，並**促進父母與新生兒提早接觸**，醫療措施應考慮是否造成家人分離。

6. 尊重產婦自主意願選擇親子同室(rooming-in)，並**減少不必要的住院天數**。

7. **促使產婦能自我照顧，早日回復正常的家庭功能。**

(二) 母嬰親善醫院

衛生福利部於 2000 年提出「母嬰親善醫院」訂定十大政策並列入評鑑，藉此**推廣母乳哺育，並增加哺餵率**；另外為了落實政策的執行，更成立了母乳哺育支持團體、鼓勵親子同室、產後盡早開始哺餵母乳以及鼓勵純餵母乳等措施。

1-2 相關生命統計

2010 年衛生指標白皮書已取消一般生育率指標、新生兒死亡率指標，嬰兒死亡率已非顯現國家兒童健康醫療狀態唯一指標。

一、出生率(Birth Rate)

(一) 粗出生率(Crude Birth Rate, CBR)

係指一年內每千位年中人口的平均活產數。

$$\text{粗出生率}(‰) = \frac{\text{一年內之活產總數}}{\text{年中人口數}} \times 1{,}000$$

(二) 總生育率(Total Fertility Rate, TFR)

係指每千位婦女自 15 歲開始，依照當年的年齡別生育率，到年滿 50 歲之前合計生育的子女數。近年我國總生育率低迷，在全球排行中敬陪末座。

$$\text{總生育率}(‰)=5\times\sum_{15-19}^{45-49}\frac{\text{該年度某五歲年齡組婦女之活產數}}{\text{該五歲年齡組婦女年中人口數}}\times 1{,}000$$

二、死亡率(Mortality Rate)

(一) 產婦死亡率(Maternal Mortality Rate, MMR)

1. 定義：指**一年內每十萬名活產中，於懷孕期間或懷孕終止後 42 天內死亡之婦女人數**，不論懷孕期長短或任何與懷孕相關原因，或因懷孕而加重病情導致死亡皆包括在內，但不包括偶發原因或事故致死；為原因別死亡率(cause-specific death rate)的一種。

$$\text{孕產婦死亡率}(\%_{000})=\frac{\text{該年度由於各種產褥原因所致孕產婦死亡數}}{\text{該年度之活產總數}}\times 100{,}000$$

2. 國內自 1981 年後**產婦死亡率已逐年下降**，顯示經濟、醫學技術的進步及**婦幼衛生保健政策推行的成果卓越**。

(二) 新生兒死亡率

指每千名活產中，所有小於 28 天的新生兒死亡人數。臺灣地區新生兒死亡之最主要原因為：**源於周產期之病態**。

$$\text{新生兒死亡率}(‰)=\frac{\text{所有小於28天的新生兒死亡人數}}{\text{該年活產數}}\times 1{,}000$$

(三) 嬰兒死亡率(Infant Mortality Rate, IMR)

指每年一千個活產嬰兒中未滿 1 歲及死亡的數目。

$$嬰兒死亡率(‰)=\frac{該年內出生未滿1歲之嬰兒死亡數}{該年出生之活嬰總數}\times 1,000$$

(四) 5 歲以下兒童死亡率(Under 5 Mortality Rate, U5MR)

WHO 提出 5 歲以下兒童死亡率作為主要的評估指標，以供各國交流，此指標是衡量整體兒童發展的最後結果，公式如下：

$$5歲以下兒童死亡率(‰)=\frac{5歲以下兒童死亡數}{活產嬰兒人口數}\times 1,000$$

(五) 周產期死亡率(Perinatal Mortality Rate, PMR)

$$周產期死亡率(‰)=\frac{一年內妊娠28週以上胎兒死亡數與小於7天之新生兒死亡數}{年中的活產數}\times 1,000$$

1-3 產科護理人員的角色

1. **照顧者**：在孕期、分娩、產後各時期針對產婦的健康需求提供個別性的護理措施，如：在病房協助無法下床的初產婦如廁。
2. 教育者：藉由產前及生產教育課程，教導產婦各種保健常識、增加其自我照顧的能力。
3. **諮詢者**：身為照護前線的護理人員，應具有健康教育諮詢者的功能，如：以專線或面對面的方式教導產婦健康方面的資訊。
4. **管理者**：分配及管理護理照護之醫療團隊成員，提供**以個案為中心**的治療方式。

5. **代言者**：協助、保護、尊重並支持個案維護應有的權利。
6. **研究者**：透過研究與相關領域工作者分享及討論，提升專業的護理服務品質。
7. 技術操作者：能熟練執行生產環境中各項儀器，並且有能力執行間歇的監測，以避免限制產婦的活動。
8. 立法催生者：應發展與專業角色有關的法案及參與符合產婦需求健康政策的制定。

1-4 婦嬰照護的倫理與法律

一、婦嬰護理人員常遇到的法律問題

醫護人員在進行某些婦產科技術時，需留意保護病人與家屬權利的規範和措施，需對產婦及家屬詳細解說必須的技術、步驟、目的及風險等相關資訊，確保產婦的知曉同意權，並訂定同意書及詳細記錄。常見的相關倫理法律問題如下：

1. 人工生殖法：
   (1) 為保障**不孕夫妻**、人工生殖子女與捐贈人之權益而訂定。
   (2) 生殖細胞捐贈人須符合：**男性 20 歲以上，未滿 50 歲**；女性 20 歲以上，未滿 40 歲等條件，且捐贈人不得為受術夫妻直系血親、姻親、四等親內之旁系血親。
   (3) 2012 年「人工生殖法修正草案」初步擬定，新增代孕專章。
2. 人工流產：此為目前面臨最多爭議的倫理議題，主要的爭議點包括：

(1) 胎兒何時有存活能力？依據法學家的論點，新生命使自受精後開始。
(2) 母親的選擇權和胎兒的生命權有衝突。
(3) 胚胎幹細胞研究的倫理規範：我國於 2003 年即完成胚胎幹細胞研究的倫理規範制定，醫護人員應熟悉以避免觸法或相關糾紛的發生。
(4) 目前國內優生保健法施行細則第 15 條規定，**除醫療行為外，人工流產應於妊娠第 24 週內施行**。

3. 性侵害被害人的評估與護理
(1) 依據內政部擬定之醫療院所性侵害被害人的處理流程，當被強暴者進入醫療機構時，醫護人員主要是**提供個案醫療處置、驗傷、蒐證及情緒支持**，並**應對個案保證她是安全的，並告知其受傷情形**。
(2) 施暴者來自各種不同的背景，且**多數沒有精神疾病的診斷**。
(3) 產科醫護人員應著重於**預防疾病及預防懷孕**的協助：提供預防性治療，給予 Penicillin 4.8 **百萬單位的肌肉注射**及事後避孕丸的服用，必要時應轉診精神科做相關諮商。

4. 未來相關倫理議題：基因寶寶、基因治療與細胞治療等。

二、產科護理人員應有的認知與態度

護理人員在執行健康照護時，應遵守專業的倫理原則及規範，目的是確保護理人員遵循守則及維持病人的權益，且為行事的最高原則，也是執行護理照護的行事依據。

婦嬰護理人員依照護理協會所致定的倫理規章作為指引，1973 年國際護理協會(International Council of Nurses, ICN)所修正通過的信條共 11 條，主要的目標是將護理人員的角色由依附的角色導向自主、合作及專業的方向發展，其內容如下：

1. 信條 I：護理人員**應尊重人性尊嚴及病人的獨特性，不受病人社會、經濟地位、個人品德或健康等因素的影響**。
2. 信條 II：護理人員需保密相關健康資料，確保病人的隱私權。
3. 信條 III：護理人員需保障病人與一般民眾的健康照護，免其受到其他不實、不道德或不合法的醫療行為之侵犯。
4. 信條 IV：護理人員應為個人的護理判斷與行為負責。
5. 信條 V：護理人員要維持應有之護理照護品質。
6. 信條 VI：護理人員在尋求諮詢、接受職責及委託護理工作給他人時，要斟酌個人能力與資格作為判斷依據。
7. 信條 VII：護理人員應多參與相關專業知識發展的活動。
8. 信條 VIII：護理人員應參與實施及改進護理專業標準之活動。
9. 信條 IX：護理人員應發揮專業效能，以建立並維持醫療機構的服務水準，並促進護理品質。
10. 信條 X：護理人員應發揮專業效能及維護護理人員的正直誠篤、保護群眾、以免其受不正確知識之誤導。
11. 信條 XI：護理人員應與相關醫療小組及群眾合作，以增進社區、國家人民的安康福祉。

QUESTION 題庫練習

1. 「每千名活產中，所有小於28天的新生兒死亡人數」稱為：(A)出生死因別死亡率 (B)嬰兒死亡率 (C)新生兒死亡率 (D)早產兒死亡率 (99專高一)

   解析 嬰兒死亡率為「每千名活產中，未滿1歲而死亡的嬰兒總數」。

2. 有關新生兒死亡率的公式，下列何者正確？(A)所有原因死亡之新生兒死亡人數／該年活產數×100,000 (B)所有小於30天的新生兒死亡人數／該年活產數×10,000 (C)所有原因死亡之新生兒死亡人數／該年活產數×10,000 (D)所有小於28天的新生兒死亡人數／該年活產數×1,000 (99專高二)

3. 以家庭為中心的產後護理照護原則，下列何者錯誤？(A)產後先給親子眼對眼接觸後，再為新生兒點眼藥 (B)親子同室 (C)如果嬰兒置於高危險單位，父母只能於會客時間去探視 (D)出院後，護理人員做產後居家訪視 (99專高二)

4. 有關以家庭為中心的婦嬰照護哲學原則，下列何者錯誤？(A)家庭有能力決定他們的照護 (B)專業人員在家庭育兒階段角色為權威者 (C)生產是家庭關係重組的開始 (D)生產是家庭生活中正常事件 (100專高二)

   解析 主導者是家庭成員。

5. 下列何者不是以家庭為中心的護理？(A)將生產環境佈置成家庭化的環境，減少恐懼 (B)限制訪客，讓產婦充分休息 (C)鼓勵配偶參與陪產過程 (D)在產檯上哺餵母乳 (101專普一)

   解析 以家庭為中心的護理應滿足家庭成員的需求。

解答： 1.C 2.D 3.C 4.B 5.B

6. 下列何項描述是目前產科護理發展之趨勢？(A)鼓勵實施親子同室，限制訪客以預防新生兒感染　(B)積極採用產科醫療或藥物，如無痛分娩減輕產痛　(C)尊重孕婦自主與決策權，協助規劃其生產計畫書　(D)產後2~3天當產婦獲得足夠休息後開始母奶哺餵　（101專高一）

7. 自然生產前，醫護人員給予填寫同意書，並解說注意事項，是針對產婦的哪一項權利？(A)隱私權　(B)知曉同意權　(C)公平正義權　(D)不傷害權　（101專高一）

8. 有關「總生育率」的敘述，下列何項正確？(A)每千位婦女自15歲開始，依照當年的年齡別生育率，到年滿50歲之前合計生育的子女數　(B)每百位婦女自16歲開始，依照當年的年齡別生育率，到年滿48歲之前合計生育的子女數　(C)每萬位婦女自18歲開始，依照當年的年齡別生育率，到年滿51歲之前合計生育的子女數　(D)每萬位婦女自20歲開始，依照當年的年齡別生育率，到年滿55歲之前合計生育的子女數　（101專高二）

9. 依據我國優生保健法施行細則規定，除醫療行為外，人工流產應於妊娠幾週內施行？(A) 16　(B) 18　(C) 20　(D) 24　（101專高二）

解析 依據優生保健法施行細則第15條規定，除醫療行為外，人工流產應於妊娠第24週內施行。

10. 陳太太有3次剖腹產的經驗，此次非計畫性懷孕，準備在此次剖腹產同時執行結紮手術，護理人員在手術前協助填寫各項同意書，這是符合何種倫理原則？(A)知情同意　(B)公平正義　(C)不傷害　(D)隱私　（101專普二）

11. 產婦死亡率係指懷孕期間或懷孕終止多少天內之婦女死亡數？(A) 20天　(B) 28天　(C) 42天　(D) 56天　（102專高一）

解析 產婦死亡率：指一年內每十萬名活產中，於懷孕期間或懷孕中止後42天內死亡之婦女人數。

解答：　6.C　7.B　8.A　9.D　10.A　11.C

12. 基於「以家庭為中心之母育護理」理念，醫療院所的作業程序，下列何者錯誤？(A)鼓勵待產、生產和恢復室合一(LDR)的生產環境 (B)家庭成員可參與生產過程 (C)完全依照父母親所想要的照顧方式 (D)鼓勵父母早期與新生兒接觸 （102專高二）
13. 所謂產婦死亡率(maternal mortality rate, MMR)的定義為何？(A)一年內十萬名活產中，懷孕期間或懷孕中止42天內之婦女死亡數 (B)一年內一萬名活產中，懷孕期間或懷孕中止30天內之婦女死亡數 (C)一年內千名活產中，懷孕期間或懷孕中止42天內之婦女死亡數 (D)一年內十萬名活產中，懷孕期間或懷孕中止30天內之婦女死亡數 （102專高二）
14. 有關產科護理理念與原則，下列何者不適當？(A)提供以產婦為中心的護理 (B)提供產婦以家庭為中心的護理 (C)提供以機構產科常規為主軸的照護 (D)提供以文化取向的護理 （103專高一）
15. 有關我國當前婦女健康政策與婦嬰照護理念的敘述，下列何者正確？(A)縮減產後住院天數，使產婦與其新生兒能盡早出院以避免醫療浪費 (B)因應崇尚自然的概念，鼓勵居家生產，減少醫療化 (C)將生產主導權重新歸還產婦及其家庭成員 (D)鼓勵將待產室、分娩室與產後恢復室三單位分開，避免同處一室帶給產婦生產經驗混淆 （103專高一）
16. 有關強暴的敘述，下列何者正確？(A)夫妻間沒有強暴之問題 (B)施暴者是性衝動較活躍者 (C)施暴者多有心智上的疾病或障礙以致無法控制行為 (D)施暴者來自各種不同的社會背景，且多數並沒有精神疾病的診斷 （103專高一）

解答： 12.C 13.A 14.C 15.C 16.D

17. 劉女士，G_2P_1，妊娠39週，因規則陣痛至醫院待產，胎心音：144次／分，子宮頸口開6公分，其丈夫陪同來院生產，並要求醫護人員能讓他進入分娩室陪產，有關護理師的安排，下列何者較合適？(A)為保護產婦及新生兒免於感染的威脅，因此避免非醫療人員進入　(B)基於避免影響其他產婦的隱私權，不建議其丈夫進入分娩室　(C)協助安排合適的位置讓其丈夫陪伴妻子生產　(D)建議其丈夫不要進入分娩室，以避免因目睹產程而影響夫妻未來的性生活　（104專高一）

18. 有關「以家庭為中心」之母育護理理念，下列何者正確？(A)婦女在整個待產、生產與產後的過程都在同一個單位　(B)新生兒出生後24小時內宜在嬰兒室接受檢查與照護，待情況較穩定後，再移至母親身旁　(C)產婦在待產室時，宜限制親友人數及新生兒未滿6歲的兄姊陪產，以避免干擾產程進展　(D)為能提供完整產後衛生教育指導，建議陰道生產婦女住滿3天後再出院

解析 (B)應促進父母及新生兒提早接觸；(C)應鼓勵丈夫及重要支持者陪產；(D)應減少不必要的住院天數。　（104專高二）

19. 根據衛生福利部（2007年）統計：臺灣地區新生兒死亡之最主要原因為下列何者？(A)源於周產期之病態　(B)先天性畸形　(C)家族遺傳心臟病　(D)先天性染色體異常　（104專高二）

20. 下列何項措施最符合WHO所訂「友善生產」之概念？(A)陰部剃薙　(B)完全臥床待產　(C)可以隨意進食清淡飲食　(D)常規會陰切開　（104專高二）

21. 有關婦嬰生命統計資料的敘述，下列何者錯誤？(A)總生育率係依當年年齡別生育率，每千位育齡婦女所生育的子女數　(B)粗出生率係指一年內每千名人口的平均活產嬰兒數　(C)產婦死亡率係指一年內每十萬名活產中，於懷孕期間或懷孕中止42天內之婦女死亡數　(D)嬰兒死亡率係指每年一千個活產嬰兒中未滿28天的死亡數　（105專高一）

解答：　17.C　18.A　19.A　20.C　21.D

22. 有關現今產科照護發展趨勢的敘述，下列何者正確？(A)提升專業人員的衛教能力，並以電腦網絡達成資源共享 (B)鼓勵女性醫師從事婦產科醫療業務 (C)應該挑戰各國的傳統習俗 (D)主張延長住院天數 (106專高一)

23. 生產是家庭關係重新開始的重要一環，下列何項醫療院所的政策有助於此理念的推展？(A)禁止家庭成員參與生產 (B)若沒有合併症，提倡早期出院 (C)為避免感染，嬰兒必須待在嬰兒室 (D)在完成新生兒點眼藥後再進行第一次母乳哺餵 (106專高二)

24. 產科護理師針對護理照顧內容進行討論，並發展及驗證合適的護理措施，藉以提升專業之照護品質，是屬於下列何種角色功能？(A)支持者 (B)教育者 (C)諮詢者 (D)研究者 (106專高二)

25. 產科護理師在病房直接協助無法下床的初產婦如廁，下列哪一項為其護理角色？(A)照顧者 (B)諮詢者 (C)教育者 (D)管理者 (106專高二補)

26. 有關以家庭為中心之母育過程的理念，下列何者錯誤？(A)懷孕生產不應被視為需要治療的生病狀態 (B)家庭成員皆可參與生產過程 (C)醫院是唯一可提供溫和生產方式的場所 (D)醫護人員應賦權婦女自主選擇生產方式 (106專高二補)

解析 應依照孕婦及其家庭所想要的方式進行。

27. 有關我國婦嬰生命統計之概況，下列何者正確？(A)「粗出生率」是指一年內每千位年中人口數的平均活產數 (B)「孕產婦死亡率」是指一年內每一萬名婦女中，所有懷孕及生產婦女的死亡人數 (C)「新生兒死亡率」是以小於一年內的嬰兒死亡人數來估計 (D)「周產期死亡率」中的周產期，是指生產當日到產後一年內的這段期間 (107專高一)

解析 (B)指一年內每一萬名活產數中各種因產褥原因所致孕產婦死亡數；(C)以小於28天新生兒死亡人數估計；(D)指妊娠28週以上至出生小於7天。

解答： 22.A 23.B 24.D 25.A 26.C 27.A

28. 有關臺灣產科護理現況之敘述，下列何者正確？(A)「母嬰親善醫院」政策已列入醫院評鑑項目之一 (B)擁有助產師執照的護理師僅能以單一證照執業登錄 (C)目前政府有多項鼓勵生育措施，促使產科醫師年輕化且為熱門科別 (D)孕產婦死亡率有增加的趨勢，主要死因為妊娠糖尿病與多胞胎妊娠 （107專高一）

29. 依我國「人工生殖法」規定，下列何者錯誤？(A)禁止從事代理孕母行為 (B)未婚者可為受術者 (C)精卵捐贈不得為四等親內之旁系血親 (D)男性捐贈生殖細胞者應介於20~49歲之間

解析 (B)受術者必須為已婚夫妻。 （107專高二）

30. 有關台灣家庭結構改變的敘述，下列何者錯誤？(A)晚婚晚育造成高齡產婦的問題日增 (B)女性在兼顧家庭與職場的衝突下，易延後適婚年齡 (C)雙薪家庭的增加及經濟能力的提升，因而提升我國目前的生育率 (D)離婚造成單親家庭日增，對家庭結構與性別角色造成衝擊 （107專高二）

解析 (C)台灣生育力低迷，排行國際倒數第三。

31. 有關生產教育的觀念，下列何者正確？(1)由醫護團隊主導生產過程，減少孕婦生產壓力 (2)讓孕婦因應懷孕與分娩照護的過程 (3)朝向以家庭為中心的照護 (4)強調一定不要使用藥物性減痛方法。(A) (1)(2) (B) (3)(4) (C) (2)(3) (D) (1)(4) （108專高二）

32. 護理師於婦女產後經由電話協助母親解決哺乳問題，屬於下列何種角色？(A)照顧者 (B)管理者 (C)研究者 (D)諮詢者

解析 護理人員因貼近並與孕產婦及家屬相處時間最久，能察覺及了解孕產婦及家屬的需求，故能提供適切及符合需求的解答，為最佳的教育者與諮詢者。 （109專高二）

33. 有關以家庭為中心的產科照護，下列何者錯誤？(A)鼓勵配偶與新生兒手足參與生產過程 (B)推廣親子同室增加新生兒與家庭成員互動 (C)鼓勵儘早出院與家人團聚 (D)提供完全相同的產科常規照護以符合評鑑要求 （109專高二）

解答： 28.A 29.B 30.C 31.C 32.D 33.D

解析 以家庭為中心的產科照護具有個別性，理念是婦女在孕產過程中提供滿足家庭、新生兒之身心照護需求，同時提供安全且合乎需求的高品質照護。

34. 有關生產計畫書，下列敘述何者不適當？(A)計畫書可包括待產、分娩和寶寶照護項目之選擇 (B)計畫書可包括生產流程與常規的說明 (C)讓婦女和醫護人員討論，兩者共同做決定 (D)鼓勵婦女表達其擔憂與需要 (109專高二)

解析 孕產婦應先與伴侶或陪產者共同擬訂生產計畫書，再了解未來協助生產的助產人員想法。

35. 根據臺灣優生保健法施行細則規定，除醫療行為外，人工流產應於幾週內施行？(A) 12 (B) 20 (C) 24 (D) 28 (109專高二)

36. 王女士接受試管嬰兒治療，今日抽血驗孕報告為未懷孕，王女士表示自己懷孕症狀明顯，一定是檢驗錯誤，下列護理措施何者最適當？(A)立即連絡施術醫師 (B)解釋檢驗報告解釋抽血報告最準確，請王女士再接再厲 (C)衛教懷孕症狀為妊娠的主觀經驗，請王女士要努力接受現實 (D)鼓勵王女士表達其疑問與擔憂，詢問是否需要協助聯絡配偶到院，與醫療團隊共同討論後續治療規畫 (109專高二)

37. 有關以家庭為中心的照護，下列敘述何者正確？(A)家中每位成員的需求皆需要被注意及尊重 (B)醫療機構只能讓準父親陪產 (C)因孕產婦的自主權最重要，照護只需考量婦女需求 (D)婚姻的品質與婦女的支持系統無關 (110專高一)

38. 有關醫療院所提供以家庭為中心照護之策略，下列敘述何者錯誤？(A)鼓勵留院直到適應母職 (B)推動準爸爸陪產制 (C)提供待產、分娩、恢復室合而為一的樂得兒產房 (D)協助產檯上母嬰早期肌膚接觸 (111專高一)

解析 應尊重產婦自主意願選擇親子同室(rooming-in)，並減少不必要的住院天數。

解答： 34.C 35.C 36.D 37.A 38.A

39. 陳女士，懷孕28週，有一位4歲的孩子小明。小明對陳女士說：「我討厭媽媽肚子裡面的小妹妹，因為媽媽只關心她，都不和我玩」。下列護理師回應，何者最適當？(A)告訴小明，要學習愛妹妹 (B)讓小明用聽診器聽胎兒心跳 (C)帶小明參加產前教室 (D)利用遊戲轉移小明注意力 （111專高一）

解析 (B)可藉由用聽診器聽胎兒心跳，建立兒童與胎兒的關係，並誘發對胎兒的認知，進而接受新生兒。

40. 阮女士，目前懷孕30週，飲食偏好辣與冷食，公婆一直抱怨這樣飲食型態對孩子健康不好，下列護理處置，何者較不適當？(A)評估孕婦的飲食嗜好及行為 (B)尊重接受孕婦的看法採不批評的態度 (C)認同公婆想法，一起說服其改變不健康的飲食 (D)尊重孕婦最後的信念與決定 （111專高二）

解析 護理人員應做為病人的代言者，協助、保護、尊重並支持個案，維護應有的權利。

41. 有關周產期死亡率的定義，下列何者正確？(A)妊娠20週以上之死胎數及出生1週內的嬰兒死亡數÷一年中活產數×1,000 (B)妊娠28週以上之死胎數及出生1週內的嬰兒死亡數÷一年中活產數×1,000 (C)妊娠28週以上之死胎數÷一年中活產數×1,000 (D)妊娠24週以上之死胎數÷一年中活產數×1,000 （111專高二）

42. 有關嬰兒死亡率之敘述，下列何者正確？(A)一年內未滿4週之嬰兒死亡數÷當年出生活嬰總數×1,000 (B)一年內未滿42天之嬰兒死亡數÷當年出生活嬰總數×1,000 (C)一年內未滿6個月之嬰兒死亡數÷當年出生活嬰總數×1,000 (D)一年內未滿1歲之嬰兒死亡數÷當年出生活嬰總數×1,000 （112專高二）

解答： 39.B　40.C　41.B　42.D

43. 有關婦嬰生命統計，下列何者正確？(A)粗出生率為一年內每十萬年中人口之平均活產數 (B)孕產婦死亡率為每十萬活產嬰兒中，於妊娠期間或妊娠終止後42天內死亡之婦女人數 (C)新生兒死亡率為每年每十萬活產嬰兒中未滿1歲即死亡之人數 (D)周產期死亡率為妊娠40週以上之死胎數加上活產後4週內死亡數之和對一年中活產數之比率 (112專高三)

解析 (A)粗出生率(‰)＝一年內之活產總數／年中人口數×1,000；(C)新生兒死亡率(‰)＝所有小於天的新生兒死亡人數／該年活產數×1,000；(D)周產期死亡率＝一年內妊娠週以上胎兒死亡數與小於天之新生兒死亡數／年中活產數×1,000。

44. 有關孕產婦死亡率之敘述，下列何者正確？(A)係指一年內每十萬名活產中，於懷孕期間或懷孕終止42天內之婦女死亡數 (B)係指一年內每十萬名活產中，於第三妊娠期或懷孕終止7天內之婦女死亡數 (C)係指一年內每十萬名活產中，於第三妊娠期或懷孕終止30天內之婦女死亡數 (D)係指一年內每十萬名活產中，於懷孕期間或懷孕終止24小時內之婦女死亡數 (113專高一)

解答： 43.B 44.A

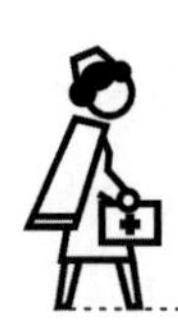

MEMO

家庭計畫及優生保健

出題率：♥♥♡

家庭計畫
- 自然節育法
- 化學避孕法
- 物理避孕法
- 永久性避孕法

遺傳疾病與優生保健
- 遺傳疾病及分類
- 優生保健

Maternal-Newborn Nursing

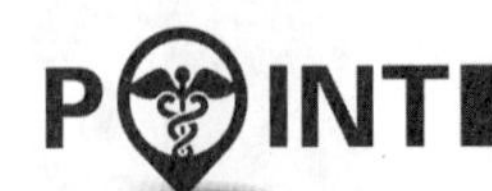

重點彙整

2-1 家庭計畫

家庭計畫定義是指夫妻依照自己意願、身心狀況、經濟及國家需要等，利用預防懷孕方法，控制並決定自己擁有的子女數，使每個子女皆是在符合期望下出生的。

一、自然節育法

(一) 子宮頸黏液法(Cervical Mucus)

藉由觀察子宮頸黏液性質來推測排卵日，主要將黏液的變化分為五期，在推測為**危險期**的**第 2、3 期**中避免性行為，以預防懷孕。

1. 乾燥期：月經剛結束，動情素低，無黏液。
2. 排卵前期：黃白色黏液。
3. 潮溼期（**排卵期**）：**黏液變薄且量多，清澈，潤滑富彈性，呈蛋白樣，pH 呈鹼性，羊齒試驗呈陽性**。
4. 排卵後期：黏液快速減少，混濁有黏性。
5. 月經前期：黏液可能為清澈，意義不明。

(二) 基礎體溫(Basal Body Temperature, BBT)

依據排卵時的體溫變化，利用基礎體溫計從月經來潮第 1 天起，測量舌下體溫（5 分鐘），以**監測排卵日及排卵期時間**。

1. 判別：**排卵日前**受動情素影響，**體溫會較低**，排卵日比低溫期略低，**排卵後**受**黃體素**影響，**體溫會上升**，等體溫上升 3 天後才安全。持續高溫 14 天，月經來潮時才下降。連續測量 **6 個月以上**才有意義。**危險期是排卵前 3 天及排卵後 2 天**。

2. 影響因素：易受情緒、疾病等影響。

(三) 安全期法(Calendar Method)

藉由統計至少 6 個月的月經週期，來預測危險期。此法的優點為經濟、方便及無副作用；缺點是雖然最簡單但也最不安全，避孕效果可能只有 50%，且只適用於月經規則者（月經週期不規則、產後、哺乳或接近更年期者不適用）。

1. 若有長與短之週期：**最長週期減 10，最短週期減 18**，介於 2 次日期的範圍內，即為下次排卵的危險期。

   範例：最短週期為 25 天(25−18=7)，最長週期為 35 天(35−10=25)，危險期即是月經來潮第 7~25 天。

2. 若週期皆為固定天數（28 天）：仍把 28 當為最長與最短週期，最長週期減 10，最短週期減 18，介於 2 次日期的範圍內，即為下次排卵的危險期。

   範例：最短週期為 28 天(28−18=10)，最長週期為 28 天(28−10=18)，危險期即是月經來潮第 10~18 天。

(四) 哺乳期無月經避孕法 (Lactational Amenorrhea Method, LAM)

生產後若採**完全母乳哺餵**，會有一段無月經的期間，**在 6 個月內可避孕**。

1. 原理：胎盤娩出後，腦下垂體前葉分泌大量泌乳素(prolactin)，刺激乳葉及乳腺管增生、乳房分泌乳汁，經由吸吮刺激母體持續分泌泌乳素，而泌乳素可抑制排卵，達避孕效果（約 98%）。

2. 條件
   (1) 能夠**晝夜親餵：頻率 8~10 次以上**。
   (2) 嬰兒需小於 6 個月。
   (3) **在產後 56 天後仍未有月經**。

二、化學避孕法

(一) 口服避孕藥(Oral Contraception)

避孕藥的主要成分是動情素和黃體素；服用避孕藥時必須記得從**月經週期的第 5 天開始服用**（月經來的第 1 天即為月經週期的第 1 天），一天一粒；新婚者可於婚前一個月服用；**產後未哺乳婦女於產後 28 天服用**。

1. 藥物作用原理
   (1) **抑制腦下垂體與下視丘性腺刺激素的分泌**，藉此達到抑制排卵的作用。
   (2) 減少子宮內膜增生的作用，使子宮頸黏液變黏稠，以阻止精子進入子宮腔內。
   (3) 干擾輸卵管的分泌與蠕動功能，提早使子宮內膜進行蛻膜變化與腺體萎縮，使胚囊不易存活。
   (4) 改變子宮及輸卵管的運動性，妨礙受精卵的運動，達到避孕目的。
2. 副作用：腸胃不適、**噁心**、**嘔吐**、**乳房脹痛**、經血減少或無月經、經血停止後出血、體重微增加、浮腫、**頭痛或頭昏**、陰道感染等，長期副作用有待追蹤。
3. 禁忌症
   (1) 靜脈炎、**血栓性栓塞症**、**心血管疾病**與冠狀動脈疾病（避孕藥中動情素含量越高，越易造成血栓栓塞）。
   (2) 肝病或**肝功能受損者**。

(3) 有乳房及生殖器官的癌症。

(4) 診斷原因不明的陰道出血。

(5) 34 歲以上的吸菸婦女。

(6) **懷孕或疑似懷孕者**。

(7) **正在哺乳的母親**。

(二) 其他避孕藥劑

1. **事後避孕丸**：利用高劑量的動情素與黃體素或高劑量的動情素，於性交後 72 小時內服用，12 小時後再服用一次，**不適合當作常規的避孕方法**。

2. RU486 (Mefepristone)：**須於懷孕 7 週內服用**，為**黃體素受體拮抗劑**，**能破壞子宮內膜穩定性**，讓著床的胚胎無法發育達到墮胎效果，需**合併前列腺素**，使子宮收縮、胚胎與子宮內膜剝落。副作用有腹瀉、噁心、嘔吐、暈眩及輕微腹痛等，下次月經可能延遲，經期出血時間可能拖長；服用後 3 週需追蹤妊娠檢查以確定效果。禁忌症如：子宮外孕、懷孕週數超過 7 週、吸菸量大，或有肝腎、心血管疾病、腎上腺皮質功能不全者。此藥**為國內管制藥品第四類**，**藥房不能販售**，**必須經由醫師診斷**，**並在醫院或診所內於醫護人員前服藥**。

3. **迷你丸**(mini-pill)：僅含低劑量的黃體素，原理為抑制子宮內膜的增生及使**子宮頸黏液變黏稠**，以**阻止精子通過**。

4. **避孕針**：**利用高濃度黃體素**，抑制下視丘－腦下垂體軸的功能和黃體生成素(LH)的產生，使葛氏濾泡的成長受抑制，**干擾精卵的運送及子宮內膜的發育**。如 Depo-Provera®，**首次注射後 7 天需使用保險套避孕**，而後每 3 個月注射一次。

5. 皮下植入避孕劑：植入手臂內側皮下，可達 3~5 年效果，例如 Norplant（含黃體素成分）。
6. 避孕貼片：貼於皮膚；藉釋出的動情素及黃體素達避孕效果。

(三) 陰道避孕環(Contraceptive Vaginal Ring)

作用方法為定量釋出黃體素與雄性素，可**抑制排卵**，使**子宮頸黏液變黏稠**，進而產生避孕效果。

三、物理避孕法

(一) 子宮內避孕器(Intrauterine Device, IUD)

主要原理是藉由在子宮內放置異物，**使子宮內膜產生局部的異物反應**，刺激前列腺素複合物產生，干擾受精卵著床。

1. 種類：樂普、子宮環、銅 7、銅 T、母體樂和**蜜蕊娜**（Mirena®，**效期 5 年**）等。
2. **裝置時間**：一般婦女於**月經結束後 1 週內**；產婦於**產後滿 4~6 週且惡露已乾淨尚未恢復性生活時**裝置（此時子宮頸較軟，且確定尚未懷孕）；或是性交後 5 天內（故此法亦可用於事後緊急避孕法）。
3. 禁忌症
   (1) 沒有生產過之婦女。
   (2) **疑似懷孕者**。
   (3) 骨盆腔、子宮頸或陰道**發炎**者。
   (4) 懷疑罹患癌症或子宮腫瘤者。
   (5) 原因不明之陰道出血。
   (6) **月經量過多或嚴重經痛婦女**。
   (7) **曾有子宮外孕史者**。

(二) 機械式避孕法

1. **保險套**(condom)：阻止精子進入陰道，可避免性病傳染。產後3~4 週且惡露停止時，即可恢復性生活，為坐月子期間哺餵母乳的婦女最佳的避孕方法。
2. 子宮隔膜或子宮頸帽(diaphragm)：阻止精子進入子宮，**與殺精劑合用效果較佳，性交後應停留 6 小時才可取出**。
3. 禁忌症：毒性休克症候群、陰道內感染、陰道異常。

四、永久性避孕法

(一) 輸卵管結紮(Tubal Ligation)

原理在於使精子與卵子無法結合，須以外科手術方式進行；手術時間約在月經週期第 7 天或是**產後 48 小時內**（最佳時機）。

(二) 輸精管結紮(Vasectomy)

1. 原理在於使精子無法通過輸精管，則精液內將不含可使卵子受孕的精子，亦須以外科手術的方式進行。
2. **不能立即達到避孕效果**，術後需經過 10 次射精且精液分析無精蟲，此避孕法才開始生效，在此之前仍須配合其他避孕方式。

2-2 遺傳疾病與優生保健

一、遺傳疾病及分類

人類的性狀與身體功能的表現，都是由**基因**與**外在環境因素**所共同調控而決定。雙股去氧核糖核酸(DNA)互相纏繞形成染色體(chromosomes)，人類細胞核中有 23 對，共 46 條染色體。DNA上帶有遺傳訊息的片段稱為基因。論基因或染色體的變異會造成遺傳性狀的改變，影響身體功能表現，形成遺傳疾病。

(一) 單基因遺傳疾病

◆ 體染色體顯性遺傳

1. 特性：只要成對基因中，**有一個不正常的基因就會造成臨床上的疾病**。這種不正常的基因有可能來自父母的遺傳，也有可能來自自己的基因突變（表 2-1）。
2. 遺傳方式：男女發生機率均等、垂直遺傳、新突變特別多，基因表現度不同則輕重症狀不同。
3. 常見疾病：
   (1) **神經纖維瘤**(neurofibromatosis)：特徵為病人身上會有**咖啡牛奶斑**(café-au-lait spot)，直徑在 1 公分以上，數目＞6 個，且長大後皮膚多處會出現神經纖維瘤。
   (2) 馬凡氏症候群(Marfan syndrome)：特徵為病人身材細長，四肢呈蜘蛛指（趾），有高度遠視或水晶體脫位；常併有主動脈擴大，甚至發生主動脈剝離，而常致猝死。
   (3) 軟骨增生不全侏儒症：此類病人通常身材矮小，就國人而言身高多不超過 140 公分，且小時候手指看似三叉戟，但智能是正常的。
   (4) **亨汀頓氏舞蹈症**(Huntington chorea)：因**第 4 對染色體異常**造成的腦部退化疾病。
   (5) 乳癌(breast cancer)。
   (6) 家族性膽固醇血症(familial hypercholesterolemia)。
   (7) 成人型多囊性腎臟病(adult polycystic kidney disease)。
   (8) 大腸息肉症(polyposis of colon)。
   (9) **軟骨增生不全侏儒症**(achondrophasia)、骨發生不全(osteogenesis imperfecta)。

表 2-1 體染色體顯性遺傳

<table>
<tr><th>說明</th><th>基因配對</th></tr>
<tr>
<td>1. 此類病人較無嚴重性致病性
2. 與近親結婚無關
3. 不正常基因來源：父母各一方有異常、基因本身新突變或是隔代遺傳
4. A 為正常基因，a 為不正常基因，只需要有一個不正常的基因(a)即可能表現出症狀（Aa 表罹病）；2 個不正常基因(aa)，即可能會致死</td>
<td>1. 父母其中一方有異常，則子女有 50%罹病
<table>
<tr><td></td><td>A</td><td>a</td></tr>
<tr><td>A</td><td>AA</td><td>Aa</td></tr>
<tr><td>A</td><td>AA</td><td>Aa</td></tr>
</table>
2. 父母雙方皆異常，則子女有 50%罹病，25%可能死亡
<table>
<tr><td></td><td>A</td><td>a</td></tr>
<tr><td>A</td><td>AA</td><td>Aa</td></tr>
<tr><td>a</td><td>Aa</td><td>aa</td></tr>
</table>
</td>
</tr>
</table>

◆ 體染色體隱性遺傳

1. 特性：必須兩個基因都不正常才會造成臨床上的疾病，若只帶一個不正常的基因則稱為帶因者。這種均帶因者父母結合後所生的後代，會有 **25%的機會罹病**、25%完全正常、50%為帶因者（表 2-2）。
2. 遺傳方式：男女發生機率均等、水平遺傳－即在兄弟姐妹間發病、易發生在近親結婚、極少在同一代發生新突變。
3. 常見疾病：如**海洋性貧血**(thalassemia)（表 2-3）、先天腎上腺增生症(congenital adrenal hyperplasia)、苯酮尿症(phenlketonuria)、高胱胺酸尿症(homocystunuria)、黏多醣症(mucopolysaccharidosis)、威爾森氏症(Wilson's disease)、白化病(albinism)、鐮刀型貧血(sickle cell anemia)等。

表 2-2 體染色體隱性遺傳

<table>
<tr><th>說明</th><th>基因配對</th></tr>
<tr><td>1. 具有血緣性
2. 罹病者大都是父母親近親結婚
3. A 為正常基因，a 為不正常基因，只有帶有 2 個不正常基因(aa)的人才會生病，和男女沒有關係。Aa 表示帶因者，aa 表罹病</td><td>1. 父母其中一方為帶因者，則子女有 50%帶因者
<table>
<tr><td></td><td>A</td><td>a</td></tr>
<tr><td>A</td><td>AA</td><td>Aa</td></tr>
<tr><td>A</td><td>AA</td><td>Aa</td></tr>
</table>
2. 父母雙方皆為帶因者，則子女有 50%帶因者、25%罹病
<table>
<tr><td></td><td>A</td><td>a</td></tr>
<tr><td>A</td><td>AA</td><td>Aa</td></tr>
<tr><td>a</td><td>Aa</td><td>aa</td></tr>
</table>
3. 父母其中一方罹病、一方為帶因者，則子女有 50%帶因者、50%罹病
<table>
<tr><td></td><td>a</td><td>a</td></tr>
<tr><td>A</td><td>Aa</td><td>Aa</td></tr>
<tr><td>a</td><td>aa</td><td>aa</td></tr>
</table>
</td></tr>
</table>

表 2-3 體染色體隱性遺傳－海洋性貧血

<table>
<tr><th>特性</th><th>篩檢方法</th></tr>
<tr><td>1. 分為甲型（α 型）和乙型（β 型）
2. 夫妻若為同型帶因者，則每次懷孕，其胎兒有 25%完全正常，50%成為帶因者，25%成為重症病人</td><td>1. 一般產前常規血液檢查中，提供「平均紅血球體積」之檢查
2. 若「平均紅血球體積」較小（即 MCV≦80fL 或 MCH≦25fL），則其配偶亦需接受「平均紅血球體積」之血液檢查
3. 若發現配偶之「平均紅血球體積」亦較小（即 MCV≦80fL 或 MCH≦25fL），則將二人的血液檢體做進一步篩檢，以確定是否為同型海洋性貧血帶因者，或僅是罹患缺鐵性貧血
4. 若夫妻為同型海洋性貧血帶因者，則孕婦可接受絨毛採樣、羊膜穿刺或胎兒採血，以對胎兒作產前診斷及進一步之遺傳諮詢</td></tr>
</table>

◆ 性染色體隱性遺傳（性聯隱性遺傳）

1. 特性：性染色體兩個 X 基因均突變才會致病。由於女性為 XX，故必須兩個 XX 均發生突變才會致病(xx)，而男生只要一個基因發生突變即會致病(xY)。

2. 遺傳方式（圖 2-1）

   (1) 母親罹病：則女兒全為帶因者(Xx)、兒子全得病(xY)。

   (2) 父親罹病：則女兒全為帶因者(Xx)、兒子全正常。

   (3) 母親帶因者、父親正常：則**兒子有 50%罹病**(xY)，50%正常；女兒有 50%為帶因者(Xx)，50%正常。

	x	x
X	Xx	Xx
Y	**xY**	**xY**

(1)母親罹病

	X	X
x	Xx	Xx
Y	XY	XY

(2)父親罹病

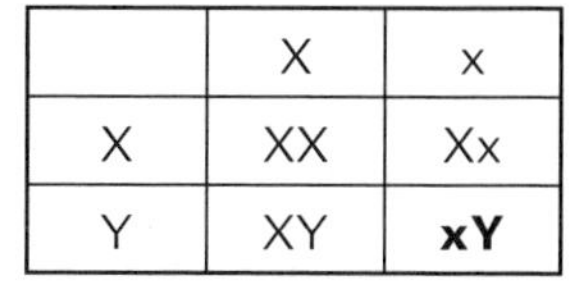

	X	x
X	XX	Xx
Y	XY	**xY**

(3)母親帶因者

圖 2-1　性聯隱性遺傳（X 為正常基因，x 為不正常基因）

3. 常見疾病：如色盲(color blindness)、**G-6-PD 缺乏症**(G-6-PD deficiency)、X 染色體脆裂症(fragile X syndrome)、**血友病**(hemophilia)、**肌肉萎縮症**(duchenne muscular dystrophy)、大腦白質退化症(adrenoleukodystrophy, ALD)等。

◆ 性染色體顯性遺傳

1. 特性：只要男女雙方的性染色體中**其中一個 X 基因發生突變，即可致病**(Xx、xY)。男性致死率很高，後代多為女性（女／男=2/1），沒有帶因者的現象，沒有父傳子的現象（案例較少）。

2. 遺傳方式：男女雙方皆可遺傳給下一代（圖 2-2）
   (1) 母親罹病：則兒女罹病機率均為 50%。
   (2) 父親罹病：則女兒全罹病、兒子全正常。

	X	x
X	XX	**Xx**
Y	XY	**xY**

(1)母親罹病

	X	X
x	**Xx**	**Xx**
Y	XY	XY

(2)父親罹病

圖 2-2　性聯顯性遺傳（X 為正常基因，x 為不正常基因）

3. 常見疾病：如色素失調症(incontinentia pigmenti)、抗維生素 D 佝僂症(vitamin D-resistant rickets)等。

(二) 多基因與多因子遺傳疾病

一般是由父母雙方各提供一些基因，加上環境的激發，造成病變的發生，其發生率為 1%。但如果上一胎罹病，則下一胎再發率為 3~5%；而若已出現兩個病例，再發率將高達 15~30%。例如唇顎裂、先天性心臟病、先天性髖關節脫臼、杵狀足、**神經管缺陷**等。

(三) 其他染色體異常疾病

其他常見的體染色體異常遺傳疾病包括：唐氏症、巴陶氏症候群、愛德華氏症候群、貓哭症候群等；性染色體異常遺傳疾病則包括：透納氏症候群、柯林菲特氏症候群等（表 2-4）。

◆ 染色體數目異常

1. 體染色體數目異常疾病
   (1) 21 三染色體症(trisomy 21)：**唐氏症**(Down's syndrome)，**21 染色體多一條，95%非遺傳所造成**。

(2) 13 三染色體症(trisomy 13)：巴陶氏症候群(Patau's syndrome)，13 染色體多一條。

(3) 18 三染色體症(trisomy 18)：**愛德華氏症候群**(Edward's syndrome)，18 染色體多一條。

2. 性染色體數目異常疾病

(1) X0：**透納氏症候群**(Turner syndrome)，女性性染色體缺一條 X (45, X0)，病人智商正常、**身材矮小**，因**卵巢發育不全**會有無月經、**不孕症**等情形。

(2) XXX (three X syndrome)：女性性染色體多一條 X (47, XXX)，病人智商通常正常，50%具生育力。

(3) XXY：**柯林菲特氏症候群**(Klinefelter's syndrome)，男性性染色體比正常多一條 X (47, XXY)，病人智商正常，但可能有學習障礙情形、具有女性的第二性徵（**乳房較大**），因睪丸發育不全會有不孕症的情形。

(4) XYY：男性性染色體比正常多一條 Y (47, XYY)，病人智商稍低、外觀無異常。

◆ 染色體結構異常

1. **貓哭症候群**(cat cry syndrome)：第五對體染色體短臂缺失，病人哭聲似貓叫聲、外觀小頭、小頷畸形、輕度心智不足、生長遲滯、肌肉張力不足等。

2. 鑲嵌症(mosaicism)：有絲分裂時，染色體不分離所致。

表 2-4 常見染色體異常疾病

疾病		異常染色體	診斷
體染色體數目異常	唐氏症	21 三染色體症**（第 21 對染色體多一條）**	1. 妊娠早期（11~13+6 週）唐氏症篩檢：以超音波檢查胎兒**頸部透明帶和鼻樑骨**，並抽取孕婦血液檢驗 PAPPA、free β-hCG，此項檢查可檢出 82~87%的唐氏兒；妊娠中期**母血唐氏症篩檢**：一般在妊娠 16~20 週：檢驗 AFP、β-hCG，搭配**母親年齡及體重**計算可能罹病機率，又稱 ABBA。 2. 第二孕期羊膜腔穿刺：如果母血唐氏症篩檢結果屬於高危險群（即胎兒罹患唐氏症機率大於 1/270 時），則以羊膜穿刺確認染色體是否異常
	巴陶氏症候群	13 三染色體症（第 13 對染色體多一條）	
	愛德華氏症候群	18 三染色體症（第 18 對染色體多一條）	
性染色體數目異常	透納氏症候群	女性第 23 對染色體少一條 X	病人會有卵巢發育不良、無月經等情形
	柯林菲特氏症候群	男性第 23 對染色體多一條 X	常在青春期後因睪丸發育不良、**不孕**及男性女乳症等被發現

(四) 遺傳諮詢

係指一種有關處理人類各種遺傳疾病的發生或可能發生之溝通過程。需要遺傳諮詢的情形有：

1. 具**遺傳疾病家族史**者。
2. **曾生育過先天異常或缺陷者**。
3. 本人、**配偶**或雙親**有先天異常或缺陷者**。
4. 有多次自然流產史的夫婦或**高齡孕婦（指 34 歲以上）**。

5. 孕期接受過放射線照射、服用或接觸化學藥品、感染過疾病、生活工作中長期接觸致畸胎原者。
6. 慢性病人；如糖尿病、甲狀腺功能亢進、癲癇等。
7. 要求指導優生者；如近親通婚者。

二、優生保健

(一) 定　義

我國於 1985 年施行優生保健法，利用醫學技術在婚前、孕前、產前、產後等不同時期中介入，發揮預防醫學精神，避免先天性缺陷兒產生，以達提升人口素質、保護母子健康及增進家庭幸福的目的。

(二) 優生保健服務（表 2-5）

1. 解釋有關遺傳性疾病的事宜。
2. 早期診斷出遺傳性疾病，迅速予以治療或防範。
3. 協助並指導父母撫養遺傳性疾病病童的原則及方法。
4. 產前遺傳診斷：包括絨毛膜取樣（8~12 週檢查，最好滿 10 週才執行）、羊膜穿刺（16~18 週檢查）、胎兒臍帶抽血術（20 週左右檢查）、超音波檢查（20~24 週檢查）等。

(三) 新生兒篩檢的檢體採集方法

1. 先用熱毛巾熱敷足部，以增加局部血流。
2. 待消毒的酒精完全乾燥後，再以採血針穿刺採血。
3. 採血的穿刺部位，**應選擇避開蹠神經與跟骨部位的足跟兩側**。
4. 流出的第一滴血以乾棉球拭除，取樣完成後，從濾紙正面輕塗在檢體的圓圈上，3 天內盡速寄出送檢。

表 2-5 優生保健服務

<table>
<tr><th>服務項目</th><th>服務地點</th><th>服務對象</th></tr>
<tr><td>臨床遺傳諮詢診斷與治療</td><td rowspan="2">1. 經教育部，衛生福利部評鑑通過之醫學中心或準醫學中心
2. 新生兒篩檢轉介醫院</td><td rowspan="2">1. 經證明四親等以內親屬或本人疑似罹患遺傳或精神疾病者
2. 經產前遺傳診斷技術發現胎兒不正常，需對流產物或新生兒確定診斷者</td></tr>
<tr><td>優生健康檢查</td></tr>
<tr><td>婚前健康檢查</td><td>設有家庭醫學科或保健科之公私立醫院</td><td>未婚或已婚尚未生育之男女</td></tr>
<tr><td>產前遺傳診斷</td><td>1. 婦產科醫院診所
2. 由衛生福利部評鑑合格之羊水檢驗中心</td><td>孕婦有下列情形者：
1. 34 歲以上高齡孕婦者
2. 本胎次有生育先天性缺陷兒之可能者
3. 曾生育先天性缺陷兒者
4. 本人或配偶有遺傳疾病者
5. 家族中有遺傳疾病者
6. 習慣性流產者</td></tr>
<tr><td>新生兒篩檢（檢體採集→檢驗作業→追蹤複檢→診斷治療）</td><td>1. 辦理接生業務之婦產科醫院、診所或助產所
2. 由衛生福利部指定之台大醫院及榮總優生保健諮詢中心新生兒篩檢檢驗室
3. 加入篩檢系統之接生單位及各鄉鎮市區衛生所（室）
4. 經衛生福利部指定之轉介醫院</td><td>所有新生兒</td></tr>
</table>

(四) 新生兒先天性代謝異常疾病篩檢的種類與治療

目前政府提供補助之 21 項新生兒先天性代謝異常疾病篩檢包括：苯酮尿症、高胱胺酸尿症、半乳糖血症、G-6-PD 缺乏症、先天性甲狀腺功能低下、先天性腎上腺增生症、楓漿尿病、中鏈醯基輔酶 A 去氫酶缺乏症、戊二酸血症第一型、異戊酸血症、甲基丙二酸血症、瓜胺酸血症第 I 型、瓜胺酸血症第 II 型、三羥基三甲基戊二酸尿症、全羧化酶合成酶缺乏、丙酸血症、原發性肉鹼缺乏症、肉鹼棕櫚醯基轉移酶缺乏症第 I 型、肉鹼棕櫚醯基轉移酶缺乏症第 II 型、極長鏈醯輔酶 A 去氫酶缺乏症，以及早發型戊二酸血症第 II 型。以下介紹部分先天性代謝異常疾病。

◆ 苯酮尿症(Phenylketonuria, PKU)

1. 病因
   (1) 缺乏苯丙胺酸水解酶，無法將苯丙胺酸代謝成酪胺酸，造成血液中苯丙胺酸過高。
   (2) 體染色體隱性遺傳疾病。
2. 治療：飲食中減少苯丙胺酸含量。

◆ 高胱胺酸尿症(Homocystinuria, HCU)

1. 病因
   (1) 缺乏胱硫醚合成酶，無法將高半胱胺酸代謝成胱胺酸，造成血液中高胱胺酸及甲硫胺酸過高。
   (2) 體染色體隱性遺傳疾病。
2. 治療
   (1) 初始給予大劑量維生素 B_6 使高胱胺酸下降。
   (2) 藥物無效，則飲食中採低甲硫胺酸食物，並補充胱胺酸與甜菜鹼。

◆ 半乳糖血症(Galactosemia, GAL)

1. 病因
   (1) 最常見，缺乏半乳糖-1-磷酸尿苷醯轉移酶，而無法將半乳糖轉變為葡萄糖。
   (2) 病童於餵乳數日後會發生嚴重吐奶、昏睡、肝脾腫大、黃疸、嚴重者甚至會因血液感染而死亡，症狀輕微者則會有發育及**智力遲緩**、白內障及肝硬化等問題。
   (3) 體染色體隱性遺傳疾病。
2. 治療
   (1) 避免食用半乳糖食品，如母乳、牛乳及乳製品等。
   (2) 使用豆奶或特殊食品。

◆ 葡萄糖－六－磷酸去氫酶缺乏症(G-6-PD Deficiency)

1. 病因
   (1) 缺乏葡萄糖-六-磷酸去氫酶(G-6-PD)，無法保護紅血球細胞膜而產生溶血現象，為引起新生兒嚴重黃疸重要原因之一。
   (2) **性染色體隱性遺傳疾病，俗稱蠶豆症**。
2. 治療：避免接觸可能引起溶血的物品：如抗瘧疾藥、磺胺類藥、鎮定劑、紫藥水、蠶豆食品及樟腦丸等。
3. 注意事項：**檢查不受出生日數及進食狀況的限制，並可由臍帶血中測得正確之結果判讀**。

◆ 先天性甲狀腺功能低下(Congenital Hypothyroidism, CHT)

1. 病因
   (1) 缺乏甲狀腺素，造成嚴重代謝緩慢與生長遲緩現象，有低能與矮小之特徵，故稱為呆小症。
   (2) **內分泌代謝異常疾病**。

2. 治療

(1) 補充甲狀腺素，早期發現、早期治療。

(2) 治療時間長短及所需劑量因人而異。

◆先天性腎上腺增生症(Congenital Adrenal Hyperplasia, CAH)

1. 病因

(1) 21-羥化酶缺乏，腎上腺皮質素(ACTH)因而升高，促使腎上腺增生肥大並分泌過多的雄性素，導致男嬰陰莖肥大，女嬰男性化。

(2) 單純型女嬰會有異常性徵，成長後無月經、過度男性化、不孕及發育異常；男嬰會有發育上的問題。

(3) 體染色體隱性遺傳疾病。

2. 治療

(1) 除了晚發型外，其餘皆可篩檢出。

(2) 長期給予皮質酮(Cortisone)治療，可使之正常發育及成長。

◆ 楓漿尿病(Maple Syrup Urine Disease, MSUD)

1. 病因

(1) 由於支鏈胺基酸在分解代謝途徑中缺乏氧化脫羧酶，或該酶有缺陷，使酮酸在體內累積，故尿液中有一種特殊的楓糖漿氣味。

(2) 在開始餵食後數天，會逐漸出現嘔吐、嗜睡、食慾減低、體重增加遲緩、呼吸急促、黃疸、抽搐等現象。

(3) 體染色體隱性遺傳疾病。

2. 治療

(1) 嬰幼兒時給予低支鏈胺基酸的特殊奶粉。

(2) 較大幼兒則給予特殊低蛋白飲食。

(3) 此病需終生嚴格控制飲食，以免造成腦部損傷。

◆ 中鏈醯基輔酶A去氫酶缺乏症(Medium-Chain Acyl-CoA Dehydrogenase Deficiency, MCAD Deficiency)

1. 病因
   (1) 通常會在出生後的前 2 年出現臨床症狀。
   (2) 因缺少中鏈醯基輔酶 A 去氫酶，而使不完全分解的脂肪堆積在體內產生毒性，造成腦部和神經系統損害。
2. 治療
   (1) 急性期需快速治療低血糖症狀。
   (2) 長期治療則是在就寢前提供碳水化合物點心，及積極治療感染或胃腸炎等突發狀況。

◆ 戊二酸血症第一型(Glutaric Acidemia Type I, GAI)

1. 病因
   (1) 缺乏戊二基輔 A 去氫酶，而無法正常分解離胺酸與色胺酸，造成漸進式的神經症狀及急性的代謝異常。
   (2) 在嬰兒期的晚期逐漸呈現出運動困難、漸進式的舞蹈徐動症、肌肉低張到僵硬、麻痺、角弓反張等症狀。
   (3) 體染色體隱性遺傳疾病。
2. 治療：嬰幼兒時給予專用特殊奶粉，適當攝取蛋白質及熱量，並補充核黃素(riboflavin)及肉鹼。

◆ 異戊酸血症(Isovaleric Acidemia, IVA)

1. 病因
   (1) 缺乏異戊醯輔 A 去氫酶，無法正常分解白胺酸，而造成病人神經與造血系統損害。
   (2) 逐漸會出現倦怠、胃口不佳、噁心、嘔吐、嗜睡、活動力變差、甚至會有抽筋等症狀。
   (3) 體染色體隱性遺傳疾病。

2. 治療
   (1) 嬰幼兒時給予專用特殊奶粉。
   (2) 較大幼兒則採低蛋白飲食，並補充甘胺酸(Glycine)及肉鹼。

◆ 甲基丙二酸血症(Methylmalonic Acidemia, MMA)

1. 病因
   (1) 甲基丙二酸輔酶 A 變位酶功能異常或鈷胺素代謝異常，造成神經系統損害。
   (2) 嚴重時會引起酮酸中毒、低血糖、高血氨、高甘胺酸血症。
   (3) 體染色體隱性遺傳疾病。
2. 治療
   (1) 補充液體、避免酸中毒。
   (2) 對於維生素 B_{12} 有效型的病人，須給予維生素 B_{12} 治療。
   (3) 對於維生素 B_{12} 無效型的病人，給予特殊配方奶粉、高熱量飲食與普通嬰兒奶粉使用。

QUESTION 題庫練習

1. 遺傳諮詢過程的第一個步驟應該是下列何者？(A)特殊診斷 (B)瞭解家族史 (C)產前檢查 (D)婚前檢查 （98專高二）
2. 新生兒先天性代謝疾病篩檢項目中，下列何項檢查不受出生日數及進食狀況的限制，並可由臍帶血中測得正確之結果判讀？(A)先天性甲狀腺低功能症 (B)苯酮尿症 (C)半乳糖血症 (D)葡萄糖-六-磷酸鹽脫氫酶缺乏症（俗稱蠶豆症） （98專高二）
3. 江太太38歲，G_1P_0，妊娠16週時接受羊膜穿刺術檢查，發現胎兒為血友病患。有關胎兒狀況之敘述，下列何者正確？(A)血友病為基因突變，因江太太為高齡妊娠婦 (B)血友病為性聯遺傳，每胎得病之機率是固定的 (C)血友病為體染色體顯性遺傳，江太太必為血友病患 (D)血友病為體染色體隱性遺傳，江姓夫婦皆有血友病基因 （98專高二）
4. 有關避孕針劑的原理，下列敘述何者錯誤？(A)利用高劑量的動情素 (B)抑制下視丘－腦下垂體軸的功能 (C)干擾精卵的運送 (D)干擾子宮內膜的發育 （98專高二）

   解析 利用高劑量的黃體素。
5. 下列哪一種避孕方式，不適合當作常規的避孕方法？(A)子宮內避孕器 (B)口服避孕藥 (C)保險套 (D)性交事後避孕丸 （98專普二）
6. 下列哪種情況不適合裝置子宮內避孕器？(A)曾有子宮外孕史者 (B)月經週期不規則者 (C)哺餵母乳者 (D)經產婦產後者

   解析 有裝置子宮內避孕器者比沒有裝置者發生子宮外孕的比率高出3~4%。 （99專高一）
7. 下列哪一項遺傳性疾病，不是目前新生兒出生後滿三天的常規篩檢項目之一？(A)有機酸血症 (B)苯酮尿症 (C)高胱胺酸尿症 (D)半乳糖血症 （99專高一）

解答： 1.B 2.D 3.B 4.A 5.D 6.A 7.A

解析 新生兒常規篩檢有苯酮尿症、高胱胺酸尿症、半乳糖血症、G-6-PD缺乏症、先天性甲狀腺功能低下、先天性腎上腺增生症、楓漿尿病、中鏈醯基輔酶A去氫酶缺乏症、戊二酸血症第一型、異戊酸血症、甲基丙二酸血症。

8. 有關子宮內避孕器的避孕原理，下列敘述何者正確？(A)輸卵管蠕動增加，干擾精子通過子宮 (B)子宮內膜產生發炎反應，阻止受精卵著床 (C)刺激前列腺素分泌，阻止精子與卵結合 (D)刺激前列腺素分泌，精子不易通過子宮頸 （99專普二）

9. 有關避孕針劑的原理，下列敘述何者錯誤？(A)利用高濃度黃體素 (B)抑制下視丘－腦下垂體軸的功能 (C)達到完全預防排卵目的 (D)干擾子宮內膜的發育 （99專高二）

解析 干擾精子與卵子的運送。

10. RU486是一種黃體素的拮抗劑，下列敘述何者正確？(A)通常可使用於懷孕6週內之人工流產 (B)單獨使用的效果及成功率都最高 (C)建議婦女服藥後應嚴格禁食 (D)其主要作用是穩定子宮內膜

解析 (B)單獨使用的成功率約65~95%，合併前列腺素使用其成功率約95%；(C)服藥後不需禁食，可一般正常飲食；(D)主要是阻斷黃體素對子宮內膜的滋養、破壞子宮內膜的穩定。 （99專高二）

11. 下列哪一項避孕方法的避孕效果未達到95%？(A)口服避孕藥 (B)子宮內避孕器 (C)安全期法 (D)男性結紮 （100專普一）

解析 避孕效果可能只有50%。

12. 有關性交事後避孕法的原理，下列敘述何者錯誤？(A)利用高劑量的雌性素(estrogen) (B)抑制下視丘－腦下垂體軸的功能 (C)改變陰道pH值，抑制精子活力 (D)干擾子宮內膜的發育 （100專高一）

解析 性交後避孕藥物無改變陰道pH值、抑制精子活力功用。

解答： 8.B 9.C 10.A 11.C 12.C

13. 王太太，產後哺餵母乳，有關家庭計畫的敘述，下列何者正確？(A)在哺乳期間，若月經未來，則不需要避孕 (B)裝置子宮內避孕器後，即不可再哺餵母乳 (C)可以使用口服避孕藥 (D)產後3~4週且惡露停止時，即可恢復性生活，並採用保險套避孕

解析 (B)裝置子宮內避孕器不影響哺餵母乳；(C)哺餵母乳不可使用口服避孕藥。 (100專高一)

14. 下列哪類婦女可以裝置子宮內避孕器？(A)月經過多者 (B)曾剖腹產者 (C)有子宮外孕病史者 (D)疑似懷孕者 (100專高二)

解析 子宮內避孕器禁忌：月經過多者、有子宮外孕病史者、疑似懷孕者、近三個月內曾罹患急性骨盆腔炎者、子宮頸及陰道炎尚未治癒者、先天性子宮構造異常、不明原因陰道出血者、生殖器官惡性腫瘤者等。

15. 有關RU486的使用敘述，下列何者正確？(A)為管制藥品第四類，僅能在藥房及醫療院所中販售 (B)當妊娠尿液試驗呈陽性反應者即可使用 (C)為口服製劑，以便婦女可在家自行服用 (D)服用RU486後，須再合併使用前列腺素，以利胚胎排出

解析 RU486為口服製劑，屬管制藥品第四類，藥房不能販售，需經醫師確定子宮內懷孕、診斷開藥，並且需於醫療院所內、醫護人員面前服藥。 (100專高二)

16. 下列何者為哺乳婦女最佳的避孕方法？(A)口服避孕藥 (B)觀察陰道黏液之分泌 (C)保險套 (D)計算安全期 (101專高一)

解析 (A)哺餵母乳宜避免服用避孕藥；(B)不易評估，易判斷錯誤；(C)安全，避孕效果達90%以上；(D)泌乳素雖可抑制排卵，但無法精準達到避孕效果。

17. 下列何種避孕方法失敗率最高？(A)子宮內避孕法 (B)口服避孕藥 (C)基礎體溫測量 (D)使用保險套 (101專普二)

解析 避孕方法失敗率由高至低分別為：基礎體溫測量(80%)、使用保險套(90%)、子宮內避孕法(95%)、口服避孕藥(99%)。

解答： 13.D 14.B 15.D 16.C 17.C

18. 下列哪一種藥物，可以作為墮胎藥及事後避孕丸？(A)前列腺素 (B)RU486 (C)口服避孕藥 (D)黃體激素 （101專普二）

解析 RU486是一種黃體素拮抗劑，可破壞子宮內膜的穩定度，作為墮胎藥及事後避孕丸。

19. 下列哪一對染色體異常可導致亨汀頓氏舞蹈症發生？(A)第13對 (B)第11對 (C)第8對 (D)第4對 （102專高一）

20. 婦女月經週期中，有明顯的基礎體溫下降，然後上升進入高溫期之變化，其下降的曲線在臨床上的意義為何？(A)受精 (B)排卵 (C)受精卵分裂 (D)受精卵著床 （102專高一）

21. 林先生、林太太皆是α型地中海貧血帶因者，他們的下一胎也為α型帶因者之機率為何？(A) 0 (B) 1/4 (C) 1/2 (D) 1 （102專高二）

解析 若父母雙方皆為帶因者，則子女有50%罹病機率，25%為重症可能致死。

	A	a
A	AA	Aa
a	Aa	aa

22. 有關口服避孕迷你丸(mini-pill)之敘述，下列何者錯誤？(A)主要功能在抑制排卵 (B)主要成分為黃體脂酮 (C)使用後，月經週期期限可能延長 (D)產後使用，並不會影響乳汁分泌量

解析 主要作用為抑制子宮內膜的增生及使子宮頸黏液變黏稠，以阻止精子通過。 （102專高二）

23. 下列何者不符合我國優生保健法所規範的依其自願，施行人工流產？(A)本人或其配偶之五等親以內之血親患有礙優生之遺傳性疾病者 (B)有醫學上理由，足以認定胎兒有畸形發育之虞者 (C)因被強制性交、誘姦或與依法不得結婚者相姦而受孕者 (D)因懷孕或生產將影響其心理健康化家庭生活者 （103專高一）

解析 本人或其配偶之四親等以內之血親患有礙優生之遺傳性疾病者，可依其自願，施行人工流產。

解答： 18.B 19.D 20.B 21.C 22.A 23.A

24. 下列哪類婦女可以裝置子宮內避孕器？(A)曾剖腹產者 (B)月經過多者 (C)有子宮外孕病史者 (D)子宮發炎者 （103專高二）

25. 下列哪一種遺傳疾病可利用超音波檢查胎兒頸部透明帶是否有增厚情形進行篩檢？(A)愛德華徵候群 (B)貓哭徵候群 (C)唐氏症 (D)透納氏徵候群 （104專高一）

26. 林女士的兒子15歲，身高178公分，從小成績欠佳，一年多前開始有乳房增大的情形，詢問護理師是否需要看整型外科將乳房切除，下列回答何者較為合宜？(A)建議少吃炸雞，應可改善乳房增大的問題 (B)鼓勵你兒子進行戶外運動，應可改善乳房增大的問題 (C)可能有性染色體異常，建議到醫院做進一步的染色體分析 (D)建議到整型外科進行乳房切除，但應先接受心理諮商輔導 （104專高二）

27. RU486的墮胎原理，為下列何種荷爾蒙的拮抗劑？(A)動情素 (B)黃體素 (C)前列腺素 (D)人類絨毛膜促性腺素(HCG)

（104專高二）

28. 陳女士，G_2P_1，妊娠10週，已育有一名2歲的脊髓性肌肉萎縮症患孩，下列敘述何者錯誤？(A)脊髓性肌肉萎縮症為體染色體隱性遺傳疾病 (B)此胎有50%機率為脊髓性肌肉萎縮症患孩 (C)此胎有25%機率為不具脊髓性肌肉萎縮症基因的健康小孩 (D)應即刻接受產前胎兒基因診斷 （105專高一）

解析 體染色體隱性遺傳疾病，需兩個基因都不正常才會造成疾病，帶因父母結合後所生的後代會有25%的機會罹病，25%正常，50%為帶因者。

29. 張女士採陰道生產，預計3年後再生育，未母乳哺餵，有子宮外孕的病史，懷孕前月經不規則。下列何種避孕方式較為適當？(A)子宮內避孕器 (B)口服避孕藥 (C)月經週期法 (D)結紮

（105專高一）

解答： 24.A 25.C 26.C 27.B 28.B 29.B

30. 李女士，33歲，G_2P_2，產後3個月，現純母乳哺餵，月經尚未回復，過去曾使用口服避孕藥，後來用保險套。有關護理師指導產後生育計畫，下列何者較不恰當？(A)可續用保險套 (B)可使用子宮內避孕器 (C)可口服含雌性素(estrogen)避孕藥 (D)採用泌乳無月經法 （105專高二）

31. 產後純母乳哺餵的婦女，坐月子期間最好的避孕方法為：(A)口服避孕藥 (B)測量基礎體溫 (C)子宮內避孕器 (D)保險套 （106專高一）

32. 服用口服避孕藥的禁忌症，下列何者錯誤？(A)有血栓性疾病史者 (B)已有懷孕可能者 (C)有高血壓病史者 (D)有子宮外孕史者 （106專高一）

33. 有關海洋性貧血的敘述，下列何者錯誤？(A)是一種體染色體顯性遺傳疾病 (B) α型海洋性貧血是第16對染色體控制α型血球素製造的基因缺損 (C) β型海洋性貧血是第11對染色體控制β型血球素製造的基因缺損 (D)要根治β型海洋性貧血的唯一方法是骨髓移植 （106專高二）

解析 (A)為體染色體隱性遺傳。

34. 王女士採陰道生產，問護理師：「我什麼時候可以裝子宮內避孕器？」下列回答何者正確？(A)產後隨時可以 (B)產後4~6週 (C)月經來潮時 (D)月經來前1週 （106專高二）

35. 有關陰道正常分泌物的敘述，下列何者錯誤？(A)主要功能是濕潤陰道 (B)反應陰道生態環境平衡的指標 (C)又稱為白帶(leukorrhea) (D)經期前或孕期時量會減少 （106專高二）

解答： 30.C 31.D 32.D 33.A 34.B 35.D

36. 楊女士，G_1P_0，妊娠21週，其母親確診罹患亨丁頓舞蹈症，楊女士日前經檢測亦帶有患病基因，下列敘述何者錯誤？(A)屬於體染色體顯性遺傳 (B)是位在第四對染色體上一段延伸著不穩定的三核苷酸(CAG)重複序列所致 (C)楊女士的腹中胎兒不論男女都有1/2的機會遺傳到此基因 (D)依據優生保健法，楊女士不符合施行人工流產之條件 (106專高二補)

解析 孕婦經診斷證明患有有礙優生之遺傳性疾病者，可以其意願進行人工流產。

37. 有關產後口服避孕藥的護理指導，下列何者正確？(A)BMI≧24者不適用 (B)產後28天後開始服用 (C)不會干擾排卵功能 (D)成分為高劑量雌性素 (106專高二補)

解析 (A)心血管疾病、正在哺乳、肝功能受損者等不可使用；(C)會干擾排卵；(D)成分為雌性素及黃體素混合製劑。

38. 有關避孕方法原理的敘述，下列何者錯誤？(A)保險套能阻止精子進入陰道，而達到避孕效果 (B)子宮內避孕器會刺激局部產生前列腺素複合物，干擾受精卵著床 (C)口服避孕藥可使子宮頸黏液變稀，使精子無法順利進入 (D)男性行輸精管結紮手術後初期，仍需採其他避孕措施 (107專高一)

解析 (C)口服避孕藥利用動情素、黃體素抑制排卵。

39. 避孕針劑是利用何種高濃度的荷爾蒙干擾精卵運送及子宮內膜發育？(A)動情素 (B)黃體素 (C)黃體生成素 (D)濾泡刺激素 (107專高一)

40. 新生兒先天性代謝異常疾病中，下列何者不是屬於體染色體隱性遺傳疾病？(A)苯酮尿症 (B)楓糖漿尿症 (C)先天性甲狀腺功能低下症 (D)先天性腎上腺增生症 (107專高一)

解析 (C)為內分泌代謝異常疾病。

解答： 36.D 37.B 38.C 39.B 40.C

41. 有關海洋性貧血之敘述，下列何者錯誤？(A)海洋性貧血屬於體染色體顯性遺傳　(B)監測平均紅血球體積(MCV)為海洋性貧血篩檢的第一步驟　(C)若夫妻為同一型的帶因者，則孕婦可接受羊膜穿刺以利產前診斷　(D)若夫妻為同一型的帶因者，胎兒可能罹患重型海洋性貧血的機會是1/4　（107專高二）

解析 (A)為體染色體隱性遺傳。

42. 有關結紮手術之敘述，下列何者正確？(A)女性結紮可於產後24~48小時內實施　(B)女性結紮後不會再製造卵子　(C)男性結紮後立即有避孕效果　(D)男性結紮後容易有腹腔沾黏的情形

解析 (B)僅使精子與卵子無法結合，卵巢依然有功能；(C)須經10次射精且精液無精蟲避孕才生效；(D)女性較可能發生。

（107專高二）

43. 有關黃體素抑制劑(RU486)阻斷懷孕過程的敘述，下列何者正確？(A)能破壞子宮內膜的穩定性　(B)懷孕10週前服用　(C)可做為常規的避孕方法　(D)可在藥房購買自行服用　（108專高一）

解析 於懷孕6~7週前服用；藥房不能販售，必須經由醫師診斷。

44. 有關基礎體溫的敘述，下列何者正確？(A)危險期是排卵前3天及排卵後2天　(B)依據排卵時體溫上升的原理，以確認危險期　(C)排卵時體溫上升（高於36.7℃為高溫期）　(D)排卵後體溫下降（約36.2℃為低溫期）　（108專高二）

解析 排卵時體溫略降，排卵後體溫上升。

45. 有關RU486 (mifepristone)的臨床治療，下列何者錯誤？(A)是黃體素的拮抗劑，須由醫師開立處方簽　(B)在懷孕6週前服用，成功率最高　(C)可帶藥物回家服用，須於1~2週內回診檢查　(D)與前列腺素合併使用，成功率可達95%　（109專高一）

解析 RU486為國內管制藥品第四類，藥局不得販售，除需符合優生保健法中可施行人工流產條件者，並需在醫院或診所內於醫護人員前服藥。

解答：　41.A　42.A　43.A　44.A　45.C

46. 有關常見遺傳疾病之敘述，下列何項正確？(A)唐氏症是21號染色體多一條，95%非遺傳所造成 (B) X染色體脆折症為單基因遺傳疾病，女性發生率高於男性 (C)裘馨氏肌肉萎縮症為染色體異常遺傳疾病，每胎產下重症寶寶機率為1/4 (D)海洋性貧血為多基因遺傳疾病，也會受到環境因素共同調控而產生

解析 (B)男性多於女性；(C)為性聯遺傳疾病；(D)為體染色體隱性遺傳疾病，單基因變異所致。 (110專高一)

47. 李女士，哺餵母乳，產後出院前表示：「我暫時不想懷孕，想跟以前一樣吃避孕藥，可以考慮使用避孕器，其他方法就不用了。」下列敘述何者最適當？(A)餵母奶期間不可以吃口服避孕藥，要改用保險套或是禁慾 (B)如果要吃避孕藥，需先禁慾，等接著的月經來潮後再開始吃 (C)如果要吃混合雌性素與黃體素的避孕藥，現在可以開始服用 (D)如果要用子宮內避孕器，要等4~6週後返診時再置入 (110專高二)

48. 蔡女士18歲，表示：「我都用保險套避孕，前幾天跟我男友發生關係，忘記要用套子，可是我們不想懷孕。」下列敘述何者最適當？(A)說明墮胎的方式與合併症，建議跟男友商量並繼續懷孕 (B) Mifepristone (RU486)有拮抗黃體素的作用，可以用來避免懷孕 (C)因為還不確定懷孕，建議繼續觀察，確定懷孕後再決定如何處理 (D)在72小時內服用高劑量雌性素，12小時後再服第二劑，可以用來避孕 (110專高二)

49. 下列哪一個新生兒篩檢項目為檢測性聯染色體隱性遺傳疾病？(A)半乳糖血症 (B) G-6-PD缺乏症（蠶豆症） (C)高胱胺酸尿症 (D)先天性甲狀腺低能症 (110專高二)

解析 (A)(C)為體染色體隱性遺傳疾病；(D)為內分泌代謝異常疾病。

50. 下列何者不是接受產前遺傳諮詢之高危險群孕婦？(A)懷孕年齡為34.8歲孕婦 (B)曾生下先天性心臟病兒之孕婦 (C)初次被診斷為妊娠糖尿病的經產婦 (D)孕婦先生是海洋性貧血帶原者

(111專高一)

解答： 46.A 47.D 48.B 49.B 50.C

解析 產前遺傳諮詢之高危險群包含：34歲以上孕婦、本胎次可能生產先天性缺陷兒者或曾生產先天性缺陷兒者、本人或配偶有遺傳疾病、家族有遺傳疾病及習慣性流產者。

51. 羅女士，因16歲的女兒月經遲遲未來，經醫師診斷為透納氏症候群(Turner syndrome)，有關透納氏症候群之敘述，下列何者正確？(A)其造成原因與目前塑化劑及環境荷爾蒙有關 (B)通常會有身材矮小、第二性徵發育不全與無法生育的問題 (C)會有月經不規則及智能遲緩的相關處置 (D)其典型症狀為小頭、手指粗短與蹼狀足 (111專高一)

52. 王女士，從未避孕，產後出院前表示：「我暫時不想懷孕，可是不想避孕，覺得自然比較好。」下列敘述何者最適當？(A)如果可以無論晝夜親餵且月經未恢復，在6個月內可避孕 (B)從接著的月經來潮第1天開始算，受精的危險期是第11天到第19天 (C)接著的月經來潮日期不一定，在那之前是安全的，可以不用避孕 (D)每天量基礎體溫，從體溫降低那天開始連續2天避免性交，其他日子可以性交 (111專高一)

53. 有關使用荷爾蒙藥物或避孕器的敘述，下列何者正確？(A)子宮內避孕器Mirena®在分娩後4~6週置入子宮，效期3年 (B)混合型避孕藥在月經結束後1週開始吃，可使子宮頸黏液變稠 (C)迷你丸(minipills)為單一黃體素製劑，因干擾正常排卵而避孕 (D)Depo-Provera®注射後不會立即有避孕效果，建議先用保險套避孕 (111專高一)

解析 (A)效期可達5年；(B)從月經週期的第5天開始服用；(C)原理為抑制子宮內膜及使子宮頸黏液變黏稠，以阻止精子通過。

54. 有關各種避孕方法作用原理的敘述，下列何者正確？(A)迷你丸使子宮內膜產生炎症反應而干擾受精卵著床 (B)子宮內避孕器使子宮頸黏液變黏稠而產生避孕效果 (C)避孕貼片使子宮內膜產生前列腺素化學物質而干擾受精卵著床 (D)陰道避孕環可抑制排卵，使子宮頸黏液變黏稠而產生避孕效果 (111專高二)

解答： 51.B 52.A 53.D 54.D

解析 (A)抑制子宮內膜的增生及使子宮頸黏液變黏稠，以阻止精子通過；(B)使子宮內膜產生局部的異物反應，刺激前列腺素複合物產生，干擾受精卵著床；(C)藉貼片釋出的動情素及黃體素達避孕效果。

55. 齊女士，月經週期規律，擬以安全期法避孕，下列護理師的指導何者正確？(A)瞭解齊女士記憶中的最長及最短週期 (B)最長月經週期減10，最短月經週期減18 (C)卵子排卵後可存活48~72小時 (D)避孕效果約80% （111專高二）

56. 吳女士，G_1P_1，產後第三天，計畫採純母乳哺育，詢問：「哺乳是否可以避孕？」下列護理指導何者最適當？(A)在月經尚未出現之前，不分日夜純母乳哺餵，頻率8~10次以上，6個月內可當作避孕措施 (B)分娩後42天可能排卵，哺乳避孕只適用於產後1個月內 (C)哺乳可以抑制排卵，只要純母乳哺餵，月經未恢復即可避孕 (D)純母乳哺餵是最不安全的避孕方式，不建議產後6個月內使用 （111專高二）

57. 下列何種情況之孕婦最需要協助轉介？(A)姻親通婚者 (B)親妹有血友病 (C)超音波發現胎兒過大 (D)先生有B型肝炎

解析 具遺傳疾病家族史者須進一步遺傳諮詢。 （112專高一）

58. 王女士，28歲第一胎，產後2個月，月經尚未來，採純母乳哺餵。下列何項避孕措施最不推薦？(A)口服避孕藥 (B)子宮內避孕器 (C)保險套 (D)泌乳無月經避孕法 （112專高一）

解析 正在哺乳的母親不可口服避孕藥。

59. 有關新生兒篩檢的檢體採集方式，下列何者正確？(A)早產兒出生週數滿34週即可立即採血 (B)採血的穿刺部位應選擇避開蹠神經與跟骨部位的足跟兩側 (C)穿刺後若血流不順可以用力擠壓穿刺處讓血液流出 (D)穿刺時以45度角將穿刺針刺入採血點

（112專高二）

解析 (A) 34~37週新生兒，出生後滿48~72小時候採血；(C)可以熱毛巾熱敷腳跟，促進微血管擴張；(D)以垂直於方式入針。

解答： 55.B 56.A 57.B 58.A 59.B

60. 丁女士，妊娠12週，接受第二次產前檢查，發現其紅血球平均容積(MCV)為60 fl。針對丁女士的狀況，下列何者為最優先處置？(A)安排丁女士接受基因檢查，以確認其是否為海洋性貧血症 (B)安排配偶接受基因檢查，以確認其是否為海洋性貧血帶因者 (C)安排配偶接受紅血球平均容積(MCV)之血液篩檢 (D)安排丁女士接受絨毛膜取樣，以確認胎兒的基因型式 (112專高三)

解析 MCV＜80 fl為海洋性貧血帶因者，應請配偶同時檢測MCV值，如果雙方MCV或MCH值都小，則須作海洋性貧血基因確認診斷。

61. 承上題，若配偶亦為海洋性貧血之帶因者，有關胎兒狀況之敘述，下列何者正確？(A)胎兒為重症海洋性貧血的罹病率是75% (B)重症海洋性貧血遺傳的機率與胎兒性別有關 (C)若胎兒為乙型海洋性貧血重症者，則其在胎兒時期是正常的 (D)若胎兒為乙型海洋性貧血重症者，丁女士易發生妊娠高血壓 (112專高三)

解析 (A)嬰兒有25%機會為重型海洋性貧血患者；(B)為主要是單一基因變異所致，與性別無關；(D)妊娠高血壓的誘發因素包括胎次、年齡、多胎、內科病史、孕婦溶血性疾病、胎兒染色體13為三染色體等。

解答：　60.C　61.C

MEMO

生殖系統

出題率：♥♡♡

女性生殖系統
- 內生殖器官
- 外生殖器官
- 骨　盆
- 乳　房
- 女性生殖內分泌機轉

男性生殖系統
- 內生殖器官
- 外生殖器官
- 附屬腺體
- 男性生殖內分泌機轉

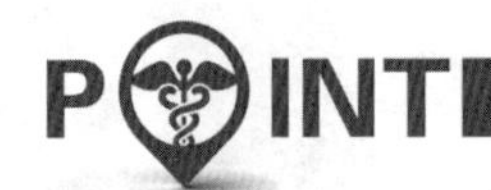

重點彙整

3-1 女性生殖系統

在女性的身體結構中，子宮常被視為女性化的一個重要的象徵，因此**當女性性器官受到損傷時，會感到女性特質受威脅**。為了肩負孕育胎兒的任務，女性生殖系統的生理變化及原始解剖結構皆較男性來得複雜，以下逐項介紹之。

一、內生殖器官

(一) 卵巢(Ovaries)

卵巢為一性腺，位在腹腔內左右兩側各有一個，由闊韌帶支撐於腹部的兩側。每個卵巢大小約 5×2×1.5cm（長×寬×直徑），重量為 5~15 公克。主要由卵巢神經支配，並由卵巢動脈來供應血液（腹主動脈的分支）；卵巢靜脈負責血液回流。

◆ 結　構

1. 卵巢不為腹膜所覆蓋，而由一層生殖上皮細胞所包圍。
2. 由外而內分三層：
   (1) 白膜。
   (2) 皮質：含有不同發育階段的濾泡(follicle)。
   (3) 髓質：含有血管、神經、淋巴管。

◆ 功　能

1. 製造、貯存及促使卵子濾泡的成熟，並使成熟卵子由卵巢排出。
2. 分泌荷爾蒙：**動情素**、黃體素、鬆弛素(relaxin)、抑制素等。

(二) 輸卵管(Fallopian Tubes)

兩側輸卵管從子宮體上方的兩個角進入子宮，其血液供應與子宮同源，由子宮和卵巢動脈供應；由骨盆叢和卵巢神經叢的交感和副交感的運動與感覺神經負責支配。

◆ 結　構

1. 輸卵管分成三部分：
   (1) 峽部：為肌肉層，為行輸卵管結紮手術的部位。
   (2) 壺腹部：為輸卵管腔最長、最大的部分，精子和卵子在此處受精，為子宮外孕最常見的位置。
   (3) 漏斗部：膨大呈喇叭狀，末端有指狀突起，稱繖。在排卵時以撒爪方式捕捉卵子進入輸卵管。
2. 輸卵管壁分成四層（由外層→內層）：
   (1) 漿膜層（腹膜層）。
   (2) 漿膜下層。
   (3) 肌肉層：為不隨意肌，可藉此收縮蠕動以推送卵子。
   (4) 黏膜層。

◆ 功　能

1. 提供卵子從卵巢至子宮的通路。
2. 精子與卵子受精處。
3. 藉由輸卵管的肌肉蠕動、纖毛運動將受精卵推向子宮。

(三) 子宮(Uterus)

在婦女心中具有多重功能與象徵意義，子宮是一個外有厚壁，內呈中空的肌肉組織，為梨狀的器官，位於骨盆的中央。大小約 7.5×5×2.5cm（長×寬×直徑），重量為 60 公克。由子宮動脈和卵巢動脈負責血流供應。主要受自主神經影響：交感神經由下腹神經叢進入骨盆，使血管和肌肉收縮；副交感神經由腰椎第 2~3 對神經組合成骨盆神經，作用與交感神經相反。

◆結　構

1. 子宮的上方兩側連接著輸卵管，而其連接處稱為子宮角。
2. 子宮分為子宮體、子宮頸、子宮峽部。
3. 子宮體結構（由外層→內層）：
   (1) 漿膜層。
   (2) 肌肉層：外層－縱走肌，中層－斜走肌，內層－環狀肌。
   (3) 黏膜層：屬上皮細胞，提供囊胚著床前的滋養物質；在月經週期或生產過後，子宮內膜受黃體素及動情素作用，表皮細胞依月經週期剝落與增生，幫助荷爾蒙週期的再開始。
4. 子宮頸之中空部分稱為子宮頸腔。
5. 子宮頸具有伸縮性與彈性，有利於生產；其分泌液可制菌並維持有利於精子存活的鹼性環境。
6. 子宮頸癌好發於子宮頸之柱狀上皮與鱗狀上皮細胞接合處。

◆韌　帶

1. **圓韌帶**：由子宮兩側向輸卵管下方延伸，經腹股溝止於大陰唇。**支撐著變大子宮**。
2. 闊韌帶：將子宮和輸卵管固定在骨盆腔中央部位，並將骨盆腔分成前後面。
3. 子宮薦骨韌帶：位於直腸兩側，將子宮接連到薦骨。
4. 主韌帶：由子宮頸兩側的側邊至骨盆側壁，主要為支撐子宮。
5. 恥骨子宮頸韌帶：環繞於子宮頸前後，與恥骨背面韌帶相連。

◆ **功　能**

1. **產生月經週期和內膜增生**。
2. 提供受精卵著床及生長的空間。
3. 提供胎兒發育所需營養，並具保護胎兒的功能。
4. **分娩時子宮肌肉層的收縮力量使胎兒和胎盤能夠娩出**。
5. **子宮肌肉層的肌肉收縮**，將有助於胎盤剝落娩出之處收縮**止血**，使產婦生產時不致大量出血。

(四) 陰道(Vagina)

陰道的位置，在腹前壁上段與膀胱相鄰，在腹後壁與道格拉斯陷凹相鄰，且陰道上 2/3 處與直腸相鄰，下 1/3 處則與會陰相鄰。子宮頸深入陰道中而形成的窩狀部位稱為**穹窿**(fornix)。由交感神經與副交感神經相互支配，感覺功能始於陰道，止於 S_2~S_4。陰道的上 1/3 血流由子宮動脈的子宮頸陰道分支供應，中 1/3 由膀胱下動脈供應，下 1/3 則是痔中動脈（肛門動脈）和內陰動脈。

◆ **結　構**

1. 陰道的上皮組織並沒有腺體分布。受到正常菌叢的影響，陰道呈酸性，其 **pH 值變化約在 4.3~5.4 之間**。
2. 陰道壁可分為四層（由外層→內層）：
   (1) 白色纖維性結締組織。
   (2) 外層縱形與內層環形平滑肌。
   (3) 蜂窩狀結締組織。
   (4) 鱗狀上皮層。
3. 在正常情況下，陰道是由前向後（由下向上）傾斜延伸，而子宮則是向前屈曲。

4. 陰道開口位於前庭下段，在尿道口下方；在其開口處有一層黏膜皺摺覆蓋，即處女膜(hymen)，此膜會因劇烈運動或第一次性交等因素而致破裂和少量出血。

◆ 功　能

1. 經血的排出口。
2. 性交的器官。
3. 生產的通道。
4. 預防致病菌感染。
5. 防止性交受傷。

二、外生殖器官

1. 陰阜(mons pubis)：為覆蓋於恥骨聯合上的脂肪組織，其上有皮膚層及陰毛生長，女性的陰毛傾向三角形分布。主要的功能為保護恥骨聯合；且性交時具有海綿墊功能，可增強性交感受性。
2. 大陰唇(labia majora)：為脂肪組織構成的二片皺摺，由結締組織和上皮所覆蓋。功能為保護小陰唇、尿道口及陰道口；內含豐富血管，懷孕時易發生靜脈曲張。
3. 小陰唇(labia minora)：是位於大陰唇中的兩層皮膚皺摺，黏膜外表發亮、潮溼且沒有毛囊，富含皮脂腺。功能包括：
   (1) 分泌物具有制菌的效果。
   (2) 潤滑外陰部皮膚及防水，可增加性交時性衝動的快感。
4. 陰蒂(clitoris)：位於小陰唇的前方接合處。具勃起組織，有豐富的血液及神經分布，為女性性交最敏感部位。
5. 前庭(vestibule)：內含有尿道口、尿道旁腺、陰道口、巴氏腺。為內外生殖器之分界。

6. 尿道口(urethral meatus)：位在陰蒂下方 1~2.5 公分，陰道口上方，女陰前庭之中線上；周圍有海綿組織包圍，性交時可保護尿道，免受直接壓力。女性易受**大腸桿菌感染**而導致**泌尿道感染**。
7. 史堅尼氏腺(Skene's glands)：又稱為尿道旁腺，其開口位於尿道口後壁。尿道旁腺相當於男性的前列腺，易受淋菌或梅毒感染。於性交時，其分泌物有助於潤滑外生殖器。
8. 巴氏腺(Bartholin's gland)：位於陰道開口的兩側。於性興奮時分泌黏液，潤滑陰道口。
9. 會陰(perineum)：位於陰唇繫帶延至肛門口之間楔形的纖維肌肉組織。具有豐富的肌肉組織，有助於生產時陰道擴大、胎頭通過。此處亦為生產時會陰切開術之部位。

三、骨盆(Pelvis)

由 1 塊**薦骨**、1 塊**尾骨**、2 塊**髖骨**（由髂骨、坐骨、恥骨所融合而成）所組成（詳見表 3-1）。

表 3-1 骨盆結構組成

髖骨（2 塊）	髂骨(ilium)：又稱腸骨，形成骨盆的上部和背部
	坐骨(ischium)：位於髂骨及髖臼之後下部，是坐著時身體重量支持處
	恥骨(pubis)：位於髖骨的前部，由髖關節延伸到兩髖骨前方聯合處的纖維軟骨，稱「恥骨聯合」。恥骨聯合下的三角空間即是恥骨弓，角度為 **90~100 度**，生產時胎兒頭由恥骨弓下通過
薦骨（1 塊）	又稱為骶骨，位於骨盆的後方、兩塊髖骨之間。由 5 塊薦椎骨組合而成，構成骨盆的背部。薦骨的最末端處是薦骨岬(sacrum promontory)，為醫師陰道內診、評估胎兒是否能通過產道的重要指標
尾骨（1 塊）	位於薦骨下方、由 4 塊尾椎骨融合而成的三角形骨骼。尾椎與薦骨形成薦尾關節，為**微動關節**，胎兒通過時，可使尾骨向後移動，以利胎兒通過

(一) 骨盆的區分

1. 假骨盆：又稱大骨盆，是指骨盆緣或界線以上的部分。
2. 真骨盆：又稱小骨盆，是指骨盆緣或界線以下的部分；**真骨盆代表產道受骨骼限制的真正範圍**。其可包括骨盆入口、骨盆腔及骨盆出口三個部分。

(二) 骨盆的類型

依考德威爾莫洛伊(Caldwell-Moloy)分類法，可分為女子型、男子型、類人猿型及扁平型共四種類型（圖 3-1）。

1. 女子型：呈圓形，寬的恥骨弓（90 度或更大）；女性發生率約 50%。陰道生產的預後好，此骨盆形狀整個有寬徑線及緩和的曲線。
2. **男子型**：入口為心形或三角形，後矢徑較短，恥骨弓約 70 度；女性發生率約 20%，**此型陰道生產的預後最差**。
3. 類人猿型：呈卵圓形，前後徑長於橫徑，恥骨弓峽窄；女性發生率約 25%。陰道生產時因坐骨較突出、變異性大（比男子型或扁平型更有利），胎兒可以枕後位出生。
4. 扁平型：呈平、寬、短卵圓形，前後徑、後矢徑都短，恥骨弓寬廣而扁平，**女性發生率最少，約 5%**。

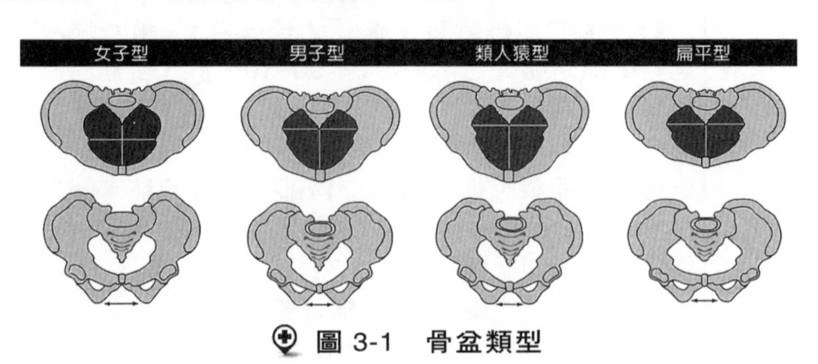

圖 3-1　骨盆類型

四、乳房(Breast)

(一) 乳房的結構組織

1. 腺體組織：腺體組織為乳房的主要構造，被結締組織分成 15~20 串小葉，腺體組織以乳房外上 1/4 處最多，乳房惡性腫瘤常好發於此處。
2. 纖維組織：支持腺體的組織，主要由結締組織和庫柏氏韌帶(Cooper's ligament)來支持乳房、腺體、血管、淋巴。
3. 脂肪組織：與乳房大小有關，但與乳汁製造、分泌量無關。

(二) 乳房的血液供應

由腋下動脈、內乳動脈和肋間動脈的胸分枝來供應血液。

(三) 乳　頭

1. 乳頭由平滑肌組成。
2. 乳暈含有皮脂腺，即蒙哥馬利結節(Montgomery tubercles)，可分泌類脂質潤滑並保護乳頭。

(四) 乳房的發育及功能

1. 乳房的發育受到性荷爾蒙的刺激而逐漸成熟。
2. 乳房的功能主要是分泌乳汁。

五、女性生殖內分泌機轉

(一) 生殖內分泌機轉

女性生殖內分泌機轉請見圖 3-2。

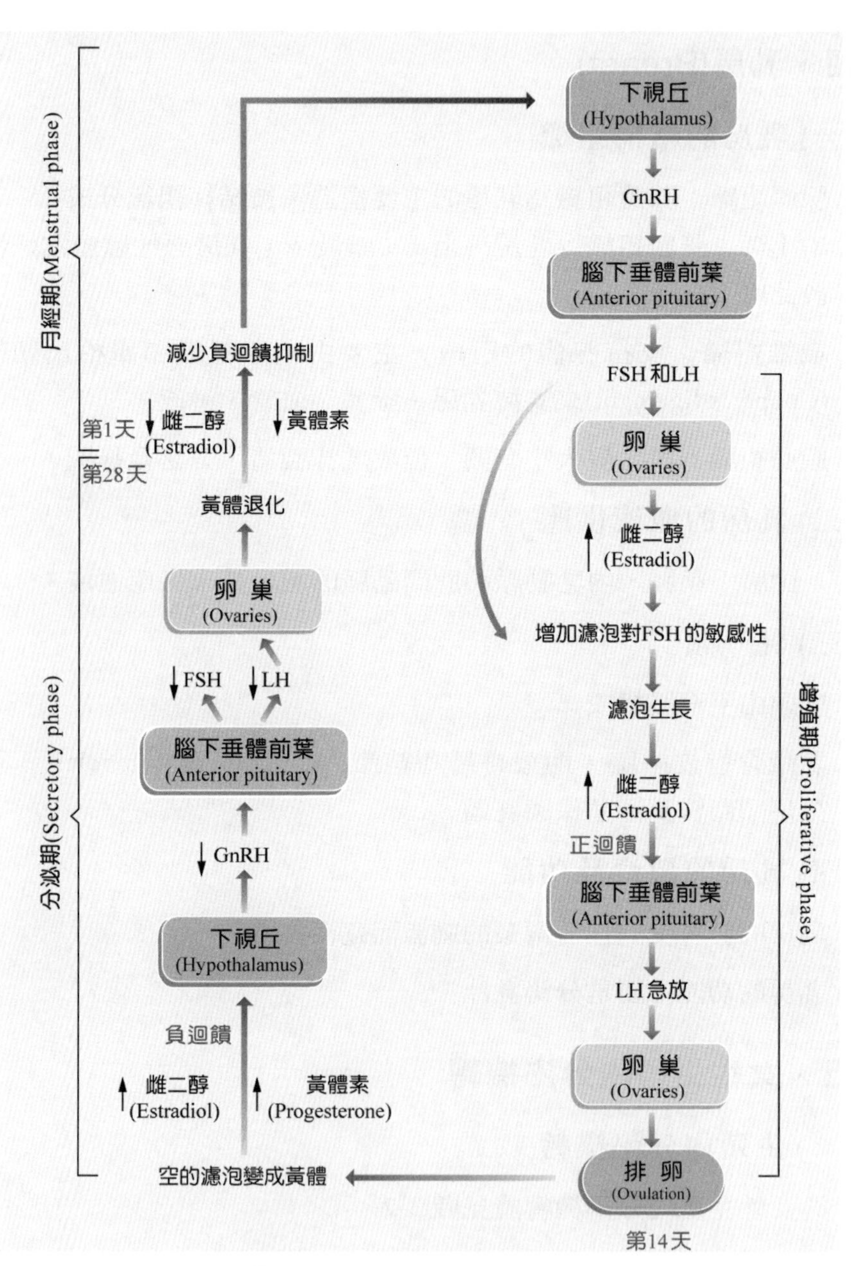

月經期(Menstrual phase)
分泌期(Secretory phase)
增殖期(Proliferative phase)
下視丘
(Hypothalamus)
GnRH
腦下垂體前葉
(Anterior pituitary)
FSH和LH
卵 巢
(Ovaries)
雌二醇
(Estradiol)
增加濾泡對FSH的敏感性
濾泡生長
雌二醇
(Estradiol)
正迴饋
腦下垂體前葉
(Anterior pituitary)
LH急放
卵 巢
(Ovaries)
排 卵
(Ovulation)
第14天
空的濾泡變成黃體
負迴饋
雌二醇
(Estradiol)
黃體素
(Progesterone)
下視丘
(Hypothalamus)
GnRH
腦下垂體前葉
(Anterior pituitary)
FSH
LH
卵 巢
(Ovaries)
黃體退化
第28天
第1天
雌二醇
(Estradiol)
黃體素
減少負迴饋抑制

圖 3-2　女性生殖內分泌

表 3-2 黃體素及動情素於女性生殖器官之作用

作用器官	黃體素	動情素
乳　房	乳房小葉與小泡之發育、使小泡增殖乳腺，而使乳房膨脹	脂肪堆積於乳房、促進乳房基質組織之發育、引起乳房和乳汁製造器官之生長
會　陰		因脂肪堆積於陰阜和大陰唇及小陰唇，可維護外生殖器生長
陰　道	上皮細胞成熟過程停止，表皮細胞萎縮脫落且釋放出肝醣	陰道上皮細胞增生變為複層上皮，並改變酸鹼值，更能抵抗外傷及感染
子宮頸	分泌腺體其黏液較濃稠，且不透明，延展性差	子宮頸腺體增生，進而分泌大量清澈透明具延展性的黏液
子　宮	基質細胞及腺體增大，且有肝醣及黏液分泌，作為受精卵之著床準備，減少子宮收縮，可用於安胎	促進子宮內膜的增生發育，貯存大量肝醣、胺基酸等，協助受精卵著床時養分之供應

(二) 月經週期

月經週期是指子宮內膜受週期性荷爾蒙變化影響而有週期性出血的反應，平均為 28 天（圖 3-3）：

1. 初經(menarche)：指初次月經的來臨，通常在 12~13 歲之間。
2. 月經(menstruation)：成分包含血液、白血球、子宮內膜分泌物、細菌。經血不會凝固，乃因經血中含有纖維蛋白原及蛋白酵素。正常月經分泌呈暗紅色，經血量約 60~180 c.c.。
3. 月經週期與腦下垂體、卵巢及子宮之相關性，詳見表 3-3。
4. 月經功能衰退：更年期婦女需要時間適應。

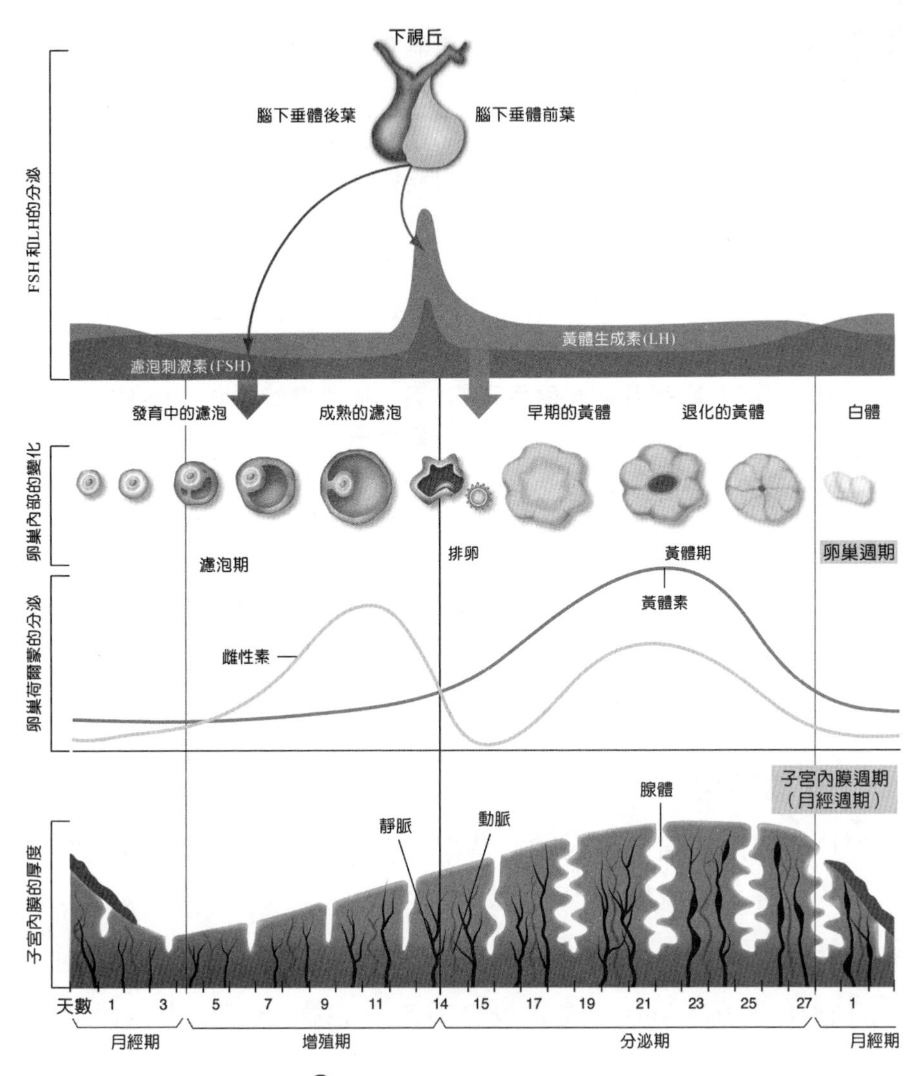

下視丘
腦下垂體後葉
腦下垂體前葉
FSH 和LH的分泌
黃體生成素(LH)
濾泡刺激素(FSH)
發育中的濾泡
成熟的濾泡
早期的黃體
退化的黃體
白體
卵巢內部的變化
濾泡期
排卵
黃體期
卵巢週期
卵巢荷爾蒙的分泌
黃體素
雌性素
子宮內膜週期（月經週期）
腺體
靜脈
動脈
子宮內膜的厚度
天數 1 3 5 7 9 11 14 15 17 19 21 23 25 27 1
月經期
增殖期
分泌期
月經期

圖 3-3　月經週期變化

表 3-3 月經週期與腦下垂體、卵巢及子宮之相關性

月經週期	月經期	增殖期	分泌期	缺血期
腦下垂體	FSH 分泌	FSH 繼續分泌，在排卵前 24 小時下降；**LH 則在排卵前 12~48 小時會劇增達高峰**，對成熟卵排出扮演重要角色	LH 分泌繼續數日，而後快速降低	動情素↓，刺激 FSH 分泌
卵巢	濾泡期（排卵前）（從月經來潮第 1~14 天）		黃體期（排卵後）（從月經來潮第 15~28 天）	
	卵巢濾泡開始成熟	1. 濾泡持續成熟，其中一個濾泡發育為葛氏濾泡→葛氏濾泡破裂→排卵（**排卵前受動情素影響體溫驟降；排卵後受黃體素影響體溫上升**） 2. **前列腺素** $F_{2\alpha}$ 會刺激包圍濾泡的囊膜收縮而產生排卵	破裂後的濾泡會發展成黃體（黃體製造黃體素、動情素）	8 天內若未受孕，**黃體萎縮成白體**（黃體素、動情素↓）。當未受精的卵退化成黃體，前列腺素 $F_{2\alpha}$ 會促使黃體溶解，使黃體素下降至最低點
子宮內膜	除基底層外，內膜剝落月經來潮	子宮內膜增生	子宮**內膜增厚、血管充盈腺體增大**，分泌貯存肝醣、脂質、蛋白質以備滋養受精卵	子宮內膜生長分泌停止→內膜表層缺血→細胞死亡→表層下出血→功能層脫落→月經來潮
子宮頸黏液	少、**清澈而稀薄**	**受動情素影響，大量分泌鹼性黏液**（易於精子生存），具良好的線拉性，可延展至 13~15 cm，在顯微鏡下呈現羊齒狀(fern-like)	黏稠	

3-2 男性生殖系統

男性生殖系統的主要功能為產生精子，並於性交時藉由勃起和射精等神經肌肉控制，將精子送入女性體內以進行受孕。

一、內生殖器官

(一) 睪丸(Testes)

睪丸的位置是由精索懸掛在陰囊內；左右各一，長 4~5 cm，寬 2.5 cm，重約 5~7 公克，其主要功能即為產生精子和分泌荷爾蒙。睪丸由鞘膜、白膜覆蓋，白膜延伸入睪丸內部將其區隔成為 250~400 個小葉，每小葉包含 1~3 條曲細精管，曲細精管是精子生成的地方。曲細精管之間存在間質細胞（**萊氏細胞**，Leydig's cells）可分泌雄性素，其中最主要的是**睪固酮**(testosterone)，其主要功能有：

1. 促進男性副生殖器官的發育。
2. **精子生成作用必需之荷爾蒙**。
3. **增加精子製造量、刺激精液之產生**。
4. 同化作用（合成蛋白質）激素：促骨骼肌肉生長。
5. **促男性第二性徵發育與某些行為的發展**。
6. 促長骨骼閉合而停止生長。
7. 促腎小管對 Na^+ 及水再吸收，促鉀之排泄。

(二) 副睪丸(Epididymides)

位於睪丸的頂部和邊緣部，是一緊密捲曲的管。功能如下：

1. 貯存精子。

2. 精子發育成熟：在曲細精管時的精子並無活動力（不成熟），但到達副睪丸後 2~10 天，**副睪丸將可使精子貯存至成熟；且其上皮細胞會分泌滋養精子的液體**，會使精子更有活動力。
3. 是精子從睪丸到射精之間的管道。
4. 含有環狀平滑肌可使成熟精子藉蠕動被推向陰莖。

(三) 輸精管(Ductus Deferens)

輸精管有兩條，長約 40 cm，連接副睪丸上行，通過鼠蹊管入腹腔，經過膀胱上方，而介於輸尿管與膀胱後部表面間，再與貯精囊會合成射精管。其主要的功能有：

1. 貯存精子。
2. 引導精子從副睪丸到尿道。
3. 男性結紮時的手術部位。

(四) 射精管(Ejaculatory Duct)

有 2 條，從前列腺後方注入，開口位於尿道兩側。主要的功能即是運送精液進入尿道。

(五) 尿道(Urethra)

尿道是男性生殖管道系統的最後一段。男性尿道可分為前列腺尿道、膜性尿道及陰莖尿道三部分。男性尿道除了做為尿液的通道外，其生殖功能為在射精時將精液排出體外。

二、外生殖器官

(一) 陰囊(Scrotum)

陰囊為覆蓋在會陰部的皺摺狀皮膚，內含 2 個睪丸、副睪丸及精索的下半段。主要功能為：

1. 維持體溫溫度，以保護精子（精子怕溫度變化，當太冷時提睪肌會收縮，當太熱時則會鬆弛）。
2. 保護睪丸。

(二) 陰莖(Penis)

為三層勃起組織形成的柱狀體，兩側為陰莖海棉體，中層為尿道海棉體；性交時會因副交感神經興奮導致陰莖海綿體充血勃起(erect)，而在交感神經興奮時達射精(ejaculation)；主要由內外、外陰部動脈及靜脈供應其血液。陰莖的尖端是龜頭，由可伸縮的包皮保護，內含尿道。其主要功能為：

1. 排尿。
2. 輸送精子。
3. 性交的器官。

三、附屬腺體

(一) 貯精囊(Seminal Vesicles)

1. 為兩個葉狀腺體，位於膀胱和直腸之間。
2. 可分泌黏液，內含前列腺素、果糖及蛋白質（營養精子）等，是促精子活力的鹼性液體。

(二) 前列腺(Prostate Gland)

1. 由腺體及肌肉組織所組成，位於尿道上方，內有尿道及輸精管通過。
2. 能分泌稀薄的**乳狀微酸性液體**（pH 值 6.5），能保護精子。
3. 肌肉收縮的結果可增強射精能力。

(三) 尿道球腺體（考伯氏腺體，Cowper's Gland）

1. 位於尿道兩側，為對稱性。
2. 分泌濃稠漿質的鹼性液體，性交時可潤滑及中和男女生殖道內酸性分泌物，促進精子活力。

(四) 精液組成

1. 來源：前列腺（占 13~33%，分泌液呈微酸性）、貯精囊（占 60%，分泌液呈鹼性）、睪丸和副睪丸（占 5%，成熟精子）、尿道球腺（占 5%，分泌液呈鹼性）。
2. 性質：灰白色（半透明狀）、微黏稠、pH≒7.2~8.9，含精子與精漿(90%)。
3. **每次射精量約為 3~5 c.c.**，每 c.c.約含 5 千萬至 1 億 5 千萬隻精子，**若每 c.c.少於 2 千萬隻精子，通常會造成不孕**。
4. **正常精液其型態正常的精子需超過≧30%**、精子的高速直線活動≧25%、**活動力≧50%**。
5. 存活力
   (1) 男性生殖道：**數小時至 42 天左右**。
   (2) 女性生殖道：2~3 天。

四、男性生殖內分泌機轉

睪丸及精子的生成作用為下視丘分泌促性腺釋放素(GnRH)刺激腦下垂體前葉分泌濾泡刺激素(FSH)與黃體生成素(LH)，而 FSH、LH 同時影響曲細精管。LH 刺激睪丸間質細胞產生睪固酮(testosterone)，FSH 刺激史托利細胞產生抑制素(inhibin)，並刺激精子產生（圖 3-4）。

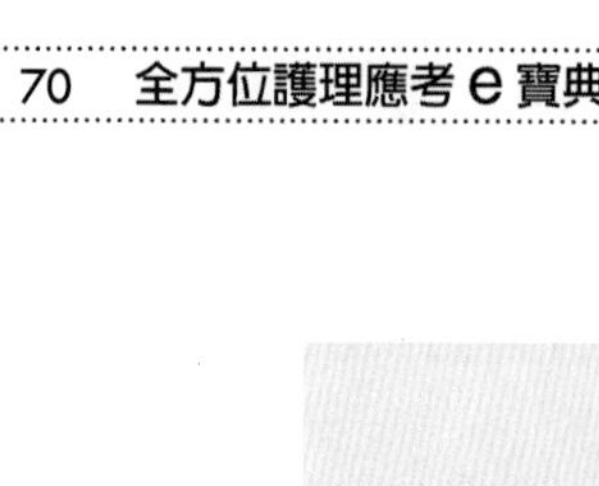

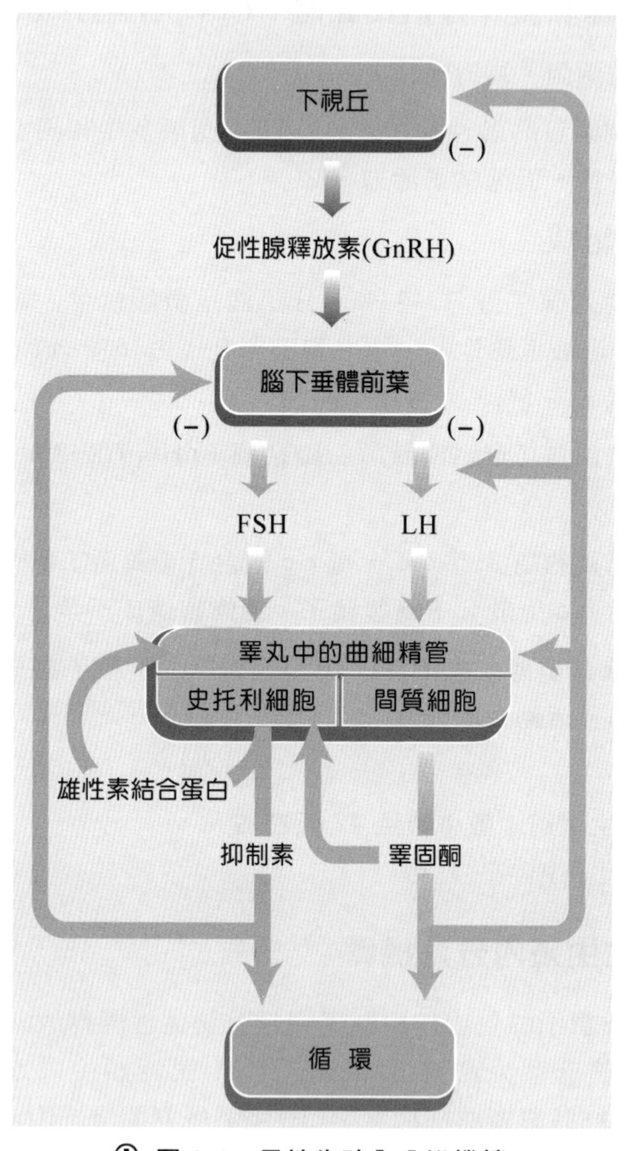

圖 3-4 男性生殖內分泌機轉

QUESTION 題|庫|練|習

1. 穹窿(Fornix)指的是下列何項部位？(A)子宮頸內口深入子宮中而形成的窩狀部位 (B)子宮頸深入陰道中而形成的窩狀部位 (C)陰道後壁與子宮直腸窩之間的部位 (D)陰道前壁與膀胱相接之部位 （97專高二）

   解析 穹窿可分為四部分：前穹窿、後穹窿及兩側穹窿。

2. 陰道受到正常菌叢的影響，因此能維持：(A)正常的酸性(pH4.0~5.0)環境 (B)正常的中性(pH6.5~7.0)環境 (C)正常的鹼性(pH7.3~7.7)環境 (D)正常的強鹼性(pH8.0~9.0)環境（97專高二）

   解析 懷孕期間，因肝醣含量增加，加速細胞脱落使分泌物增加；加上乳酸桿菌共同形成乳酸，而使陰道pH值降為3.5~6。

3. 下列何者不是骨盆構造的一部分？(A)髖骨 (B)薦骨 (C)尾骨 (D)股骨 （98專高一）

   解析 骨盆由一塊薦骨、一塊尾骨、兩塊髖骨所組成。

4. 使婦女子宮黏膜產生清澈透明液體的主要荷爾蒙為：(A)黃體素(Progesterone) (B)雌性素(Estrogen) (C)前列腺素(Prostaglandin) (D)濾泡促激素(Follicle-stimulating hormone) （98專高二）

5. 小美月經週期規則為32天，排卵大約發生在月經週期的第幾天？(A)第7~8天 (B)第13~14天 (C)第18~19天 (D)第22~23天 （99專高二）

6. 有關生殖器官對女性意義的敘述，下列何者錯誤？(A)子宮在婦女心中具有多重功能與象徵意義 (B)更年期月經功能衰退，婦女需要時間來適應 (C)大多數婦女接受子宮切除手術後，並不會有情緒上的反應，也不會有身體不適的問題 (D)女性性器官受到損傷時，會感受到女性特質受到威脅 （100專高一）

   解析 子宮在婦女心中具有多重功能與象徵意義，多數婦女接受子宮切除手術後，可能會有情緒上的反應。

解答： 1.B 2.A 3.D 4.B 5.C 6.C

7. 有關男性精液分析的結果，下列何者會造成不孕？(A)精液每c.c.多於2000萬個精蟲　(B)精蟲的活動力低於50%　(C)型態正常的精蟲超過70%　(D)每次射精量有3 c.c.　（100專高二）

解析 正常需精蟲的高速直線活動≧25%、或活動力≧50%。

8. 有關排卵期陰道分泌物的特性，下列何者正確？(A)混濁黃白具黏性　(B)清澈富有線拉性　(C)混濁富有潤滑性　(D)透明粉紅富有黏性　（100專普二）

解析 排卵期因雌激素濃度升高，子宮頸上皮細胞增生，子宮頸黏液中的氯化鈉含量增加可吸收較多的水分，使分泌物增多、清澈富有線拉性，利於精蟲進入、促成受孕。

9. 為維持婦女正常陰道生態環境，下列何項衛教正確？(A)應使用衛生棉條，以維持內褲的乾爽　(B)不宜穿著純棉製品內褲，以減少過敏反應　(C)如廁後都應採溫水陰道灌洗，以減少菌叢滋生　(D)避免攝取過多碳水化合物，以減少重複性黴菌感染

解析 (A)衛生棉條易致病菌侵入；(B)純棉製品內褲吸汗，可減少悶濕，避免感染；(C)避免過度陰道灌洗，如廁後應以衛生紙由前往後擦拭陰部。　（101專高一）

10. 為了預防感染「性接觸傳染疾病」，下列何者為最適當的防護措施？(A)婦女使用口服避孕藥避孕　(B)所有性行為皆正確使用保險套　(C)性行為後立即做陰道灌洗術　(D)減少性行為的次數　（101專普一）

11. 下列何者不屬於腦下垂體所分泌之促性腺激素(pituitary gonadotrophic hormones)？(A)濾泡刺激素(follicular stimulating hormone, FSH)　(B)黃體生成素(luteinizing hormone, LH)　(C)動情激素(estrogen)　(D)催乳激素(prolactin)　（108專高一）

解析 動情激素由卵巢分泌。

12. 懷孕35週婦女，走路時感到鼠蹊部痛，主要是哪一條子宮韌帶受影響？(A)闊韌帶　(B)圓韌帶　(C)主韌帶　(D)子宮骶骨韌帶　（109專高一）

解答：　7.B　8.B　9.D　10.B　11.C　12.B

解析 圓韌帶支撐著變大子宮，拉扯圓韌帶結果使二側下腹部與鼠蹊部疼痛。

13. 郭先生的精液分析結果如下：精液量約7 c.c.，精子濃度800萬／mL，射精後42%的精蟲仍具活動力，正常型態的精蟲為50%。有關其結果之敘述，下列何者正確？(A)結果一切正常 (B)精子畸形症 (C)精液過少症 (D)精蟲減少症 （112專高一）

解答： 13.D

MEMO

胚胎及胎兒的發育

出題率：♥♡♡

細胞生殖作用
- 染色體及基因
- 細胞分裂

精子、卵子的生成與受精
- 精子的形成步驟
- 卵子的發育及生成
- 受　精
- 著　床

胚胎附屬器官的發育
- 胎　膜
- 卵黃囊及尿囊
- 胎盤及臍帶

胚胎及胎兒的成長發育
- 胚胎前期
- 胚胎期
- 胎兒期

胎兒身體系統的發育
- 循環系統
- 呼吸系統
- 消化系統
- 泌尿系統
- 生殖系統
- 神經肌肉系統

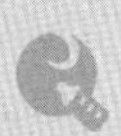

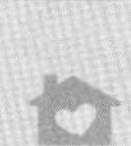
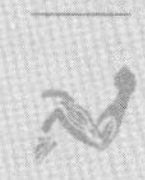
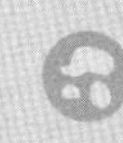
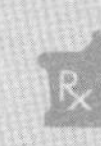
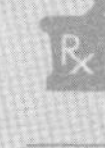
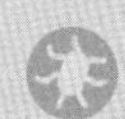

Maternal-Newborn Nursing

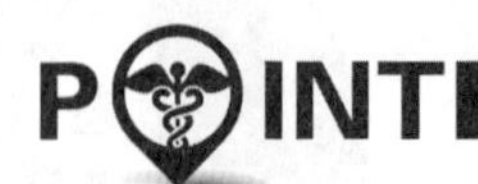

重點彙整

4-1 細胞生殖作用

一、染色體及基因

1. 染色體(chromosomes)
   (1) 位於細胞核內，由雙股螺旋的去氧核糖核酸(DNA)、蛋白質所組成。
   (2) 人類細胞核中具有 46 條（23 對）染色體，包括 22 對體染色體及 1 對性染色體。
2. 基因(genes)：位於染色體的一小段 DNA 上，決定人類遺傳及行為特質之遺傳物質。

二、細胞分裂

人類的繁衍過程，藉由有絲分裂及減數分裂兩種不同形態的細胞分裂而完成。

(一) 有絲分裂(Mitosis)

有絲分裂使體細胞增殖、個體持續生長與發育，可分為五期：

1. 間期(interphase)：DNA 完成複製，使每條染色體都變成兩條一模一樣的染色體（又稱二分體），共用一個著絲點，基因呈雙套（46XX 或 46XY），染色體呈絲狀。
2. 前期(prophase)：有絲分裂的開始，染色體變厚，複製的染色體以中線相連接，中心體移至相對的兩極，並出現有絲分裂器（紡錘絲），紡錘絲和中心體合稱紡錘體。

3. 中期(metaphase)：核膜消失，染色體排列在赤道板上。

4. 後期(anaphase)：染色體分開，沿紡錘絲向兩端移動。

5. **末期**(telophase)：核膜重新生成，等量分隔細胞核、細胞質，紡錘絲消失而中心體重現，核仁肉眼可見，染色體又變為絲狀；子細胞含有雙套染色體，其**遺傳物質與原細胞完全相同**。

(二) 減數分裂(Meiosis)

發生於配子的形成，主要為了產生生殖細胞。雄配子指精細胞，雌配子指卵細胞；主要是將染色體減半，卵子由 44+XX 變成 22+X，精子由 44+XY 變成 22+Y 或 22+X。其包括**兩次連續的分裂**，每次均包含間期、中期、後期和末期。

1. 聯會(synapsis)：間期時染色體先複製（除著絲點外）成為染色體（二分體），接著同源染色體的二分體配對，成為 4 個染色分體，又稱四分體(tetrad)，此同源染色體複製二分體配對步驟，即稱為聯會。

2. 基因互換(crossing over)：聯會時染色分體間會發生遺傳物質交換，新的基因重組導致個體間的變異。

3. 第一次減數分裂：聯會的同源染色體四分體，排列在赤道板上，沿紡錘絲向兩極移動，同源染色體被分開，形成二分體的兩個新細胞，接著進入二間期。

4. 第二次減數分裂：二分體由著絲點分離，又各自形成兩個新細胞，結果產生 4 個新細胞，其染色體仍為 23 條。

5. 染色體突變：有時在第二次減速分裂時，染色體分開速度較兩個新細胞生成緩慢，以致新細胞期中之一有多一條額外的染色體；或有時候分裂時染色體發生斷裂，即所謂基因刪減(deletion)，而斷裂片接到另一染色體稱為染色體轉移(translocation)，這些突變有些是有害的，有些卻是有益的。

4-2 精子、卵子的生成與受精

一、精子的形成步驟

(一) 精子生成作用

精原細胞經減數分裂成初級精母細胞，在青春期開始受到睪固酮和 FSH 的刺激，促使其進行第一次減數分裂，而形成次級精母細胞；之後經過第二次減數分裂，最後會產生 4 個精細胞，至此精子的生成作用將告一個段落。精細胞會被送達副睪丸，在該處演化為成熟的精子（圖 4-1）。

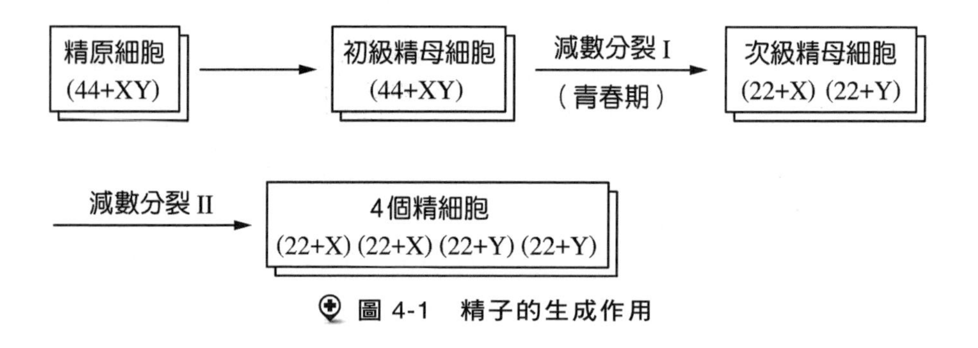

圖 4-1 精子的生成作用

(二) 精子成熟

精子成熟在精細胞生成後進行，包括精細胞的成熟、分化，如精子的頂部、頭部、頸部、體幹、尾部的分化完成。當精子到達副睪丸數週後即可發育為成熟的精子。若沒有射精，精子會退化、死亡或再吸收。

二、卵子的發育及生成

1. **胎兒階段**：原始生殖細胞移至卵巢，分化成**卵原細胞** $\xrightarrow{\text{有絲分裂}}$ 初級卵母細胞（含有 46 條染色體：44+XX）。
2. 出生時：卵巢內約有 200 萬個初級卵母細胞。
3. 青春期：排卵時，**初級卵母細胞**完成**第一次減數分裂**，產生 1 個次級卵母細胞和極體。
4. **受精**：次級卵母細胞**進行第二次減數分裂**，產生 1 個卵子及 3 個極體；此時成熟的**卵子由兩層組織構成：透明區**(zona pellucida)及**放射冠**(corona radiata)。在排卵後若未受精，則不會完成第二次減數分裂，卵子會退化成黃體。
5. 生成步驟如圖 4-2 所示：

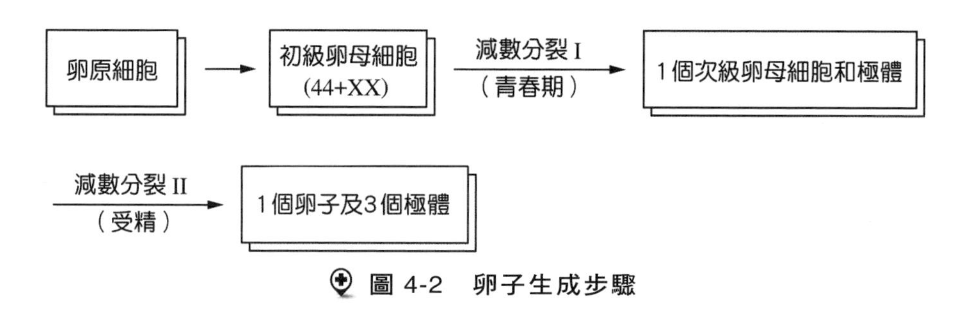

圖 4-2 卵子生成步驟

三、受　精

(一) 影響受精的因素

1. 精子及卵子必須成熟：
   (1) 每個週期卵巢排放 1 個卵子，其可存活 24 小時。
   (2) 精子在女性生殖器內可存活 48~72 小時，前 24 小時受精能力最佳。

2. 精子要能到達卵的位置：
   (1) **受精部位：最常發生於輸卵管外側 1/3 處的壺腹部**。
   (2) 精子：頭部含細胞核，攜帶 23 條染色體；中部含粒線體，提供尾部鞭毛運動所需的能量；尾部鞭毛運動可以將精子向卵子推進。
   (3) 卵子靠輸卵管的傳送，即肌肉層的收縮、纖毛的運動。
3. 精子穿透卵子透明區及卵丘細胞層的能力。

(二) 受精作用

1. 精子受精前必先在女性生殖道內完成脫鞘及尖體反應。
2. 脫鞘：精子尖體區上的細胞膜會失去其外殼。
3. 尖體反應：脫鞘後精子頭部尖體內的玻醣醛酸會釋放出來，將卵的放射冠、透明帶溶解，使精子的頭、頸部進入卵子，尾部留於卵的外膜；**是單套染色體的精子與單套染色體卵子的結合**。
4. 透明反應(zona reaction)：一隻精蟲穿透卵細胞後，玻醣醛酸即停止分泌，透明區失去通透性，產生透明反應，其他精子無法進入卵細胞；同時卵細胞進行第二次減數分裂。

四、著　床

1. **精卵結合後 30 小時**，受精卵會快速分裂為 2 個細胞→4 個細胞→8 個細胞；且受精卵會靠著輸卵管的纖毛運動，讓**受精卵向子宮腔移動**。
2. **桑椹體**(morula)：受精後第 3 天，受精卵增殖成 16 個細胞，稱為桑椹體，進入子宮腔。
3. 囊胚(blastocyst)：桑椹體進入子宮腔後持續的分裂增生，受精後第 5 天，外圍細胞開始溶解且發展出一個空腔，此時稱囊胚。

4. 囊胚可分為內層及外層，在未來的孕期會發育為胚胎及其他支持性組織，詳見表 4-1。

表 4-1 囊胚構造發育的支持性組織

囊胚的構造層別		以後發育
內層	內細胞群（胚胎）(inner cell mass)	胚胎、羊膜、卵黃囊
外層	滋養層，分泌 hCG	胎盤、絨毛膜：供胚胎營養

5. 受精後第 7 天，囊胚的滋養層附著於子宮前壁或後壁（最常著床於子宮上段後壁），以獲得養分；**第 9 天囊胚**沉入子宮內膜完全被覆蓋住，而**完成著床**。

6. 著床過程的三個步驟：依附(attachment)、滲透(penetration)、植入(invasion)。

7. 蛻膜：即著床後的子宮內膜。由內層至外層依序為：
   (1) **包蛻膜**：圍繞並覆蓋於胚胎。
   (2) **基底蛻膜**：位於胚胎的正下方，逐漸形成**胎盤的母體部分**。
   (3) **真蛻膜**（壁蛻膜）：位於子宮腔內其他的蛻膜。

4-3 胚胎附屬器官的發育

一、胎　膜

胎膜的存在能保護並滋養胎兒，其組織以胎兒為中心，由內而外依次為羊膜→絨毛膜→蛻膜。

(一) 羊膜(Amnion)

1. 羊膜由外胚層發育而來，為**包圍胎兒最內的一層，與絨毛膜緊密相連。**

2. 羊膜與胚胎間的空間稱為羊膜腔(amniotic cavity)，內含羊水。

3. **羊水**(amniotic fluid)：呈**微鹼性**(pH 7.0~7.35)，清澈的**淡黃色**液體；懷孕 10 週時分泌約 30 c.c.，20 週之後約 500~1,000 c.c.，**於 36~38 週時達最大量**，之後逐漸減少。

4. 羊水的來源與交換路徑，詳見表 4-2。

表 4-2 羊水的來源與交換路徑

來源	交換路徑
胚胎早期：羊膜會分泌羊水	胎兒：胎兒吸入、吞嚥羊水、皮膚吸收
妊娠中期：胎兒製造尿液	母親：絨毛膜交換
妊娠末期：母體的血管	

5. 羊水的功能
   (1) 使胎兒在子宮內自由移動。
   (2) 針對外力對母體腹部的碰撞，提供緩衝和保護。
   (3) 可保持恆溫和均衡的壓力，保護胎兒不受傷害。
   (4) 懷孕期間可抽取羊水評估胎兒的健康和成熟度。
   (5) 協助胎兒的新陳代謝。
   (6) 分娩宮縮時會壓迫羊水，促進子宮頸擴張。

(二) 絨毛膜(Chorion)

1. 絨毛膜位於胚胎的最外層。

2. **絨毛膜衍生自囊胚滋養層細胞**，其表面有許多指狀突起的絨毛膜絨毛。

3. 當胚胎開始發育，位於胚胎下方的絨毛可繼續生長並深入子宮壁凹陷處形成胎盤，其餘的絨毛則開始退化。

4. 絨毛膜絨毛可分為兩種細胞層：
   (1) 平滑絨毛膜（內層）。
   (2) 葉狀絨毛膜（外層）：形成胎盤的胎兒面。

二、卵黃囊及尿囊

(一) 卵黃囊(Yolk Sac)

1. 在受孕後第 8~9 天由內胚層分化而來。
2. 懷孕前 6 週，卵黃囊的功能如下：
   (1) **懷孕 2~3 週，協助母體將養分、氧氣運送到胚胎**。
   (2) 懷孕 3~5 週，可**製造原始血球**、血漿、形成血管，直到胚胎的**肝臟開始造血**為止。
   (3) 懷孕第 6 週，會發育成卵黃莖，在胎盤發育後變成臍帶中沒有功能的部分。

(二) 尿囊

1. 為卵黃囊尾側向外突出的指狀袋狀物，其參與至**血球形成**、膀胱發育。
2. 尿囊最後退化成從膀胱至肚臍的中央臍韌帶。

三、胎盤及臍帶

(一) 胎盤(Placenta)

1. 胎盤是在受精卵著床後自**胚胎附著於子宮壁處開始**，由**蛻膜及絨毛膜發育而逐漸形成**，胎盤的重量約在 **500~700 公克**，約占胎兒體重的 1/6。
2. 在絨毛膜絨毛的滋養層增生分化時，會產生內、外兩種不同的細胞層，以負責不同的功能，詳見表 4-3。

表 4-3 絨毛膜滋養層分化狀態

細胞層	名稱	功能
內層	1. 細胞滋養層（又稱蘭格罕氏層） 2. 為絨毛滋養層的內層	1. 保護作用：阻止梅毒螺旋體侵入胎盤 2. 懷孕 5 個月後會消失
外層	1. 融合滋養層 2. 為絨毛滋養層的外層	1. 分泌胎盤荷爾蒙 2. 蛋白質荷爾蒙：hCG、hPL 3. 類固醇荷爾蒙：**動情素和黃體素**

3. 胎盤可分為兩面，即母體面及胎兒面：
   (1) 母體面：呈粗糙、暗紅色，有 15~30 個胎盤葉。
   (2) 胎兒面：其表面被羊膜所覆蓋，故呈光滑的灰色。
4. 胎盤功能：為胎兒呼吸、泌尿和內分泌的器官，以下分述之：
   (1) 提供營養：胎盤未形成前由卵黃囊、滋養層供給受精卵營養，胎盤正常與異常的營養輸送原理與方式，詳見表 4-4。
   (2) 物質交換：氣體交換、排泄廢物，影響物質運輸速率的因素，詳見表 4-5。
   (3) 代謝活動：胎盤可合成肝醣、膽固醇及脂肪酸以供胎兒利用。胎盤也可製造胎兒所需的酵素。
   (4) **內分泌功能**：胎盤的融合滋養層具有內分泌功能，可以分泌性腺激素，包括類固醇荷爾蒙及蛋白質荷爾蒙（表 4-6）。
   (5) **免疫功能：IgG 是唯一可通過胎盤的抗體**，胎盤是一種自體移植物，一般自體移植物會被寄主所破壞，但胚胎卻不會引起母體的免疫反應，它可能含有一種細胞外套，以遮蔽移植物的各種抗原，並可避開敏感的淋巴球。

表 4-4 胎盤營養運輸原理

運輸機轉	原理	通透物質
簡單擴散	1. 不需能量 2. 分子由濃度高→低	水、氧、二氧化碳、一氧化碳、電解質(Na^+、Cl^-)、脂肪酸
促進性擴散	1. 被動運輸、不需能量 2. 需有攜帶系統(carrier system)	葡萄糖、半乳糖
主動運輸	1. 分子由濃度低→高 2. 需耗能量	**胺基酸**、礦物質（鈣、鐵、碘）、**水溶性維生素**
巨流	藉液體靜壓、滲透壓運送	水分子
胞飲作用	因大分子無法直接通過，需藉由細胞膜吸收	白蛋白、球蛋白、脂蛋白、磷脂質、病毒、細菌
胎盤絨毛膜的破裂	1. 不正常的生理過程 2. 由於胎盤絨毛膜的破裂，可使大分子的物質進入母體內	溶血時胎兒紅血球可以此法進入母體

表 4-5 影響物質運輸速率的因素

影響因素	說明
分子的大小	分子越小，越易通過細胞膜
電荷	帶有電荷的分子通過胎盤的速度會變慢
脂溶性的物質	脂溶性的物質易通過胎盤
胎盤的面積	當胎盤早期剝離，會使物質交換面積變小，而影響運輸速率
擴散的距離	糖尿病、胎盤感染會使擴散的距離變大
血流情形	若因病理性因素造成母體、胎盤與胎兒間血流減少及不穩定或阻力增加時，會使物質交換減少

表 4-6 胎盤分泌的性腺激素

性腺激素	功能
動情素 (estrogen)	1. 動情素在懷孕時會以二種型態在母體內出現 (1) 卵巢分泌：雌二醇(Estradiol, E_2) (2) **胎盤分泌**：雌三醇(Estriol, E_3) 2. 胎兒腎上腺提供先驅物質，促進胎盤產生 E_3，因此可檢查母血中、尿中的 E_3，來判斷胎兒是否健康及胎盤的功能
黃體素 (progesterone)	1. 懷孕前期由卵巢黃體分泌；**3 個月後由胎盤分泌** 2. 具安胎的作用
人類絨毛膜性腺促素(hCG)	1. 最早形成的胎盤荷爾蒙：受孕後 8~10 天可於血清測得，懷孕 50~70 天達最大量，100 天濃度下降 2. 測婦女尿、血中的 hCG 值，可知是否懷孕 3. 受精後 hCG 主要的功能即是第一孕期維持黃體的功能
人類胎盤泌乳激素(hPL)	1. 又稱人類絨毛膜生長激乳素(hCS)，懷孕第 5 週開始分泌 2. 調整母體的新陳代謝，使胎兒能獲得更多的蛋白質、葡萄糖、礦物質 3. 具有抗胰島素作用，使胰島素分泌減少，可能是導致妊娠糖尿病的原因之一

(二) 臍帶(Umbilical Cord)

1. 臍帶是由羊膜漸漸形成的，並由卵黃囊、體蒂、尿囊及血管融合而成的。
2. 臍帶表面由薄薄的鱗狀上皮細胞所組成，在臍帶中並沒有疼痛的神經接受體。

3. **臍帶內有 2 條臍動脈**（將**缺氧血**、廢物運離胎兒），有較厚的管壁、**1 條臍靜脈**（將**含氧血**、富含養分的血液再運回胎兒），管壁較薄。
4. 血管周圍具有華通氏膠質(Wharton's jelly)，可避免臍動脈、臍靜脈受壓迫。
5. 臍帶血中的幹細胞(stem cell)是人體製造血液及免疫系統的主要來源。

4-4 胚胎及胎兒的成長發育

胚胎的發育，可分為胚胎前期、胚胎期及胎兒期三個階段。

一、胚胎前期(Pre-Embryonic Period)

在受精後的兩週稱為胚胎前期，胚胎最主要的任務就是「順利著床」，此期若**受畸形因子侵犯嚴重**，易導致流產。

二、胚胎期(Embryonic Period)

受精後的第 3~8 週稱為胚胎期為**細胞分裂最繁忙**、**快速**的時期，此時細胞會快速分裂；囊胚將由兩層原始胚層，分化成外、中、內三種原始胚層。在此階段末了，主要的器官雛形已建立，胚胎內的胎兒已具有人形。此期最易受環境因子傷害導致畸形。分化順序為：

1. 第 3 週
   (1) 囊胚會由兩層原始胚層，分化成三種原始胚層－即外、中、內胚層；外、內胚層先形成，中胚層最後產生（表 4-7）。
   (2) 神經板：形成日後的頭與脊髓。
   (3) 脊索：形成胚胎的中軸及骨骼支柱。
   (4) 體節：發展成脊椎。

(5) 心臟、血管、原始血球形成，心臟開始有血液循環的建立。

2. **第 4 週**
   (1) **產生規律心跳**。
   (2) 胎盤開始形成。

3. 第 5 週
   (1) 心臟開始有心房、心室的劃分。
   (2) 上肢開始分化。

4. 第 6 週
   (1) 臉部外觀形成，四肢可進一步分化出來，尾部退化。
   (2) 心臟瓣膜形成。
   (3) 肝臟開始產生紅血球。

5. 第 7 週
   (1) 手指、腳趾分化。
   (2) 7 週後消化道、生殖道分成二條管狀構造。

6. **第 8 週**：胚胎期的最後一週，開始**類似人形**，**所有器官已形成**。

三、胎兒期(Fetal Period)

胎兒期指的是受精第 8 週後直到出生，此期胚胎較不易受有害物質影響，且各系統組織也都已具體成形（胚胎期和胎兒期的發育特徵重點，詳見表 4-7）。分化順序為：

1. 第 3 個月
   (1) 10 週胎兒已成人形。
   (2) 12 週外生殖器已明顯分化，性別可確定。
   (3) 12 週脾臟取代肝臟製造紅血球的功能。
   (4) 腎臟開始產生尿液，開始吞嚥羊水。

2. **第 4 個月**

(1) 胎盤完全形成。

(2) 16 週可見骨化中心。

(3) 已有胎動，但母親尚未察覺。

(4) **胎毛、胎便產生。**

3. **第 5 個月**

(1) 17~20 週孕婦第一次感覺到胎動（胎動初覺）。

(2) 胎脂(vernix caseosa)產生。

(3) 棕色脂肪(brown fat)布滿胎兒全身的皮下及臟器表面。

(4) 可以自行合成少部分免疫球蛋白，但因 IgA 不能通過胎盤障壁，故正常在子宮內無法產生，需藉由母乳哺餵獲得。

(5) 有**規律的睡眠和活動**。

4. 第 6 個月

(1) 眼睛構造完成。

(2) 具有抓握、驚嚇反射。

(3) 24 週肺臟開始製造表面張力素(surfactant)。

5. **第 7 個月**

(1) **皮下脂肪開始堆積**。

(2) 男胎兒的**睪丸開始下降至陰囊**。

(3) 可**感受到外界光線**。

6. 第 8 個月

(1) 開始儲存鐵、鈣、磷（此時孕婦應補充鐵質）。

(2) 少部分男嬰的睪丸仍留在鼠蹊，其餘多數應下降至陰囊內。

7. 第 9 個月

(1) 胎毛開始脫落。

(2) 35 週，肺臟已產生足夠的表面張力素。

8. **第 10 個月**

(1) **皮下脂肪開始大量堆積**。

(2) 皮膚光滑彈性好、指甲超過指甲床、胎毛已脫落。

表 4-7 三個胚層的演化

胚層	構成器官與組織
內胚層 (endoderm)	1. 消化道內襯及其衍生物（**肝**、胰、甲狀腺、副甲狀腺、胸腺、扁桃腺） 2. 呼吸道、膀胱、尿道等上皮 3. 臍帶
中胚層 (mesoderm)	1. 消化道管壁 2. 骨骼、結締組織、肌肉（心肌、平滑肌、骨骼肌） 3. **血液**、骨髓、淋巴組織 4. **心臟**、血管淋巴管的內皮 5. 生殖器（卵巢、輸卵管、睪丸） 6. 腎臟、輸尿管 7. 脊柱 8. 皮膚的真皮
外胚層 (ectoderm)	1. **表皮**及其衍生物（水晶體、毛髮、指甲、汗腺、唾液腺） 2. **神經系統** 3. 乳房腺體 4. 內耳

4-5 胎兒身體系統的發育

一、循環系統

1. 心臟是胚胎第一個有功能的器官；心血管系統亦是最早開始發育和產生功能的系統。
2. 在第 3 週末，血液即開始循環，母體和胎兒進行氧氣、營養及廢物的交換。
3. 胎兒循環的主要結構
   (1) 靜脈導管：連接胎兒臍靜脈到下腔靜脈的血管。
   (2) **卵圓孔：左、右心房之間的開口**。
   (3) 動脈導管：連接胎兒肺動脈、主動脈的血管。
4. 胎兒循環：胎盤帶來的養分和氧氣的血液，進入臍靜脈，大部分血液經過「靜脈導管」和下腔靜脈相連，少部分經過肝臟藉由肝門靜脈進入下腔靜脈，再與身體回流的缺氧血混合流入右心房，經「卵圓孔」流入左心房，左心房和肺靜脈回流的血液混合流入左心室，經主動脈進入頭及上肢等部位，供給氧氣；而缺氧血由上腔靜脈回流到右心房，進入右心室。血液由右心室打入肺動脈，少部分的血液流到肺臟，大部分血液經「動脈導管」流入主動脈，與左心室打出之充氧血混合，提供胎兒下肢、腹部血液流量。最後經由臍動脈將含氧較低的血送至胎盤進入母體（圖 4-3）。
5. 胎兒出生後，為適應子宮外的生活，其心血管循環功能及構造皆會有大幅度的改變，包括（表 4-8）：
   (1) 主動脈壓↑，靜脈壓↓。
   (2) 全身性血壓↑，肺動脈壓↓。
   (3) 卵圓孔、動脈導管及靜脈導管皆會關閉。

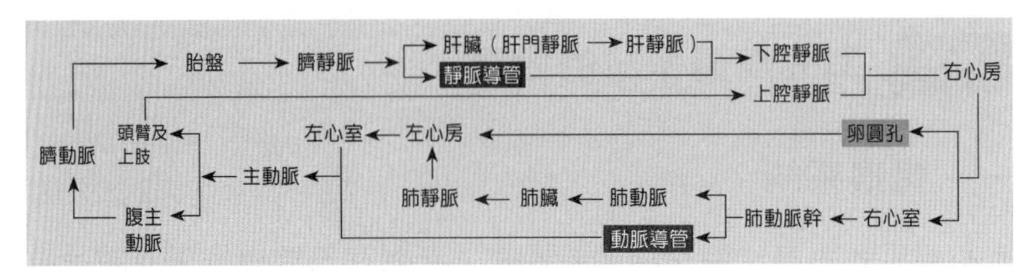

圖 4-3 胎兒血液循環路徑

表 4-8 胎兒出生前、後心血管結構功能之變化

心血管構造	胎兒出生前	胎兒出生後
肺臟	不含空氣，不進行氣體交換	進行氣體交換，充滿氣體與血液
肺動脈	送少量血液至肺部	送大量血液至肺部
肺靜脈	接收來自兩邊心室的血液	只接收來自左心室的血液
下腔靜脈	攜帶胎盤動脈含氧血和來自胎兒身體的靜脈含氧血	只接收來自右心房的血液
臍靜脈	將含氧血由母體送至胎兒肝臟、肺臟	融合成為肝臟圓韌帶
臍動脈	運送血液回胎盤	—
卵圓孔	位於左右心房間的開口	閉合，兩心房血液不再對流
靜脈導管	運送血液至下腔靜脈	融合成靜脈韌帶
動脈導管	將肺動脈含的動脈含氧血及部分靜脈缺氧血運送至主動脈	融合成動脈韌帶

二、呼吸系統

呼吸系統為胎兒最晚開始發育的系統；胎兒肺臟的發育，可以分成四個重疊的階段：

1. **發育期**：受孕第 5~17 週，發育的器官包括**氣管與支氣管**。

2. 肺泡管期：受孕第 13~25 週，此時胎兒的氣管、支氣管管徑會加大，另外肺泡管及微細氣管會開始發育。

3. 終端氣囊期

(1) 受孕第 24~40 週，肺泡管會發育成原始肺泡（即終端氣囊），在 **24 週時會開始產生表面張力素**(surfactant)，成分包括**卵磷脂**(L)（肺泡表面的抗擴張不全因子）和抱合髓磷脂(S)；若**肺表面張力素過少易造成呼吸窘迫症候群**。

(2) 26 週開始靠擴散作用行氣體交換，但出生前肺臟沒有功能。

(3) 胎兒肺成熟度主要是根據羊水內的 L/S 比值來評估；正常胎兒在 35 週時 **L/S≧2 表示肺部已成熟**，發生呼吸窘迫症候群的機會較少。

4. 肺泡期：胎兒晚期到 8 歲都屬於肺泡期，通常 8 歲時肺泡數量是出生時的 6~8 倍。

三、消化系統

1. 消化系統演化類別，詳見表 4-9。

2. 臍疝氣：因肝臟、腎臟的發育，使腹部的空間不足。小腸在第 5 週時，會突出於臍帶中，第 10 週時會再回到腹腔；若小腸在第 10 週時未回到腹腔，則形成臍疝氣。

表 4-9 胎兒消化系統器官演化

原構造		衍生的器官
原腸（第 4 週形成）	前腸	咽喉、食道、胃、十二指腸前段
	中腸	十二指腸後段、空腸、迴腸、升結腸
	後腸	橫結腸、降結腸、乙狀結腸、直腸、肛門通道的上方及部分的泌尿生殖系統

3. 羊水：第 12 週胎兒開始吞嚥羊水、膽汁也開始產生。

4. 胎便：近足月胎兒小腸內充滿墨綠色的黏稠胎便；若胎兒娩出前羊水內有胎便，表示胎兒有缺氧的情形（因胎兒受壓迫致缺氧，會興奮迷走神經使肛門括約肌放鬆，進而解出胎便），此稱為胎便染色(meconium stained)。

5. **肝臟**：對胎兒而言，肝臟早期為**造血器官**，末期為消化器官。

四、泌尿系統

1. 胎盤是胎兒排泄廢物的主要器官。

2. 腎臟在受孕第 5 週時即開始發育，第 9~12 週開始產生尿液；腎臟可將胎兒吞嚥的羊水以尿液型態排出，故檢查時若發現羊水過少，應懷疑胎兒的泌尿系統有阻塞或因缺陷而造成無尿症。

3. 出生時，腎臟已有充足的功能，但結構仍未成熟，必須繼續發育到嬰兒期。

五、生殖系統

1. 12 週時，外生殖器已明顯分化，性別可確定。

2. 28 週時，睪丸開始下降至陰囊。

六、神經肌肉系統

1. 發育過程：見圖 4-4。

2. 腦部的發展分為三個階段：
   (1) 產前期：主要是腦細胞數目的增殖。
   (2) 出生到出生後 6 個月之間：主要是腦細胞數目的增殖及腦細胞形狀增大。

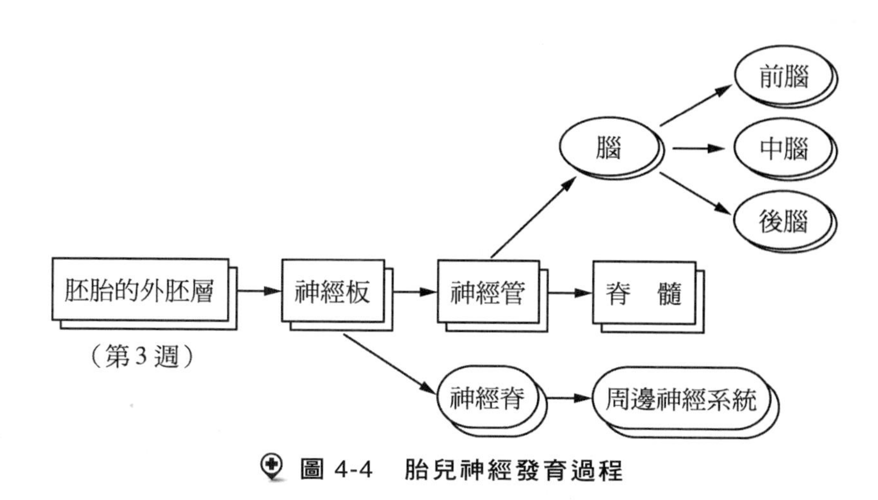

圖 4-4 胎兒神經發育過程

(3) 出生後 6 個月到青春期：主要是細胞形狀增大。

3. 1 歲時，腦部的重量是出生時的 2 倍；6 歲時是出生時的 3 倍。

4. 6 歲後，腦部發育的速度則變慢，直到青春期才完全成熟。

5. 在懷孕各時期中，胚胎期最易受畸胎物質影響。可能影響胎兒腦部發育的畸胎原包括：
   (1) 藥物：二苯妥因(Dilantin)及酒精(Alcohol)等。
   (2) 母體疾病：疱疹病毒、德國麻疹、巨細胞病毒、毒漿體原蟲、梅毒螺旋體等。
   (3) 輻射：高輻射線治療、碘輻射治療等。

6. 影響胎兒其他系統發育的致畸胎原(teratogen)：
   (1) 影響胎兒生殖器官發育：睪固酮(testosterone)、動情素(estrogen)。
   (2) 致胎兒四肢缺損或畸形：沙利竇邁(Thalidomide)，其亦會對胎兒的心臟、腸胃系統及外耳產生影響。

QUESTI?N 題庫練習

1. 包圍於胎兒最內層的胚胎膜為：(A)包蛻膜　(B)絨毛膜　(C)羊膜　(D)基底蛻膜　(96專普二)

解析 羊膜是一層薄而堅韌的透明保護膜，是胎兒最內層的胚胎膜，在胎兒腹部表皮處與臍帶相連，內含羊水。

2. 胺基酸、水溶性維生素和礦物質是藉著何種運輸方式通過胎盤的？(A)簡單擴散　(B)促進擴散　(C)胞飲作用　(D)主動運輸　(96專普二)

解析 主動運輸係指物質由低濃度往高濃度移動，需耗能量。

3. 有關胎盤之描述，下列何者正確？(A)由蛻膜(decidua)及絨毛膜(chorion)發育而來　(B)胎兒面外觀粗糙，母體面則較光滑　(C)胎盤厚度在妊娠24週後即不再增加　(D)成熟的胎盤呈墨藍色

解析 母體面外觀粗糙，胎兒面則較光滑；胎盤會逐漸發展，至懷孕末期其重量約占胎兒體重的1/6。　(96專高二)

4. 下列何者是由胚胎的中胚層所演變而來的？(A)紅血球　(B)汗腺　(C)內耳　(D)指甲　(97專高一)

解析 汗腺、內耳、指甲皆為外胚層發育演變而來。

5. 當受精卵著床後，子宮內膜成為蛻膜，其最外層為：(A)包蛻膜　(B)基底蛻膜　(C)真蛻膜　(D)白蛻膜　(99專普二)

解析 蛻膜由外層至內層依序為真蛻膜、基底蛻膜、包蛻膜。

6. 下列何者為胎盤所分泌的類固醇荷爾蒙？ (1)人類絨毛膜性腺激素(HCG) (2)人類胎盤泌乳激素(HPL) (3)鬆弛素(relaxin) (4)雌性素(estrogen) (5)黃體素(progesterone)。(A) (1)(2)　(B) (2)(3)　(C) (3)(4)　(D) (4)(5)　(100專普一)

解析 (1)hCG是一種糖蛋白激素；(2)hPL是蛋白質激素；(3)鬆弛素是多胜肽類激素，由黃體分泌。

7. 下列何種免疫球蛋白是唯一可通過胎盤的抗體？(A) IgA　(B) IgE　(C) IgG　(D) IgM　(96專高二；100專普二)

解答： 1.C　2.D　3.A　4.A　5.C　6.D　7.C

解析 IgG分子小，可選擇性結合胎盤母體側的滋養層細胞，轉移至滋養層細胞的吞飲泡內，且主動外排至胎兒血循。

8. 林女士，目前懷孕24週，產檢時測得子宮底高度為21公分，則代表：(A)胎兒過小 (B)胎兒過大 (C)胎兒大小和週數符合 (D)胎兒子宮內缺氧 （101專普一）

解析 妊娠3個月時，子宮底高度約突出恥骨聯合位置。

9. 男性睪丸在胚胎時期原在腹腔中，約在妊娠何時開始通過腹股溝管進入陰囊？(A)妊娠5個月 (B)妊娠7個月 (C)妊娠9個月 (D)妊娠10個月 （101專高二）

解析 睪丸在胚胎時期原在腹腔中，逐漸沿腹後壁向下降，約在妊娠第3月末達髂窩，第4至第7月時開始通過腹股溝管下降至腹股溝管腹環處，至第8月降入陰囊。

10. 胚胎受精後2~3週，將透過母體內何種組織提供養分？(A)胎盤 (B)尿囊 (C)絨毛膜 (D)卵黃囊 （102專高二）

11. 下列哪一些胎兒組織是由外胚層發育而來？(A)膀胱、尿道 (B)紅血球 (C)神經組織 (D)所有骨骼肌 （103專高一）

解析 外胚層會發展出表皮、神經組織、羊膜等。

12. 有關胎盤的結構及功能的說明，下列何者正確？(A)胎盤的母體面含有基底蛻膜，呈現粗糙、暗紅色；胎兒面被羊膜覆蓋而呈現光滑的灰色 (B)胎盤的重量約在800~1500公克，約占胎兒體重的1/3 (C)透過簡單擴散(simple diffusion)，胎盤可協助母體與胎兒進行紅血球、球蛋白、胺基酸的交換 (D)胎盤可以分泌前列腺素，主要作用是在分娩時促進子宮收縮 （104專高二）

解析 (B)胎盤的重量約在500~700公克，約占胎兒體重的1/6；(C)透過胞飲作用，胎盤可協助母體與胎兒進行紅血球、球蛋白、胺基酸的交換；(D)胎盤可以分泌鬆弛素，主要作用是在分娩時促進子宮收縮。

解答： 8.C 9.B 10.D 11.C 12.A

13. 有關胎兒呼吸系統發育的描述，下列何者正確？(A)胎兒最早開始發育的系統是呼吸系統 (B)卵磷脂是肺泡表面的抗擴張不全因子 (C)妊娠36週後L/S（卵磷脂與抱合髓磷脂之比）≧1，表示肺部發育成熟，呼吸窘迫發生機率較少 (D)氣管與支氣管的發育始於妊娠24週 （104專高二）

解析 (A)胎兒最晚開始發育的系統是呼吸系統；(C)妊娠36週後L/S（卵磷脂與抱合髓磷脂之比）≧2，表示肺部發育成熟；(D)氣管與支氣管的發育始於妊娠5~17週。

14. 有關卵子形成過程，下列何者正確？(A)初級卵母細胞於青春期開始形成 (B)初級卵母細胞內含有單套染色體 (C)受精的卵子會經過2次減數分裂 (D)一個卵細胞可發育成4個成熟的卵子

解析 (A)在胚胎時期，卵原細胞就漸漸膨大形成初級卵母細胞；(B)初級卵母細胞內含有雙套染色體；(D)一個卵細胞可發育成1個成熟的卵子。 （105專高一）

15. 有關子宮內膜的敘述，下列何者正確？(1)子宮內膜的發育受雌性素與黃體素影響 (2)懷孕後子宮內膜可發育為底蛻膜、包蛻膜及真蛻膜 (3)受精卵著床於真蛻膜 (4)受精卵著床後的子宮內膜稱為絨毛膜。(A) (1)(3) (B) (1)(2) (C) (3)(4) (D) (2)(4) （105專高一）

解析 (3)受精卵著床於包蛻膜 (4)受精卵著床後的子宮內膜稱為蛻膜。

16. 有關卵子形成(oogenesis)的敘述，下列何者正確？(A)女性在胎兒時期就已經開始有卵原細胞(oogonia)的形成 (B)卵細胞第一次減數分裂是發生在受精時 (C)形成一個單套的卵，需經過一次有絲分裂與一次減數分裂 (D)整個卵母細胞分裂的過程共產生了一個單套的卵及一個極體(polar body) （105專高二）

17. 有關胚胎與其附屬器官發育之敘述，下列何者正確？(A)胎盤循環始於第6週，故自此後胚胎稱為胎兒 (B)受精後第3週的胚胎因內胚層形成，遂成為雙板胚胎 (C)4週大的胚胎身長約3公分，四肢已有芽狀突起 (D)受精卵以囊胚的型態植入子宮內膜，完成著床 （105專高二）

解答： 13.B 14.C 15.B 16.A 17.D

18. 有關胎兒呼吸系統發育之敘述，下列何者正確？(A)受孕15至17週已有氣管及支氣管形成 (B)肺泡管的發育開始於受孕第7個月 (C)卵磷脂(Lecithin)與抱合髓磷脂(Sphingomyelin)的比值小於1表示肺部已成熟 (D)胎兒出生前肺臟在子宮內已具有部分呼吸功能 (106專高一)

19. 有關胚胎與胎兒的發育，下列敘述何者正確？(A)細胞分裂最繁忙、快速的時期為胚胎期 (B)胚胎發育最容易受外在刺激，而導致畸型的時期為12~16週 (C)胎兒愈成熟，皮下脂肪和胎毛愈多 (D)胎兒發育在第6個月開始有吞嚥能力，同時也開始產生胎便 (106專高二)

解析 (B) 3~8週最易受外在刺激導致畸形；(C) 17~20週時胎毛最多，33週後開始消失；(D)約3個月有吞嚥能力，胎便要在13週之後才產生。

20. 下列何者不是胎兒的造血器官？(A)卵黃囊 (B)肝臟 (C)骨髓 (D)胰臟 (106專高二補)

21. 懷孕11週後，分泌雌性素與黃體素的主要來源是：(A)胎盤 (B)黃體 (C)腦下垂體後葉 (D)腎上腺皮質 (106專高二補)

22. 針對胎兒胚胎發育成身體各器官及構造中，下列何者是由中胚層發育而來？(A)皮膚上表皮 (B)心臟 (C)肝臟 (D)神經組織

解析 (A)(D)外胚層；(C)內胚層。 (107專高二)

23. 有關胚胎附屬器官發育的敘述，下列何者正確？(A)絨毛膜是由囊胚滋養層細胞發育而來 (B)羊膜是胚胎膜最外層 (C)羊水因含有胎兒尿液，故呈弱酸性 (D)羊水量會隨著妊娠週數的增加而遞增，於懷孕40週達最高峰 (108專高一)

解析 (B)羊膜是胚胎膜最內層；(C)羊水呈弱鹼性；(D)羊水量於懷孕36~38週達最高峰。

解答： 18.A 19.A 20.D 21.A 22.B 23.A

24. 有關胎血循環，下列何者正確？(A)臍帶內含二條靜脈、一條動脈 (B)臍靜脈血在進入右心房之前為充氧血 (C)臍動脈內含缺氧血 (D)卵圓孔是連接左右心室之間的開口 （108專高一）

解析 (A)臍帶內含二條動脈、一條靜脈；(B)臍靜脈的充氧血與下肢回流的缺氧血混合進入右心房；(D)卵圓孔是連接左右心房之間的開口。

25. 有關胎兒發育之敘述，下列何者錯誤？(A)懷孕第4週開始有心跳 (B)懷孕第8週所有器官都形成 (C)懷孕第16週眼睛可感受到外界光線 (D)懷孕第20週有規律的睡眠和活動 （109專高一）

解析 約第28週時可感受到外界光線。

26. 下列哪個階段是胎兒體重快速增加的時期？(A)胚胎前期 (B)第一孕期 (C)第二孕期 (D)第三孕期 （109專高二）

27. 有關胎兒呼吸系統發育，下列敘述何者正確？(A)胎兒在28週，肺表面張力素開始製造 (B)胎兒娩出後，才開始有呼吸動作 (C)胎兒在子宮內有呼吸動作易造成羊水吸入 (D)肺表面張力素過少易造成新生兒呼吸窘迫症候群 （110專高一）

解析 (A)第24週表面張力素開始製造；(B)(C)第26週已開始有呼吸動作，但微弱而無效，不算真正的呼吸。

28. 有關受精的敘述，下列何者錯誤？(A)精子在進入卵子之前，必須穿過卵子外層的放射冠及透明帶 (B)雙胞胎是指同時有二隻精子進入卵子的細胞核完成受精 (C)受精最常發生於輸卵管壺腹部 (D)受精是單套染色體的精子與單套染色體卵子的結合

解析 (B)一個卵子僅能接受一個精子進入。 （110專高一）

29. 有關胎兒發育的描述，下列何者正確？(A)胎兒最內層的胚胎膜是羊膜，會與子宮的基底蛻膜形成胎盤 (B)受孕後囊胚會立即植入子宮內膜，稱為著床，通常部位發生在子宮頸內口 (C)受精後第2~3週由胎盤提供胚胎養分 (D)黃體退化後，胎盤取代其功能分泌雌性素及黃體素 （112專高一）

解答： 24.C 25.C 26.D 27.D 28.B 29.D

妊娠期婦女的生理變化

出題率：♥♡♡

局部性變化
- 子宮的變化
- 子宮頸
- 陰　道
- 卵　巢
- 乳　房
- 皮膚變化

全身性變化
- 體重變化
- 呼吸系統
- 心血管系統
- 腸胃系統
- 泌尿系統
- 骨骼肌肉系統
- 內分泌系統
- 其他

Maternal-Newborn Nursing

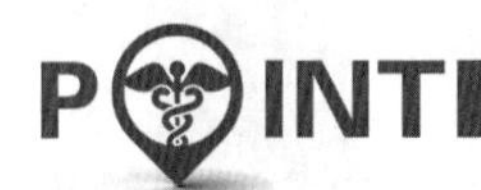

重｜點｜彙｜整

5-1 局部性變化

一、子宮的變化

1. **大小**：子宮肌纖維伸展與彈性組織增加，以因應懷孕時子宮容量的劇增，尺寸可增加為 32×24×21 cm；足月時容量增加可達 4,000~5,000 mL。**子宮大小及容量增大時，子宮壁厚度反而變薄**（一般子宮大小請參考第 3 章）。
2. 血流速度：孕期時，母體全身血量的 1/6 會供應子宮的血流量，懷孕前為 15~21 mL/min，至妊娠末期增至 500~700 mL/min；血液量約有 75%送達子宮、胎盤（占全身血液 1/6）。
3. 妊娠無痛性子宮收縮(Braxton Hick's contraction)：指妊娠 10 週後產生的間歇性收縮，可刺激血液流通過絨毛間隙、激發分娩時子宮收縮，以幫助子宮頸早期變化。
4. **子宮內壓**：在 10~20 mmHg，不覺疼痛。分娩前 3~4 週，會出現子宮無效收縮，子宮內壓 20~40 mmHg，當**＞25 mmHg 則下腹、腹股溝疼痛會加劇**，稱為**假陣痛**(false pain)。
5. 子宮底高度：隨妊娠週數而增高，於妊娠 10~12 週時高度約在恥骨聯合上方（12 週時已漸出骨盆腔），18 週時約在臍下 2 指，**20~24 週時在臍平**，28~32 週時約在臍上 9~12 橫指，36 週時達到最高點，約與胸骨劍突齊平，40 週時因胎頭下降至骨盆入口，會使高度下降。
6. **海軋氏徵象**(Hegar's signs)：受**動情素**影響所致，**子宮峽部變得柔軟**，約在妊娠 6~8 週時產生。

二、子宮頸

1. **充血與腫脹**：受**動情素**影響，子宮頸血管增加，子宮頸與陰道段充血，呈藍紫色，稱為**查德威克氏徵象**(Chadwick's sign)，約發生於懷孕第 8 週。
2. **子宮頸變軟**：受**動情素**影響造成，稱為**古德爾氏徵象**(Goodell's sign)，約發生於**懷孕第 8~12 週**。
3. **黏液塞**(mucous plug)：子宮頸腺體增殖及黏液分泌增多，形成黏液塞**阻隔細菌及其他物質侵入**，減少孕期生殖道的感染。

三、陰　道

1. 支持性結締組織鬆弛使陰道壁被拉長，利生產時擴張。
2. **查德威克氏徵象**：因**動情素**影響，**血管增生**，**陰道壁充血**，呈**藍紫色**，**易使懷孕期骨盆腔充血**，性慾增加。
3. 上皮細胞肥大，**分泌物增加**：肝醣含量增加，加速細胞脫落，使分泌物增加。乳酸桿菌（陰道正常菌叢）作用，將肝醣分解成乳酸，而使 **pH 值降為** 3.5~6，但易受**白色念珠菌感染**。

四、卵　巢

1. 懷孕後，黃體增大，可達卵巢的 1/3，並持續分泌黃體素。
2. 妊娠第 10~12 週，胎盤會完全取代黃體的生理功能，繼續分泌黃體素以維持懷孕。

五、乳　房

1. 妊娠早期乳房敏感度增加。

2. **乳腺增生**：動情素刺激乳腺管組織增生，黃體素刺激小葉、乳葉及乳腺增生。乳暈腺體會分泌潤滑乳頭之分泌物。
3. 乳房及乳暈色素沉著，**顏色變深**，色素沉著程度依婦女膚色不同而定，淺膚色者，色素沉著較少。
4. **妊娠 5~6 個月分泌初乳**(colostrum)，初乳富含抗體，少部分孕婦乳頭會感受到有白色沉澱物。

六、皮膚變化

1. **色素沉著：動情素**及**黃體素刺激黑色素細胞生成激素**(MSH)，造成色素沉著，在**下腹部形成黑線**(linea nigra)、**臉部會有褐斑**(chloasma)，又稱為妊娠面具(mask of pregnancy)。**是可逆的變化**，產後會逐漸變淡。
2. **血管蜘蛛痣**(vascular spider nevi)：動情素使**毛細血管擴張，皮下組織血流增加**，在頭頸部、胸部及四肢出現放射狀小紅點的聚集，通常在產後會消失。
3. **妊娠紋**(stretch mark; striae gravidarum)：一般在第二孕期產生，主要原因是**腹部結締組織**層由於子宮的膨大而被迫**過度擴張**，使內含血管層的肌肉斷裂而產生粉紅色或藍紫色條紋。
4. 汗腺及皮脂腺活動增加，易出汗。
5. 頭髮毛囊減少，頭髮生長速度減慢。

5-2 全身性變化

一、體重變化

1. **第一孕期**因噁心及**嘔吐**，食慾不振，**體重增加是三個孕期中最少**，約 1~2 公斤，有些孕婦甚至不增反減。

2. **第二、三孕期各期約增加 5 公斤**。
3. 懷孕前體重在標準範圍者，整個孕期理想體重增加範圍在 10~14 公斤，第二、三孕期適當體重增加範圍為**每週 0.4~0.5 公斤**。
4. **懷孕前即體重過重**，妊娠期**體重增加的建議為 7~11 公斤**。

二、呼吸系統

1. **潮氣容量**(tidal volume)**逐漸增加**：黃體素使呼吸道平滑肌鬆弛，呼吸道阻力下降，以利母體攜帶更多氧；且黃體素會降低母體 CO_2 分壓，更易自胎兒處排出更多 CO_2。
   (1) 每分鐘呼吸量及換氣量皆增加。
   (2) 功能肺餘容量及肺餘容量皆下降。
   (3) 肺活量、呼吸速度及最大呼吸量皆不變。
2. 胸腔前後徑及橫徑增加：為了代償橫膈上升，且會由腹式呼吸轉為胸式呼吸。
3. **鼻塞及鼻出血**：因**動情素**影響所致，使鼻黏膜水腫與充血。
4. 呼吸困難：到 36 週時子宮底達最高點使橫膈受壓迫，因此會感到呼吸困難，而 **40 週因胎頭下降至骨盆入口，會有腹輕感**(lightening)，**橫膈處的緊繃感減輕**。

三、心血管系統

1. 心跳速率：因腎臟過濾率增加、心臟為增加氧運輸，**心跳速率增加** 10~15 次／分。
2. 心悸：因交感與副交感神經刺激及子宮壓迫橫膈之故，偶爾會心悸，尤其是改變動作太快時。

3. 血壓：因黃體素濃度增加，使血管周邊阻力下降，導致**血壓下降**，第一孕期微低，第二孕期降至最低，第三孕期因血容量增加而逐漸回升。
4. 仰臥式低血壓(supine hypotensive syndrome)：增大的子宮會壓迫下腔靜脈，使回心血量減少，導致**側躺時血壓比正躺高出約 20%**，而發生仰臥式低血壓，建議孕婦**採左側臥**來改善。
5. 心輸出量：左心室負荷增加，心輸出量增加 25~50%，並於妊娠 30~32 週達最高峰；血容量增加 30~50%。
6. **橫膈被子宮壓迫，會使心臟向左上移位**。
7. **血容量增加**：為因應母體組織需求、供應胎兒，動情素刺激腎上腺素釋放留鹽激素(aldosterone)，使鈉及水瀦留，而導致循環血量增加。
8. 妊娠生理性貧血(physiological anemia of pregnancy)：**血球量增加低於血量**，導致**血比容**、**血色素**及紅血球數值**下降**。若妊娠 5 個月時 Hb 仍在 10 g/mL 以下，則為真性貧血，須補充鐵製劑。
9. 血液成分：動情素使白血球過多、**纖維蛋白原**及凝血因子 7、8、9、10 **增加**。凝血因子及纖維蛋白原可防止產後出血，但易造成孕期靜脈鬱積；**血漿蛋白量下降**，易導致孕期水腫。
10. 靜脈曲張(varicose vein)：周邊血管阻力、張力下降、子宮增大壓迫下肢血循，導致血液回流差所致。

四、腸胃系統

1. **噁心、嘔吐**：為早期可感覺到之徵候之一。常發生於早晨起床後或感到疲憊時，主要因 hCG、**黃體素分泌增加**，胃蛋白酶分泌減少、醣類代謝改變所致。採少量多餐，多攝取高蛋白質、蔬菜等食物，避免刺激、油膩、味道特殊等食物。

2. 味覺與嗅覺改變。
3. 唾液分泌過多：因動情素影響，使唾液增多及 pH 值下降，易罹患齲齒（懷孕與掉牙無關，而孕期牙齒受損脫落與鈣質流失與否無關）。
4. **牙齦充血**：動情素與黃體素影響，會有牙齦腫脹現象，易受傷或出血。
5. **胃液：分泌減少**，減弱胃酸功能。
6. 消化道：
   (1) **心灼熱感**(heart burn)：胃往上移，加上**黃體素**使賁門括約肌鬆弛，胃酸逆流而產生。
   (2) 腹脹：因動情素影響所致，故懷孕期間較不易有消化性潰瘍情形，但易腹脹。
   (3) 便祕、脹氣：黃體素使腸道鬆弛，排空時間增加，另加上妊娠後期子宮體增大，壓迫下端靜脈血管等，皆會導致便祕及脹氣。
7. **膽囊：黃體素使平滑肌鬆弛，膽囊排空時間延長，膽汁排出量減少**，易產生妊娠搔癢症、膽結石。

五、泌尿系統

1. 尿液增多：為排除母體與胎兒的代謝廢物，尿液製造量增加到 1,500 mL，尿量增多 60~80%，尿比重下降。
2. **腎絲球過濾率及腎血漿流量增加**：增加 30~50%。腎絲球過濾率增加，使葡萄糖過濾到腎小管的作用增加，**糖分吸收閾值降低**，多餘的糖無法被分泌至尿中，**再吸收速率則不變**。
3. **血尿素氮**及肌酸酐降低：因腎絲球過濾率增加而相對降低，腎臟整體代謝率增加。

4. 腎小管：腎臟為代償而增加腎小管再吸收的速度。
5. **尿蛋白增加：腎微血管充血所致**，尿蛋白可高達 250 mg/day。
6. 輸尿管：因動情素作用使管徑擴張及增大、延長與彎曲，以適應尿流量。子宮被乙狀結腸推擠至右邊，導致右側輸尿管壓力高，造成尿液瀦留，易發生腎盂腎炎。因黃體素及胎兒壓迫導致輸尿管無張力及蠕動減少。
7. **頻尿**：懷孕早期頻尿是因為受到子宮膨大的壓迫，造成膀胱容量減少；**懷孕末期則因受子宮胎兒壓迫，而有頻尿現象**，第二孕期因子宮擴大到腹腔而減少壓迫，膀胱容量會變大。

六、骨骼肌肉系統

1. 脊柱腰背向前彎：因腹部增大子宮向前傾，重心轉移所致。
2. 骨盆韌帶及關節柔軟度加大：受動情素及黃體素影響，促進骨盆可動性，於末期會出現搖擺步伐(wadding gait)，若鬆脫嚴重使恥骨聯合分開，會感到不舒服與疼痛。
3. 因子宮增大造成腹部肌肉過度伸展，腹直肌被**膨大的子宮撐開**而分離約 2 指寬，並產生凹陷狀波紋，使母體姿勢發生**腰、背、脊柱向前方凸起**。

七、內分泌系統

1. 腦下垂體前葉：
   (1) **泌乳素**(prolactin)：刺激乳汁產生，懷孕末期分泌達最高峰。
   (2) **甲狀腺刺激激素**(TSH)：可促進基礎代謝率增加為 25%。
   (3) 正腎上腺素(norepinephrine)：可刺激母體代謝及滋養胎兒。
   (4) 濾泡刺激素(FSH)及黃體生成素(LH)：分泌會受胎盤大量分泌之黃體素及動情素而產生負迴饋抑制。

2. 腦下垂體後葉：
   (1) **催產素**(oxytocin)：**可刺激子宮收縮及乳汁分泌**。
   (2) 抗利尿激素(vasopressin)：使腎小管增加對水的再吸收。
3. **甲狀腺**：因腺體增生及活動性增加，**T_3 及 T_4 濃度升高所致**。
4. 副甲狀腺：因胎兒生長時對鈣需求量增加，副甲狀腺腺體增大、分泌增加。
5. 腎上腺：活性增加，在黃體素刺激下，會使**皮質類固醇**及留鹽激素分泌量增加，因而刺激蛋白質分解、糖質新生，維持正常血糖量。
6. 胰臟：母親供應胎兒所需之葡萄糖，故母體必須維持正常血糖值，若缺乏胰島素，妊娠期易導致妊娠糖尿病。
7. 胎盤：
   (1) 黃體素：可鬆弛平滑肌。
   (2) 動情素：可使子宮維持適合妊娠環境。
   (3) 鬆弛素：由黃體分泌，少量由胎盤及蛻膜產生。
   (4) **人類胎盤泌乳素**(hPL)：影響胎兒及胎盤的發展；促進乳房的成長；**降低蛋白質分解**，提高脂肪溶解率及排出葡萄糖，以提供母體及胎兒所需的能量。
   (5) 人類絨毛膜性腺激素(hCG)：可維持黃體功能。

八、其他

藥物與白蛋白結合比例降低，肝臟對藥物的代謝能力增加。

QUESTION 題庫練習

情況： 黃太太G_1P_0，妊娠32週產檢時抱怨皮膚上的改變。依此回答以下二題。

1. 黃太太主訴腹部由臍至陰阜中央出現一條黑褐線。黃太太此皮膚上變化與下列何者，有相同之致因？ (A)手臂上血管蜘蛛痣 (B)汗腺活性增加 (C)妊娠紋 (D)兩頰上的褐斑 **(100專高一)**

   解析 因雌性素、黃體素刺激黑色刺激生長激素(MSH)分泌，使色素沉著，出現臉頰褐斑、腹部妊娠中線。

2. 承上題，黃太太也很在意其胸、頸及手臂上出現許多小紅點。門診護理師面對黃太太的主訴，下列何項解釋最適當？ (A)是皮膚結締組織的斷裂，是不可逆變化只能接受 (B)為腦下垂體分泌之黑色素刺激素增加，是可逆變化不需擔心 (C)雌激素使皮下組織血流增加所致，是可逆變化不需擔心 (D)產後色素消退，皮膚會更白皙，是不可逆變化只能接受 **(100專高一)**

3. 妊娠時子宮頸變軟之敘述，下列何者正確？(A)為古德爾氏(Goodell's)徵象，為動情激素(estrogen)的影響 (B)為古德爾氏(Goodell's)徵象，為濾泡刺激素(FSH)的影響 (C)希克斯(Braxton Hicks)收縮，為動情激素(estrogen)的影響 (D)希克斯(Braxton Hicks)收縮，為濾泡刺激素(FSH)的影響 **(94師檢二；100專高二)**

   解析 希克斯收縮是妊娠無痛性宮縮。

4. 有關妊娠期血液組成之變化敘述，下列何者正確？(A)妊娠期僅血漿容量會增加，其他組成皆下降 (B)妊娠期因紅血球總量未升高，所以產生妊娠生理性貧血 (C)血中纖維蛋白原及血小板會減少，以防止血栓的發生 (D)血中蛋白質總含量降低，可能是供應胎兒之所需 **(100專高二)**

   解析 (A)(B)孕婦血球、血量皆會增加，但血球增加低於血量增加，造成低血比容，產生妊娠生理性貧血；(C)血小板增加、纖維蛋白也因雌性素增加而增加，以防產後出血。

解答： 1.D 2.C 3.A 4.D

5. 懷孕期間泌乳素是由何處所分泌的？(A)腦下垂體前葉 (B)腦下垂體後葉 (C)胎盤絨毛外層 (D)黃體與蛻膜 （100專普二）

解析 泌乳素由下視丘控制分泌，於腦下垂體前葉合成而進入血循。

6. 子宮頸黏液塞(mucous plug)為何能減少孕期生殖道的感染？(A)產生制菌素 (B)刺激血漿蛋白量增加 (C)形成栓子防止細菌侵入 (D)產生溶菌素 （100專普二）

解析 懷孕期間，子宮頸腺體增殖、黏液增多，使子宮頸管閉塞、形成黏液塞，有防止細菌侵入的功能。

7. 孕婦常會有低血比容的原因是：(A)血球增加多於血量增加 (B)血球增加低於血量增加 (C)鐵質不足 (D)靜脈回流減少

解析 孕婦雖血球、血量皆增加，但血球增加低於血量增加，造成低血比容。 （100專普二）

8. 有關心臟疾患妊娠婦女減少心臟負荷量之護理指導，下列何者正確？(A)充足休息及睡眠，儘量採左側臥 (B)配合醫療低蛋白飲食的遵行 (C)增加體重，第二妊娠期至少應增加1公斤／週 (D)充分運動，心跳需超過140次／分，以增加體能 （100專高二）

解析 (B)配合醫療低鹽飲食的遵行；(C)整個孕期間，體重增加宜控制於10公斤左右；(D)需依心臟功能症狀適度限制活動。

9. 李女士，24歲，$G_1P_0A_0$，懷孕16週，主訴最近常發生鼻塞、流鼻血，讓她相當困擾，產檢時醫師告訴她這現象與懷孕有關，適合的解釋是：(A)由於人類絨毛膜促性腺激素分泌增加所致 (B)由於黃體素分泌增加所致 (C)由於雌性素分泌增加所致 (D)由於鬆弛素分泌增加所致 （101專普一）

解析 由於雌性素分泌增加使鼻黏膜水腫，致鼻塞、流鼻血。

10. 懷孕時母體的生理變化會影響藥物的代謝，下列敘述何者正確？(A)胃的排空和腸的蠕動增加，藥物吸收率會減緩 (B)腎臟血流和腎絲球過濾率增加，藥物易被排泄 (C)懷孕時肝臟藥物代謝酵素活性減少，因此藥物不易被代謝 (D)血漿蛋白濃度增加，與藥物結合比例增加，降低藥物療效 （101專高一）

解答： 5.A 6.C 7.B 8.A 9.C 10.B

11. 黃女士目前懷孕13週，若有下列何種症狀，需即刻就醫？(A)早晨起床噁心、嘔吐　(B)陰道白色黏稠狀分泌物增加　(C)體溫38度，持續2天　(D)乳房脹痛感　(101專普二)

解析 若體溫38度，持續2天，需懷疑是否有子宮內感染的情形。

12. 林女士懷孕18週，主訴有下列各項孕期不適，何者和動情激素增加無關？(A)流鼻血　(B)腸胃脹氣　(C)白帶　(D)流涎症

解析 腸胃脹氣與黃體素增加造成腸蠕動減慢有關。　(102專高一)

13. 下列何項為婦女受孕後之子宮頸變化？(1)拉頂氏徵象(Ladin sign) (2)海軋氏徵象(Hegar's sign) (3)古德爾氏徵象(Goodell's sign) (4)查爾威克氏徵象(Chadwick's sign)。(A) (1)(2)　(B) (2)(4)　(C) (3)(4)　(D) (1)(3)　(102專高一)

解析 拉頂氏徵象(Ladin sign)：子宮前面正中處，有一柔軟的點出現；海軋氏徵象(Hegar's sign)：子宮峽部變得柔軟。

14. 李女士詢問：「懷孕已經7週了，每天早晨都感覺噁心、嘔吐，這樣正常嗎？」此時護理師最合宜的回答是：(A)「這是正常的，因為妳胃的位置改變的關係。」　(B)「可能是胃酸分泌減少，待會兒要請醫師再好好的檢查一下。」　(C)「我只是護理師，妳有問題待會兒可以請教醫師。」　(D)「這是荷爾蒙變化引起的反應。」　(102專高一)

解析 晨吐主要因黃體素上升、hCG上升、胃蛋白酶分泌下降所致，大約會在懷孕14~16週以後緩解。

15. 初乳是由乳房所分泌之淡透明且具黏性之液體，大約何時開始分泌？(A)懷孕3個月　(B)懷孕5~6個月　(C)生產後立即　(D)生產後2~3天　(103專高一)

16. 下列何種荷爾蒙最初由卵巢分泌，至妊娠8週後由胎盤製造，其主要作用可鬆弛平滑肌，而防止子宮收縮引起的自發性流產？(A)雌性素　(B)黃體素　(C)泌乳素　(D)人類絨毛膜促性腺素

(103專高一)

解答：　11.C　12.B　13.C　14.D　15.B　16.B

17. 懷孕期間婦女的陰道因受到雌激素影響而產生藍紫色的現象，陰道黏膜變厚、骨盆腔充血，此為下列何種現象？(A)古德爾氏徵象(Goodell's sign) (B)查德威克氏徵象(Chadwick's sign) (C)海格爾氏徵象(Hegar's sign) (D)拉頂氏徵象(Ladin's sign)

(103專高二)

解析 (A)古德爾氏徵象(Goodell's sign)為子宮頸受動情素影響變得如耳垂般柔軟；(C)海格爾氏徵象(Hegar's sign)子宮峽部變得柔軟；(D)拉頂氏徵象(Ladin's sign)子宮中央前方有一個柔軟點。

18. 有關妊娠時子宮的變化，下列何項正確？(A)厚度減少 (B)子宮體變硬 (C)子宮肌纖維變短 (D)子宮重量維持不變 (103專高二)

19. 有關妊娠期婦女胃腸系統平滑肌鬆弛所產生之生理變化，下列何者正確？(A)胃酸分泌減少 (B)流涎症 (C)腸胃蠕動加速 (D)膽汁排出量減少 (106專高一)

解析 黃體素濃度增加會使產婦腸內平滑肌鬆弛，造成腸胃蠕動緩慢、便祕、膽囊排空時間延長等症狀。

20. 有關妊娠期泌尿系統的變化情形之敘述，下列何者正確？(A)腎絲球的過濾率增加，使腎臟對糖分吸收閾值升高 (B)腎小管的再吸收速度增加，以代償腎絲球活動的減少 (C)腎臟對葡萄糖的再吸收作用速率是不變的 (D)腎絲球的過濾率增加，使得血液中尿素氮(BUN)含量增加 (106專高一)

解析 (A)對糖吸收的閾值降低；(B)腎小管再吸收速度增加，是為了代償腎絲球活動的增加；(D)BUN含量降低。

21. 形成妊娠中期心灼熱感(heart burn)的荷爾蒙為下列何者？(A)人類絨毛膜促性腺激素 (B)人類胎盤泌乳激素 (C)黃體素 (D)雌性素 (106專高一)

解析 此為妊娠期濃度增加，造成胃賁門括約肌鬆弛、胃酸逆流所致。

22. 陳女士，懷孕26週，下列何項血液變化為正常？(A)纖維蛋白原減少 (B)血比容上升 (C)白血球減少 (D)血紅素下降

(106專高一)

解答： 17.B 18.A 19.D 20.C 21.C 22.D

23. 有關孕期婦女之生理變化，下列何者為異常？(A)臉頰及鼻子產生黃褐斑(chloasma) (B)胸部、頸部出現放射狀小紅點，即血管蜘蛛痣(vascular spider nevi) (C)心跳速率平均每分鐘增加10~15次 (D)陰道分泌物量增加，顏色由白色轉為黃綠色 (107專高一)

解析 (D)此為陰道感染之症狀。

24. 有關雌性素(estrogen)對懷孕早期生殖系統所造成的變化，下列何者錯誤？(A)子宮頸長度增加 (B)產生黏液塞 (C)陰道黏膜變厚 (D)子宮壁厚度增加 (107專高二)

25. 有關妊娠期婦女甲狀腺分泌功能變化的敘述，下列何者正確？(A)妊娠期婦女基礎代謝率增加，甲狀腺素(thyroxine, T_4)的分泌會受到抑制 (B)妊娠期甲狀腺功能亢進的婦女，易發生自發性流產 (C)甲狀腺結合血清蛋白平均值在第二妊娠期達到最高 (D)妊娠期甲狀腺素值會升高，但三碘甲狀腺素(triiodothyronine, T_3)值則下降 (107專高二)

解析 (A)甲狀腺素分泌增加；(B)甲狀腺功能亢進易造成早產、產後出血、子癲前症；(D)T_3、T_4皆增加。

26. 懷孕24週婦女接受產檢，血壓值：124/80 mmHg、未有水腫，尿液試紙的白蛋白顯現痕跡(trace)，下列解釋何者最適當？(A)子癇前症早期徵象 (B)腎微血管充血所致 (C)腎小管對蛋白質吸收增加所致 (D)攝取過多水分所致 (108專高一)

27. 李女士，G_1P_0，懷孕25週，請教護理師：「我身體上從肚臍到會陰部有一條褐色的線，這正常嗎？什麼時候會消失？」，護理師的回答，下列何者為宜？(A)這是懷孕期荷爾蒙變化造成皮膚色素沈著，約在生產後會逐漸變淡 (B)這是懷孕常見的妊娠紋，約在生產後2～3個月會消失 (C)有可能是胎兒異常的徵兆，建議進一步做染色體核型分析 (D)需儘快到整型外科或皮膚科進行去斑處理，否則容易留下永久的色素沈著 (108專高二)

解析 懷孕期皮膚色素沈著是可逆的變化，產後會逐漸變淡。

解答： 23.D 24.A 25.C 26.B 27.A

28. 懷孕期間因雌性素(estrogen)所造成的生殖系統變化，下列何者錯誤？(A)子宮頸黏液塞形成 (B)陰道的血管增生、充血 (C)懷孕初期子宮頸變軟 (D)懷孕後期子宮壁變薄 （109專高二）

解析 懷孕後期子宮壁變薄為子宮收縮拉長引起。

29. 有關妊娠期腸胃系統的變化所造成孕婦不適的現象，下列敘述何項正確？(A)噁心與嘔吐是與胃蛋白酶分泌增加有關 (B)膽囊排空時間延長，膽汁排出量減少 (C)肝功能改變，如血漿白蛋白和球蛋白值上升 (D)唾液分泌減少，若口腔衛生不佳者易患齲齒 （110專高一）

解析 (A)與hCG、雌性素、黃體素濃度升高，胃蛋白酶分泌減少有關；(C)血漿白蛋白下降；(D)唾液分泌增多。

30. 懷孕婦女詢問為什麼她臉頰、額頭最近開始出現一些褐色斑點，護理師以下解釋，何者正確？(A)這是一種臉部結締組織擴張所致 (B)這是因臉部的血管擴張、增生所致 (C)臉部皮下組織代謝增加所致 (D)因腦下垂體分泌的黑色素刺激素增加 （110專高一）

31. 懷孕期間由於生理機能改變，使得藥物在孕婦體內的吸收、分布、代謝與排泄均有改變，下列敘述何者正確？(A)潮氣容積量下降，使吸入性藥物的吸收減少 (B)藥物與白蛋白結合比例降低，肝臟對藥物的代謝能力增加 (C)腎絲球過濾率增加，藥物的代謝變慢 (D)胃排空加快胃酸分泌增加，藥物滯留腸胃道時間減少 （110專高二）

解析 (A)潮氣容積會逐漸增加；(C)腎絲球過濾率增加，整體代謝率增加；(D)胃液分泌會減少，胃酸功能減弱。

32. 在妊娠期間，下列何項腎臟功能是降低的？(A)腎血漿流量(RPF) (B)腎小管的再吸收速度 (C)對糖分吸收的閾值 (D)腎臟的排尿量 （111專高一）

解答： 28.D　29.B　30.D　31.B　32.C

33. 有關懷孕期正常內分泌變化的敘述，下列何者正確？(A)腦下垂體前葉分泌濾泡刺激素及黃體生成素會增加 (B)甲狀腺所分泌的甲狀腺素會增加 (C)腎上腺分泌留鹽激素會降低 (D)胎盤分泌的雌二醇分泌增加取代卵巢分泌的雌三醇 (111專高二)

解析 (A)濾泡刺激素及黃體生成素會受胎盤大量分泌之黃體素及動情素而產生負迴饋抑制；(C)留鹽激素會增加；(D)雌二醇為卵巢分泌。

34. 王女士，懷孕10週，有關雌性素(estrogen)增加而發生的子宮頸變化，下列何者錯誤？(A)子宮頸血管增生充血 (B)子宮頸黏液分泌增加 (C)子宮頸組織變肥厚堅硬 (D)子宮頸腺體增加腫脹

解析 懷孕第8~12週受動情素影響，子宮頸會變軟，稱古德爾氏徵象(Goodell's sign)。 (111專高二)

35. 有關懷孕期間血液系統的變化，下列敘述何者錯誤？(A)血漿量比未懷孕時增加 (B)血比容比未懷孕時降低 (C)纖維蛋白原數目比未懷孕時增加 (D)血小板數目比未懷孕時增加 (111專高二)

36. 有關懷孕時因雌性素增加，造成孕期常見的不適，下列敘述何者正確？(A)使膀胱鬆弛，產生頻尿 (B)使腸胃道活動力降低，產生心灼熱感 (C)使陰道黏膜增生，陰道分泌物會增加 (D)使平滑肌放鬆，導致孕期容易便祕 (112專高一)

37. 丁女士30歲，G_1P_0，懷孕20週，至門診產檢。懷孕前身體質量指數(BMI)為20，懷孕後體重增加3公斤，宮底高肚臍上一橫指，詢問「肚子會不會太小？」護理師最合適的回答為何？(A)目前體重增加太少，所以肚子比較小，可以每天再增加1份300卡的點心 (B)目前體重增加太多，肚子不會太小，需要減少一天熱量，有效控制體重 (C)目前體重增加和肚子大小符合懷孕週數，繼續維持就可以 (D)目前肚子大小符合週數，但體重增加太少，可以每天再增加1份300卡的點心 (112專高二)

解析 BMI在18.5~24.9之間者，於第二、三孕期每週增加0.4~0.5公斤。

解答： 33.B 34.C 35.D 36.C 37.C

38. 趙女士至門診確認懷孕8週，有孕吐現象，詢問有關孕期熱量攝取，下列何者為最適當的回答？(A)孕期熱量需求和體重增加是平均分配於三個孕期 (B)第一孕期常有孕吐，體重增加是三個孕期中最少 (C)第二孕期熱量主要提供胎兒的生長 (D)第三孕期熱量主要提供胎盤的生長 (112專高二)

解析 (A)第一孕期不需要特別增加熱量，第二、第三孕期建議每日增加300卡；(C)主要供給母親本身；(D)補充胎兒及胎盤成長所需。

39. 葉女士，懷孕33週，在正常體重增加與胎兒發展的情況下，逐漸膨大的子宮會使她姿勢發生下列何種改變？(A)身體重心往後移增加平衡 (B)腰、背、脊柱向前方凸起 (C)腹部肌肉張力逐漸增加 (D)骨盆關節活動性更加緊實 (112專高二)

解析 (A)因腹部增大子宮向前傾，重心轉移，導致脊柱腰背向前彎；(C)腹部肌肉過度伸展；(D)骨盆韌帶及關節柔軟度加大。

40. 丁女士，G_1P_0，妊娠39週，常規產檢結果正常。丁女士表示：「最近肚子有下降了，呼吸也更輕鬆了」。預期丁女士伴隨發生的症狀，下列何者可能性最低？(A)頻尿情形更為頻繁 (B)橫膈處的緊繃感減輕 (C)鼠蹊部疼痛緩解 (D)分娩大約在2週內發生 (112專高三)

解析 (C)鼠蹊部疼痛是因為懷孕使子宮變大，拉扯兩側圓韌帶所造成。

41. 有關妊娠期的心臟血管系統生理變化，下列敘述何者錯誤？(A)出現生理性白血球增多症，白血球數量可增加到15,000/mm^3 (B)妊娠生理性貧血是因紅血球攜鐵蛋白的能力降低所致 (C)心輸出量增加30~50%，以供應子宮、胎盤需要血流 (D)血漿中白蛋白降低，使得水分易滯留在血管間隙形成水腫 (113專高一)

解析 (B)懷孕時母體為提供胎兒成長，其血漿及血球量皆會增加，但因紅血球增加速度較血漿慢，造成懷孕期間母體的貧血現象。

解答： 38.B 39.B 40.C 41.B

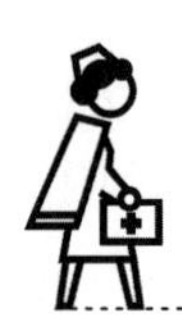

MEMO

妊娠期婦女的心理變化

出題率：♥♡♡

妊娠期婦女的心理反應
- 妊娠期孕婦的心理反應及任務
- 母性認同

準父親對妊娠的反應及適應

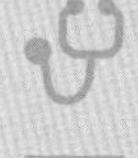

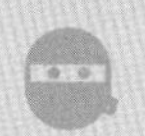

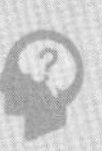
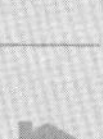
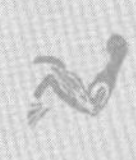
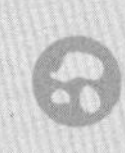
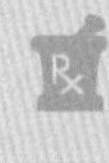
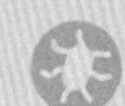

Maternal-Newborn Nursing

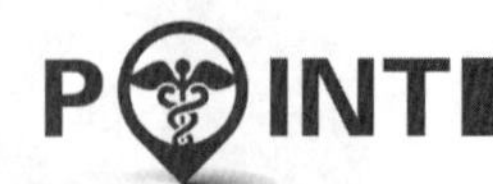

重|點|彙|整

6-1 妊娠期婦女的心理反應

一、妊娠期孕婦的心理反應及任務

(一) 母性任務

魯賓(Rubin, 1984)提出孕婦自懷孕起會完成**四項孕期的心理任務**：

1. **確保自己和胎兒在懷孕、生產過程安全、順利**
   (1) 第一孕期：因無法感受到胎兒的存在，會有許多的困惑，如：我真的懷孕了嗎？還是身體不舒服？
   (2) 第二孕期：感覺到胎兒的存在，視胎兒為生命共同體，會有保護胎兒及產前胎兒照顧行為，**如：定期產檢；遵從風俗，臺灣民俗懷孕婦女不可搬家及釘釘子，以免沖犯胎神造成難產；為祈求胎兒、生產平安，會去拜註生娘娘等**。
   (3) 第三孕期：會考慮到胎兒、自身的安全而尋求生產的相關訊息，希望自己與胎兒能平安渡過生產，**如：閱讀相關資料、詢問親朋好友生產的情形**。
2. **促使家庭成員接納新生兒**
   (1) 第一孕期：孕婦自己、家人接受其妊娠的事實有助於孕婦的早期適應。
   (2) 第二孕期：此時的焦點為胎兒，孕婦會幻想新生兒與家人的關係，如：爸爸會帶他一起打球。
   (3) 在此適應過程中，配偶是關鍵人物，配偶的支持能協助其完成母性任務，**如：孕婦會希望配偶能與她共同計畫未來如何教育小孩，這也是接納小孩的另一種象徵。另外，母親也會**

鼓勵較大的孩子一同參與角色扮演，讓其表達心中的感受，或利用圖畫書使他們了解懷孕過程。

(4) 第三孕期：生產即將來臨，孕婦希望生產的過程，先生能陪伴與支持。

3. **與未來的胎兒連成一體**

(1) 第一孕期：孕婦無法真正感受到胎兒的存在，只能憑妊娠的徵象（如妊娠試驗呈陽性）去感受與胎兒連成一體。

(2) 第二孕期：**胎動**產生可幫助孕婦覺得**自己與胎兒是一體的**，因此會有**摸肚子與胎兒對話的行為**。

(3) 第三孕期：雖疲累、身體不適，希望盡快生產，結束妊娠的不適，但對與胎兒連成一體的親暱關係仍然存在，會持續至胎兒出生。

4. **學習奉獻自己**

(1) 第一孕期：**為孕育生命而學習延緩自我的需求，以符合胎兒的需求**，如：現在是孕婦了，不能自由自在，凡事要小心翼翼。

(2) 第二孕期：學習如何扮演母親應有「給予」的態度和行為，如：要吃符合胎兒營養需求的食物，不能亂吃東西。

(3) 第三孕期：**身體的負荷加重，常使孕婦感覺到疲倦**，此時特別需要配偶的支持，才能使孕婦有繼續支撐下去的力量。

(二) 妊娠期心理反應與任務的相互關係

妊娠的本身對個人或家庭而言皆屬於一種壓力事件，且隨著孕期進展而有不同的影響。在此狀態下，家庭成員亦須改變固有的生活型態及關係來因應新的環境及未來的新成員；而對身兼孕育重責的產婦而言，其心理反應及相關任務的壓力更是首當其衝（表 6-1）。

表 6-1 妊娠期孕婦心理反應與任務

項目	適應期（第一孕期）	容光煥發期（第二孕期）	枕戈待旦期（第三孕期）
重心與焦點	焦點放在自己，**重心主要在自己身體的變化**	焦點放在胎兒及自己與胎兒的互動上，生活重心轉向胎兒	焦點放在自己和胎兒的安全上，重心會放在分娩過程的相關事宜
對妊娠的心理情緒反應	情緒上**不確定感強**、驚訝與矛盾，情緒因為等待及確認而不穩定；反覆質疑懷孕的真實性（我真的懷孕了嗎？確定嗎？）	隨孕期進展而不僅**接受懷孕的事實**，也開始對胎兒的期待與重視，感到驕傲、快樂喜悅，沉浸在懷孕的變化中而感到美好	已相當肯定妊娠的存在與變化，因接近分娩而有害怕、敏感脆弱的情緒。**由於對妊娠感到疲倦辛苦，除了希望早點結束妊娠期**，且依賴性亦增強
體重變化與身體認知	通常體重變化不太大，噁心嚴重，甚至會體重減輕，因此孕婦一般很難感受胎兒的存在。然而體重增加確實能增進孕婦對妊娠的真實感	體重漸增，孕婦逐漸有與胎兒連成一體的心情；隨著體重增加而越意識到胎兒的成長，會使孕婦產生要為胎兒做一個好媽媽的期許	因接近分娩期而在觀念上準備與胎兒的分離，希望胎兒適時出生；也因為與胎兒一體的概念轉變，體重的焦點轉移，會使孕婦認知到自身體重增加太多、身體太胖等身體心像復原問題
空間轉變與行為特徵	隨著孕期繼續而開始留意自己身體的內在變化，對妊娠有**矛盾的情緒**(ambivalent)，但會提醒自己執行必要的妊娠檢查	強化自我內省，關注於自己和胎兒的聯繫，對外在活動不感興趣；但會注意其他母親和小孩的互動，且會積極參與醫院衛教及自我保健活動	因專注**身體界限**和舉止，孕婦會更敏感和注意自己的行動，使自己行動限制增加，並因胎兒而產生築巢行為。孕婦也會感覺到對他人需更大的依賴，**要家人陪伴提供安全感**

表 6-1 妊娠期孕婦心理反應與任務（續）

項目	適應期 （第一孕期）	容光煥發期 （第二孕期）	枕戈待旦期 （第三孕期）
關鍵點	1. 妊娠試驗陽性 2. 超音波檢查確認	胎動	預產期的臨近
主要任務及幻想內容	主要任務為接受妊娠的事實；可能會幻想流產的問題	主要任務為接受胎兒，在此期因對妊娠已確認，會開始幻想胎兒的性別、外貌等	主要任務為接受生產；由於關注於自己與胎兒的安全，此期會**幻想負向生產的內容及胎兒健康的問題**

二、母性認同

(一) 母性認同過程

魯賓(Rubin,1976)認為婦女在準備為人母之前會經歷以下步驟，這些步驟不論對初產婦、經產婦皆很重要：

1. 複製(replication)：孕婦會學習、模仿符合自己期待的對象（最常以母親為對象）；孕婦會詢問母親如何照顧嬰兒、回想母親的特質以做為自己的角色模範。
2. **幻想**(fantasy)：孕婦會針對未發生的事於腦海中加以投射、想像。幻想通常於第二、三孕期達到高峰，幻想的內容除了胎兒形貌外，還會在現實生活中擷取關於小孩的整體形象來幻想胎兒，直至胎兒出生。
3. 同化(dedifferentiation)：孕婦在得到新角色認同時，必須對新角色先投射內化，選取合適的行為，再表現於外在行為反應中。

(二) 母性認同行為角色的獲得

孕婦在不同的認同過程中獲取認同的行為角色，過程如下：

1. 模仿(mimicry)：會與自己的母親或其他有經驗的婦女交談，去模仿她們的言詞、舉動或任務，使自己感覺或看起來像個母親。
2. **角色扮演**(role play)：不同於模仿而是真實的演練及實際行動，途徑有兩種，一是藉由照顧別人的孩子，來學習扮演母親的角色；另一方式是**參加產前媽媽教室**，學習如何幫寶寶換尿布等技能，讓自己具備母親的角色能力。
3. 幻想(fantasy)：有助於母親角色的獲得，孕婦會幻想有了孩子後的各種情境，在這樣的幻想情境中強化自己該如何去扮演好母親角色的實際決策，是一種正常的懷孕行為反應。
4. 內射－外射－拒絕／接受(introjection-projection-rejection/acceptance)：這是孕婦要獲得合宜的母親角色之連續步驟；孕婦會從記憶中找尋適合的母親角色模範，加以認同、模仿、學習（內射），並顯現於外在的行為（外射）；孕婦會選擇合適的部分來接受，不合適的部分則拒絕，不納入自己成為母親後的一部分。
5. 哀傷(grief work)：是角色轉移的必經過程，指在接受新角色的同時，需捨棄、修正目前的角色；在選擇或調適的過程中，難免會喪失些東西，如已習慣的生活方式、目標、自由的時間等，而感到感傷。
6. 認同(identify)：母性角色的最終目的，即是擁有對母性角色的認同，孕婦會對自己扮演的角色屬性清楚了解掌握，且將自己的特點表現出來，如會表達「我是個媽媽」或是「我要開始練習產前運動」等。

6-2 準父親對妊娠的反應及適應

1. **嬰兒的出生**對家庭而言**為一成熟危機事件**，而準父親在配偶妊娠期時的角色任務能否達成，則因不同的社會文化、準父親本身的性格與成熟度及整體婚姻狀態等而有所不同。
2. 更有學者將**準父親**在妊娠期時也同樣有的類似配偶的食慾不振、疲累、噁心、焦慮緊張和失眠等狀態定義為**擬娩症候群**(couvade syndrome)。
3. 在配偶妊娠期時準父親的反應與適應，詳見表 6-2。

表 6-2 準父親對妊娠的反應與調適

準父親的心理階段	預告期 (announcement phase)	延緩代償期 (moratorium phase)	焦點期 (focusing phase)
配偶	適應期	容光煥發期	枕戈待旦期
心理變化	1. 興奮震驚 2. 不確定配偶懷孕之事實 3. 感受到夫妻關係的明顯改變 4. **無法參與配偶懷孕，有置身事外感** 5. 不管是否為預期，皆有壓力	1. 無法體驗配偶胎動感覺而有心理上的距離；會覺得自己被隔離於母子關係之外 2. 幻想胎兒及自己身為父親的形象 3. 確認胎兒存在和家庭新關係的產生	1. 因無法想像生產過程而害怕生產的到來 2. 對分娩及之後即將面臨的壓力感到焦慮 3. 對父親角色更確定
心理發展任務	1. 接受配偶懷孕的事實 2. 了解孕期另一半的身心變化，並嘗試滿足其日常生活需求 3. 提供另一半支持、關懷與協助	1. 溝通及與配偶分享孕育過程 2. 參與學習促進配偶舒適之照護方式 3. 調適另一半的懷孕狀況	1. **達成認同父親角色的目標** 2. 參與配偶懷孕及分娩的過程 3. 協助提供分娩相關訊息予配偶 4. 建立家庭的支持網絡

QUESTION 題庫練習

1. 林太太第一次懷孕，目前懷孕8週，她抱怨先生對於懷孕並不興奮，照樣加班，無視她懷孕。護理師應如何回答較適當？(A)「妳先生的確太不體貼。」 (B)「妳先生不喜歡表達內心的情感。」 (C)「妳先生正在適應準父親角色。」 (D)「男人都是這樣，妳不要太敏感了。」 **(98專高一)**

   解析 此時先生處於預告期，會出現無法參與配偶懷孕，有置身事外感的心理變化。此時護理人員要協助父親接受配偶懷孕的事實，讓他了解孕期另一半的身心變化，嘗試滿足其日常生活需求，並能提供另一半支持、關懷與協助。

2. 陳女士目前已懷孕34週，她開始計劃為新生兒添購玩具、衣服、用品等。她告訴護理師，很怕自己會生下早產兒，護理師較適當的回應為：(A)「妳可以請醫師為妳執行陰道內診。」 (B)「為什麼妳會擔心這個呢？」 (C)「這是妳計劃中的懷孕嗎？」 (D)「妳可以增加產檢的次數。」 **(98專高一)**

   解析 此時陳女士處於枕戈待旦期，主要任務為接受生產；由於關注於自己與胎兒的安全，此期會幻想負向生產的內容以及胎兒健康的問題。

3. 有關Rubin所提出第三妊娠期婦女心理變化之敘述，下列何項正確？(A)關心胎兒，並幻想胎兒的長相 (B)感覺自己體重增加後變得笨拙，希望胎兒趕快出生 (C)對懷孕感到懷疑及不確定 (D)開始感受到胎動，而有驕傲及滿足感 **(98專高一)**

   解析 此時由於對妊娠感到疲倦辛苦，除了希望早點結束妊娠期，且依賴性亦增強。

4. 護理人員評估第三妊娠期的準父親出現下列何種行為時，表示其最可能有適應不良的情形？(A)擔心自己在太太生產時無法提供合適的支持 (B)購買新生兒用物 (C)擔心自己無法成為好爸爸 (D)懷疑這個孩子不是他的 **(98專高二)**

   解析 此時為焦點期(focusing phase)，應達成認同父親角色的目標。

解答： 1.C 2.B 3.B 4.D

5. 林小姐妊娠28週，從上星期開始她會找機會，在姐姐有事外出時自願幫其照顧8個月大的女兒，並假裝是姪女的母親。對林小姐此一行為的正確解釋為何？(A)正常，是「角色扮演」行為以學習為人母角色　(B)正常，是「接受」行為以學習為人母角色　(C)不正常，是幻想症，表示林小姐有產前憂鬱傾向　(D)不正常，是學習為人母角色的病態表現　(99專高一)
6. 孕婦表示好高興懷孕了，但卻變得又肥又醜，這是孕期的何種心理變化？(A)內省　(B)接受　(C)容光煥發　(D)矛盾不確定　(99專普二)
7. 王太太告訴護理人員，她打算做月子時都不洗頭，此時護理人員的回應，下列何者最適當？(A)「這樣很髒，您怎麼受的了？」　(B)「是什麼原因做這個決定？」　(C)「有聽過，但是很少人做得到。」　(D)「真的嗎？好奇怪。」　(99專高二)
8. 王太太是高危險妊娠婦女，依照醫護人員之指示，定期接受產前檢查，且遵守傳統的民俗保護措施不移動床鋪，不在床上剪東西，及保留一些與受孕有關之吉祥物，此為Rubin所提孕婦心理發展任務中的那一項？(A)確保自己及胎兒在懷孕和分娩過程中能安全順利　(B)確保家人接受新生兒　(C)與胎兒建立親密關係　(D)付出自己　(99專高二)
9. 「孕婦放棄以往之計畫或夢想，學習付出。」這是屬於魯賓(Rubin)提出的那一項孕期母性任務？(A)確保母嬰安全　(B)確保家人接受　(C)貢獻自己　(D)與胎兒連成一體　(100專高一)
10. 母親生病，照顧嬰兒的責任由其他家庭成員共同分擔，這種狀況在角色結構中是為下列何者？(A)角色協調　(B)角色互補　(C)角色滿足　(D)角色過重　(100專高一)
11. 「嬰兒的出生」這件事對家庭而言是屬於何種危機事件？(A)平常危機事件　(B)輕微危機事件　(C)情境危機事件　(D)成熟危機事件　(100專高一)

解答： 5.A　6.D　7.B　8.A　9.C　10.B　11.D

12. 李太太主訴：「我自從懷孕後都不敢拿剪刀，因為怕小孩會有兔唇顎裂。」此時護理師的反應，下列何者最合適？(A)「這是一種迷信。」 (B)「妳太緊張了，放輕鬆點。」 (C)「這不是造成兔唇顎裂的原因。」 (D)「這是妳保護胎兒的一種方法。」

(100專高二)

13. 馮太太到產前門診表示月經已經晚了兩個週期，5年前人工流產過1次，現已確定懷孕。馮先生不知道如何協助太太渡過懷孕的過程，這時護理師給予馮先生最適宜的建議是：(A)儘量不要讓馮太太做任何家事，使她能夠充分的休息 (B)接受馮太太懷孕初期的行為表徵，多與她溝通並了解她的感受 (C)儘量讓馮太太做家事，增加活動量，幫助夜眠 (D)立即申請產假，多陪伴太太 (100專高二)

14. 懷孕婦女在懷孕過程中會積極參加產前媽媽教室，並開始學習如何替嬰兒換尿布，此為何種母性認同之行為表現特點？(A)角色扮演 (B)模仿 (C)內射、外射 (D)認同 (101專高二)

解析 藉由角色扮演讓自己具備擁有母性角色的能力。

15. 懷孕婦女須達成「與胎兒連成一體」之心理發展任務，下列何者為相關的行為表現？(A)第一妊娠期婦女是以胎動來建立此真實的感受 (B)第二妊娠期婦女常撫摸肚子與胎兒講話，以開始建立依附關係 (C)這種與胎兒連成一體的母子關係，一旦建立就不會改變 (D)學習貢獻自己是與胎兒連成一體最典型的表現

(102專高一)

16. 王女士經常夢見胎兒缺手缺腳的異常，此為妊娠哪一期常見的心理反應？(A)妊娠第一期 (B)妊娠第二期 (C)妊娠第三期 (D)計畫懷孕期 (103專高一)

解析 妊娠第三期為枕戈待旦期，此期會幻想負向的生產內容及胎兒健康的問題。

解答： 12.D 13.B 14.A 15.B 16.C

17. 隨著妊娠週數的變化，孕婦小心的避開擁擠人群、保護腹部，此為何種現象？(A)身體界限 (B)身體心像 (C)身體覺察 (D)身體調適 （103專高二）

18. 孫女士在三週前服用感冒藥，但今天得知已懷孕，她擔心感冒藥會導致胎兒畸形，因此想墮胎，詢問護理師該如何處理，下列回答何者較為適當？(A)醫師目前開的感冒藥均非致畸胎藥物，因此不會引起胎兒異常，不需要去墮胎 (B)請問你服用藥物的名稱、劑量及最後一次月經的第一天時間，我可以做初步評估 (C)我幫你預約超音波檢查，讓醫生為你診斷胚胎是否有畸形 (D)若藥物引起胚胎問題，則會自然流產，因此不需要特別診治 （103專高二）

解析 第一孕期對妊娠會有矛盾的情緒，應協助給予正確評估及衛教。

19. 王女士，33歲，結婚5年，經第2次接受體外受精與胚胎移植而受孕成功，$G_2P_0SA_1$，下列哪一個妊娠期心理發展任務(maternal task)相對來說較不需擔心：(A)確保自己及胎兒在妊娠及分娩過程中能安全順利通過 (B)使重要家人接受新生兒 (C)學習貢獻自己 (D)與胎兒連成一體 （104專高一）

20. 有關Rubin所提出不同妊娠期心理變化與反應的敘述，下列何者正確？(A)第一妊娠期婦女會有快樂、滿足及實在的情緒反應 (B)第一妊娠期婦女會有易受傷害感及更注意自己 (C)第二妊娠期婦女開始將自己與胎兒視為一體 (D)第二妊娠期婦女對懷孕會有不確定及情緒不穩的反應 （104專高二）

解析 (A)(D)第一妊娠期婦女會有矛盾的情緒反應；(B)第三妊娠期婦女會有易受傷害感及更注意自己。

21. 下列哪些是準父親擬娩症候群(couvade syndrome)的症狀或行為？(1)焦慮、沮喪 (2)食慾不振、噁心、嘔吐 (3)疲累、失眠 (4)逃避學習父親角色。(A) (1)(2)(3) (B) (1)(2)(4) (C) (2)(3)(4) (D) (1)(3)(4) （105專高一）

解答： 17.A 18.B 19.B 20.C 21.A

22. 5歲小美詢問媽媽：「為什麼妹妹會住在媽媽的肚子裡面，妹妹可以出來和我見面嗎？」護理師給予母親的建議，下列何者最適當？(A)小美目前對懷孕尚無法理解，可等她上小學後再給予說明 (B)小美可能很焦慮，需要媽媽多陪伴她 (C)小美可能想知道生產過程，可帶她參觀產房 (D)小美可能對懷孕過程好奇，可用圖畫書說明懷孕過程 (106專高二)

23. 懷孕8週的婦女，經常反覆思考「繼續工作」或「擔任專職母親」，此種心境較屬於下列何種孕期心理反應？(A)接受懷孕事實 (B)注意力集中在自己 (C)不切實際的幻想 (D)矛盾心理 (107專高二)

24. 劉女士第一胎，依據魯賓(Rubin)對產後婦女行為態度之研究結果判斷，下列敘述何者表示劉女士處於接受期(taking-in phase)？(A)寶寶為什麼一直睡覺？ (B)我要怎麼樣才能讓奶水量增加？ (C)生小孩好痛，下次再也不要生了 (D)我的先生晚上照顧寶寶，現在他很累 (107專高二)

25. 孕婦對懷孕產生負向感覺，並隨著妊娠進展會擔心胎兒是否斷手斷腳或是有缺陷，此為哪一孕期最常見的心理反應？(A)第一妊娠期 (B)第二妊娠期 (C)第三妊娠期 (D)第四妊娠期

解析 孕婦在第三妊娠期所幻想大多是生產情境且伴隨接收到有關生產的訊息，大部分是較具威脅的情境，例如胎兒是否斷手斷腳或是有缺陷。 (109專高一)

26. 懷孕28週婦女參加產前媽媽教室，練習母乳哺餵姿勢和嬰兒沐浴，此為下列何種母性認同行為之表現？(A)角色扮演 (B)模仿學習 (C)內射－接受 (D)幻想－外射 (109專高二)

解析 角色扮演藉由真實的行為動作產生，孕婦投入情境中學習並解決問題。

解答： 22.D 23.D 24.C 25.C 26.A

27. 罹患妊娠糖尿病婦女，努力控制飲食，讓飯後血糖值在正常範圍，此為魯賓(Rubin)所提出何種母性任務行為？(A)學習貢獻自己 (B)確保自己和胎兒安全 (C)使胎兒能被家人和重要他人所接受 (D)與胎兒產生情感連結 (109專高二)

解析 孕婦尋求與生產及胎兒有關的訊息，遵守醫師指示或建議，使整個妊娠保持最佳的健康狀況，為確保自己和胎兒安全之母性任務行為。

28. 妊娠各時期的孕婦心理反應會因生理的改變而產生變化。第一妊娠期婦女的心理反應，下列敘述何者最適當？(A)憂喜參半的矛盾心理 (B)接受懷孕事實 (C)準備新角色 (D)身體界限的改變

解析 (B)(C)屬第二孕期；(D)屬第三孕期。 (110專高二)

29. 王女士，因卵巢過度刺激症候群(ovarian hyperstimulation syndrome, OHSS)住院安胎，腹水嚴重相當不舒服，且住院很多事不方便，但會說這是值得的，會努力配合治療。王女士正進行哪些懷孕期發展任務(maternal task)？(1)確保自己及胎兒在懷孕中能安全順利 (2)使重要家人接受新生兒 (3)學習貢獻自己 (4)與胎兒連成一體。(A) (1)(2) (B) (2)(3) (C) (1)(3) (D) (3)(4) (112專高一)

30. 有關產後情緒變化之敘述，下列何者正確？(1)產後沮喪婦女可自行復原 (2)產後精神病婦女會出現幻聽、幻覺而傷害新生兒 (3)重度產後憂鬱婦女具有自殺危險性 (4)產後精神病常出現於產後2個月之後。(A) (1)(2)(3) (B) (1)(2)(4) (C) (1)(3)(4) (D) (2)(3)(4) (112專高三)

解析 (4)產後精神病常發生於產後3週內。

解答： 27.B 28.A 29.C 30.A

31. 王先生將成為準父親，有關王先生於配偶孕期之心理變化，下列何者最適當？(A)第一孕期最常出現害怕生產的壓力 (B)第二孕期最擔憂是否能勝任成為父親的角色 (C)第一孕期常因胎動而感覺與胎兒連成一體 (D)第二孕期常會想像胎兒模樣及身為父親的形象 (113專高一)

解析 (A)常見於第三孕期；(B)第三孕期已接受扮演父親角色，並揣摩父親應有的形象；(C)常見於第二孕期。

32. 王女士罹患梅毒，王女士表示先生如果知道了，他會失去先生，不停掩面哭泣，下列護理措施何者最適當？(A)告知王女士切勿隱瞞，因先生可能已感染，請他立即連絡先生到院檢查 (B)衛教將以抗生素進行治療，立即協助施打cefazolin (C)告知王女士哭泣無法解決問題，請王女士堅強面對 (D)傾聽王女士的不安與擔憂，鼓勵其與先生共同面對，接受治療 (113專高一)

解答： 31.D 32.D

妊娠期的診斷及評估

出題率：♥♥♡

妊娠的徵象與診斷
- 妊娠的確認
- 妊娠試驗

孕期的評估與檢查
- 產前檢查目的與時間
- 產前檢查項目
- 孕次記錄
- 預產期的推算
- 產科檢查

產前危險評估

母體及胎兒狀況的評估
- 產前超音波檢查
- 生物物理學評估
- 無壓力試驗
- 宮縮壓力試驗
- 雌三醇測定
- 母血唐氏症篩檢
- 羊膜穿刺術
- 絨毛膜取樣

Maternal-Newborn Nursing

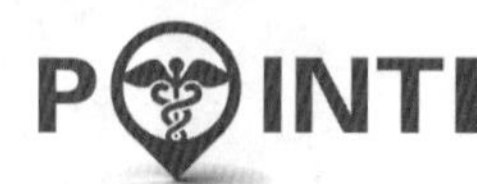

重點彙整

7-1 妊娠的徵象與診斷

一、妊娠的確認

(一) 主觀性（疑似的）變化

指婦女主觀經驗到的徵象：

1. 月經停止：懷孕最早的症狀。
2. 乳房改變：蒙哥馬利腺增大、乳腺泡脹大、妊娠 5~6 個月時分泌初乳。
3. 噁心、嘔吐、疲累：發生於妊娠 4~14 週，可能與黃體素增加有關，常發生在清晨未進食前，稱為晨吐。
4. 頻尿。
5. **胎動初覺：初產婦約在 18~20 週**，經產婦約在 16~18 週。

(二) 客觀性（可能的）變化

指雖經由醫學檢查而可發現的身體客觀性的變化，但因某些疾病亦會有相同的徵象，故無法做為確定懷孕的診斷性結果：

1. **海軋氏徵象**(Hegar's sign)：子宮峽部變軟，發生於妊娠 6~8 週。
2. **古德爾氏徵象**(Goodell's sign)：子宮頸變軟，發生於妊娠 8~12 週。
3. **查德威克氏徵象**(Chadwick's sign)：子宮頸、陰道黏膜變紅紫色或深藍色，發生於妊娠 8~12 週。

4. **妊娠尿液試驗**(urine pregnancy test)：妊娠 6~12 週，正確性並非 100%，異位妊娠或葡萄胎等會造成假陽性反應。
5. 骨盆腔內器官改變：子宮腔大小隨懷孕週數而增加。
6. 腹部突起或腹圍變大：發生時間因人而異。
7. **無痛性子宮收縮**(Braxton Hick's contraction)：通常於妊娠 9~10 週，隨著懷孕週數增加，會變得頻繁、強度增加，但不規則。
8. 子宮雜音：通常於妊娠 12~16 週，母體子宮血管增生，流經胎盤的增加，聽診子宮上部會聽到輕柔的噪音。
9. 皮膚色素變化、妊娠紋：妊娠 16~24 週。
10. 浮動診胎法：妊娠 16~28 週，進行陰道內指診時，由子宮頸往上頂，會產生類似浮球被拍擊往上浮動的感覺。
11. **觸摸到胎兒的外形**：採腹部四段式觸診(Leopold's maneuver)可摸到胎兒外形，通常進行於妊娠 26~28 週。
12. 腹部突起或腹圍變大：發生時間因人而異。

(三) 診斷性（確實的）變化

可以證實為確定懷孕的專一性診斷檢查結果，不會被其他疾病所混淆：

1. **胎心音**：妊娠 10~12 週時，可由杜卜勒(Doppler)聽診到胎心音。
2. **陰道超音波看到妊娠囊**：妊娠 5~6 週時可測得，亦可經由陰道超音波偵測到胎兒心跳。
3. **檢查者觸診到胎動**：隨懷孕週期增加，檢查者可於妊娠 18~24 週，察覺胎兒四肢活動。

二、妊娠試驗

受精後第 8 天，**人類絨毛膜促性腺素**(hCG)已可被偵測出，於妊娠 40 天後可於尿液中測得，**約在 50~70 天之後達高峰**，直到妊娠結束。許多妊娠試驗是藉由此特性，測量血液、尿液中 hCG 的改變來判斷是否懷孕。其種類包括：

1. 實驗室試驗：生物分析法及免疫分析法。免疫分析法又分為：
   (1) 血球凝集抑制試驗(hemagglutination inhibition test, HIA)。
   (2) **乳液凝集試驗**(latex particle agglutination test, LAI)：檢測時間約在**月經逾期 8~14 天**，以收集尿液的方式檢測（最好為**晨起第一次排尿的中段尿**）。一般僅須 2~3 分鐘即可知道結果，若呈**無凝集反應即表示陽性**。LAI 的懷孕**準確性約達 95%**。
2. 放射免疫分析：如 β-次單位放射免疫分析、放射受體分析等。
3. 酵素免疫分析：如雙位酵素免疫分析及免疫色析法等。

7-2 孕期的評估與檢查

一、產前檢查目的與時間

1. 目的：維持母體與胎兒健康，預防妊娠合併症，並早期發現異常情形，早期治療，以能安全順利娩出健康的新生兒。
2. 時間：產檢時間見表 7-1。

表 7-1 產檢時間

孕期	檢查方式	全民健保給付方式與次數
妊娠第 8 週及第 12 週	初次及第二次產檢	1. 未滿 13 週，給付 2 次 2. 13 週至未滿 29 週，給付 4 次 **3. 29 週後，給付 8 次**
妊娠 16~28 週	每月檢查一次（16 週、20 週、24 週、28 週）	
妊娠 **30~36 週**	**每兩週檢查一次**	
妊娠 37~40 週	每週檢查一次	

二、產前檢查項目

(一) 初次產前檢查的項目

1. 問診：家族疾病史、過去病史、過去孕產史、本胎不適症狀。
2. 身體檢查：體重、身高、血壓、甲狀腺、乳房、骨盆腔、胸部、腹部檢查。
3. 實驗室檢查：血液常規(WBC、RBC、PLT、Hct、Hb、MCV)、血型、Rh 因子、梅毒檢查(VDRL)、尿液常規、子宮頸抹片檢查。

(二) 複診（例行產檢）檢查的項目

1. 問診：本胎不適症狀，如腹痛、出血、頭痛、痙攣等。
2. 身體檢查：體重、血壓、子宮底高度（腹長）、胎心音、胎位、水腫、靜脈曲張。
3. 實驗室檢查：尿蛋白、尿糖。

(三) 全民健保給付內容

1. 為周全孕期照護，政府擴大產檢次數及項目，並自 110 年 7 月 1 日上路，將現行提供 10 次產前檢查增加至 14 次，並新增妊娠糖尿病篩檢、貧血檢驗與 2 次一般超音波檢查。
2. **超音波檢查**：(1)第 1 次：妊娠第 8~16 週；(2)第 2 次：**妊娠 20 週前後**；(3)第三次：妊娠第 32 週後。
3. 其他：(1)妊娠第 12 週：B 型肝炎(HBsAg、HBeAg)、德國麻疹(Rubella)和愛滋血清抗體檢驗；(2)妊娠第 24~28 週：貧血檢驗、妊娠糖尿病篩檢；(3)妊娠第 32 週前後：梅毒檢查(VDRL)；(4)**妊娠第 35 週至未達第 38 週前：產前乙型鏈球菌篩檢**；(5)母乳衛教指導費：每次產檢給付 20 元，共可補助 14 次；(6)孕婦產前健康照護衛教指導：每次給付 100 元，共可補助 2 次，第 1 次於經醫師診斷、確認懷孕後至妊娠未滿 17 週，第 2 次於妊娠第 29 週以上。

三、孕次記錄

(一) GPA 孕次記錄法

1. **孕次**(gravida, G)：懷孕次數，雙胞胎、多胞胎算孕次 1 次。
2. **產次**(para, P)：指 **20 週後的生產次數，不論死產、活產、雙胞胎、多胞胎皆算產次 1 次**。
3. **流產**(abortion, A)：**20 週前的分娩**，分為自然流產、人工流產。
4. 早產(premature labor)：指 20~37 週間的分娩。
5. 過期妊娠：指妊娠超過 42 週。

⇨ **範例**：林小姐曾在 12 週做人工流產，有兩胎分別為 40 週及 36 週生產，現懷孕 8 週。由此可知：G=4（第四次懷孕）、P=2（生產兩胎）、A=1（人工流產），故記錄為 $G_4P_2A_1$。

(二) TPAL 孕次記錄法

1. T (term)：代表足月。
2. P (preterm)：代表早產。
3. A (abortion)：代表流產。**SA 代表自然流產**(Spontaneous Abortion)，**AA 代表人工流產**(Artificial Abortion)。
4. L (live)：代表活產。

➪ **範例**：陳小姐曾在 12 週做人工流產，有兩胎分別為 40 週及 36 週生產，現懷孕 8 週。由此可知：T=1（妊娠 40 週生產，記一次足月生產）、P=1（妊娠 36 週生產，記一次早產）、A=1（12 週做人工流產一次）、L=2（活產兩次），故應記錄為：$T_1P_1A_1L_2$。

四、預產期的推算

預產期(estimated date of confinement/birth, EDC/EDB)即預計的生產日期，通常會經由下述的計算方式獲得，以協助產婦、家屬及醫護人員了解，並掌握胎兒的生長階段：

1. **內格萊氏法則**(Nägele's rule)：此法只**適用於典型 28 天經期**的婦女較準確。是從**最後一次月經**(last menstruation period, LMP)的開始日期推算。將**最後一次月經的開始日期，加 7 天減 3 個月加 1 年（或加 7 天再加 9 個月）**，即為預產期(EDC)。

➪ **範例**：最後一次月經為 2023 年 12 月 1 日～2023 年 12 月 10 日，以最後一次月經開始日期（2023 年 12 月 1 日）來算：

(1) 2023 年 12 月 1 日**＋7 天**＝2023 年 12 月 8 日

(2) 2023 年 12 月 1 日**－3 個月**＝2023 年 9 月 8 日

(3) 2023 年 9 月 8 日**＋1 年**＝2024 年 9 月 8 日

因此預產期為 2024 年 9 月 8 日。

2. 從**胎動初覺推算**（初產婦和經產婦感受不同，可能造成誤差）
   (1) 經產婦預產期為胎動初覺＋24 週（經產婦胎動初覺為妊娠16~18 週）。
   (2) 初產婦預產期為胎動初覺＋22 週（初產婦胎動初覺為妊娠18~20 週）。

3. 以**子宮底高度推算**：測量方法是以捲尺測量恥骨聯合上緣至子宮底頂端的距離；再以**麥當勞法則**(McDonald's rule)來推估妊娠的月數、週數：
   (1) **宮底高度**(cm)×**2/7＝妊娠月數**，例如 21 公分×2/7=6 個月。
   (2) **宮底高度**(cm)×**8/7＝妊娠週數**，例如 21 公分×8/7=24 週。

4. 從**超音波推算**：不同的妊娠階段，可由超音波測量頭臀徑、雙頂徑、腹圍、股骨長度，預估胎兒的體重、妊娠週數，並推估預產期：
   (1) **頭臀徑**(crown rump length, CRL)：**7~12 週之前以坐姿測量，由胎兒的頭臀徑診斷妊娠週數，並推估預產期最準確**。
   (2) 股骨長度(femur length, FL)：通常於 13 週－足月測量股骨長度，較可信。
   (3) **雙頂徑**(biparietal diameter, BPD)：於 **20~30 週**測量，**對子宮內生長遲滯的檢查與預測最可信**。
   (4) 腹圍(abdominal circumference, AC)：通常於 34~36 週使用。

五、產科檢查

(一) 腹部四段觸診

1. 腹部四段觸診也稱為**雷奧波德四段腹查**(Leopold's maneuver)，檢查前應向產婦說明檢查目的，並請其**排空膀胱**；檢查中亦應注意維持產婦之隱私（表 7-2）。

2. 執行前三段腹部觸診：檢查者面向孕婦。

3. 執行第四段腹部觸診：檢查者面向孕婦足端。

表 7-2 腹部四段觸診

第一段	兩手由腹部兩側上移至子宮底	1. 確定**胎軸**(lie)如縱位或橫位 2. **確定子宮底為胎兒的何部位，可了解胎產式** 3. 確定髂底高度估計懷孕週數
第二段	以兩手檢查兩側腹壁（子宮下段或頸部）感覺胎兒大小部分	1. **確定子宮兩側壁之胎兒部位，胎位**(position)，如 L 或 R、A 或 P、O，評估可了解羊水多寡 2. 子宮體之軟硬及形態
第三段	右手之拇指及其他四指展開於恥骨聯合上方，左右推動	1. 確定**先露部**形狀 2. 先露部是否已固定或銜接
第四段	兩手指尖壓入骨盆入口邊緣	1. 測先露部的下降程度大小、軟硬 2. 頭產式時測**胎兒姿勢**為屈曲或伸展 3. 當胎頭伸展（伸展姿態），枕骨為胎頭最突出處，故突出處（枕骨）與背同側表示為伸展 4. 當胎頭屈曲（屈曲姿態），額骨為胎頭最突出處，突出處（額骨）與四肢同側表為屈曲

(二) 腹部聽診

1. **杜卜勒超音波**(Doppler)：妊娠 10~12 週可測得胎心音。

2. 一般聽診器：妊娠 17~20 週可測得胎心音。

3. 不同胎位選擇適合的聽診部位：分娩前，**頭產式**則應聽取**恥骨聯合至肚臍中間胎背處**（表 7-3）。

4. 藉著**監測胎兒胎心音或胎心率**，可知胎兒健康情況。一般將**監測器置於胎兒背部，即可清楚聽見胎心音（正常胎心音 120~160 次／分）**。

表 7-3 聽診胎心音位置

胎位	測量胎心音部位
枕前位(OA)	於肚臍到腸骨前上嵴之連線上聽取。例如：**左枕前位(LOA)**：於**左側肚臍到腸骨前上嵴之連線**上聽取；右枕前位(ROA)：於右側肚臍到腸骨前上嵴之連線上聽取
枕後位(OP)	在腸骨的兩側聽取
臀位(SC)	臍嵴線之延長線上，或在肚臍上方與肚臍平行處可聽取。例如：左薦前位(LSC)：胎心音的位置在左臍嵴線之延長線上

(三) 胎動評估

雖然胎動很難建立客觀的評估標準，但卻是最簡單方便的評估，建議孕婦每天記錄胎動，測量方式為：

1. 每天固定時間測量，測量最佳時機為**晚餐後至睡前**。
2. 採**半坐臥或側臥**姿勢測量胎動。
3. 在安靜的地方監測。
4. 正常為二小時內有十次以上胎動，若**兩小時完全無胎動或比前一天減少一半以上**應立即就醫。

(四) 測量子宮底高度及腹圍

1. 子宮底高度測量：測量方法是以捲尺測量**恥骨聯合上緣至子宮底頂端的距離**。

2. 腹圍的測量：以捲尺繞過臍部的腹部周長；依測量的值亦可推估妊娠的月數、週數（腹圍數值＋2 吋＝妊娠週數）。

(五) 骨盆檢查

1. 目的：觀察產道及外生殖道之情形。
2. 評估骨盆的大小及是否能自然生產，分為兩種方法：
   (1) 臨床骨盆測量法：又可分為外測量法、內測量法，在醫院中常利用此法。
   (2) X 光骨盆測量法：少用，若於懷孕末期，懷疑有胎頭骨盆不合之情形，才考慮用此方法。

(六) 實驗室檢查

妊娠期間的實驗室檢查主要包括血液及尿液檢查；血液檢查的目的，在於期望早期發現貧血、感染、梅毒等問題。尿液檢查目的則是早期發現糖尿病、感染、子癇症等問題，以期早期發現，早期治療。

◆ 血液檢查

1. ABO 血型、Rh 因子及抗體：目的為檢測可能的母體－胎兒血液不相容，並作分娩時的輸血預備。如果母親為 Rh 陰性及配偶 Rh 陽性或有抗體存在，則需要其他試驗及治療；必要時得換血，Rh(－)為高危險因子。
2. 血紅素(Hb)、血比容(Hct)、紅血球計數(RBC)：目的在檢測貧血。
3. Hb 正常值為 12~16 g/dL、Hct 正常值為 38~47%、RBC 正常值為 420~540 萬／μL，數值偏低可能為貧血；**Hb 若＜11 g/dL 或 Hct＜32%**，表示**需補充鐵劑**。
4. **海洋性貧血檢測平均紅血球體積**(MCV)、**平均血紅素濃度**(MCH)：目的為檢測海洋性貧血帶原者。MCV 正常值應＞80

fL、MCH 正常值應＞25 pg/ce。若孕婦 MCV 或 MCH 值小於正常值，須再檢查配偶的，如果雙方 MCV 都小，須作海洋性貧血基因確認診斷。

5. 全血球計數(CBC)、白血球計數(WBC)：目的為檢測是否有感染或細胞異常。白血球計數包括：嗜中性白血球、嗜伊紅性白血球、嗜鹼性白血球、淋巴球及單核球。結果若為 15,000/mm^3 或更多白血球或是血小板減少時皆需追蹤。

6. **第八凝血因子**：取妊娠第二孕期血液標本檢驗，目的為偵測胎兒血友病。

7. 德國麻疹抗體濃度價數(HAI)：目的在決定是否接受預防接種。
   (1) 第一妊娠期若感染德國麻疹，胎兒有致畸胎危險。
   (2) **如果效價＜1:8，表示母親沒有免疫力**；妊娠期間再檢驗，如果仍無免疫力，則於產後接受預防接種。

8. B 型肝炎篩檢：目的在檢測母體血液中是否有抗體的存在。如果母親 HBsAg(＋)、HBeAg **不論是否陽性，新生兒應在出生後 24 小時內接受 B 型肝炎免疫球蛋白(HBIG)注射**；出生 24 小時內、1 個月、6 個月時接受 B 型肝炎疫苗注射。

9. 母體血清 α-胎兒蛋白(alpha-fetoprotein, α-FP)：為胎兒異常篩檢，**可測胎兒的開放性神經管缺損**，太低或太高都應再檢查。

10. VDRL 或快速血漿反應素(RPR)：此為梅毒篩檢的梅毒血清學檢查(STS)；於首次產檢即須檢驗。如為陽性，妊娠早期（16 週前）即需治療，並於 36 週時再驗一次。

11. 人類免疫不全病毒(HIV)篩檢：目的在篩檢人類免疫不全病毒，**在首次就診時即進行篩檢**，如結果為陽性反應，需再檢驗、諮詢及治療。

12. 母體血液葡萄糖：目的在篩檢妊娠糖尿病，於妊娠 24~28 週間檢測，使用 50 公克葡萄糖負荷，測 1 小時之血漿葡萄糖，抽血結果如果為 140 mg/dL 或更高，表示得進一步做葡萄糖耐量試驗(GTT)。若有**糖尿病史**，**懷孕前**最好接受**糖化血色素檢驗**，以**了解血糖控制之情況**。

◆ 尿液檢查

1. **尿液分析**：包含比重、pH 值，目的在**檢測母體有無感染**、腎臟疾病或糖尿病等。若有蛋白質、葡萄糖、酮或細菌為陽性反應；尿比重正常值為 1.010~1.030、pH 值正常為 4.6~8.0。
2. 尿液中血球計數：目的在檢測感染、腫瘤、結石等。包括紅血球和白血球，正常都應為陰性。
3. 尿糖：用以篩檢糖尿病或庫欣氏症候群(Cushing's syndrome)，正常為陰性。
4. 尿蛋白：檢測腎病或子癇前症等，正常為陰性。
5. 圓柱體：檢測腎病症候群，正常為陰性。

◆ 其他檢查

1. 抹片檢查：篩檢子宮頸癌，如出現異常細胞需轉介治療。
2. 子宮頸培養：檢測性傳染疾病。
   (1) 淋病：見第 14 章，產婦的感染。
   (2) **B 群（乙型）鏈球菌**：此菌經常存活在婦女的下腸胃道及陰道，若因**生產經由產道傳染**給新生兒可能造成新生兒腦膜炎，檢查方式為**妊娠 35~37 週**以棉花拭子採取陰道及肛門檢體以篩檢孕期婦女是否受感染，如果結果為**陽性**，只要在**分娩前 4 小時以 Penicillin 治療**，則可預防胎兒受到感染。
3. 皮膚試驗：結核菌篩檢呈陽性反應需轉介做其他試驗或治療。

7-3 產前危險評估

產前危險評估應從初次產檢即開始，當評估確認孕婦及胎兒有合併症的危險因子存在（表 7-4），就須給予特別的照護，使產婦及胎兒可安全順利的度過妊娠及分娩期。

表 7-4 產前危險評估

危險因子評估	意義
人口統計學因子	
年齡（＜16 或＞35 歲）	早產、妊娠誘發性高血壓、先天性異常（**如唐氏症**）的危險性增加
低收入、低教育程度、低社會經濟地位、社會救濟者或營養不良者	早產、低出生體重嬰兒的危險增加
經產婦（妊娠＞3 次）	產次越高，流產、產前或產後出血及剖腹生產的危險增加
社會－個人因子	
體重過輕（＜45 公斤） 體重過重（＞90 公斤）	1. 與**低出生體重嬰兒**有關，早產的危險增加 2. 妊娠誘發性高血壓、大於妊娠週數嬰兒、分娩困難及剖腹生產的危險增加
身高＜154 公分	因胎頭骨盆不對稱，使剖腹生產發生率增加
吸菸（每日一包以上）	與**低出生體重嬰兒**有關，早產的危險增加
酒精或藥物濫用	先天性異常（**如小頭**）、新生兒萎縮症候群及胎兒酒精症候群的危險增加
產科因子	
曾產出＞4,000 公克嬰兒	剖腹生產的需要增加；母體妊娠糖尿病、嬰兒生產損傷、新生兒低血糖的危險增加
曾有不孕、早產、死胎、死產、習慣性流產、剖腹生產、早期破水、新生兒異常等孕史	母親心理壓力

表 7-4 產前危險評估（續）

危險因子評估	意義
血型不相容：Rh 敏感	胎兒貧血、核質性黃疸(kernicterus)、胎性母紅血球增多病(erythroblastosis fetalis)
前置胎盤、胎盤早期剝離	母親心理壓力，早產的危險增加
子癇前症、子癇症	母親心理壓力，早產的危險增加
多胎妊娠	母親心理壓力，早產、低出生體重嬰兒、剖腹生產的危險增加
疾病因子	
高血壓	子癇前症、子癇症
糖尿病	妊娠誘發性高血壓、剖腹生產、嬰兒太小或太大、新生兒低血糖、先天性異常發生率增加

7-4 母體及胎兒狀況的評估

一、產前超音波檢查

(一) 目　的

1. 評估胚胎數、著床與發育、校正預產期，排除子宮外孕、萎縮卵、葡萄胎的情形。
2. 胎兒生長評估及先天畸形診斷。
3. 定位胎盤大小、位置、羊水量。
4. 胎盤分級。

(二) 檢查次數

依**周產期醫學會建議，妊娠期間應至少完成 3 次超音波檢查：**

1. 第一次檢查：在懷孕初期可以觀察到胚胎數、著床與發育、校正預產期，並排除子宮外孕、萎縮卵、葡萄胎的情形：
   (1) 5~6 週可見到妊娠囊，可鑑別診斷異位性妊娠。
   (2) 7~8 週可確認胎兒心臟活動。

(3) 7~12 週以頭臀徑(CRL)推估妊娠週數。

2. 第二次檢查：可於妊娠 **20 週左右**進行，**監測胎兒各器官的發育**、胎盤**是否正常**，有無**羊水量過少**等。13 週後以頭雙頂間距(BPD)、頭圍(HC)、腹圍(AC)、股骨長度(FL)，估算妊娠週數及預估胎兒體重。

3. 第三次檢查：妊娠 32 週後，生長是否適當、胎盤是否正常。

(三) 臍動脈血流中收縮壓／舒張壓比率(Umbilical Artery Systolic/Diastolic Ratio, S/D Ratio)

1. 藉由都卜勒血流測定術，評估胎兒**臍動脈血流中收縮壓／舒張壓比值**(S/D ratio)，來評估胎盤是否功能不良。

2. S/D 值越高，表示血管的阻力越大，血管可能有狹窄或堵塞情況；相反的，**S/D 值越低**，則血管的阻力越小，**胎盤血管阻力減少**，有助胎兒的發育。

3. 隨著胎兒的成長和胎盤的增大，S/D 值通常會**隨週數逐漸下降，30 週以後 S/D 值＜3.0**。

二、生物物理學評估(Biophysical Profile, BPP)

生物物理學評估為一產前胎兒評估的方法，包括五項：**胎兒身體運動**(fetal movement, FBM)、**胎兒呼吸運動**(fetal breathing movement, FBM)、**胎兒張力**(fetal tone, FT)、**羊水量**(amniotic fluid volume, AFV)、**無壓力試驗**(non-stress test, NST)。**除無壓力試驗外，其餘四項可經由超音波掃描觀察而得**。每項指標正常為 2 分，不正常為 0 分；滿分為 10 分，最低為 0 分。總分 **8~10 分表示胎兒健康正常；4~6 分表示胎兒疑似有缺氧現象**，需 **24 小時內重複檢查一次；4 分以下與羊水過少表示胎兒處於缺氧窘迫狀態**，需**緊急處理**，考慮適當途徑生產。

三、無壓力試驗(Non-Stress Test, NST)

(一) 原　理

無宮縮時，偵測胎心音對胎動的反應，當胎動時胎心率會加速，表示胎兒的中樞神經及自主神經發育完整，無缺氧之情形；無壓力試驗即是運用此原理，**測量胎心音對胎動的反應，間接評估胎盤的呼吸功能；一般是在 28~32 週時進行。**

(二) 方　法

1. 先請孕婦**排空膀胱**，躺於床上，裝上胎兒監視器，教導於胎動時按下胎動的按鈕，觀察並**記錄 30 分鐘**宮縮及胎心率變化。
2. 若 **30 分鐘都沒有胎動**，可能是因為胎兒處於睡眠狀態；此時可**輕搖動孕婦腹部**或**適當進食果汁或甜點**，以使孕婦血糖升高，**如此可刺激胎兒活動**，且至少需**再記錄胎動 20 分鐘。**

(三) 結果判讀

1. **反應型**(reactive)：表胎兒**正常；20 分鐘內有 2 次以上胎動**，每次胎動發生時**伴隨胎心音加速 15 次／分以上**，且**持續 15 秒以上，胎心音變異性大於 6 次／分**（圖 7-1）。

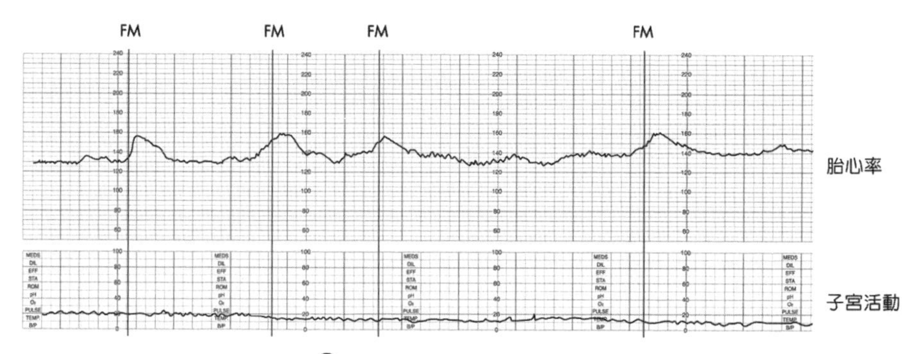

圖 7-1　NST 反應型

2. **不反應型**(non-reactive)：未達反應型標準。表示**可能胎盤功能有問題或胎兒窘迫**。建議進一步做宮縮壓力試驗或胎兒生物物理學評估(biopyhsical profile)確認胎兒狀況（圖 7-2）。

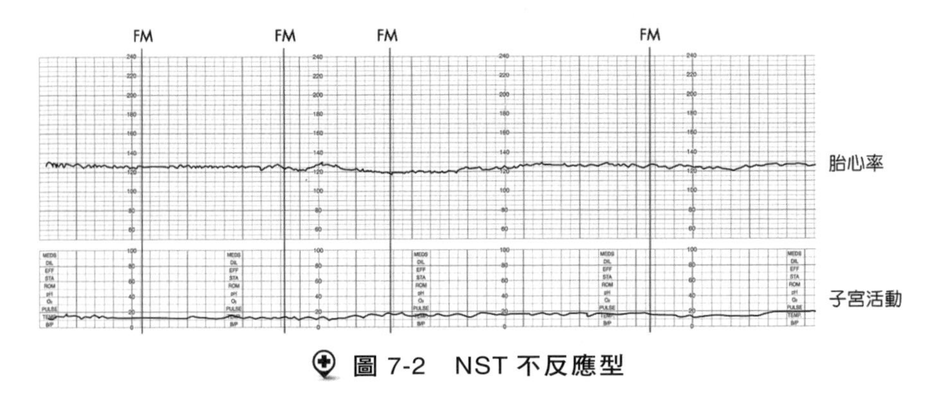

圖 7-2　NST 不反應型

四、宮縮壓力試驗(Contraction Stress Test, CST)

(一) 目　的

1. 偵測胎心率對宮縮壓力的反應。
2. 評估胎盤氣體交換功能，了解胎兒是否有子宮內缺氧的危險。

(二) 依子宮收縮產生的來源區分

◆ 規律剝奪試驗(Rhythm Strip Testing)

監測自發性的子宮收縮頻率，子宮收縮頻率為每 10 分鐘收縮 3 次，每次宮縮持續 40~60 秒。

◆ 乳頭刺激宮縮壓力試驗(NSCST)

利用刺激乳頭來引起體內產生催產素而**引發子宮收縮，不適合有早產傾向孕婦使用**。

◆ 催產素挑釁試驗(Oxytocin Challenge Test, OCT)

利用靜脈點滴輸注催產素，引發子宮收縮。步驟如下：

1. 讓孕婦採側臥或半坐臥，裝上胎兒監視器，**先記錄 15~20 分鐘子宮收縮情形與胎心率基準線。**
2. 若無不正常的胎心率，即以電解質靜脈輸注溶液加入催產素，使用靜脈輸注幫浦給予。
3. 待催產素誘導產生子宮收縮，一直到每 10 分鐘內有 3 次宮縮且每次宮縮持續 40~60 秒。若子宮收縮過於頻繁或胎心音有減速之情形，則立即停止催產素的給予，讓孕婦採左側臥，必要時給予氧氣，並通知醫師。
4. 做完後須監視到無宮縮為止。
5. 結果判讀（詳見表 7-5）。

表 7-5 OCT 判讀

結果	意義
陰性	**每 10 分鐘內有 3 次宮縮且宮縮持續 40 秒以上，無發生胎心音晚期減速的情形**。表示**胎盤功能正常**，胎兒可以耐受子宮收縮的壓力
陽性	宮縮頻率 10 分鐘內不一定達到 3 次宮縮，但是 50%及以上的宮縮伴隨有胎心音晚期減速的情形。表示胎盤功能不佳，胎兒在宮縮時有缺氧的危險
過度刺激	宮縮過於頻繁，宮縮間隔小於 2 分鐘或持續時間大於 90 秒，且於宮縮時伴隨胎心音晚期減速的情形。此情形於 24 小時內可重複再做一次
存疑反應	50%以下的宮縮伴隨有非反覆性的胎心音晚期減速之情形，此情形於 24 小時內可重複再做一次
無法判讀	無法判讀到宮縮，或宮縮很小、胎心音記錄不良的情況，此情形於 24 小時內可重複再做一次

6. **禁忌症**：第三妊娠期出血（前置胎盤或胎盤早期剝離）、曾做帝王切開術(C/S)、早期破水(PROM)、子宮頸閉鎖不全或已做環紮術、早期分娩，其危險性大於 OCT 的利益時。

五、雌三醇測定

雌三醇(estriol, E_3)是胎盤製造的雌激素，在懷孕期間會增高 1,000 倍，且排出量隨著妊娠進展會日益增加，若 E_3 排出量維持正常範圍，表示母體、胎兒、胎盤皆呈健康狀態。當胎兒有問題時 E_3 含量會驟減。故此檢查目的即在**評估胎盤功能和監測胎兒發育的情形**。步驟如下：

1. 收集孕婦 24 小時尿液，檢測 24 小時尿中 E_3 的量。
2. 抽血檢測血漿中的 E_3 的值。
3. 結果判讀：以妊娠 34 週以後檢驗值來判讀，詳見表 7-6。

表 7-6 雌三醇測定判讀

判讀	意義
尿量中含量少於 1 mg/mL	胎兒已死亡
尿量中含量小於 1~4 mg/mL	胎兒情況危險
尿量中含量 4~12 mg/mL	胎兒發育障礙
E_3 血漿值 12 mg/mL，尿液值 12 mg/24hrs	胎兒健康

六、母血唐氏症篩檢

(一) 篩檢目的

在於早期發現神經管缺陷和唐氏症等先天異常疾病；適用於 34 歲以下的孕婦，於妊娠早期（11~13+6 週）或妊娠中期（16~20 週）檢驗。

(二) 步　驟

1. 妊娠早期（11~13+6 週）：抽取孕婦血液檢驗 PAPPA、free β-hCG 並以超音波檢查胎兒**頸部透明帶和鼻樑骨**；妊娠中期（16~20 週）：抽母體血，檢測血中**胎兒甲型蛋白(AFP)、β-人類絨毛膜性腺激素(β-hCG)、非結合性雌三醇(uE3)及抑制素 A (Inhibin A)**，將檢測數值與母親體重、年齡等，由電腦合併計算出懷有唐氏症胎兒之可能機率；**可能懷有唐氏症胎兒的孕婦其 AFP↓、β-hCG↑**。
2. 若**危險機率大於 1/270**，則需接受**羊膜穿刺檢查來確認**。

七、羊膜穿刺術(Amniocentesis)

(一) 目　的

羊膜穿刺術的目的，包括藉由羊水檢體做染色體與基因分析以**檢查胎兒有無先天代謝缺陷或神經管缺陷的危險性、檢測 Rh 血型的免疫作用**，以及**評估胎兒肺部成熟度**。正常狀態下，羊水為清澈無臭味，而當羊水呈黃色，表示有母體胎兒血型不合情形；若是**羊水呈綠色（胎便染色）**又加上胎心率變慢，則表示**胎兒窘迫**，需要緊急處置。

(二) 項　目

◆ 妊娠早期

用於遺傳診斷檢查，則可於**妊娠 16~18 週時進行**，此時**子宮已上升至恥骨聯合之上**，除**易操作**，**羊水中存活細胞比率最大，易培養**，用以檢查**胎兒染色體**、**基因分析**、先天代謝缺陷、**神經管缺陷**。

1. 染色體：**妊娠 16 週以後羊水的量才夠做染色體分析**，將羊水培養染色後分析其中的胎兒皮膚細胞，當這些細胞行有絲分裂時較易觀察染色體的組成，將染色體染色、照相、重新排列，即可知染色體是否正常。
2. 生化檢查：妊娠 16~18 週羊水酵素含量分析可得知胎兒是否有酵素缺陷的先天代謝異常。另外，由羊水中的 α-胎兒蛋白的濃度**可診斷唐氏症、開放性脊柱管缺陷、脊髓腦膜膨出等胎兒神經管缺損和染色體異常之問題**。

◆ 妊娠中期

約在妊娠 20~28 週進行，主要可用以檢查 Rh 血型免疫作用。

◆ 妊娠晚期

約在妊娠 34~42 週進行，作為胎兒成熟度的評估。

1. **卵磷脂、抱合髓磷脂的比值**(lecithin/sphingomyelin ration, L/S ration)：此二者為肺泡所產生的磷脂質，可降低肺泡表面張力以免肺泡塌陷；**依據 L/S 比值可了解胎兒肺臟的成熟度**（**L/S≧2 表示胎兒肺部已成熟**，出生後發生呼吸窘迫症候群機率低）。
2. **磷脂醯甘油**(phosphatidyl glycerol, PG)：**於 35 週後形成，並存在於胎兒的肺泡，而後漸增至足月**，只有在胎兒肺已成熟的狀態下，才有 PG 存在。
3. 肌酸酐濃度(creatinine)：一般羊水中肌酸酐濃度達 2 mg/dL，表胎兒≧37 週；須注意的是：不是高肌酸酐值就表示一定是腎臟成熟，如 GDM 胎兒。
4. 雌三醇(estriol, E_3)：妊娠 38 週羊水中 E_3 正常值約 12 mg/mL，40 週時約 15 mg/mL；**若羊水中 E_3 濃度低於 10 mg/mL，表胎兒發育有問題**。

5. **膽紅素**(bilirubin)：可作為胎兒肝臟成熟度的評估。肝臟逐漸成熟但因羊水漸多而稀釋膽紅素，**36 週時膽紅素正常值為 0**。
6. 胎兒皮脂腺脫落細胞數：當羊水中脫落的皮脂腺細胞超過所有脫落細胞數目的 10%，表示胎兒已達 36 週以上。

(三) 合併症

有 0.5%的機會，產生感染、陰道出血、**腹痛**、早期破水、**刺激宮縮**等合併症；一般在檢查後經休息即可緩解，但仍應密切注意以預防早產或流產。

八、絨毛膜取樣(CVS)

(一) 目的與方法

於妊娠早期進行以了解遺傳問題，例如**胎兒染色體異常（如唐氏症）或是否罹患重型 β 型海洋性貧血的診斷等。一般在妊娠 8~12 週執行**，但**衛生福利部建議在 10 週以後做此檢查較不易造成胎兒畸形**。檢查方法是於超音波監視下，以長針經腹部或陰道吸取胎盤絨毛細胞做染色體檢查。

絨毛膜取樣與羊膜穿刺術比較請見表 7-7。

(二) 合併症

陰道出血、子宮內羊膜絨毛膜炎、破水、流產(3~10%)。

表 7-7 絨毛膜取樣與羊膜穿刺術比較

	絨毛膜取樣(CVS)	**羊膜穿刺術(amniocentesis)**
檢體	絨毛	羊水
檢查時間	**妊娠 8~12 週**	依目的不同於妊娠不同時期進行： 1.14~16 週：作為遺傳診斷 2.20~28 週：檢測 Rh 免疫作用 3.34~42 週：評估胎兒肺成熟度
得知結果時間	1~2 週	2~4 週
危險性	3~10%	0.5%
合併症	**胎兒畸形**、陰道出血、子宮內羊膜絨毛膜炎、破水、流產	感染、陰道出血、早期破水、刺激宮縮引起早產
染色體	**無法診斷開放性神經管缺陷疾病**	**可診斷開放性神經管缺陷疾病、唐氏症**

QUESTI?N 題庫練習

1. 產次(para)是指產下可存活週數嬰兒的次數，下列敘述何者正確？(A)根據定義，產次僅算活產次的嬰兒數 (B)指產下妊娠20週以上，不論死產或活產次數 (C)指產下妊娠38~40週以上，不論死產或活產次數 (D)指產下500公克以上活產的嬰兒之次數，多胞胎僅算1次 (100專高二)

解析 孕次：指懷孕次數，不論週數、死產或活產；過期生產：指產下妊娠38~40週以上，不論死產或活產。

2. 林小姐生過一胎唐氏症兒，目前懷孕約10週，她可接受何項檢驗以早期偵測胎兒異常？(A)羊膜穿刺 (B)絨毛取樣 (C)高層次超音波 (D)臍帶血取樣 (100專高二)

解析 絨毛於8~12週可反應胎兒染色體狀況，此時可檢驗診斷唐氏症。

3. 執行羊膜穿刺術最合宜的時間為妊娠幾週時？(A) 1~5週 (B) 16~18週 (C) 30~32週 (D) 36~38週 (100專普一)

4. 下列何種方法可判別胎兒肺部的成熟度？(A)杜卜勒血流速度波形 (B)絨毛取樣術 (C)羊膜穿刺術 (D)臍帶穿刺術 (101專高一)

解析 於妊娠34~42週進行羊膜穿刺術，分析卵磷脂與抱合髓磷脂比值(L/S ratio)，若比值等於或大於2時，代表胎兒肺部已成熟。

5. 李女士現在懷孕20週，下列哪一個妊娠變化是屬於確實徵候？(A)有布雷希式子宮收縮(Braxton Hicks contraction) (B)有妊娠紋、褐斑 (C)有監測到胎心率 (D)感覺有胎動 (101專高二)

6. 正常孕婦的一般常規檢查，不包括下列何者？(A)梅毒血清試驗(VDRL) (B)全血球計數(CBC) (C) ABO及Rh因子之辨認 (D)口服葡萄糖耐量試驗(OGTT) (101專高二)

解析 有高危險因子的孕婦（產檢尿糖過高、肥胖、有病史或家族史等）於妊娠24~28週進行葡萄糖耐量試驗(GTT)，若未能確立為妊娠糖尿病，則再進行口服葡萄糖耐量試驗(OGTT)。

解答： 1.B 2.B 3.B 4.C 5.C 6.D

7. 高女士，33歲，孕產史G_2P_1，現懷孕15週，依醫囑進行母血唐氏症篩檢，其抽血檢驗項目主要為何？(A) α胎兒蛋白、人類絨毛膜性腺激素(HCG) (B) α胎兒蛋白、人類胎盤泌乳激素(HPL) (C) β胎兒蛋白、人類絨毛膜性腺激素(HCG) (D) β胎兒蛋白、雌性二醇(E_2) (101專高二)

解析 若懷唐氏症胎兒，母親的血清檢查之α胎兒蛋白(AFP)檢查值會較低、人類絨毛膜性腺激素(hCG)檢查值偏高。

8. 王女士，懷孕5次，足月生產2次，人工流產2次，自然流產1次，請問其孕產史應記錄為何？(A) $G_5P_1A_3$ (B) $G_5P_3A_2$ (C) $G_5P_2A_3$ (D) $G_5P_3A_1$ (101專高二)

解析 孕次(Gravida)為5次，產次(Para)為2次，流產(Abortion)為3次。

9. 足月時，胎位為ROA之胎兒，胎心音可在母親腹部何處聽得最清楚？(A)左上象限 (B)右上象限 (C)左下象限 (D)右下象限

解析 ROA為右前枕位。 (101專高二)

10. 孕婦吸菸與下列何種狀況最有關？(A)產前出血 (B)胎兒生長遲滯 (C)胎兒失明 (D)顎裂 (101專普二)

解析 孕婦吸菸易發生胎兒生長遲滯、早產等情形。

11. 婦女若孕期體重增加不足，可能導致下列何項合併症？(A)胎盤血流灌注不足 (B)胎兒生長遲滯 (C)胎盤早期剝離 (D)妊娠高血壓 (101專普二)

12. 陳女士目前懷孕，有酗酒問題，可能因此發生下列何種情況？(A)胎兒染色體異常 (B)母親最易缺乏維生素A (C)母親的葉酸代謝會加速 (D)新生兒有小頭症 (102專高一)

解析 懷孕期間酒精濫用可能會造成新生兒先天性異常如：頭小且畸形及胎兒酒精性症候群等。

13. 下列何項檢查，有助監測胎兒健康狀況？(A) Fern Test (B) CVS (chorionic villus sampling) (C) NST (nonstress test) (D) BST (breast stimulation test) (102專高一)

解答： 7.A 8.C 9.D 10.B 11.B 12.D 13.C

解析 當胎動時胎心律會加速，表示胎兒的中樞神經及自主神經發育完整，NST即是測量胎心音及胎動的反應，故可了解胎兒健康狀況。

14. 林女士前一胎寶寶出生體重為4,250公克，則此次懷孕應於何時接受糖尿病篩檢？(A) 10週　(B) 14週　(C) 18週　(D) 24週

解析 糖尿病篩檢建議於懷孕24~28週進行檢查。　(102專高一)

15. 莊女士，35歲，主訴最後一次月經週期是今年4月22日至4月27日，根據內格萊氏法則，其預產期應為何時？(A)明年1月29日　(B)明年2月04日　(C)明年3月01日　(D)明年3月04日　(102專高二)

解析 內格萊氏法則推算方式為最後一次月經的開始日期，加7天減3個月加1年（或加7天再加9個月），也就是22日加7天＝29日，減三個月＝1月，加1年＝明年。

16. 有關羊膜腔穿刺的敘述，下列何者正確？(A)正常的羊水顏色為混濁、深黃色　(B)於妊娠24~28週時執行，可檢查染色體是否異常　(C)羊水的L/S≧2且有磷脂甘油(PG)出現，表示胎兒肺功能成熟　(D)做完有陰道出血、羊水外滲為正常現象　(102專高二)

解析 (A)正常的羊水為清澈無臭味；(B)於妊娠16~18週可檢查染色體；(D)若有陰道出血、羊水滲漏情形應密切注意預防早產或流產。

17. 下列哪些為懷孕期危險徵兆，應立即就醫？(1)姿位性低血壓　(2)水狀液體自陰道流出　(3)胎動減少　(4)持續頭痛　(5)小腿靜脈曲張　(6)背痛。(A) (1)(2)(3)　(B) (2)(3)(4)　(C) (3)(4)(5)　(D) (1)(5)(6)　(102專高二)

解析 水狀液體自陰道流出可能是早期破水；胎動減少可能表示胎兒窘迫或死亡；持續頭痛可能為子癇前症皆須立即就醫。

18. 汪女士G_1P_0，懷孕38週，胎心率基準線約為140次／分，變異性在11至25次／分。下列護理師的判斷何者正確？(A)胎頭受壓　(B)胎兒處在缺氧狀態　(C)胎兒神經系統調控正常　(D)胎兒反射過強　(102專高二)

解析 第三孕期胎心音範圍為120~160次／分，胎心音變異性應大於6次／分。

解答：　14.D　15.A　16.C　17.B　18.C

19. 使用杜普勒(Doppler)聽取胎心音的相關敘述，下列何者正確？(A)妊娠12週時，應聽診肚臍附近的部位　(B)妊娠20週時，應聽診恥骨聯合附近的部位　(C)妊娠32週時，頭產式應聽診宮底處最清楚　(D)分娩前，頭產式則應聽取恥骨聯合至肚臍中間胎背處
（102專高二）

20. 潘女士孕產史為G_2P_1，目前懷孕35週，因陰道出血而至醫院進行無壓力試驗(NST)的檢查，其結果為：每20分鐘有5次胎動，且胎動時胎心率增加約20 bpm，持續約30秒，請問下列NST之判讀結果，何者正確？(A)胎兒有缺氧現象，但胎盤功能正常　(B)胎兒健康狀況良好，胎盤功能正常　(C)無法由檢查結果判斷胎兒狀況　(D)胎兒有缺氧的擔憂，胎盤功能不好　（103專高一）

解析 20分鐘有2次以上胎動，每次胎動伴隨胎心音加速15次／分以上，且持續15秒以上，胎心音變異大於6次／分即為反應型，表示胎兒健康狀況良好，胎盤功能正常。

21. 張女士，曾產下死胎，目前懷孕15週，請問醫師最可能建議她接受何種檢查，以排除胎兒神經管缺陷的可能？(A)超音波檢查　(B)絨毛膜取樣　(C)羊膜穿刺術　(D)臍帶穿刺術　（103專高一）

解析 羊膜穿刺的目的可藉由抽取羊水進行分析以檢查胎兒有無先天代謝缺陷或神經管缺損的危險性。

22. 林女士35歲，懷孕14週，其母血唐氏症篩檢危險比值高於多少時，應建議進一步檢查？(A) 1/270　(B) 1/350　(C) 1/450　(D) 1/1,000　（103專高一）

23. 張女士懷孕40週，主訴最近幾天胎動減少，入院做無壓力試驗，執行10分鐘後，從胎兒監視器記錄呈現胎動1次，極小變異性，護理師此時最合宜之措施為何？(A)立即入院引產　(B)正常反應，繼續觀察　(C)胎兒可能睡覺中，可以嘗試吵醒胎兒後再檢查　(D)安排下床散步　（103專高一）

解析 變異性未大於6次／分，故為不反應型，可能因胎兒在睡覺或肚子餓，可試著喝果汁或吵醒胎兒並再至少記錄20分鐘。

解答：　19.D　20.B　21.C　22.A　23.C

24. 下列哪一胎位圖型是左枕前位(LOA)？ （103專高二）

(A) 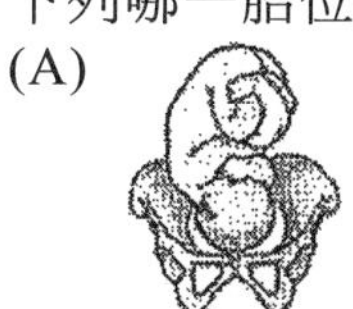 (B) 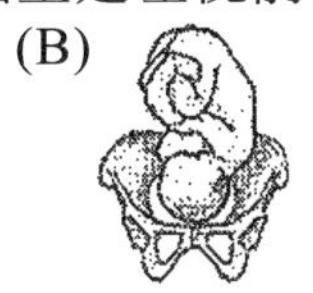 (C) 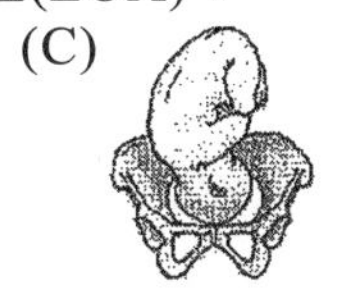 (D) 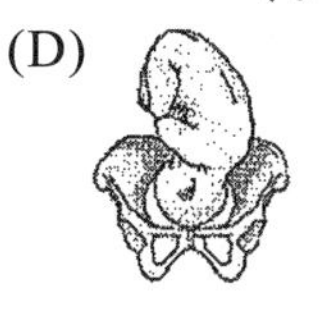

25. 孕婦進行催產素挑釁試驗(oxytocin challenge test, OCT)時，子宮收縮頻率為每10分鐘1~2次，每次收縮皆伴隨胎心率晚期減速，下列何者錯誤？(A)是評估胎盤氣體交換功能的一種方式 (B)停止催產素輸入，必要時通知給氧並通知醫師 (C)胎盤功能不佳 (D)為過度刺激 （103專高二）

解析 宮縮頻率10分鐘內不一定達到3次宮縮，但一半以上的宮縮伴隨晚期減速則為胎盤功能不佳。

26. 王女士，28歲，G_1P_0，妊娠20週，因不確定是否有胎動而來醫院就診，檢查發現TPR：36.5, 76, 22；BP：100/72 mmHg；FHB：166 bpm，無宮縮情形，護理師應提供何項措施？(A)需進一步安排羊水檢查，以確立胎兒是否有心臟功能異常 (B)進一步安排宮縮壓力試驗(CST)，以確認胎盤供應血氧功能 (C)進一步確認其胎動測量與觀察的方法是否正確，教導如何計算胎動 (D)建議進一步安排超音波檢查，檢測胎心音的變異性 （103專高二）

27. 絨毛膜取樣術無法檢查出下列哪一種胎兒異常？(A)中樞神經管缺損 (B)地中海型貧血 (C) G-6-PD (D)唐氏症候群

解析 絨毛膜取樣可診斷染色體異常或是否罹患重型β型海洋性貧血的診斷，故無法診斷開放性神經管缺陷疾病。 （104專高一）

28. 有關腹部四段式觸診(Leopold's maneuver)的說明，下列何者正確？(A)第一段觸診主要目的是在判斷子宮的大小與羊水的多寡 (B)第二段觸診主要目的是在判斷子宮兩側之胎兒部位 (C)第三段觸診主要目的是在判斷先露部位下降情形 (D)第四段觸診如果摸到胎頭前額部位，表示胎頭已降至骨盆腔 （104專高一）

解答： 24.D 25.D 26.C 27.A 28.B

解析 (A)第一段觸診主要為確定胎軸；(C)第三段觸診主要為確定先露部形狀；(D)第四段觸診如果摸到胎頭前額部位，表示胎頭未下降。

29. 有關評估胎動之護理指導，下列何者正確？(A)妊娠20週的胎動多為因應外在刺激而發生，例如：聲音 (B)胎動警訊指胎動次數明顯變化，與前一天相比較減少50%胎動 (C)每天建議評估3次胎動，30分鐘內有1次胎動即可停止計算 (D)12小時內胎動少於3次，表示胎兒在睡覺 (104專高二)

30. 僅用卵磷脂與抱合髓磷脂比值(L/S ratio)來評估胎兒肺成熟度容易有偽陽性，宜配合下列何者可以正確地評估？(A)膽紅素(bilirubin) (B)磷脂甘油(phosphatidyl glycerol) (C)雌三醇(estriol; E_3) (D)肌酸酐(creatinine) (104專高二)

31. 孕婦接受無壓力測試(NST) 20分鐘後，胎兒的胎心變異性為3~6 bpm，此時最適當的措施為：(A)暫不做任何處置，繼續監測 (B)輕搖動婦女的腹部 (C)給予婦女3 L/min氧氣導管使用 (D)請婦女深呼吸數次 (105專高一)

32. 李女士，妊娠28週，有1個女兒及1對雙胞胎，曾於妊娠8週自然流產1次，孕產史的紀錄為：(A) $G_4P_2A_1$ (B) $G_3P_3A_1$ (C) $G_4P_3A_1$ (D) $G_3P_2A_1$ (105專高一)

解析 G為妊娠次數，包括此次的懷孕，雙胞胎算1次；P為產次，指20周以後的生產次數，雙胞胎算1次；A為流產，指20周以前的分娩，故為$G_4P_2A_1$。

33. 有關妊娠期B群鏈球菌感染之敘述，下列何者正確？(A)胎兒若受到垂直感染，多在出生7天內發病 (B)妊娠20週接受羊膜穿刺術以篩檢孕期婦女是否受感染 (C)菌種經常存活在婦女的鼻腔及呼吸道 (D)預防胎兒受到感染，唯有採行剖腹生產 (105專高二)

解答： 29.B 30.B 31.B 32.A 33.A

解析 (B)妊娠35~37週以棉花拭子採取陰道及肛門檢體以篩檢孕期婦女是否受感染；(C)菌種經常存活在婦女的下腸胃道及陰道；(D)如果結果為陽性，只要在分娩前4小時以Penicillin治療，則可預防胎兒受到感染。

34. 以超音波推估妊娠20週時的胎兒週數，下列何者最適當？(A)股骨長度(FL) (B)胎兒頭臀長(CRL) (C)雙頂徑(BPD) (D)頭腹圍比(HC/AC) (105專高二)

35. 有關全民健康保險孕婦產前檢查的服務項目與給付時程之敘述，下列何者正確？(A)首次產檢應於妊娠6週以前完成 (B)妊娠至28週以前，應每隔兩個月檢查一次 (C)建議在20週進行超音波檢查 (D)妊娠第二期例行的實驗室檢查項目包括SGOT、SGPT、creatinine與血糖 (105專高二)

解析 (A)首次產檢應於妊娠16週以前完成；(B)妊娠至28週以前，應每隔4週檢查一次；(D)妊娠第二期例行的檢查項目包括超音波檢查。

36. 蔡女士，月經週期規則，最後一次月經的第一天為今年5月10日，則按照內格萊氏法則(Nägele's rule)推算，蔡女士的預產期應為何時？(A)明年1月28日 (B)明年2月17日 (C)明年3月12日 (D)明年4月10日 (105專高二)

解析 內格萊氏法則是從最後一次月經的開始日期加7天減3個月加一年，故為明年2月17日。

37. 有關唐氏症候群篩檢之敘述，下列何者正確？(A)母血篩檢值高於1/270時，則歸為高危險群 (B)羊膜腔穿刺合適的檢查時間是妊娠10~16週之間 (C)母血篩檢可作為確立唐氏症候群的診斷方法 (D)母血唐氏症篩檢加上頸部透明帶的檢測，其假陽性率高

解析 (B)羊膜腔穿刺合適的檢查時間是妊娠16~18週之間；(C)羊膜腔穿刺可作為確立唐氏症候群的診斷方法；(D)母血唐氏症篩檢加上頸部透明帶的檢測，其準確率高。 (105專高二)

解答： 34.C 35.C 36.B 37.A

38. 許女士，懷孕30週，這兩週血壓上升，尿液檢查也有異常反應，醫師給予胎兒生理活動評估(BPP)，有關此評估之敘述下列何者正確？(A)包括胎兒身體張力、胎動與羊膜腔穿刺術等項目 (B)為自我檢查胎動的紀錄方法 (C) 4~6分表示有胎兒窒息，需立即引產 (D)包括胎兒呼吸運動、羊水容積與無壓力試驗等項目

解析 (A) BPP包括胎兒呼吸運動、胎動、胎兒肌肉張力、羊水量、非壓力試驗等測驗；(B)需以儀器測量；(C) BPP每項測驗正常為2分，異常為0分，8~10分為正常，6分則懷疑有慢性窒息，4分表示胎兒窒息（當天須再測一次，若小於6分則須引產），0~2分須立即引產。 **(106專高一)**

39. 下列何者為懷孕之確實徵候？(1)聽診到胎心音 (2)月經未現 (3)觸診到胎兒四肢的活動 (4)超音波掃描到妊娠囊 (5)觸摸到胎兒的外形輪廓。(A) (1)(4)(5) (B) (1)(3)(4) (C) (2)(4)(5) (D) (2)(3)(4) **(106專高一)**

40. 姜女士懷孕12週，最後一次月經(LMP)為民國104年2月25日，懷孕前月經週期均約30天左右，其預產期約在何時？(A) 104年11月1日 (B) 104年12月2日 (C) 104年10月4日 (D) 105年1月2日

解析 預產期的計算方式為最後一次月經第一天，「月＋9，日＋7」或「月－3，日＋7，年＋1」，因此姜女士的預產期為104年12月2日。 **(106專高二)**

41. 胎兒生理活動評估(Biophysical profile)測試內容中以超音波評估的項目包括哪些？(A)胎兒呼吸、胎動、胎兒身體張力、羊水容積 (B)胎兒呼吸、臍帶血流量、胎兒體重、羊水容積 (C)胎兒心跳、胎動、臍帶血流量、胎兒體重 (D)胎兒心跳、胎動、臍帶血流量、胎兒身體張力 **(106專高二)**

解答： 38.D 39.B 40.B 41.A

42. 有關無壓力試驗(Non-stress test)的敘述，下列何者正確？(A)胎心音維持在140下／分、變異性＜5 bpm，表示胎心音穩定，為反應型 (B)若出現20分鐘沒有胎動，則應馬上報告，緊急處理 (C)若20分鐘有2次以上胎動，胎動時心跳上升15 bpm持續15秒，為反應型 (D)試驗期間約20~30分鐘，孕婦必須平躺以確保紀錄正確 （106專高二）

解析 (A)20分鐘內至少胎動2次，且伴隨胎兒心跳每分鐘增加15次，並持續15秒，為反應型；(B)可能胎兒正在睡覺，可給予聲音刺激、搖動腹部叫醒胎兒再測試；(D)胎兒睡眠週期為40分鐘，因此試驗期間約30~40分鐘。

43. 有關懷孕36週婦女測量胎動之護理指導，下列何者錯誤？(A)測量最佳時機為早上尚未下床前 (B)孕婦可將手放在腹部，在安靜的地方監測 (C)2小時胎動發生十次以上表示胎兒狀況良好 (D)可採半坐臥或側臥姿勢測量胎動 （106專高二補）

解析 胎動會隨晝夜變化，一般而言早晨的次數較少。

44. 計算預產期的方法，下列何者正確？(A)以LMP估算預產期適用於所有的孕婦 (B)以超音波估算妊娠週數可得知預產期 (C)以「腹圍（公分）×8/7=懷孕週數」估算預產期 (D)以受孕日加上280天估算預產期 （107專高一）

解析 (A)僅適用於週期28天之婦女；(C)(D)最後一次月經開始日＋7天－3個月＋1年，＋7天再＋9個月。

45. 王女士於醫師建議下，於妊娠7週進行超音波檢查，護理師的說明，下列何者不適當？(A)妊娠初期的超音波可觀察胚胎個數與著床位置 (B)妊娠初期做超音波宜喝水脹滿膀胱 (C)高層次超音波可檢測胎兒妊娠囊 (D)一般超音波可檢測胎兒心臟的構造與血流 （107專高一）

解析 (D)杜卜勒超音波才可測血流。

解答： 42.C 43.A 44.B 45.D

46. 有關妊娠9週的超音波檢查評估項目，下列何者錯誤？(A)股骨長度(femur length, FL) (B)妊娠囊(gestational sac) (C)雙頂徑(biparietal diameter, BPD) (D)頭臀長(crown-rump length, CRL)

(107專高一)

47. 下列何種情況最常利用超音波偵測胎兒臍帶動脈血流，以評估胎兒之生長發育？(A)妊娠糖尿病 (B)妊娠高血壓 (C)過期妊娠 (D)紅斑性狼瘡 (107專高二)

48. 有關第一孕期唐氏症篩檢的敘述，下列何者錯誤？(A)檢測項目包括母血的β-hCG與妊娠關聯之血漿蛋白A (PAPP-A)以及超音波掃描測量胎兒頸部透明帶厚度 (B)若胎兒頸部透明帶厚度大於6毫米，則可懷疑唐氏症或其他染色體異常 (C)此項母血篩檢可提早至妊娠11~14週左右執行 (D)唐氏症四指標篩檢的正確偵測率為50% (107專高二)

解析 (D)正確率約八成。

49. 張太太懷孕30週，因早期破水產下重2,400公克女嬰，其體重與妊娠週數的關係屬於：(A) LGA：大於妊娠週數應有體重 (B) AGA：體重符合妊娠週數 (C) SGA：小於妊娠週數應有體重 (D) VLBW：非常低出生體重 (107專高二)

50. 有關絨毛膜取樣(Chorionic Villus Sampling)之敘述，下列何者錯誤？(A)可檢測胎兒神經管發育缺陷 (B)可檢測胎兒染色體缺陷 (C)建議妊娠10~12週執行 (D)易出現胎兒四肢缺損 (108專高一)

解析 (A)可檢測出胎兒染色體、DNA及酵素的狀況。

51. 一般建議孕期無壓力試驗(NST)開始測試的時間點和目的之敘述，下列何者正確？(A) 24週，檢測胎兒呼吸成熟度 (B) 24週，檢測胎兒神經成熟度 (C) 32週，檢測胎兒呼吸成熟度 (D) 32週，檢測胎兒神經成熟度 (108專高一)

解答： 46.AC 47.B 48.D 49.A 50.A 51.D

52. 有關以羊水評估胎兒成熟度之敘述，下列何者正確？(A)檢查合宜時機為妊娠16~18週 (B)卵磷脂與抱合髓磷脂(L/S Ratio)之比值≧2表示肺部已經成熟 (C)羊水中雌三醇(Estriol)值＜10 mg表示胎兒肺泡成熟 (D)羊水中膽紅素值降至0，表示胎兒肝臟發育有問題 （108專高一）

53. 吳女士，育有一子，目前懷孕10週，她曾自然流產一次，也曾因懷孕24週胎死腹中而引產。其生產紀錄史，下列何者正確？(A) $G_4P_3AA_1$ (B) $G_3P_3SA_1$ (C) $G_4P_2SA_1$ (D) $G_3P_2SA_1$ （108專高二）

54. 下列何種方式是依據懷孕婦女子宮底高度位置推估預產期？(A)最後一次月經週期(LMP) (B)內格萊式法則(Nagel's rule) (C)麥當勞法則(McDonald's rule) (D)雙頂徑(BPD) （108專高二）

55. 羊膜穿刺術理想檢測時間為懷孕16~18週，下列何者不是考量此時間點檢測的主要原因？(A)此時期足夠羊水量，約200 mL (B)此時α胎兒蛋白(AFP)分泌濃度最高 (C)子宮已上升至恥骨聯合之上，易操作 (D)羊水中存活細胞比率最大，易培養

解析 12~16週時濃度最高。 （109專高一）

56. 鄭女士因月經過期8週而至門診驗孕，她已有一對雙胞胎子女，曾於懷孕8週時胚胎因無胎心音而入院接受中止妊娠術，此次門診確認鄭女士已懷孕，因此其孕產史紀錄，下列何項正確？(A) G_4P_2 (B) $G_3P_1SA_1$ (C) $G_3P_1AA_1$ (D) $G_4P_2AA_1$ （109專高二）

解析 G代表孕次(Gravida)，P代表產次(Para)，A代表流產(Abortion)，SA代表自然流產(spontaneous abortion)，AA代表人工流產(artificial abortion)。

57. 懷孕32週婦女接受無壓力性試驗(Nonstress Test, NST) 20鐘後，未發現胎兒有活動訊號，下列措施何者最適當？(A)給予補充含糖電解質飲料，再監測 (B)立即安排住院密切觀察 (C)請孕婦返家，等到34週再監測 (D)鼻吸氧氣2~3 L/min，30分鐘後再監測 （110專高一）

解答： 52.B 53.C 54.C 55.B 56.C 57.A

解析 NST須做30~40分鐘，至少得有20分鐘的記錄，期間若沒有胎動，可觸摸孕婦腹部，或給予補充點心或果汁，使胃膨脹及血糖升高，刺激胎動，並再記錄20分鐘。

58. 有關雷奧波德式操作法(Leopold's maneuvers)之敘述，下列何者正確？(A)在妊娠12週即可操作 (B)第一段操作法的目的為找出胎兒的哪一部位位於子宮底 (C)檢查前需要先脹膀胱 (D)第三段操作法的目的之一為找出最適當的胎心音聽診部位 (110專高一)

解析 (A)於妊娠26~28週進行；(C)要先排空膀胱；(D)目的在判斷胎兒先露部位之形狀、大小、軟硬等。

59. 王女士，有糖尿病病史，到院進行產前諮詢。醫護人員會建議她在懷孕前最好接受何項檢驗，以了解其血糖控制之狀況？(A) 50公克口服葡萄糖耐受試驗 (B) 100公克口服葡萄糖耐受試驗 (C)糖化血色素 (D)空腹血糖 (110專高一)

60. 有關第二孕期母血唐氏症四指標(quadruple test)之檢測項目，下列何者錯誤？(A)胎兒甲型蛋白(AFP) (B)非結合性雌三醇(Unconjugated estriol, uE3) (C) β-人類絨毛膜性腺激素(β-hCG) (D)胎盤生長激素(PlGF) (110專高二)

解析 (D)胎盤生長激素(PlGF)為第一孕期之檢測項目，用於預測子癲前症。

61. 有關產前胎兒生理活動評估，下列敘述何者正確？(A)計分方式分為兩種，而滿分標準分為8分和10分 (B)若總分為6分，表示胎兒狀況良好可每週再重複做一次 (C)超音波觀察之項目，如呼吸運動、胎動、胎兒身體張力和羊水容積 (D)正常羊水容積是指兩相互垂直的平面羊水囊，直徑均小於1公分 (110專高二)

解析 (A)滿分為10分，8~10分為正常；(B) 4~6分表示疑似有缺氧現象，需24小時內重複檢查一次；(D)正常羊水容積是指兩相互垂直的平面羊水囊，直徑均大於1公分。

解答： 58.B 59.C 60.D 61.C

62. 李女士月經週期約28~45天，產前門診剛確定懷孕，最後一次月經來是上個月3號，下列何者為最準確的預產期推估法？(A)用最後一次月經(LMP)日期，以內格來氏法推估　(B)詢問其最可能的排卵受孕日期，再加上266天　(C)等到第二孕期感受到胎動的日期，再加上20~22週　(D)以超音波觀察胚胎發育，例如：妊娠囊、胎心音 (110專高二)

解析 (A)(B)適用於典型28天經期的婦女；(C)初產婦和經產婦對胎動初覺的感受不同，可能造成誤差。

63. 護理師執行腹部四段式操作法之主要目的為何？(A)測子宮收縮強度　(B)測胎兒心跳　(C)檢查胎產式　(D)測子宮收縮頻率 (110專高二)

64. 下列何者不是全民健康保險於第一妊娠期婦女所提供之實驗室檢驗項目？(A)乙型鏈球菌篩檢　(B) B型肝炎檢查　(C)德國麻疹抗體檢驗　(D)愛滋血清抗體檢驗 (111專高一)

解析 乙型鏈球菌篩檢時機為妊娠第35週至未達第38週前。

65. 有關測量胎心音的敘述，下列何者最正確？(A)妊娠6週即可用腹部超音波掃描出胎兒心跳　(B)妊娠16週可用杜普勒(Doppler)在平臍左右兩側探測胎心音　(C)妊娠17~20週可用一般聽診器在腹部聽診到胎心音　(D)妊娠20週可用杜普勒(Doppler)在劍突下1公分探測胎心音 (111專高一)

66. 有關胎兒染色體檢查的敘述，下列何者錯誤？(A)妊娠5~8週者母血唐氏症篩檢值大於1/720為高危險群　(B)妊娠10週以前施行絨毛膜取樣有斷肢畸形之風險　(C)妊娠11~12週是合適進行母血檢測胎兒染色體的時機　(D)妊娠16~18週是合適進行羊膜穿刺術的時機 (111專高一)

解析 母血唐氏症篩檢值大於1/270為高危險群。

解答： 62.D　63.D　64.A　65.C　66.A

67. 有關孕婦接受B群（乙型）鏈球菌篩檢之敘述，下列何者錯誤？(A)以避免垂直感染新生兒 (B)建議孕婦在懷孕35~37週間進行篩檢 (C)陽性者，在分娩前4小時給予抗生素 (D)陽性者，建議採取剖腹產 （111專高一）

68. 李女士，懷孕11週，第一胎為唐氏症，此胎希望可以提前檢查確診，下列何者為此時較適當的檢查？(A)胎兒頸部透明帶 (B)絨毛膜取樣術 (C)羊膜腔穿刺術 (D)唐氏症母血檢驗（111專高二）

解析 絨毛於8~12週可反應胎兒染色體狀況，可用以檢驗唐氏症。

69. 李女士，懷孕40週尚無產兆，前來進行30分鐘的無壓力試驗，有關無壓力試驗判讀所需的資料，下列何者錯誤？(A)宮縮時胎心率出現至少15秒的加速 (B)胎心率的變異性介於3~6次／分鐘 (C)前10分鐘無胎動，後10分鐘5次胎動 (D)胎心率加速通常介於12~15次／分鐘 （111專高二）

解析 胎兒正常的情形下，20分鐘內應有2次以上胎動，而每次胎動發生時有隨胎心音加速15次／分以上，且持續15秒以上，胎心音變異性大於6次／分。

70. 懷孕24週婦女，孕前BMI為23，目前體重比孕前增加5公斤，血色素(Hb)＝11.2g/dL，血比容(Hct)＝35%，目前飲食指導內容，下列何者除外？(A)每日熱量攝取量較孕前增加300卡 (B)每日額外增加鐵劑攝取量45mg (C)每日增加蛋白質攝取量10g (D)需攝取足夠含鈣質食物 （111專高二）

解析 Hb若＜11g/dL或Hct＜32%，才需補充鐵劑。

71. 妊娠36週時，腹部四段式觸診觸得胎位是LOA，則評估胎心音時，超音波胎音器(doppler)應放在何處，會聽得最清楚？(A)肚臍周圍 (B)左側肚臍、髖骨前上棘延長線 (C)右側肚臍與髖骨前上棘連線的中點 (D)左側肚臍與髖骨前上棘連線的中點

（111專高二）

解析 (A)(B)適合臀位(SC)；(C)適合ROA。

解答： 67.D 68.B 69.A 70.B 71.D

72. 王女士，G_1P_0，懷孕24週，常規的產前檢查正常。詢問護理師：「我有時會覺得肚子繃緊，但不覺得痛。繃緊感有時候幾秒鐘就過去，通常不超過1分鐘，沒有其他不舒服，這樣是正常嗎？」下列的回答，何者最適當？(A)這可能是早產的徵兆，需要立即通知醫師，可能需要住院安胎　(B)雖然目前沒事，但妳可能是早產的高危險群，需要多臥床休息　(C)這種收縮對子宮頸變薄有幫助，妳的身體開始生產前的準備，不用擔心　(D)這是懷孕期間一種正常的無痛性子宮收縮，無需太擔心　（111專高二）

73. 王女士，G_1P_0，過去產檢皆正常，於妊娠32週產檢時主訴胎動有減少情形，感到很擔心，此時何項處置最適當？(A)指導個案返家記錄每日胎動　(B)此為此期常見情形，告知不用擔心　(C)安排無壓力試驗　(D)立即安排引產　（111專高二）

解析〉無壓力試驗可測量胎心音對胎動的反應，一般是在28~32週時進行。

74. 張女士，40歲，懷孕17週，來院進行羊膜穿刺術，下列敘述何者錯誤？(A)告知無需事先喝水漲滿膀胱　(B)協助平躺並鋪設無菌區域　(C)可以無需麻醉協助抽取羊水　(D)此時目的在評估胎兒成熟度　（112專高二）

解析〉(D)可評估胎兒肺部成熟度。

75. 懷孕34週婦女接受高層次超音波檢查，血流超音波檢查結果S/D=2.4，對此檢查結果的敘述，下列何者正確？(A) S/D是臍靜脈收縮壓與舒張壓比值　(B) S/D舒張壓變小，表示胎盤血管阻力減少　(C)第二孕期後，S/D值隨週數增加而增加　(D) S/D=2.4表示胎盤功能正常　（112專高二）

解答：　72.D　73.C　74.D　75.D

76. 王女士懷孕12週時產檢血清檢查確診梅毒感染，其掩面哭泣表示：「不知道為什麼自己會得到梅毒，是否要告訴先生？」，下列護理指導，何者不適當？(A)詢問王女士性生活史以瞭解是否具多重性伴侶　(B)衛教梅毒主要傳染途徑為性行為，夫妻均需接受檢查與治療才能避免反覆交互感染　(C)衛教Penicillin可以治療梅毒的感染，請王女士配合治療　(D)說明梅毒在懷孕初期不會傳染給胎兒，可等懷孕18週再做產檢抽血確定　(112專高三)

解析 妊娠前18週，梅毒螺旋體不會影響胎兒，產婦需於懷孕初期檢驗梅毒血清反應，並於妊娠第一期接受Penicillin治療，保護胚胎避免感染先天性梅毒。

77. 有關羊膜穿刺術(amniocentesis)的檢查時機及情況，下列敘述何者正確？(A)懷孕12週婦女，曾生育染色體異常　(B)懷孕16週婦女，先前有習慣性流產　(C)懷孕16週婦女，罹患慢性高血壓　(D)懷孕18週婦女，母血唐氏症篩檢危險比值為1/720　(112專高三)

78. 有關妊娠期血液檢查之敘述，下列何者正確？(A)首次產檢需要篩檢人類免疫缺乏病毒　(B)第一妊娠期進行母體血液葡萄糖耐受篩檢　(C)第二妊娠期進行B群鏈球菌篩檢　(D)第三妊娠期進行德國麻疹抗體濃度價數篩檢　(113專高一)

解析 (B)通常在第二妊娠期24~28週進行；(C)在第三妊娠期35~37週進行；(D)第一妊娠期進行。

79. 王女士，32歲，妊娠8週，前一胎因21對染色體異常引產，詢問此次有關唐氏症篩檢之敘述，下列何者最合適？(A)建議妊娠16~18週之間，可以接受絨毛膜穿刺，確定胎兒染色體是否正常　(B)建議妊娠11~12週之間，可以接受羊膜腔穿刺，確定胎兒染色體是否正常　(C)建議妊娠21~24週之間，可以進行母血唐氏症篩檢，確定胎兒染色體是否正常　(D)建議妊娠15~20週之間，可以接受頸部透明帶的檢測，確定胎兒染色體是否正常　(113專高一)

解答：　76.D　77.B　78.A　79.一律給分

妊娠期間的護理

出題率：♥♥♡

妊娠期常見的不適及護理措施
- 第一孕期
- 第二與第三孕期

其他妊娠期的保健
- 衛生及安全
- 產前運動
- 產前會陰按摩
- 危險徵象

妊娠期婦女的營養
- 營養素與熱量
- 妊娠期體重標準

準備分娩的孕產教育課程
- 課程原理理論
- 課程內容與方法

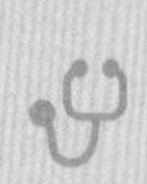

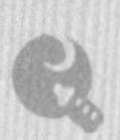

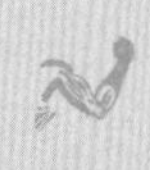
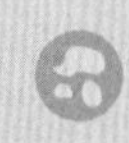
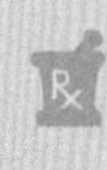
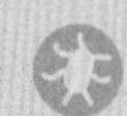

Maternal-Newborn Nursing

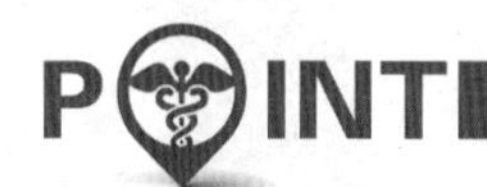

重點彙整

8-1 妊娠期常見的不適及護理措施

一、第一孕期

第一孕期常見的孕婦不適，嚴重度因人而異，多因懷孕產生的內分泌變化導致，而某些生活習慣則可能加重這些不適情形。

(一) 噁心嘔吐

1. 與**人類絨毛膜性腺激素**(hCG)、黃體素分泌增加及胃蛋白分泌減少、醣類代謝改變、空腹、脫水、母體低血壓、油煙味、情緒等因素有關。
2. 起床時動作宜緩慢，避免突然起身。
3. 起床前先吃餅乾或吐司，選擇乾的食物，避免油膩，並避開特殊氣味或引起特殊氣味的物品。可在兩餐間喝湯，少量多餐。

(二) 流涎症

1. 大約有 1~2%的孕婦在妊娠 2~3 週會有唾液分泌旺盛的現象。與**動情素增加**、因噁心而一直吞嚥有關。
2. 使用漱口水可減少口腔異味，嚼口香糖則可增加口腔舒適。
3. 向孕婦解釋此現象乃因懷孕引起，增加安全感。

(三) 頻　尿

1. **黃體素**有鬆弛肌肉的效應，會降低膀胱、尿道的張力，會發生張力性尿失禁。常發生於第一及第三孕期：
   (1) **第一孕期：增大的子宮對膀胱壓迫**。
   (2) 第三孕期：胎頭的下降對膀胱壓迫所致。

2. 若有尿意，不可憋尿，應立即前往排尿。

3. **不可限制液體攝取量**，但須**減少睡前液體攝入**，以防夜尿干擾睡眠。避免茶、咖啡、可樂等含咖啡因飲料。

4. 每天行**凱格爾氏運動**，促進骨盆底肌肉張力，協助膀胱控制。

(四) 陰道分泌物增加

1. **動情素增加**導致**子宮頸腺體黏液分泌增加**，形成白帶，常發生於第一及第三孕期。

2. 保持陰部清潔舒適，每日沐浴。穿著**吸水性較佳的棉質內褲**，保持乾爽、通風。

3. 避免使用痱子粉、陰部清潔劑或灌洗劑，以免破壞正常菌叢，增加感染機會。如果陰道分泌物量有增加或不舒適的情形，請將陰道分泌物的量、味、是否有陰道癢的現象告知醫師。

(五) 鼻塞與鼻出血

1. 因**動情素濃度升高**，而使鼻黏膜充血、水腫。

2. 使用生理食鹽水鼻滴劑或噴霧劑減輕鼻塞的症狀，亦可以冷蒸氣噴霧吸入減輕不適。

3. 鼻出血宜在鼻樑上冰敷，如處置無效宜盡速就醫。

(六) 乳房脹痛

1. 因**動情素與黃體素濃度增加**之故。

2. 教導穿著合身且具支托性之胸罩。

二、第二與第三孕期

第二及第三孕期常見的孕婦不適情形，除了受黃體素的分泌影響，**持續膨大的子宮壓迫**也是造成孕婦第二及第三孕期不適的主要導因。

(一) 便　祕

1. 增大的子宮壓迫腸道及腹肌張力不足，**黃體素濃度增加**造成腸子蠕動變緩，或三餐未攝取足夠的纖維素，運動、液體攝取不足等造成。
2. 增加水分攝取(1,500~2,000 c.c./day)，多吃含纖維素的蔬果，促進腸道蠕動。
3. 每日適當的運動，養成天天排便的習慣，勿依賴輕瀉劑或軟便栓劑。

(二) 痔　瘡

1. 由於增大的子宮對靜脈壓迫所致，引起靜脈回流受阻。
2. 避免久坐壓迫，以預防便祕。
3. 可採溫水坐浴。
4. 按醫囑局部使用肛門收斂或局部麻醉效用之軟膏。

(三) 靜脈曲張

1. 因增大的子宮妨礙靜脈回流，增加下肢和骨盆腔靜脈的充血，體重過重或體重增加過速、遺傳因素造成。
2. 抬高小腿，減少下肢靜脈鬱積，經常變換姿勢、避免久站、久坐、勿雙腿交叉、盤坐。
3. 勿穿著有礙血液循環之緊身衣物，如吊襪帶、半統襪等。必要時可穿彈性襪。

(四) 胃灼熱感

1. 因**黃體素分泌增加**，導致胃腸蠕動次數減少而賁門括約肌鬆弛，使胃液、十二指腸液倒流，加上擴大的子宮壓迫胃部，胃內容物反流至食道，常發生於懷孕第三期。

2. 少量多餐，避免油膩、油炸、辛辣、產氣的食物，進餐時少喝湯；飯後勿立即平躺。按醫囑服用制酸劑。

(五) 足部水腫

1. 因荷爾蒙改變、毛細滲透壓增加、留鹽激素使體內鈉、水瀦留，加上增大的子宮妨礙下肢靜脈回流。最明顯的好發處為足踝。
2. 常見於久站或久坐者，建議常做足部背屈運動，每天抬高下肢數次，避免高鹽分攝食、穿太緊與及膝的短襪，盡量左側臥。

(六) 昏厥與暈眩

1. 姿勢性低血壓、長時間站立、貧血等因素造成，易發生於第一及第三孕期：
   (1) 第一孕期：因荷爾蒙的改變引起血管收縮不穩定或姿勢性低血壓。
   (2) 第三孕期：擴大的子宮於仰臥時會壓迫下腔靜脈而產生仰臥性低血壓或腔靜脈症候群(vena cava syndrome)。
2. 姿勢改變時動作宜緩慢，避免在人多擁擠或不通風之環境中長久站立。
3. 若孕婦發生眩暈症狀，可先坐下，並將頭垂下到兩腿間，或是躺下採**左側臥**，以改善眩暈症狀。

(七) 呼吸短促

1. **增大的子宮壓迫橫膈**，使胸腔空間、呼吸容量減少。
2. 教導**坐姿為挺直背脊，身體的重量壓力應集中在坐骨**，或採半坐臥、左側臥姿，以減輕不適。

(八) 腿部痙攣

1. 若因鈣攝取不足所引起，需增加鈣的攝取，如多喝牛奶、多吃小魚乾、芝麻等。
2. 若因鈣磷比例不平衡所致，則限制飲用牛奶（含大量磷），或服用氫氧化鋁制酸劑，以吸收磷來平衡鈣磷的濃度。
3. **足背屈曲運動**可伸展痙攣的肌肉；時常抬高下肢，適度按摩或熱敷小腿能促進血循，避免過度疲勞。

(九) 背　痛

1. 鬆弛素使骨盆關節的韌帶變軟、鬆弛，子宮增大使腰、薦椎的曲度增加，壓迫骨盆腔後壁的組織和神經而造成疼痛。
2. **維持背部挺直的良好姿勢**，可矯正脊部前凸。床上側面斜臥起身、站、坐、拾物、提重物等正確姿勢，可預防肌肉緊張。
3. 使用支持性托腹帶，或進行**骨盆搖擺運動**、腰背肌肉運動、脊柱伸展等運動，均可緩和及減輕背痛。

8-2 其他妊娠期的保健

一、衛生及安全

(一) 清　潔

1. 洗澡宜採淋浴，不建議盆浴。
2. 不宜蒸氣三溫暖、熱水浴，母體中心體溫上升對胎兒有害。

(二) 休息與睡眠

每晚 7~8 小時的睡眠，白天最好有一或兩次躺下休息或側臥，以促進胎盤灌流。

(三) 工　作

若職業較具高危險性，如美髮師、油漆工、印刷工、開刀房工作人員、X 光工作人員、實驗室或製藥工作者，應做好防護，以免暴露於有害胎兒的化學、藥物、放射線等致畸胎物質中。

(四) 吸　菸

尼古丁會引起**胎盤血管收縮**，一氧化碳則會使運送給胎兒的血紅素不活化，影響胎兒獲取氧氣及營養素，孕婦吸菸或二手菸，可能造成流產、早產、胎兒子宮內生長遲滯、低出生體重新生兒等的發生率，甚至新生兒**尼古丁戒斷症候群**、注意力短暫和智能不足等發展問題。

(五) 酒　精

1. 酒精已知為畸胎原，懷孕時應戒酒。酒精濫用影響如下：
   (1) 對母親：易缺乏葉酸、維生素 B_1，肝功能異常。
   (2) 對胎兒：造成胎兒生長遲滯、智能不足。因乙醇代謝產物乙醛會影響腦細胞發育導致胎兒有智能不足、行為偏差、學習、語言失能等障礙及**胎兒酒精症候群**(fetal alchohol syndrome, FAS)。

(六) 藥　物

藥物的分子越小，越能通過胎盤影響胎兒，特別是第一孕期，一般對孕婦的投藥應盡可能減少劑量及使用時間。懷孕期間服用會對胎兒有嚴重影響的藥物如下：

1. 四環黴素(Tetracycline)：使新生兒牙齒形成永久性棕色變色。

2. 鏈黴素(Streptomycin)：造成胎兒聽神經損傷。

3. 肝素(Heparin)：造成新生兒出血。

若服藥後才發現懷孕，應評估藥物名稱、給藥時間、藥物半衰期及最後一次月經等相關資料並觀察是否會影響胎兒。

(七) 預防接種

孕婦在接受任何必要的預防接種之前，一定須表明自己是孕婦，以維護妊娠期間預防接種的安全。

(八) 性生活

1. **性交對健康的孕婦沒有傷害性**，男上位可能造成母體低血壓症候群，建議採側臥、女上位或由後面進入，較可減輕不適。

2. 妊娠第二期因骨盆腔充血，有些孕婦性慾會增加，而在第三孕期則建議採所需能量最少的側臥姿勢。

3. **若有早產、出血、破水則應禁止性交**。

(九) 與胎兒的情感連結

為增進母親與胎兒的情感連結，**可鼓勵孕婦與胎兒說話**。

二、產前運動

1. 禁忌症：早產傾向、產前出血、高血壓、子癇前症、子癇症、心臟病、腎臟病、早期破水、胎兒窘迫、胎盤早期剝離、曾流產等。

2. 目的：可減輕腰痠背痛、增強腹部及骨盆肌肉、預防便祕及增加產道彈性等（表 8-1）。

表 8-1 產前運動

運動名稱	目的
腹部強化運動	為第二產程分娩胎兒時的準備，可強化腹肌、支撐脊柱
腰部運動	減輕腰酸背痛
盤腿坐式	**加強腹股溝、大腿肌肉及關節韌帶張力**，減輕腰背不適
腿部運動	增加骨盆肌肉強韌度，促進會陰肌肉彈性，以利生產
抬腿運動	促進下肢靜脈回流，並伸展脊椎及臀部肌肉
骨盆搖擺運動	**減輕腰酸背痛**及增加背部、腹部肌肉之張力
蹲踞運動	**伸展會陰及大腿肌肉，強韌會陰及腹股溝肌肉與韌帶**
膝胸臥式	矯正胎位不正
凱格爾氏運動	骨盆底收縮運動，**增強骨盆底肌肉張力**及陰道與會陰部肌肉之彈性，減少產道撕裂傷，並預防產後大小便失禁

三、產前會陰按摩

可在妊娠 32~34 週開始按摩，每星期至少 3~4 次，能促進會陰肌肉張力，減少生產時會陰撕裂傷的發生。按摩時不需額外使用潤滑劑，將兩拇指放入陰道內約 5 公分，剛開始時會陰感到微熱、刺痛，按壓至有微麻的感覺。

四、危險徵象

應教導孕婦若於妊娠期間發生以下症狀與情況，立即就醫，以維護自身及胎兒安全：

1. 陰道出血
   (1) 妊娠早期出血（第一、二孕期）：可能原因包括先兆性流產 (threatened abortion)、異位妊娠、葡萄胎、子宮頸閉鎖不全。

(2) 妊娠晚期出血（第三孕期）：可能原因包括前置胎盤、胎盤早期剝離。

(3) 不足月的陰道出血。

2. 早期破水：預產期前突然從陰道流出無法止住的清澈液體。

3. 早發性子宮分娩收縮：預產期前產生規則性子宮收縮，伴隨下背痛、骨盆壓力，可能早產。

4. 胎動改變或消失：2 小時內胎動停止或少於前一天一半以上之胎動改變，皆表示胎兒可能窘迫或死亡。

5. 出現子癇前症的症狀：如嚴重頭痛、視力模糊、眼前有斑點、右上腹痛、全身水腫、體重快速上升。

6. 嘔吐或腹部不適：持續嘔吐、腹部不適或嚴重腹痛，可能為妊娠劇吐、闌尾炎、胎盤早期剝離等合併症。

7. 感染徵象：如發燒、顫抖、解尿困難、灼熱等感染症狀。

8-3 妊娠期婦女的營養

一、營養素與熱量

(一) 熱　量

依據母體氧氣消耗增加所需熱量。

1. 第一孕期：不需要特別增加熱量。

2. **第二、三孕期：建議每日增加 300 卡；第二孕期**熱量的增加，主要是供給**母親**本身，**第三孕期**則是補充**胎兒及胎盤**成長所需。

3. **哺乳期**：建議每日增加 500 卡。

(二) 蛋白質

1. **妊娠期每日增加 10 克，哺乳期每日增加 15 克**。
2. 來源：魚、肉、蛋、奶、豆類。
3. 注意事項：若喝牛奶不適，可以蒸蛋、豆腐、優酪乳等取代。

(三) 維生素 B_{12}

1. **素食者易導致維生素 B_{12} 缺乏**。
2. 來源：牛奶、蛋、起士、瘦肉、肝臟等。
3. 完全素食者可由發酵豆類或維生素補充劑等補充。

(四) 葉　酸

1. 作用：促進胎兒成長、**預防脊柱裂**、巨母紅血球性貧血和胎盤早期剝離；**懷孕 1~3 個月**服用葉酸可減少胎兒腦神經管缺損。
2. **來源：綠葉蔬菜**、柑橘、香蕉、肝臟、食用酵母、花生等。
3. 注意事項：葉酸**易受高溫和紫外線破壞**，須注意保存。

(五) 鈣與磷

1. 作用：促進胎兒骨骼、牙齒的形成，以及神經、肌肉活動所必須，且可預防骨質疏鬆症。維持鈣、磷平衡則可預防懷孕末期腿部痙攣不適。
2. 來源：牛奶、全穀類、玉米片、綠葉蔬菜、海藻類等。

(六) 鐵

1. 作用：製造紅血球所需的物質。
2. 建議攝取量：每日 30~60 mg。
3. 來源：瘦肉、內臟類、綠葉蔬菜、蛋黃、全穀類。
4. 注意事項：補充鐵劑應於**飯後**避免傷胃；鐵質在酸性環境中較易吸收，**可與含維生素 C 的食物併服**（如柳橙汁）。

(七) 碘

1. 作用：合成甲狀腺素主要成分之一，若孕婦有甲狀腺素不足，會影響**腦部神經發育**，胎兒易罹患呆小症。
2. 建議攝取量：每日 175 μg。
3. 來源：海產類、綠葉蔬菜、肉類、碘鹽。

(八) 其他維生素

1. **維生素 K**：妊娠期間不需特別補充。
2. 維生素 B_6：若缺乏時較易發生妊娠劇吐。
3. 菸鹼酸：腦細胞構成及預防牙齦出血和感染。
4. 維生素 D：調節血液鈣離子濃度，促進鈣、磷平衡，且**磷為胎兒細胞快速分裂**及成長所必需，可通過胎盤，為胎兒骨骼及牙苞形成所需。

二、妊娠期體重標準

1. 從妊娠期體重增加的情形可了解孕婦熱量攝取及營養狀態，**一般妊娠期體重增加範圍宜維持在 10~14 公斤**（22~31 磅）。
   (1) **第一妊娠期**體重應增加：**約 1~2 公斤**（2~4 磅）。**如體重未增加，不需增加熱量攝取**。
   (2) **第二妊娠期**體重應增加：**0.4~0.5 公斤／週**（1 磅）。
   (3) **第三妊娠期**體重應增加：**0.4~0.5 公斤／週**（1 磅）。
2. 營養狀態的評估不應只以體重增加情形作為依據，身體質量指數(body mass index, BMI)評估更容易了解母體營養狀態。**BMI 計算方式**：孕前體重(kg)／身高$(m)^2$，可依 BMI 的結果，具體了解應增加的體重範圍（表 8-2）：
   (1) BMI 使用公制單位：體重以公斤計，身高以公尺計。

(2) 青少年孕婦及特殊族群（如黑人婦女）應盡量將體重增至建議量的上限；而較矮小的婦女（157 公分以下），則應增加體重至建議量的下限。

表 8-2 身體質量指數的體重增加建議

孕前 BMI (kg/m²)	建議增加重量 公斤（磅）	12 週後每週增加重量 公斤／週（磅／週）
<18.5	12.5~18 (28~40)	0.5~0.6 (1~1.3)
18.5~24.9	11.5~16 (25~35)	0.4~0.5 (0.8~1)
25~29.9	7~11.5 (15~25)	0.2~0.3 (0.5~0.7)
≧30.0	5~9 (11~20)	
雙胞胎	總重 15.9~20.4 (34~45)	0.7 (1.5)
三胞胎	總重 22.7 (50)	

8-4 準備分娩的孕產教育課程

孕產教育課程除能提供分娩、生產及新生兒照護的相關認知給準父母外，更強調孕婦在分娩時可採用的疼痛控制技巧、放鬆及呼吸技巧等；在心理上得以降低孕婦在面臨分娩時的焦慮與恐懼，生理上更能藉由所學技巧來減少孕婦分娩時的不適。

一、課程原理理論

1. **害怕－緊張－疼痛理論**：利德(Read)醫師提出對生產疼痛的害怕將導致肌肉緊張，使收縮的子宮被緊張的肌肉壓迫，而使子宮不能有效的收縮以娩出胎兒，並會造成產婦身體的不適。因此，孕婦應了解生產過程並於待產時學習放鬆，以免發生不必要的「害怕－緊張－疼痛」的惡性循環。

2. **條件反射學習理論**：最初由俄羅斯學者巴夫洛夫(Pavlov)提出，理論提及大腦皮質在一段特定時間中，一次僅能接受一種強烈訊號，同時間的其他較弱訊號會受抑制。

3. **門閾控制理論**：指引發其他部位的神經衝動，抑制痛覺衝動在脊髓內的傳導程度，也就是當有其他刺激發生時，神經因傳導此刺激，而抑制痛覺神經衝動的傳導，故痛覺緩解。在拉梅茲生產法中有二種活動利用門閾控制理論：
   (1) **腹部按摩法或皮膚刺激**：於疼痛部位附近予以按摩、重壓，則可抑制痛覺小神經的傳導，而減輕疼痛。
   (2) 分散注意之焦點：讓辨識疼痛知覺的纖維被其他刺激之衝動占據，而降低對痛的辨識、對痛的敏感度。

二、課程內容與方法

(一) 利德法(Read)

應用害怕－緊張－疼痛理論，使孕婦在自然狀態下，利用身體放鬆及腹式呼吸技巧（注意過渡期是採胸式呼吸）達到疼痛減輕的效果；常用於未接受生產訓練者。

(二) 拉梅茲生產法

1951 年法國醫師拉梅茲應用巴夫洛夫之理論而創新的孕產課程，**使準父母對生產有較好的準備及參與**，課程包括放鬆技巧、呼吸法等。

1. 利用**條件反射**放鬆肌肉：打破「害怕－緊張－疼痛」的循環，將注意力集中，分散對痛的感覺。訓練孕婦在子宮收縮時，除子宮肌肉收縮外，身體其他部位放鬆，並以呼吸技巧代替原先一宮縮就緊張、疼痛之反射反應。這些技巧必須在 26 週後接近預產期前反覆練習到熟練，以達制約反射之反應的效果。

2. 呼吸方法：隨分娩階段採用不同的呼吸方式（表 8-3）。

3. 配偶角色：**鼓勵配偶參與**，並擔任教練角色，對支持孕婦有極大的效益。

表 8-3 拉梅茲呼吸法

分期	呼吸法
潛伏期（0~3 公分）	緩慢胸式呼吸
活動期（3~8 公分）	淺吸胸式呼吸
減速期（8~10 公分）	用力呼吸將氣吐掉，即吸吸吸吸吐
第二產程	閉氣用力，但胎頭娩出後即不再用力，可張口將氣吐出

(三) 生產球

1. 在孕期使用生產球的好處，包括姿勢矯正、放鬆和伸展，並強化肌肉。

2. 生產球大小**應參考孕婦身高做選擇**。

3. 使用生產球時應注意地面須鋪設止滑墊或產球固定環；坐在生產球上時，孕婦應赤腳或穿著止滑的鞋子，並有人陪伴。

QUESTION 題庫練習

1. 生產準備課程所介紹的各種減輕生產不適的方法，何者錯誤？(A)給予薦骨重壓或按摩 (B)可坐在生產球上 (C)給予冷、熱敷 (D)抑制情緒、避免喊叫 （101專高一）
2. 馬女士剛發現懷孕不久，對於是否可以進行性行為感到不安，您是她的主護護理師，下列何項有關孕婦性生活的護理指導較為適當？(A)懷孕後的前3個月及最後3個月不宜性交，以避免早產或流產 (B)懷孕期間若無特殊危險徵兆，維持適當的性生活是可允許的 (C)性高潮會引起子宮收縮，可能影響胎兒故建議最好禁慾 (D)妊娠第二期因骨盆腔充血，性高潮可能使孕婦產生子宮收縮應避免 （101專高二）

   解析 懷孕期間若無特殊危險徵兆，維持適當的性生活是可允許的，但性高潮會引起子宮收縮，若有早產現象，宜減少性活動。
3. 拉梅茲生產準備的主要目的為何？(A)主要是利用一種放鬆的技巧，讓生產時不會疼痛 (B)生產的時候應使用預防疼痛的藥物 (C)取代瑞德氏(Dick-Read's)的方法 (D)準父母對生產會有較好的準備及參與 （101專普二）
4. 吃全素的孕婦應多補充哪一種營養素？(A)維生素K (B)碘 (C)維生素B_{12} (D)鈣 （102專高二）

   解析 維生素B_{12}來源為牛奶、蛋、肉、內臟等，故全素孕婦需額外補充。
5. 孕婦服用葉酸來減少胎兒腦神經管缺損發生，以何時服用其效果較佳？(A)妊娠第一期 (B)妊娠第二期 (C)妊娠第三期 (D)整個懷孕期 （102專高二）

   解析 孕期1~3個月（妊娠第一期）服用葉酸，可減少胎兒腦神經管缺損。

解答： 1.D 2.B 3.D 4.C 5.A

6. 王女士妊娠16週，護理指導主要的項目為：(A)胎兒的發育及如何預防噁心嘔吐 (B)胎兒的發育、個人衛生保健及營養需求指導 (C)子癇前症的危險徵兆、呼吸的技巧及放鬆的技巧 (D)準備嬰兒出生後的物品及如何準備到醫院生產 (103專高一)
7. 有關妊娠期物質使用的護理指導，下列何者錯誤？(A)胎兒無法快速排除酒精，乙醛蓄積體內導致神經受傷害 (B)尼古丁使子宮血管收縮，影響子宮與胎盤間的血液灌流量 (C)尼古丁會進入母乳產生異味 (D)吸菸時菸草燃燒產生二氧化碳，會影響胎兒氧氣量的供應 (103專高二)

解析 菸草燃燒會產生一氧化碳而影響胎兒獲取氧氣。

8. 有關妊娠期維生素的護理指導，下列何者正確？(A)維生素D可調節血中鈣離子平衡，無法通過胎盤給胎兒 (B)成人腸胃道可合成維生素K，妊娠期不需特別補充 (C)孕期維生素E不足較易發生妊娠劇吐 (D)菸鹼素與牙齦出血有關，其代謝需維生素B_{12}的協助 (104專高一)
9. 劉女士，3週前因感冒服藥，今天發現已懷孕5週，擔心感冒服藥是否會影響胎兒健康導致畸型，護理師為能確認藥物是否影響胎兒，應當收集哪些資料以供判斷？(1)感冒藥物名稱 (2)藥物服用的時間 (3)胎兒羊水評估結果 (4)藥物半衰期 (5)過去懷孕史 (6)行房時間 (7)家族遺傳族譜圖。(A) (1)(3)(5)(6) (B) (2)(4)(6)(7) (C) (1)(2)(4)(6) (D) (3)(4)(5)(7) (104專高一)

解答： 6.B 7.D 8.B 9.C

10. 孕前BMI為24的懷孕婦女，建議其整個孕期體重增加的範圍，下列何者最適當？(A)小於7公斤　(B) 7~10公斤　(C) 11~15公斤　(D) 16~18公斤　（105專高一）

解析 國民健康署建議如下：

孕前 BMI	體重建議增加量(kg)
＜18.5	12.5~18
18.5~24.9	11.5~16
25.0~29.9	7~11.5
≥ 30.0	5~9

故最適合選項為(C)。

11. 懷孕12週婦女，G_2P_1，前一胎為18週流產，諮詢有關孕期性生活，下列護理師回應，何者最適當？(A)沒有性生活禁忌　(B)性交活動時，避免女性在下平躺姿勢　(C)出現破水，才需要禁止性交活動　(D)避免性交活動，但可有擁抱、親吻動作

解析 若有早產、破水、出血或前一胎有流產須避免性交。

（105專高一）

12. 有關減緩懷孕期下背痛的運動，下列何者錯誤？(A)凱格爾氏運動　(B)腹肌強化運動　(C)骨盆傾斜運動　(B)腰背伸展運動

（105專高一）

13. 無內外科及產科疾病病史的懷孕36週婦女，平躺於產檢台檢查時，主訴眩暈、虛弱、冒冷汗，測得收縮壓較其原先低30 mmHg，此時最優先的護理措施為：(A)給予毛毯和烤燈　(B)給予氧氣面罩　(C)協助孕婦坐於床緣　(D)協助孕婦採左側臥

（105專高二）

解答：　10.C　11.D　12.A　13.D

14. 陳女士，妊娠32週，接受腹部超音波掃描發現胎兒身長體重與1個月前相同，估算約為28週，胎盤功能正常，所有檢查數值均在正常範圍，但陳女士體重並未增加。對此結果陳女士因焦慮而哭泣，下列何項敘述正確？(A)這是正常的誤差，請陳女士不要著急可不予理會 (B)鼓勵陳女士正常飲食及充足睡眠，並接受進一步檢查 (C)只要胎兒沒有外觀上畸形，發育遲滯沒有關係 (D)胎兒體重小於妊娠週數較有利於自然生產 (106專高一)
15. 王女士，33歲，目前懷孕9週，有貧血的現象。下列何種食物可幫助鐵質的吸收？(A)麥片 (B)牛奶 (C)橘子汁 (D)熱可可
解析 維生素C可以幫助鐵質的吸收。 (106專高一)
16. 孕期婦女需增加碘的攝取，主要促進胎兒何部分的發育？(A)腦部神經發育 (B)肺泡細胞發育 (C)腎上腺發育 (D)腸道細菌叢發育 (106專高二)
17. 有關孕婦缺鐵性貧血之敘述，下列何者錯誤？(A)新生兒出生後採延遲斷臍 (B)補充鐵劑應於飯前服用以利吸收 (C)鐵劑可與維生素C同時服用以利吸收 (D)鼓勵多攝取紅色肉類及深綠色蔬菜 (106專高二)
解析 鐵劑應於飯後服用。
18. 有關孕期葉酸攝取的護理指導，下列何者錯誤？(A)懷孕前可開始補充葉酸 (B)孕期葉酸攝取可預防胎兒脊柱裂發生 (C)豆類是葉酸最佳來源之一 (D)葉酸易受高溫和紫外線破壞，須注意保存 (106專高二補)
解析 葉酸最佳來源為深綠色蔬菜、動物肝臟、柑橘類等。
19. 陳女士懷孕32週，欲採自然產，詢問有關生產球使用，下列護理指導內容何者錯誤？(A)目前即可開始練習使用生產球 (B)生產球大小選擇，需參考陳女士的體重 (C)坐姿使用生產球，可放鬆會陰部肌肉 (D)不宜獨自一人練習生產球，需有人陪伴
解析 生產球大小應參考孕婦身高做選擇。 (106專高二補)

解答： 14.B 15.C 16.A 17.B 18.C 19.B

20. 王女士，孕前BMI值為24，目前懷孕25週，體重較孕前增加3公斤，有關護理師的回應，下列何者較為適當？(A)「您體重增加不足，對小孩不好」 (B)「第二孕期要增加5公斤較適當」 (C)「您體重增加不足，要增加蛋白質攝取」 (D)「您體重增加不足，您目前吃的如何？」 (107專高一)

21. 有關妊娠期的營養評估與指導，下列何者錯誤？(A)國人膳食營養素參考攝取量建議，妊娠期的蛋白質攝取較哺乳期為多 (B)妊娠期體重過重可能誘發妊娠高血壓或糖尿病 (C)第一妊娠期每日熱量可不需特別增加 (D)在妊娠期可不需特別增加維生素K

解析 (A)懷孕期建議增加10公克，哺乳期則增加15公克。

(107專高一)

22. 有關拉梅茲生產預備與訓練之原理，下列何者錯誤？(A)分散注意之焦點為條件反射訓練 (B)呼吸技巧反覆訓練以達條件反射之效果 (C)孕婦具備陣痛因應技巧，可免於害怕、緊張、疼痛的循環 (D)腹部按摩法利用門閥理論 (107專高一)

23. 採全素食之孕婦，容易缺少下列何種營養素？(A)維生素B_{12}、鋅、維生素D (B)維生素B_{12}、鐵、鋅 (C)維生素C、維生素B_{12}、鐵 (D)維生素C、鈣、維生素D (107專高二)

24. 王女士，G_1P_0，懷孕16週，為增進母親與胎兒的情感連結，下列護理措施何者最適當？(A)討論增加孕期舒適方法 (B)教導婦女監測胎動出現頻率 (C)鼓勵婦女與胎兒說話 (D)安排她參觀產房設備 (108專高一)

25. 一位單胞胎孕前BMI為30的孕婦，其飲食與體重的護理指導，下列何者最適當？(A)第一孕期可採用極低熱量飲食 (B)整個孕期體重宜增加5~9公斤 (C)第二孕期開始，可執行減重計畫 (D)宜在第三孕期再開始增加體重 (108專高一)

解答： 20.D 21.A 22.A 23.B 24.C 25.B

26. 懷孕11週的黃女士向護理師抱怨有頻尿的現象，可是並無解尿困難的情形，下列何者是較適當的護理指導？(A)白天的飲水量應該減少 (B)仍維持每日適當的飲水量 (C)要求黃女士馬上接受醫生的問診 (D)要求黃女士慢慢練習自我控制膀胱，然後將兩次排尿的時間盡量拉長 (108專高二)

解析 頻尿常發生於第一及第三孕期，不可限制液體攝取量，可減少睡前液體攝入，以防夜尿干擾睡眠。

27. 具有伸展會陰部肌肉功用的產前運動項目，下列何者最相關？(A)扭轉骨盆運動 (B)大腿伸展運動 (C)蹲踞運動 (D)抬腿運動 (109專高一)

解析 (A)減輕腰痛；(B)加強骨盆附近肌肉之強韌及會陰部肌肉之彈性；(D)伸展臀部及脊椎骨張力，增進下肢血循。

28. 一位第三孕期婦女，飲食為蛋奶素，有關孕期飲食指導，下列何者錯誤？(A)需額外增加維生素E攝取，促進紅血球發育 (B)應攝取多醣類食物，避免吃單醣類 (C)此孕期仍應補充葉酸，故應多吃深綠色蔬菜 (D)比第二孕期鐵劑補充量增加二倍，以助嬰兒出生後使用 (109專高一)

解析 增加維生素B_{12}、鐵質攝取。

29. 一位孕前BMI為23.1 kg/m^{2}的單胞胎孕婦，有關其孕期體重之護理指導，下列何者最適當？(A)第一孕期如體重未增加，需要增加熱量攝取 (B)第二孕期，體重增加每個月應少於1公斤 (C)第三孕期，每個月體重增加可控制在1.5~2.0公斤之間 (D)整個孕期體重需增加控制在7~10公斤範圍內 (109專高二)

解析 (A)可增加1~2公斤，如體重未增加，不需增加熱量攝取；(B)每週增加0.4~0.5公斤，每月增加1.6~2公斤；(D)控制在10~14公斤。

解答： 26.B 27.C 28.A 29.C

30. 第三妊娠期孕婦身體姿勢之敘述，下列何項正確？(A)坐姿為挺直背脊，身體的重量壓力應集中在坐骨 (B)採後傾30度的半坐臥姿，身體的重量壓力應集中在尾骨 (C)坐時應盡量選擇無靠背椅子，大腿呈外八字可避免重心不穩及下背痛 (D)坐下時應側身手扶椅面，並先坐椅面前1/3再將臀部挪進中央 (110專高一)

31. 有關妊娠期會陰按摩，下列敘述何者正確？(A)藉由按摩減少會陰肌肉的延展性，以減少會陰撕裂傷 (B)可在妊娠32~34週開始按摩，每星期至少3~4次 (C)會陰按摩應是一種無菌措施，以防止胎兒受到感染 (D)按摩應避免觸及尿道口，過程中若有微熱感是異常現象 (110專高二)

解析 (A)促進會陰肌肉張力，減少生產時會陰撕裂傷；(C)採清潔操作即可；(D)感到微熱為正常現象。

32. 懷孕30週婦女，主訴想強化骨盆肌肉群，下列產前運動之建議何者正確？(1)盤腿坐姿運動 (2)凱格爾運動 (3)蹲踞運動 (4)膝胸臥式運動 (5)腹肌收縮運動。(A) (1)(2)(3) (B) (1)(3)(4) (C) (2)(3)(4) (D) (2)(4)(5) (110專高二)

解析 (4)用於矯正胎位不正；(5)為第二產程分娩胎兒時的準備；可強化腹肌，支撐脊柱。

33. 有關妊娠期婦女需增加熱量攝取之敘述，下列何者正確？(A)依據母體氧氣消耗增加所需熱量 (B)第一妊娠期應儲存較多熱量以利胎盤的生長 (C)應攝取較多來自高醣、高蛋白及高脂肪食物 (D)孕前BMI為22者，在第一妊娠期應攝取更多熱量 (111專高一)

解析 (B)第一妊娠期不需特別增加熱量；(C)應攝取高蛋白、葉酸、鈣、磷、鐵等營養素；(D) BMI 22 kg/m^2屬正常範圍，第一妊娠期不需特別增加熱量。

解答： 30.A 31.B 32.A 33.A

34. 陳女士，懷孕32週，預計採陰道生產。下列何項為最有效的伸展會陰部肌肉之產前運動？(A)腰背伸展運動 (B)腹部強化運動 (C)蹲踞運動 (D)抬腿運動 (112專高一)

解析 蹲踞運動的目的為伸展會陰及大腿肌肉，強韌會陰及腹股溝肌肉與韌帶。

35. 李女士懷孕14週，產檢時詢問：「我從小就吃素，現在懷孕了，我在飲食上要注意什麼嗎？」下列回應何者較適當？(A)素食易缺乏維生素A，可以多攝取深色蔬菜 (B)素食易缺乏葉酸，可以多攝取綠色蔬菜 (C)素食易缺乏維生素B_{12}，可以多攝取海苔海藻 (D)素食易缺乏鈣，可以多攝取牛奶起司 (112專高一)

36. 有關衛生福利部國民健康署對婦女妊娠期體重增加之建議，下列敘述何者正確？(A)孕前身體質量指數(BMI) < 18.5的孕婦，總體重增加應控制在7~11公斤 (B)孕前身體質量指數(BMI) 18.5~24.9的孕婦，總體重增加需11.5~16公斤 (C)雙胞胎孕婦之建議增加總體重量為單胞胎之2倍 (D)孕前身體質量指數(BMI)正常的孕婦，第二、三妊娠期體重宜增加0.3公斤／週 (112專高一)

解析 (A)孕前身體質量指數(BMI) <18.5的孕婦，總體重增加應控制在12.5~18公斤；(C)雙胞胎孕婦之建議增加總體重量為15.9~20.4公斤；(D)孕前身體質量指數(BMI)正常的孕婦，第二、三妊娠期體重宜增加0.4~0.5公斤／週。

37. 有關懷孕期的營養指導，下列何者最適當？(A)懷孕前及第一孕期注意葉酸的攝取，可預防胎兒神經管缺損 (B)懷孕期絕不可喝咖啡、茶、可樂等含咖啡因的飲料 (C)每日水分的攝取應限制在500~1,000毫升 (D)第二孕期需特別補充鐵劑及維生素K (112專高二)

38. 有關拉梅茲倡議的生產措施，下列敘述何者正確？(A)鼓勵分娩時可下床活動及變換姿勢 (B)鼓勵使用催產素以加速產程之進展 (C)鼓勵採仰臥姿位以提高產婦的舒適感 (D)鼓勵使用持續性胎兒監測器以確保胎兒安全 (112專高三)

解答： 34.C 35.C 36.B 37.A 38.A

39. 張女士，懷孕30週，主訴近期常感覺頻尿及偶有漏尿十分困擾，下列護理指導何者較不適當？(A)教導凱格爾運動，強化骨盆底肌肉　(B)維持會陰部清潔乾燥，多更換內褲　(C)白天減少水分攝取，減輕膀胱壓力　(D)使用托腹帶減輕腹壓，儘量不憋尿

（112專高三）

解析 (C)避免因窘境衝擊減少水分攝取，應鼓勵多攝取水分。

40. 素食者在懷孕期較易缺乏下列何項維生素？(A)維生素A　(B)維生素B_2　(C)維生素B_{12}　(D)維生素K　（112專高三）

41. 有關孕期的營養需求，下列敘述何者錯誤？(A)於第三孕期多補充鐵劑　(B)整個孕期應多補充碘　(C)磷可參與早期的細胞分裂過程　(D)鈣質提供胎兒骨骼和牙齒的生長發育　（113專高一）

解析 (C)磷為胎兒細胞快速分裂及成長所必需。能幫助早期骨骼及牙苞形成。

解答：　39.C　40.C　41.C

分娩的過程

CHAPTER 09

出題率：♥♡♡

引發分娩的內分泌理論

分娩的重要因素
- 產　道
- 產出物
- 分娩力量
- 精神層面

母體各系統對分娩的反應
- 心臟血管系統
- 呼吸系統
- 腸胃系統
- 泌尿系統
- 血液系統

胎兒各系統對分娩的反應
- 心臟血管系統
- 神經系統
- 呼吸系統
- 排泄系統
- 血液及內分泌系統

分娩的預兆
- 分娩的前驅徵象
- 真、假陣痛

正常分娩的機制及階段
- 子宮頸的變化
- 胎兒先露部位的下降
- 分娩的機轉
- 分娩的階段

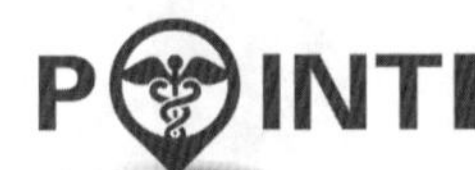

重點彙整

9-1 引發分娩的內分泌理論

引發分娩步驟開始的可能原因：

1. 動情素增加。
2. 黃體素減少。
3. 催產素刺激。
4. **前列腺素增加**。
5. 胎兒腎上腺皮質素增加。

9-2 分娩的重要因素

影響分娩的四個主要因素包括：產道(passage)、產出物(passenger)、分娩力量(powers)及精神因素(psychologic state)，通稱為“4P”，彼此會影響而產生交互作用。

一、產　道

產道指的是骨盆和子宮頸的變化對分娩時的影響。

(一) 骨　盆

由 2 塊髖骨、1 塊薦骨、1 塊尾骨所構成，髖骨又分髂骨、恥骨、坐骨，並以一條骨盆假想界線腸恥線，分為真假骨盆。

1. 腸恥線以上：假（大）骨盆(false pelvic)，用以支撐漸大的子宮，並協助胎兒進入真骨盆。

2. 腸恥線以下：真（小）骨盆(true pelvic)，其大小、構造決定胎兒是否能通過產道，實際影響生產的為真骨盆。

3. 骨盆徑線：詳見表 9-1。

4. 恥骨弓角度：90~100 度。

表 9-1 骨盆各徑線定義與長度

骨盆各面	前後徑	橫徑
入口(inlet) 橫橢圓形 橫徑＞前後徑	1. 解剖結合徑：恥骨聯合上緣至薦骨岬中央，約 11 公分 2. 產科結合徑：恥骨聯合上緣內側下方 1 公分至薦骨岬，約 10 公分 3. 對角結合徑：恥骨聯合下緣至薦骨岬，約 12.5 公分	左右橫徑的連線，約 13 公分
中骨盆(cavity) 前後徑＞橫徑	恥骨聯合下緣至第 4、5 薦椎交接處，約 11.5 公分	兩坐骨嵴連線，約 10 公分（整個骨盆最短的直徑）
出口(outlet) 前後徑＞橫徑	恥骨聯合下緣至薦尾關節，約 9.5~11.5 公分	坐骨結節徑，約 11 公分

(二) 軟組織

指子宮下部、子宮頸、陰道外、會陰組織對分娩時的影響。

1. 子宮頸需變薄(effacement)及擴張(dilatation)。

2. **初產婦會先變薄再擴張；經產婦則是變薄、擴張同時進行。**

二、產出物

產出物是指胎兒、羊膜及胎盤，而胎兒為最重要的關鍵。胎兒要能順利娩出，與胎頭大小、胎兒體位及胎產式等皆有密切關係，而胎頭是影響分娩的主要因素。

(一) 胎　頭

1. 胎兒身體最大且最硬的部分就是胎頭，若分娩時胎頭能通過骨盆，則身體部分較少發生遲滯情形。
2. 胎頭的位置通常於陰道內診時可被確認出來。
3. 胎頭組成有三部分：顏面、顱底、顱頂；顱底是由顳骨、蝶骨及篩骨之間固定密合而成；而顱頂則是由額骨、頂骨和枕骨之間以密合但未固定的方式組成縫合及囟門，在分娩時可使胎頭變形、適應產道：
   (1) 骨縫合(suture)：額縫、矢狀縫、冠狀縫、人字縫。
   (2) 囟門(fontanelle)：前囟門（菱形，出生後 12~18 個月閉合）、後囟門（三角形，出生後 6~12 週閉合）。

(二) 胎頭徑線

1. **枕下前囟徑**(SOB)：胎頭呈完全屈曲入真骨盆(9~9.5 cm)，可順利娩出，枕下前囟徑＜枕額徑＜枕頦徑。
2. 枕額徑(OF)：胎頭呈無屈曲、伸展入真骨盆(11~11.75 cm)。
3. 枕頦徑(OM)：胎頭呈部分反屈入真骨盆(13~13.5 cm)。
4. **頦下前囟徑**(SMB)：胎頭呈完全反屈入真骨盆(9.5 cm)，為**面產式**胎頭完全仰伸進入骨盆時，所呈現的徑線。
5. **雙頂徑**(BPD)：兩頂骨間的距離(9.25 cm)，是胎頭的最大橫徑。
6. 雙顳徑(BTD)：兩顳骨間的距離(8 cm)，為評估子宮內胎兒生長遲滯的指標。

(三) 胎兒體位姿勢

1. 胎姿(fetal lie)：指胎兒的躺姿及其身體長軸與母親身體長軸間的關係：
   (1) 橫位：胎兒以水平的位置躺著。

(2) 縱位：胎兒以垂直的位置躺著。

(3) 斜位：胎兒的躺姿介於橫位、縱位。

2. 胎勢(fetal attitude)：指胎兒在子宮內身體各部分之間的關係，依彎曲程度又可分為：

   (1) 屈曲(flexion)：胎頭屈曲良好，以最小徑線(SOB)入骨盆。

   (2) 反屈(deflexed)或伸展：胎頭呈反屈或伸展姿態 → 背部彎曲度減少 → 胎兒依反屈的程度以 OF、OM、SMB 徑線入骨盆。

3. **先露部位**(fetal presentation)：**指胎兒最先進入骨盆的身體部位**，其頭、臀、肩、四肢皆可能為最先進入母親骨盆腔的部位：

   (1) **頭產式**(cephalic presentation)：95~96%，**最常見。胎頭徑線最短**，較能順利分娩（表 9-2）。

   (2) 臀產式(breech presentation)：3~4%。

   (3) 肩產式(shoulder presentation)：0.5%，以肩膀為先露部位，也稱為橫位(transverse lie)，一般需以 C/S 方式生產。

表 9-2 胎兒頭產式類型

頭產式類型	說明
頭頂產式 (vertex presentation)	最常見，先露部為**枕骨**(occiput bone, O)
前頂產式 (military presentation)	先露部為頂骨(parietal bone, P)
額產式 (brow presentation)	先露部為額骨(frontal bone, F)
面產式(face presentation)	先露部為頦骨(mentum bone, M)

4. **胎位**(fetal position)：**胎兒先露部位和母親骨盆前後左右關係**。

5. 表示胎位的寫法：一般胎兒的位置會以三或四個字母來代表，臨床上胎位的表示寫法如下（表 9-3）：

(1) 第一個字縮寫：胎兒先露部位於母親的右側(R)、左側(L)。
(2) 第二個字縮寫：胎兒的先露部位，如枕骨(O)。
(3) 第三個字縮寫：先露部位於骨盆前方(A)、橫向(T)、後方(P)。

6. 枕前位與枕後位的比較
(1) **枕前位的生產時間較短；枕後位的第一、二產程時間較長，因內回轉為枕前位，費時長。**
(2) 先露部位下降：枕後位較慢。
(3) 子宮頸擴張：枕後位需較長的時間且較慢。

表 9-3 胎位列表

頭頂產式(O)	**面產式**(M)
左枕前位(LOA)	左頦前位(LMA)
左枕橫位(LOT)	左頦橫位(LMT)
左枕後位(LOP)	左頦後位(LMP)
右枕前位(ROA)	右頦前位(RMA)
右枕橫位(ROT)	右頦橫位(RMT)
右枕後位(ROP)	右頦後位(RMP)
臀產式(S)	**肩產式**(Sc)
左骶前位(LSA)	左肩前位(LScA)
左骶橫位(LST)	左肩後位(LScP)
左骶後位(LSP)	右肩前位(RScA)
右骶前位(RSA)	右肩後位(RScP)
右骶橫位(RST)	
右骶後位(RSP)	

三、分娩力量

指子宮收縮力和第二產程時產婦的向下用力（腹壓）。

(一) 子宮收縮力

1. 子宮收縮的機轉(intrauterine pressure, IUP)：分娩時的收縮是從子宮與輸卵管交會處的節律點開始，宮縮波動開始於節律點，將收縮波由子宮底往子宮頸傳送，分娩開始時，**收縮強度**由上而下，**子宮底最強**，子宮下段最弱（表 9-4）。

2. 子宮肌肉層的縱走層在生產過程中，其收縮的功能是負責排出胎兒及子宮內容物，子宮上、下段交界在子宮肌肉內層形成明顯的環帶，稱為生理性收縮環。

3. 分娩困難：子宮上段過度收縮→環帶上段子宮肌層比下段厚→環帶下段之壁層變薄、過度擴張，腹部分成兩截段→此稱為病理性收縮環(Bandl's ring)，為子宮破裂的前兆。

表 9-4 子宮體上段與下段收縮比較

	子宮體上段	子宮體下段
位置	上 2/3	下 1/3，含子宮頸
收縮	**主動收縮**	被動擴張
強度	以子宮底最強	以子宮下段最弱
時間	收縮時間較長	收縮時間較短
功能	有效的推擠胎兒向下	使胎兒向下的阻力減少
進展	肌肉會**越來越厚**	**越來越薄**，帶動擴張

4. **子宮收縮的特性**

(1) 節律性（**間歇性**）：在規則收縮後會有鬆弛期，用以恢復胎盤血流，提供胎兒氧氣。

(2) 不隨意性：子宮為平滑肌，**不受意志控制。**

(3) 疼痛性：因宮縮、子宮頸變薄擴張和胎頭下降，會造成肌肉缺血、缺氧、牽扯痛和會陰底肌肉壓迫等疼痛。

(4) 有效性：子宮上段主動收縮、下段被動擴張，故可有效擴張子宮頸口。

5. 宮縮週期

(1) 遞增期(increment)：為宮縮從宮底開始逐漸增強時。

(2) 高峰期(peak)：為宮縮達到最強時。

(3) 遞減期(decrement)：為宮縮強度逐漸減弱到放鬆時。

6. 每一次的子宮收縮應包含：

(1) **頻率**(frequency)：**此次宮縮開始到下次宮縮開始**（即一次宮縮加上一次間隔時間）。

(2) 持續時間(duration)：每次宮縮開始到宮縮結束所需的時間。

(3) 間隔時間(interval)：此次宮縮結束到下次宮縮開始所需的時間。

(4) 強度(intensity)：每次子宮收縮到達極期時的壓力高度。

(二) 腹　壓

1. 第二產程主要的向下推擠的力量，即稱為腹壓(intra-abdominal pressure, IAP)。

2. 是隨意的運動，像解便動作，配合子宮收縮時用力。

3. 腹壓必須在子宮頸擴張完全時，才可以開始使用；在子宮頸尚未完全開時，產婦可能會不自主的使用腹壓用力，這時應教導待產婦側臥或張口哈氣。

4. 不可過早使用腹壓，以避免子宮頸水腫、產程延長或過度疲勞而影響胎兒娩出。

四、精神層面

1. 產婦的情緒、自信心、個人經驗、自我暗示、對生理變化的感受與調適能力以及他人的正向回饋，都會對產婦的精神層面產生影響。
2. 重要支持系統的態度，社會文化背景使**產婦對分娩有不同的行為反應**，也會有所影響，需採取**個別化照顧**。
3. 當產婦處於緊張、焦慮、恐懼狀態，會引起兒茶酚胺(catecholamine)的分泌，抑制胎盤血流、子宮收縮。
4. 利德(1959)提出產婦的害怕導致生產的緊張與疼痛，故其提供產前教育與放鬆技巧，預防害怕、緊張、疼痛症候群方法，以助分娩。

9-3 母體各系統對分娩的反應

一、心臟血管系統

(一) 第一產程

1. 心跳速率、周邊血管阻力及血壓皆上升；收縮壓平均上升 10~15 mmHg，舒張壓平均上升 5~10 mmHg，**心輸出量增加 10~20%**。
2. 子宮放鬆時心跳速率恢復至休息狀態，平均 80~90 次／分。

(二) 第二產程

1. 收縮壓平均上升 30 mmHg，舒張壓平均上升 25 mmHg，分娩時動脈壓亦增加。
2. 心跳速率上升至 100 次／分，**心輸出量增加 30~50%**。
3. 閉氣用力時會使**靜脈血回流降低**。

(三) 第三產程

1. **心輸出量增加，最高達生產前** 80%，10 分鐘後會下降 20~25%，1 小時後再降低 20~25%。
2. 產後 24 小時內，心輸出量仍高於分娩前。

二、呼吸系統

1. 分娩時由於新陳代謝率增加、體能耗損及疼痛焦慮導致耗氧量增加，呼吸速率上升；第一產程早期耗氧量增加 40%。
2. 第二產程耗氧量增加 100%；因呼吸速率加快，二氧化碳分壓可能升高，呈現呼吸性酸中毒的情形。分娩時血中酸鹼值因呼吸型態及其他的生理變化而有所改變，但都屬於生理性，一般於第三產程可恢復。

三、腸胃系統

1. 腸胃蠕動、吸收作用減低：胃排空延遲，進食後不易消化，易引起噁心、嘔吐。
2. 第一產程潛伏期，因生產過程體力耗損，產婦仍需熱量因應所需，若無特殊合併症且非剖腹產者，尚可鼓勵進食容易消化的食物。
3. 第一產程活動期時，若無合併症可進食清流質食物。
4. 第一產程過渡期則因劇烈宮縮易引起噁心、嘔吐，鮮少進食。

四、泌尿系統

1. 腎絲球過濾率及腎血流均增加；某些產婦因新陳代謝與肌肉活動增加，會呈現輕微蛋白尿。

2. 膀胱脹滿的感覺降低，但如果膀胱脹滿，則待產時會影響胎頭下降，故需要時應予以導尿。
3. 導致自發性排尿受阻的因素：胎頭下降固定、膀胱底被推向上向前、先露部位的加壓、鎮靜劑的使用等。

五、血液系統

1. 自然產最大失血量為 500 c.c.，若產婦的 Hb≧11 g/dL，Hct≧33%，通常可以忍受此流失量。
2. 白血球平均為 14,000~16,000/mm^3；凝血相關因子在孕期中會增加，且持續至生產及分娩後。血漿的**纖維蛋白原濃度亦增加**。

9-4 胎兒各系統對分娩的反應

一、心臟血管系統

1. 足月兒心跳速率：120~160 次／分。胎兒活動時，心跳會暫時性增加。
2. 當宮縮壓力達 50 mmHg，胎盤血流受阻，胎兒靠絨毛間隙的氧氣供應所需。
3. 輕微血氧過少會使胎兒心跳速率增加；而中重度減少時，則心跳速率會減緩。
4. 若是臍帶受壓，血壓會上升，進而刺激胎兒頸動脈交接處的壓力感受器，造成血壓及心輸出量降低。

二、神經系統

1. 大腦與自主神經系統：調節胎兒心輸出量、心跳速率及血壓。

2. 交感神經系統：子宮收縮使胎兒輕度缺氧，會刺激心跳加速。
3. 副交感神經系統：胎頭受壓，刺激胎兒迷走神經，使胎心率產生早期減速。

三、呼吸系統

1. 離預產期越近，胎兒肺液製造減少，肺組織間再吸收增加，在通過產道時胎兒頭胸部會被壓迫，加速分娩時肺液的排出，故新生兒一出生便能夠呼吸。
2. 剖腹產的胎兒因擠壓過程不如陰道產的胎兒明顯，上呼吸道體液的排出情況較差，較容易有暫時性呼吸困難的情形。

四、排泄系統

1. 胎兒會製造尿液並排出。
2. 缺氧時會刺激副交感神經，使胎兒肛門括約肌放鬆並排出胎便，可能造成吸入；子宮內排出胎便的新生兒，其 Apgar score 的分數較低、血液酸鹼值也低，罹病率及死亡率較高。

五、血液及內分泌系統

1. 胎盤循環可提供胎兒在子宮收縮時忍受血流暫停的需要。
2. 胎兒的血紅素更容易攜帶氧氣與釋放二氧化碳，本身的自衛機轉就是提高血比容與血紅素。
3. 胎兒對壓力產生反應時，腎上腺分泌兒茶酚胺作用在其心臟血管系統，增加心跳速率及血壓，刺激呼吸，加強體溫調節，並增加胎兒出生時的代謝速率及營養物質的分解。

9-5 分娩的預兆

一、分娩的前驅徵象

表 9-5 分娩前驅徵象

徵象	說明
假性陣痛 (false pain)	1. 時間：**分娩前** 3~4 **週** 2. 特性：不規則、間歇性陣痛感 3. 部位：下腹部腹股溝
腹輕感 (lightening)	1. 時間：生產前 2~3 週 2. 原因：胎兒先露部位下降進入骨盆內口，子宮底對橫膈的壓迫消失，可改善母體呼吸短促的現象，但會變得頻尿
突然精力充沛	1. 時間：分娩前 1~7 天 2. 原因：可能由於黃體素濃度下降
現血 (blood show)	1. 時間：現血出現後 24~48 小時內，就會開始分娩 2. 現血的出現表示子宮頸開始變軟、擴張，填塞在子宮頸的黏液塞會隨著先露部位的擠壓造成子宮頸黏膜微血管破裂而一起排出
胎膜破裂 (rupture of membrance)	胎膜破裂時，羊水即從陰道流出，俗稱**破水**。確認破水的方法為： 1. **石蕊試紙**(nitrazine paper)檢查：羊水為鹼性(pH7.0~7.5)，試紙會呈藍色 2. **羊齒試驗**(ferm test)：呈陽性 3. **以陰道擴張器觀察**子宮頸口時，有羊水流出
子宮頸擴張、變薄及變軟	此變化是分娩的前驅徵象中，唯一產婦無法自己感受到的，必須由醫護人員執行陰道內診而得知

二、真、假陣痛

產婦在懷孕超過 9~10 週後即會開始有不規律性的宮縮產生，稱為**妊娠無痛性子宮收縮**（Braxton Hick's contraction，**希克斯氏收縮**），此宮縮情形在越接近懷孕末期會越明顯，常對產婦辨識是否即將進入產程，以及是否須立刻就醫等判別帶來混淆和困擾，因此，指導產婦辨識真陣痛的徵象相當重要（表 9-6）。

表 9-6 真、假陣痛的區別及處理方式

	假陣痛	真陣痛	處置
不適情況	不適感**侷限於下腹**，有時僅感到不適而不會感到疼痛	自下背部延伸至下腹部；有時於薦骨處會持續**下背痛**	將手置於腹部來計算宮縮頻率、持續時間及強度
宮縮型態	1. 宮縮頻率、持續時間與強度等皆不會持續增加 2. **走動**不會使宮縮增加，甚至**可能使宮縮減少**	1. **宮縮間隔時間逐漸變短；宮縮頻率、持續時間及強度皆持續增加** 2. **走動通常會加強宮縮**	採左側臥 1 小時，並充分飲水，觀察是否已緩解不適
子宮頸變化	1. 子宮頸**無顯著變化** 2. 未必伴隨現血出現	1. **子宮頸持續擴張及變薄** 2. 一般會有現血情形	雖然子宮頸的變化產婦無法觀察，但仍可以觀察現血的徵象狀況
其他徵象	未必會有	可能合併腹瀉、破水等其他徵象	**如有破水徵象應立刻就醫**

9-6 正常分娩的機制及階段

一、子宮頸的變化

1. 子宮頸變薄變軟(effacement)
   (1) 指子宮腔漸進性縮短，致完全消失的過程。
   (2) 以無菌陰道內診(PV)評估：子宮頸軟硬度、長度、子宮頸外口的大小。
   (3) 子宮頸變薄程度以百分比，或依差(poor: 0~25%)、中(moderate: 50%)、好(good: 75~100%)來區分。
2. 子宮頸擴張(dilation, OS)
   (1) 指子宮頸外口從一小縫隙，擴張至能讓胎兒通過之過程。
   (2) 測量子宮頸口擴張的程度以公分、指寬(1 Fb = 2 cm)。
   (3) 初產婦和經產婦在子宮頸的變薄變軟和擴張不同，**初產婦子宮頸先變薄變軟再擴張；經產婦子宮頸的變薄變軟、擴張則是同時進行**。

二、胎兒先露部位下降

1. 指胎兒先露部位與母體骨盆腔兩坐骨嵴的關係，稱為高度(station)。
2. **以兩坐骨嵴的假想連線為基準，記為“station 0”，往上為負值**(-1~-5 cm)，**往下為正值**(+1~+5 cm)，如 station -2 是指胎兒先露部位於坐骨嵴上 2 cm。

三、分娩的機轉

胎兒要能順利被娩出，需在母體內做一連串姿勢的改變，以順應母體骨盆腔及產道的結構，順序如下：

1. 下降(decent)：受到宮縮時宮底對胎兒臀部的壓力、腹部肌肉的收縮力、羊水的壓力、胎兒身體的伸展、伸直等因素，會使先露部位持續向下朝出口推進，下降會持續整個產程。

2. **固定**(engagement)：**雙頂徑**到達母體骨盆腔中的坐骨嵴間徑，高度為 0 度；當母體子宮內有腫瘤或胎頭－骨盆不對稱時，會導致胎頭不易固定。

3. **屈曲**(flexion)：骨盆底的壓力、子宮頸的阻力會促使胎頭向前彎曲的角度更大；最後胎頭以最小的前後徑，即枕下前囟徑(SOB)通過產道，最有利生產。

4. **內轉**(internal rotation)：通過骨盆入口後到中骨盆、出口時，胎頭的枕部需轉向恥骨聯合，使胎頭最大徑線（前後徑）與中骨盆、出口前後徑平行，胎兒才能通過骨盆出口。而依胎位不同，內回轉角度也不同：
   (1) **LOA（左枕前位）**、ROA（右枕前位）→**OA 轉 45 度**。
   (2) LOT（左枕橫位）、ROT（右枕橫位）→OA 轉 90 度。
   (3) LOP（左枕後位）、ROP（右枕後位）→OA 轉 135 度。

5. 伸展(extension)：胎頭的枕部達恥骨聯合下緣，胎頭受到骨盆底阻力而以伸展姿勢通過會陰；此時醫護人員可輕壓胎頭，避免因娩出太快造成嚴重的產道裂傷。

6. **外轉**(external rotation)：胎頭娩出陰道後，胎頭配合肩膀的姿勢娩出，會轉 45 度復位，再轉 45 度使胎頭與肩部呈一直線，完成外回轉。

7. 排出(expulsion)：外回轉完成，前肩在恥骨聯合下方，先支撐胎頭使前肩娩出，再輕舉起胎頭使後肩娩出。

四、分娩的階段

(一) 第一產程

第一產程指自規則陣痛至子宮頸完全擴張（10 公分）的期間。在此產程初產婦花費的平均時間為 12.5 小時；經產婦則是 7 小時左右。依子宮擴張、先露部位下降程度，第一產程分為：

1. **潛伏期**(latent phase)：子宮頸擴張約 0~3 cm，初產婦 6 小時，經產婦 4 小時，不論對初產婦或經產婦而言，潛伏期為第一產程中時間最長的一期。初產婦子宮頸會先變薄才擴張；經產婦則是同時發生。胎兒先露部位下降會進展得較緩慢。

2. **活動期**(active phase)：又稱為擴張期(dilatation phase)，**子宮頸擴張約 4~10 cm**（初產婦：5~6 小時，經產婦：2~3 小時）。
   (1) 加速期(3~4 cm)：子宮頸快速擴張，收縮強度為 50 mmHg，初產婦平均擴張 3 cm/hr，不可少於 1.2 cm/hr。經產婦平均 5.7 cm/hr，不可少於 1.5 cm/hr。
   (2) **最大斜率期**(4~7 cm)：與加速期重點相同，子宮快速擴張至 4~7 cm，每 3~5 分鐘規則陣痛一次，持續 30~40 秒／次。
   (3) 減速期(8~10 cm)：又稱過渡期或轉換期(transitional phase)，初產婦每小時擴張 1 公分、經產婦每小時擴張 2 公分。

(二) 第二產程

第二產程是指**子宮頸完全擴張直到胎兒完全娩出的階段**，又稱娩出期，平均初產婦第二產程的歷時約 30~60 分鐘；經產婦則平均約為 15~30 分鐘：

1. 此期宮縮約 2~3 分鐘收縮一次，持續 60~90 秒；現血會突然增加很多。

2. 胎兒下降使先露部位壓迫直腸與骨盆底肌肉，因此產婦會有強烈便意感。隨持續的宮縮與腹壓的使用，先露部位會下降至陰道口，會陰會膨出、陰唇會張開。
3. 當胎兒下降至部分胎頭完全處於陰道口，不會隨著宮縮結束而退縮時，即稱為**著冠**(crowing)。
4. 第二產程胎頭娩出時，產婦應使用適當**向下用力**的產出技巧，以**減少會陰部撕裂傷**，**哈氣**或**喘息呼吸**可緩和產婦向下用力的衝動，**側躺**則有助於減緩向下用力的感受。
5. **會陰切開術**：目的在保護會陰部，以防胎兒娩出時造成陰道口撕裂傷，但**會增加出血的機會**。一般分為正中或中側兩種方式（表 9-7）。

表 9-7 會陰切開術分類

分類	正中	中側
優點	1. 失血少 2. 切口易縫合、癒合 3. 產婦不適感較小	不易裂及肛門、直腸
缺點	易裂及肛門、直腸（會陰短不適合）、易造成陰道瘻管	1. 增加失血量 2. 切口難縫合、癒合時間長 3. 產婦不適感較大

(三) 第三產程

第三產程指的是從胎兒娩出直至胎盤娩出為止，此階段的重點在於胎盤剝離及將胎盤完整娩出，**通常會在胎兒娩出 5 分鐘後開始娩出胎盤**。此時**子宮持續收縮**，造成附著在子宮壁上的胎盤面減少，**胎盤的蛻膜海綿層開始剝離**，並逐漸與子宮壁分離而出現出血現象。

1. 胎盤剝離的徵象
   (1) 子宮由盤狀變成球狀。
   (2) 子宮底升高到腹部。
   (3) 陰道突然流出大量血液，**平均失血量約 200~300 c.c.**。
   (4) 陰道口外的臍帶滑出更多。
2. 胎盤剝離方式：包括希氏法(Schultze mechanism)和鄧氏法(Duncan mechanism)兩種（表 9-8）。

表 9-8 胎盤剝離法之比較

區　別	希氏法	鄧氏法
開始分離部位	中央	邊緣
先露出陰道口部分	**胎兒面（光滑面）**	母體面（**粗糙面**）
剝離時血塊包圍在	母體面	胎兒面
出血及合併症	少；較無剝離不全情形	**多；較容易剝離不全**
比率	80%	**20%**

(四) 第四產程

第四產程是指從胎盤排出後到產後的第 1~4 小時，或稱為產後恢復期。此期最常發生的產後合併症即為收縮不良性大出血(postpartum hemorrhage, PPH)：

1. 此期的護理重點在於評估產婦的生命徵象、子宮收縮狀況、子宮底高度、惡露色及量、會陰傷口狀況、尿液自解的情形。
2. **產後痛**是因子宮間歇收縮而造成的，常發生於哺乳婦、**經產婦**、子宮過度伸展的產婦。

QUESTION 題庫練習

1. 李太太因破水入院待產，目前station為0，子宮頸變薄變軟程度為60%，子宮頸開5公分。護理人員依照李太太目前的身體變化，判斷其已進入下列那一個產程？(A)潛伏期 (B)活動期 (C)成熟期 (D)過渡期 （101專普二）

   解析 第一產程之潛伏期為分娩開始至子宮頸開3~4公分、活動期為子宮頸開4~7公分、過渡期為子宮頸開8~10公分。

2. 正中側會陰切開較正中會陰切開術之優點為何？(A)出血量少 (B)容易縫合 (C)傷口癒合較快 (D)不易裂到肛門 （101專普二）

3. 有關骨盆入口的產科結合徑之敘述，下列何者正確？(A)臨床上較解剖結合徑容易測量 (B)測量恥骨聯合上緣內側骨突至薦骨岬之間距離 (C)測量二腸骨嵴間之距離 (D)一般測量的距離為12~13公分 （102專高一）

4. 李女士G_1P_0，入院待產，陰道檢查結果子宮頸擴張6公分，變薄程度80%，胎頭高度+1，此時胎頭最可能的位置是下列何者？(A)剛好固定 (B)坐骨嵴連線下 (C)陰道口 (D)骨盆入口

   解析 胎頭高度是以坐骨嵴的假想連線為基準，為station 0，往下為正值，故+1為坐骨嵴連線下。 （102專高一）

5. 胎頭徑線之長度大小排列順序，下列何者正確？(A)枕下前囟徑＜枕頦徑＜枕額徑 (B)枕額徑＜枕頦徑＜枕下前囟徑 (C)枕下前囟徑＜枕額徑＜枕頦徑 (D)枕額徑＜枕下前囟徑＜枕頦徑

   解析 枕下前囟徑(9~9.5cm)＜枕額徑(11~11.75cm)＜枕頦徑(13~13.5cm)。 （102專高一）

6. LOA在內診時會發現下列何者？(A)前囟門在產婦恥骨的左側 (B)前囟門在產婦恥骨的右側 (C)前囟門在產婦薦骨的右側 (D)前囟門在產婦薦骨的左側 （102專高一）

   解析 LOA為左枕前位故胎兒先露部位位於母親的左側，先露部位為枕骨，先露部位位於骨盆前方，故前囟門會在產婦薦骨的右側。

解答： 1.B 2.D 3.B 4.B 5.C 6.C

7. 胎兒要通過產道時，下列何項因素不會影響其下降？(A)子宮收縮直接對胎兒的壓力 (B)腹部肌肉的收縮力 (C)羊水的壓力 (D)胎盤的壓力 (102專高一)

解析 影響胎兒下降的因素有：子宮收縮力、腹部肌肉的收縮力、羊水的壓力、胎兒的身體的伸展等。

8. 下列有關左枕前位(LOA)「內轉」(internal rotation)至枕前位之敘述，何者正確？(A)胎頭自LOA旋轉15度 (B)胎頭自LOA旋轉45度 (C)胎頭自LOA旋轉90度 (D)胎頭自LOA旋轉135度 (102專高二)

9. 謝女士第一胎，子宮頸開5公分，主訴已經待產10小時，不想再等待下去，有關此階段的描述，下列何者正確？(A)此階段為活動期，平均每半小時會進展1公分 (B)此階段為潛伏期，平均10小時是正常的產程進展時間 (C)此階段為活動期，平均每1小時進展1公分 (D)此階段為過渡期，平均每1小時子宮頸擴張2公分 (103專高一)

10. 有關子宮收縮的敘述，下列何者正確？(A)子宮的收縮，是由子宮下段開始向子宮底方向收縮 (B)子宮上三分之二為主動收縮，可有效將胎兒往下推擠 (C)子宮下三分之一為主動收縮，可有效將胎兒往下推擠 (D)子宮下段收縮強度較子宮上段強 (103專高一)

11. 朱女士，G_2P_2，採陰道生產，目前已進入第二產程，於第二產程使用閉氣用力技巧，她可能會出現下列何種生理反應？(A)胸內壓降低 (B)心臟靜脈血回流降低 (C)母血二氧化碳濃度降低 (D)心輸出量上升 (103專高二)

12. 下列何者不是生產的徵兆？(A)頻尿 (B)腹輕感 (C)現血 (D)破水 (104專高一)

解答： 7.D 8.B 9.C 10.B 11.B 12.A

13. 有關真陣痛(true pain)的敘述，下列何者正確？(A)通常走動會減輕不適 (B)子宮收縮不規則 (C)疼痛集中在腹股溝部位 (D)子宮收縮會使子宮頸變薄 (104專高一)

解析 (A)通常走動不會減輕不適；(B)子宮收縮規律；(C)疼痛自下背部延伸至下腹部。

14. 何女士懷孕32週，最近感覺子宮收縮頻繁，一天3~4次，沒有腹痛、亦無陰道出血現象，至婦產科門診尋求諮詢，有關護理師的回答，下列何者較為適當？(A)你可能有早產跡象，請務必盡快到醫院來進一步檢查 (B)通常沒有腹痛的子宮收縮是較安全的，建議你以腹式呼吸緩和子宮的收縮 (C)這應該是假陣痛，若是收縮頻率沒有再增加，則沒有關係 (D)依照你的情況，應聯絡家人盡快安排入院分娩 (104專高二)

15. 下列哪種胎頭徑線最短？(A)雙頂徑(BPD) (B)枕頦徑(OM) (C)枕額徑(OF) (D)枕下前囟徑(SOB) (104專高二)

16. 朱女士採陰道生產，目前已進入第二產程，使用Valsalva長時間閉氣用力技巧，可能出現下列何種生理反應？(A)胸內壓降低 (B)肺部靜脈回流降低 (C)母血二氧化碳濃度降低 (D)心輸出量上升 (105專高一)

17. 有關會陰切開術的敘述，下列何者錯誤？(A)產婦的會陰部較短，較常使用正中會陰切開術 (B)正中會陰切開術的失血量較少 (C)實證不建議例行性施行會陰切開術 (D)側斜會陰切開術不易縫合，癒合時間長 (105專高一)

18. 下列何者為婦女真陣痛的特徵？(A)內診時沒有子宮頸變薄 (B)走路時肚子緊縮感消失 (C)胎兒活動時就宮縮 (D)規則性宮縮且頻率越來越密集 (105專高一)

19. 張女士第二胎，子宮頸開9公分，胎頭高度+1，此時胎頭高度的意義為何？(A)坐骨嵴連線 (B)坐骨嵴連線上1公分 (C)坐骨嵴連線下1公分 (D)坐骨嵴連線下2公分 (105專高一)

解答： 13.D 14.C 15.D 16.B 17.A 18.D 19.C

解析 胎頭高度以坐骨嵴連線高度為0為基準線，往上為－，往下為＋。

20. 胎兒以面產式，胎頭完全仰伸進入骨盆時，呈現的徑線為下列何者？(A)枕額徑(OF) (B)頦下前囟徑(SMB) (C)枕頦徑(OM) (D)枕下前囟徑(SOB) （106專高一）

解析 (A)頂產式屬之；(C)額產式屬之；(D)頭頂產式屬之。

21. 林女士因破水進入產房待產，護理師協助陰道內診，摸到胎頭前囟門，胎頭高度在-3。胎頭高度在-3意義為何？(A)胎兒頭部尚未固定 (B)胎兒高度在坐骨嵴連線上3公分 (C)胎兒高度在坐骨嵴連線下3公分 (D)胎兒頭部已逐漸下降接近生產 （106專高一）

22. 胎兒預估體重3,200公克，胎位(Fetal Position)為枕後位(OP)，下列敘述何者正確？(1)子宮收縮力比較弱 (2)第一產程時間較長 (3)先露部下降較快 (4)子宮頸擴張較慢。(A) (1)(2) (B) (1)(3) (C) (2)(3) (D) (2)(4) （106專高二）

解析 枕後位第一產程時間較長、先露部位下降較慢、子宮頸擴張較慢。

23. 有關生產過程中子宮肌肉活動的敘述，下列何者錯誤？(A)胎兒先露部位壓迫子宮頸口會促進其變薄的程度 (B)子宮出現生理性收縮環，上段肌肉會變薄 (C)羊膜腔形成的靜水壓會促進子宮頸口的擴張程度 (D)宮縮時胎兒軸壓力的形成會促進子宮頸口擴張 （107專高一）

解析 (B)上段肌肉越來越厚，以推擠胎兒向下。

24. 下列何者是子宮頸擴張最快的時期？(A)減速期 (B)潛伏期 (C)過渡期 (D)最大斜率期 （107專高一）

25. 有關產婦第二產程之護理措施，下列何者正確？(A)抬高腿部以預防血栓靜脈炎 (B)抬高頭部10至20度以利向下用力 (C)宮縮間歇期間，提醒產婦放鬆休息 (D)教導產婦使用肩頸及腹部肌肉力量向下用力 （107專高一）

解答： 20.B 21.B 22.D 23.B 24.D 25.C

26. 子宮生理性收縮環在肌肉上的變化為何？(A)子宮上段變薄，下段變厚 (B)子宮上段變薄，下段沒有變化 (C)子宮上段變厚，下段變薄 (D)子宮上段沒變化，下段變薄 （107專高二）

27. 自然產的胎頭娩出後將進入下列何項分娩機轉？(A)下降(decent) (B)外回轉(external rotation) (C)屈曲(flexion) (D)伸展(extension) （107專高二）

28. 王女士第一胎，目前在第一產程的過渡期，隨著越來越密集的字宮收縮，王女士顯得很焦慮不安。在床邊陪伴的王先生詢問護理師：「我的太太很不舒服，我也不知道怎麼幫忙，我最好到產房外面等待？」，此時護理師最適當的回答為何？(A)「這個時候王太太最需要你，你怎麼可以離開呢？」 (B)「因為你的擔心會干擾生產，你最好到外面休息。」 (C)「我知道你的壓力很大，我們一起來幫忙王太太好嗎？」 (D)「我知道陪產很辛苦，你確實需要好好休息，寶寶出生後再告訴你。」 （107專高二）

29. 王女士，待產期間為右枕前位，進行內回轉時，下列何者正確？(A)自ROA旋轉45度至OA (B)自ROA旋轉135度至OA (C)自ROP旋轉45度至OA (D)自ROP旋轉135度至OA （108專高一）

30. 陳女士陰道檢查結果子宮頸擴張9公分，變薄程度80%，高度+2，此時胎頭最有可能在下列哪個位置？(A)骨盆入口 (B)坐骨嵴上 (C)坐骨嵴下 (D)陰道出口 （108專高一）

31. 陳女士，G_1P_0，因規則陣痛而入產房待產，胎位為ROA，子宮頸口開1 cm，station=0，下列何者為station 0？(A)胎兒的胎頭在骨盆入口上方 (B)胎兒的雙頂徑通過骨盆入口 (C)胎兒的雙頂徑通過恥骨聯合 (D)胎兒的胎頭接近骨盆出口 （108專高二）

32. 承上題，陳女士裝上胎兒監視器，此時胎兒心跳轉送器放置何處，可聽到最清楚胎心音？(A)肚臍上1 cm處 (B)與肚臍平行右側3 cm處 (C)肚臍與右髂骨前上嵴連線中點 (D)肚臍與恥骨聯合連線中點 （108專高二）

解答： 26.C 27.B 28.C 29.A 30.C 31.B 32.C

33. 有關分娩時經產婦的子宮頸變化之敘述，下列何者正確？(A)子宮頸變薄與擴張同時進行 (B)子宮頸先擴張，再變薄 (C)子宮頸先變薄，再擴張 (D)潛伏期時，子宮頸變薄變短程度為90~100% （108專高二）

解析 初產婦常見的子宮頸變化為先變薄再擴張，而經產婦則是變薄與擴張同時進行。

34. 下列何者不是用來判斷孕婦是否破水的方法？(A)黏液塞排出 (B)陰道窺鏡檢查 (C)石蕊試紙試驗 (D)羊齒試驗 （108專高二）

解析 黏液塞排出被視為接近生產的徵兆。

35. 待產婦女陰道檢查結果為station+1，表示先露部位位於何處？(A)坐骨嵴連線上1公分 (B)會陰部下1公分 (C)會陰部上1公分 (D)坐骨嵴連線下1公分 （109專高一）

36. 第二產程胎頭娩出時，為了減少會陰部撕裂傷，下列措施何者較不適當？(A)請產婦哈氣 (B)請產婦採喘息呼吸 (C)讓產婦採側躺 (D)將產婦臀部墊高 （109專高一）

解析 第二產程胎頭娩出時，產婦應使用適當向下用力的產出技巧，以減少會陰部撕裂傷，哈氣或喘息呼吸可緩和產婦向下用力的衝動，側躺則有助於減緩向下用力的感受。

37. 下列何者為胎兒的先露部位和母親骨盆前後左右的關係？(A)胎勢 (B)胎姿 (C)胎產式 (D)胎位 （109專高二）

解析 胎位(fetal position)是描述胎兒先露部位在母體骨盆腔4個象限的位置。

38. 下列何者為子宮收縮頻率(frequency)的定義？(A)子宮收縮時所持續增加的壓力 (B)一次子宮收縮開始到下次宮縮開始之時間 (C)子宮收縮結束之後的平靜期 (D)每次子宮收縮的開始到結束之時間 （109專高二）

解析 頻率(frequency)：為一次宮縮的開始到下次宮縮的開始，一般以「分鐘」為單位。

解答： 33.A 34.A 35.D 36.D 37.D 38.B

39. 下列何種胎產式之胎頭徑線最短，較能順利分娩？(A)面產式 (B)額產式 (C)前頂產式 (D)頭頂產式 （109專高二）

解析 徑線長度大小：頭頂產式（枕下前囟徑）<面產式（頦下前囟徑）<前頂產式（枕額徑）<（額產式）枕頦徑。

40. 有關陰道瘻管，下列敘述何者正確？(A)最常見的原因為手術傷害 (B)甲基藍試驗是以試紙測試 (C)治療方式以內科治療為主 (D)病人身上經常有糞便味 （109專高二）

解析 正中會陰切開術（直切法）易造成陰道瘻管。

41. 以下哪些護理評估可以知道待產婦已開始進入第二產程？(1)破水 (2)子宮規則收縮 (3)陰道排出粉紅色黏液 (4)子宮頸完全擴張 (5)會陰可見胎頭膨出，個案有不自主用力感。(A) (1)(2) (B) (2)(3) (C) (3)(4) (D) (4)(5) （110專高一）

42. 有關正常子宮收縮的特性，下列何者錯誤？(A)無法由產婦的意志支配 (B)以子宮底收縮強度最高 (C)受腸胃的神經管制 (D)間歇性的收縮 （110專高一）

解析 (C)子宮的神經受自主神經影響。

43. 下列何種胎位之生產時間通常較短？(A) LOP (B) LOA (C) LSA (D) LMP （110專高二）

解析 LOA屬左枕前位，通常枕前位的生產時間較短。

44. 待產婦的護理記錄記載胎兒先露部位高度是-1。此記錄結果是指胎兒先露部位為下圖哪一個編號的位置？(A) 1 (B) 2 (C) 3 (D) 4 （111專高一）

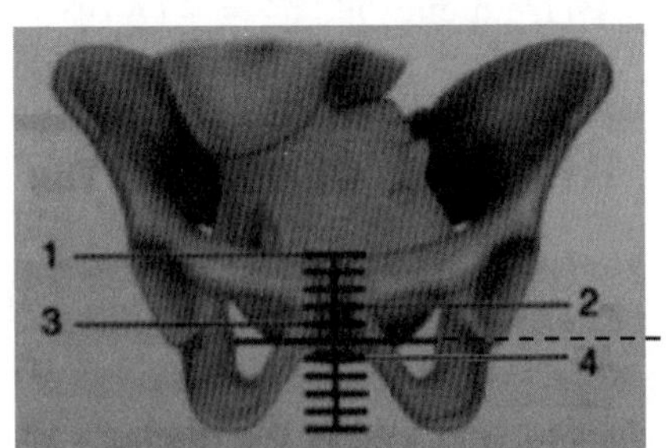

解答： 39.D 40.A 41.D 42.C 43.B 44.C

解析 以兩坐骨嵴的假想連線為基準，記為"station 0"，往上為負值(-1~-5 cm)，往下為正值(+1~+5 cm)，如station-1是指胎兒先露部位於坐骨嵴上1 cm。

45. 下列何者為枕後位(OP)第一、二產程延長的主要機轉？(A)需要不斷的屈曲成為LOP位 (B)內回轉成為枕前位，費時長 (C)在骨盆入口，不易下降 (D)實施外部轉向時，費時較長 **(111專高一)**

46. 下列哪種情況容易發生產後痛(afterpain)？(A)經產婦 (B)羊水過少 (C)單胞胎 (D)剖腹產 **(111專高一)**

解析 產後痛是因子宮間歇收縮而造成的，常發生於哺乳婦、經產婦、子宮過度伸展的產婦。

47. 有關胎兒娩出的過程，當左枕前位(LOA)的胎兒完成內回轉(internal rotation)。此時胎頭與母體骨盆間的關係，下列敘述何者正確？(A)胎頭的矢狀縫合與母體骨盆的前後徑，呈平行狀態 (B)胎頭的冠狀縫合與母體骨盆的前後徑，呈平行狀態 (C)胎頭的額縫合與母體骨盆的前後徑，呈垂直狀態 (D)胎頭的枕下前囟徑與母體骨盆的前後徑，呈垂直狀態 **(111專高二)**

48. 一位足月懷孕的孕婦，因腹痛來院準備待產，護理師評估其疼痛的性質：子宮收縮壓力在40mmHg，收縮的頻率不規則，子宮頸沒有變化，疼痛與不適的部位侷限在腹部，協助來回走動時其疼痛可減輕，該產婦的子宮收縮是屬於那一種陣痛？(A)真陣痛 (B)假陣痛 (C)混合型陣痛 (D)無法分辨陣痛型態 **(111專高二)**

49. 有關分娩期的支持性照護措施，下列何者較不適當？(A)提供待產婦女一致性常規醫療照護 (B)教導待產婦女及伴侶生產的相關知識 (C)維持生產環境的燈光昏暗 (D)允許待產婦女自由選擇下床走動 **(112專高一)**

解析 重要支持系統的態度，社會文化背景使產婦對分娩有不同的行為反應，應採取個別化照護。

解答： 45.B 46.A 47.A 48.B 49.A

50. 陰道分娩過程中，胎盤以暗紅色的粗糙面被牽引出陰道。有關此胎盤娩出的敘述，下列何者正確？(1)希氏法(Schultze mechanism)娩出 (2)鄧氏法(Duncan mechanism)娩出 (3)較容易發生剝離不完全 (4)較少發生剝離不完全。(A) (1)(3) (B) (2)(3) (C) (1)(4) (D) (2)(4)

解析 希氏法(Schultze mechanism)先露出陰道口部分為胎兒面（光滑面）。 （112專高一）

51. 高女士，G_2P_0，懷孕38週，因規則陣痛且自然破水而入院待產。待產期間沒有接受硬脊膜外麻醉，已入院待產13小時，目前子宮收縮每2~3分鐘一次，持續50秒，子宮頸口擴張8公分，胎兒高度−1。請問，高女士此時最不可能出現下列何種徵象或行為反應？(A)現血量會越來越多 (B)宮縮間歇時，常閉著眼睛休息 (C)對於能否撐過生產，越來越沒信心 (D)非常希望獨處，大叫「請你們離開！」 （112專高二）

解析 此時已進入第一產程的過渡期，產婦易有挫折感、無力感。

52. 有關初產婦與經產婦於分娩過程的常見變化，下列敘述何者正確？(A)初產婦子宮頸先擴張，再變薄 (B)經產婦子宮頸軟化變薄及擴張，同時進行 (C)經產婦於分娩前約2週出現腹輕感(lightening) (D)初產婦腹輕感往往於分娩啟動時才出現

解析 (A)初產婦子宮頸會先變薄再擴張；(C)(D)腹輕感於生產前2~3週出現。 （112專高二）

53. 32歲初產婦身高160公分，中午12：00入院時子宮頸變薄50%，擴張為4公分，待產期間僅給予Ringer輸液keep line，但子宮收縮頻率自然變快且強度也增加，10分鐘內平均有5次以上收縮，分娩進展快速於下午14：50娩出1名男嬰，出生體重2,700公克。有關此位初產婦分娩特性的敘述，下列何者最適當？(A)急產，產後應評估子宮頸及產道是否有撕裂傷 (B)分娩快速，胎兒易出現感染及失溫的危險 (C)產程延滯，是醫療處置不當的結果 (D)應注意胎兒是否因腦缺氧，刺激交感神經引發心跳加速 （112專高二）

解答： 50.B 51.D 52.B 53.A

54. 承上題，該產婦在產後觀察期間，觸診其子宮收縮呈堅硬狀，子宮底位置與臍平並置中，膀胱無漲尿，產婦陰道不斷流出鮮紅血性物，半小時內產後棉片就濕透一半，血壓值為100/65 mmHg。下列敘述何者正確？(A)為早期產後出血，因產道撕裂傷所致 (B)為早期產後出血，因子宮收縮乏力所致 (C)為晚期產後出血，係胎盤碎片殘留子宮 (D)為晚期產後出血，係異常高張力宮縮 (112專高二)

55. 王女士主訴：「我懷孕後都不吃冰了，因擔心對孩子氣管不好」，下列護理師反應何者最適當？(A)建議詢問醫師後再決定 (B)以實證研究資料反駁婦女的行為 (C)尊重其文化以及飲食的選擇 (D)提供更多的飲食禁忌訊息 (112專高三)

56. 張女士，G_1P_0，懷孕40週，下列何者是真陣痛的特徵？(A)感覺後背痛，但走路會緩解 (B)宮縮間隔時間逐漸變短，並有規律感 (C)宮縮時偶肚子變硬，但強度沒有變化 (D)陣痛一定伴隨破水發生 (112專高三)

解析 (A)會有持續的下背痛；(C)強度皆持續增加；(D)可能會有破水發生。

57. 胎兒為頭產式，胎頭呈部分屈曲，其最可能以下列哪條徑線通過產道？(A)枕下前囟徑(SOB) (B)枕額徑(OF) (C)枕頦徑(OM) (D)頦下前囟徑(SMB) (113專高一)

解析 (A)胎頭完全屈曲時以枕下前囟徑通過產道；(C)胎頭部分伸展時枕頦徑通過產道；(D)胎頭完全伸展時，是以頦下前囟通過產道。

58. 婦女產後痛(after pain)主要是評估下列哪一個器官或組織之健康問題？(A)乳房、乳頭疼痛 (B)會陰、會陰傷口疼痛 (C)子宮、子宮間歇性收縮不適感 (D)肛門、痔瘡痛 (113專高一)

解答： 54.A 55.C 56.B 57.B 58.C

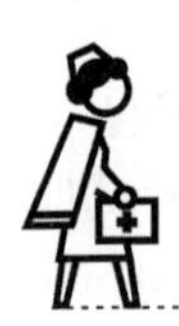

MEMO

待產及分娩時的護理

出題率：♥♥♥

產婦的評估
- 基本資料收集及評估
- 生理評估
- 心理及行為評估
- 產程身體評估
- 護理措施

胎兒評估
- 產程評估
- 胎心率評估與監測法
- 其他胎兒評估法

Maternal-Newborn Nursing

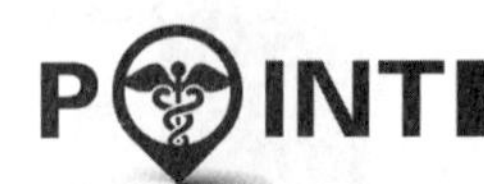

重點彙整

10-1 產婦的評估

一、基本資料收集及評估

1. 建立溝通管道。
2. 孕產史：包括過去孕產史及本次懷孕狀況。
3. 內外科病史及家庭史，以及一般健康狀況與目前情形。
4. 生產準備度。
5. 注意事項
   (1) 溝通時若產婦面臨子宮收縮時，應於兩次宮縮時之休息時間收集資料。
   (2) 應搭配病歷查詢有關產前檢查、各項實驗室檢驗結果、超音波、羊膜腔穿刺等特殊檢查，合併症發生與否及治療情況。

二、生理評估

1. 基礎評估：如生命徵象、體重測量等，體溫若≧37.5°C 可能會有脫水情形，若≧38°C 要懷疑有受到感染，此時脈搏與呼吸可能升高。疼痛及焦慮會使心跳及血壓上升（宮縮時血壓會上升 5~10 mmHg），故血壓應在兩次宮縮間測量，若有暫時性血壓上升，應於 30 分鐘內會恢復；血壓值大於 140/90 mmHg 則表示與妊娠誘發性高血壓有關。
2. 系統性評估：如循環系統、神經系統、泌尿系統等。
   (1) 嚴重水腫體重會增加；妊娠末期常見輕微下肢水腫，若上肢及臉水腫即表示有妊娠誘發性高血壓。

(2) 頭痛、視力模糊等常與妊娠誘發性高血壓有關；**嘴唇或手麻刺感**為**換氣過度**使**二氧化碳排出過多**，導致呼吸性鹼中毒。

(3) 腹部觸診時若發現**子宮位置偏右側，需檢查有無漲尿現象**。

(4) 應每 2~3 小時叩診評估膀胱脹滿情形，鼓勵排空膀胱，以防阻礙胎兒下降。

3. 血液檢查：全血球計數與白血球分類計數(CBC/DC)。

4. 尿液檢查：特別注意蛋白尿或有無尿糖情形。

三、心理及行為評估

(一) 第一產程

1. **潛伏期**（子宮頸擴張 0~3 公分）

(1) 眼睛明亮、機警、注意周遭變化、**微笑**、皮膚微潮紅、話多、合乎社交禮儀、**精力充沛**，等待宮縮來臨、覺得情形還好，可自行應付。

(2) 此時最適合做衛教。

2. 活動期（子宮頸擴張 4~8 公分）

(1) 瞇眼、少注意周遭變化、皮膚潮紅、略熱、流汗、不再微笑、常用舌頭舔濕嘴角、單字回答、保留精力、注意產程進展，宮縮時支持身體、下背疼痛、逐漸害怕身體失去控制而將注意力放在自己與宮縮疼痛上。

(2) 此時會讓支持者不知所措，護理人員應適時介入。

3. 過渡期（子宮頸擴張 8~10 公分）

(1) 閉眼、宮縮時集中注意力在某處、皮膚潮紅、熱、汗濕，對問話無法回答、全力應付眼前事物，已無精力、下背持續疼痛，非常注意宮口擴張情形、害怕，覺得無法度過產程。

(2) 此時最常出現**產婦表示受不了**，要求行剖腹生產。**易有挫折感與無力感**。

(二) 第二至四產程

1. **第二產程：宮口全開至胎兒娩出**，產婦可能會感到疲憊、無助、失去控制，無法遵循護理人員的指示。
2. 第三產程：胎兒娩出至胎盤娩出，產婦可能會感到興奮、疲憊、輕鬆感，也許會無端地哭泣。
3. 第四產程：胎盤娩出至產後 2~4 小時內，產婦可能會感到快樂及興奮或精疲力盡而閉目休息。

四、產程身體評估

1. **陰道內診**：藉由此法可評估**子宮頸擴張及變薄程度**、**胎位**、**先露部位和胎兒高度**與**胎膜是否完整**。執行時請待產婦採**大腿彎曲且外展**的姿勢，檢查者戴上無菌手套，潤滑**食指及中指**後伸入陰道，可指導待產婦**深呼吸或哈氣緩解內診的不適**。須注意若為**前置胎盤則不可行陰道內診**。
2. 子宮收縮：其評估包括頻率、持續時間及強度，若持續時間超過 90 秒，放鬆間隔時少於 60 秒，會使子宮胎盤血流灌注不足，需加強胎心音變化之評估。
3. 胎膜狀況：破水可分自發性破水及人工破水，當自發性破水不明確時，可以**石蕊試紙測試**(Nitrazine test)，**呈藍紫色為破水**；亦可以**羊齒試驗**(Ferm test)測試，呈**陽性表示羊水**。
4. 會陰評估：第二產程評估時可看到會陰膨出→排臨→著冠。
5. 產道出血評估：隨著產程進展，現血量會越來越多。

五、護理措施

(一) 第一產程的護理

◆ 潛伏期

1. 依醫囑給予灌腸，以排除糞便利胎兒先露部位下降、避免分娩中排便造成汙染、刺激宮縮促進產程進行。但若胎頭未固定且早期破水、內診時子宮頸軟且薄，預估產程進展快速者、子宮強烈收縮、產前出血、前置胎盤或有早產傾向者，則禁止灌腸。若待產婦拒絕灌腸或當日已排便者可不執行。
2. 教導經常記得**排空膀胱**，避免膀胱過漲阻礙胎兒下降。
3. 依醫囑予每 1 小時測量血壓、脈搏、呼吸、每 4 小時測量體溫。若血壓＞140/90 mmHg、脈搏＞100 下／分、呼吸＞22 次／分，須立即通知醫師。
4. **可鼓勵產婦下床步行**，能**刺激子宮收縮**及藉重力幫助胎兒下降，增快產程進展；但**早期破水、陰道出血和急產者例外**。
5. 指導**以慢而深的呼吸來放鬆肌肉的放鬆呼吸法**。**可用廓清式呼吸做為產婦肺部通氣及放鬆的訊號，須依產婦的需要及放鬆程度調整呼吸。分娩期間每次宮縮開始與結束都應做一次廓清式呼吸**。
6. 背部按摩減輕背痛：揉捏法可緩解頸肩和背部的緊繃；重擦法常是在產婦感到嚴重背痛時使用；按撫法是利用門戶控制理論，藉著刺激大的神經纖維，而抑制細小的神經纖維所傳導的疼痛刺激。通常使用在腹部子宮體的下半段作輕柔的按摩，可減輕輕至中度的產痛。
7. 使用冷熱敷可促進舒適、緩解肌肉痙攣及疼痛等。

8. 鼓勵清淡易消化飲食、流質食物，待產中消化過程較慢，應避免固體食物。
9. **口乾舌燥**是最常發生的生理變化，可口含碎冰。

◆ **活動期**

1. 生命徵象：每 1 小時測量一次 TPR；每 30 分鐘測量一次宮縮及**胎心音**。
2. 此期若採取的呼吸方式不當，易導致換氣過度及呼吸性鹼中毒；且應指導產婦**肌肉放鬆不可用力**，必要時給予止痛劑。盡量保持環境安靜。
3. 仍可藉由呼吸技巧來轉移宮縮疼痛，可告知產程進展情形，並予陪伴及鼓勵、稱讚夫婦。
4. 執行護理措施時，應盡速完成並避免過度解釋或干擾。
5. **待產階段避免讓產婦完全平躺**，可促進子宮有效收縮和子宮頸擴張、促使先露部位旋轉或下降，亦避免**降低胎盤血流**。

◆ **過渡期**

1. 評估子宮頸擴張程度，**告知產程進展**，適時送產婦進入產房。
2. 鼓勵產婦採淺快的呼吸法，可**哈氣或喘氣**但不要向下用力。此期易因**呼吸過速**而**換氣過度**，造成呼吸性鹼中毒（症狀如嘴唇、手指等有麻刺感、暈眩、眼前有黑點），且通常不易遵從指導；護理人員應教導產婦**手拱成杯狀蓋著口鼻呼吸**，來**減緩呼吸速率**以調整酸鹼不平衡情形。
3. 正確評估現血及胎膜有無破裂。若羊膜破裂時羊水大量流出可能使臍帶脫出，故發現**大量羊水流出時，應立即測量胎心音**。
4. 末期因胎兒先露部位壓迫，使產婦**產生便意感或向下用力的衝動**。若子宮頸口尚未完全打開，容易造成**子宮頸水腫**或會陰部撕裂傷，故應先評估子宮頸擴張情形，了解目前是否適合用力，如**初產婦子宮頸開 10 公分、經產婦子宮頸開 8 公分以上才可教導用力動作**。

5. 第一產程結束前，隨著產程進展和胎頭下降，多數枕後位胎兒會旋轉回較利於娩出的枕前位。針對已知胎兒為枕後位的產婦，護理人員可教導待產婦採取膝胸臥式及對側的辛氏臥位、搖擺骨盆等方式，來促進胎位改變。

(二) 第二產程的護理

1. 此期宮縮時會陰會膨出且陰道口可見胎頭。此過程中，宮縮結束後又會縮回陰道內，稱為排臨；經過幾次用力後，胎頭不再因宮縮有無而縮回時，稱為著冠。護理人員應仔細檢查子宮頸。
2. 評估上產檯生產時機：初產婦胎頭已著冠；經產婦宮口開至 8~9 公分，或宮口全開產婦用力，於陰道口可見胎頭時。
3. 若子宮頸口全開，協助產婦躺上產檯，**可請準父親穿上隔離衣、帽子、口罩在產房陪產；監測胎心率變化，並預先加熱新生兒處理檯**。
4. **膀胱脹會阻礙胎兒下降而延長產程**，故**應評估待產婦是否有膀胱脹情形**。
5. 使用傳統生產檯時，**膀胱截石臥位**雖方便接生，但對產程進展幫助有限，產婦易感到呼吸困難，應將**頭部抬高 30~60 度，以枕頭或支持者協助支撐產婦的頭及背部**。**採背部直立姿勢可減少下腔靜脈壓迫，較少發生胎心音異常，並有利於胎兒下降**。
6. 護理人員在產婦上產檯後即可執行會陰消毒，原則為**由上至下、由內而外，保持陰道清潔**。

7. 允許產婦使用「**打開聲門用力法**」。即於用力時發出聲音，此法的優點包括降低產婦胸內壓、讓會陰部有鬆弛的機會，且避免胎盤血流下降。
8. 若產婦希望生產時能免除會陰切開術，以維持會陰的完整性，可採取的護理措施包括**溫和觸壓按摩會陰、鼓勵產婦溫和向下用力推進、配合產婦用力衝動向下推擠**。
9. 每 5~15 分鐘測量胎心音。
10. 胎頭娩出後，應指導產婦改為哈氣運動，不需要用力至胎兒完全娩出。

(三) 第三產程的護理

1. 正確記錄生產方式及時間。
2. 於執行新生兒護理後讓產婦看新生兒，可建立早期親子關係及促進母乳哺餵。
3. 評估胎盤剝離預兆。
4. 正確記錄胎盤娩出方式與時間。
5. 為促進子宮收縮，預防產後大出血(PPH)，應在**胎盤娩出後**給予肌肉注射 Methergine (Ergonovine)麥角鹼類藥物，但切忌在胎兒娩出前使用，且給藥前應先**測量血壓**，若有高血壓，應依醫囑改用 Pitocin (Poton-s)。
6. 協助醫師完成會陰修補術，必要時依醫囑予麻醉藥物使用。

(四) 第四產程的護理

1. **生命徵象**：每 1 小時測量一次體溫，每 15 分鐘測量一次血壓。
2. **評估宮底高度**，產後當日應為臍平或臍下一指，宮縮性質為堅硬表示宮縮良好；**宮縮不良時，子宮呈鬆軟、宮底高度上升，且不斷有鮮血流出**。

3. 評估膀胱脹滿情況，鼓勵或協助排空膀胱。若膀胱脹滿會使子宮偏向一側，宮底高度會上升，影響宮縮。
4. 評估**惡露量及顏色**是否為鮮紅，有血塊表示可能有胎盤殘留，易影響子宮收縮。
5. 評估會陰修補術傷口有無紅腫及裂傷。
6. **鼓勵於新生兒出生 30 分鐘內，做肌膚接觸或執行產檯哺餵**，此方式可促進催產素(oxytocin)分泌而**有利子宮復舊**，且可**加強親子互動**，肌膚接觸過程中可讓新生兒正面趴在產婦胸腹部，不應刻意將乳房放置新生兒的嘴巴內，過程中應**注意安全及保暖**。

(五) 其他注意事項

1. 待產婦需住院的情形：羊膜破裂（早期破水）、**子宮規則收縮且強度增加、越來越密（真陣痛）**及陰道出血時。
2. 待產婦住院時之護理檢查：**陰道內診應注意無菌技術**，其他包括四段觸診、胎心音聽診、心理支持等。
3. 護理優先順序原則：評估母親生理心理狀態→評估宮縮型態→評估胎兒狀態→評估分娩進展→保護會陰及新生兒護理。
4. 融入**友善溫柔生產的概念**：尊重生產的自然歷程，**訴求人性化**，不以外力干預（如**不常規執行剃薙、灌腸、會陰切開**等），可使產婦獲得滿意的生產經驗，在低風險的情況下產婦**於待產期間可以自由走動、生產時先生可以陪產、產後立即進行產檯肌膚接觸等**。
5. 閉氣用力持續太久，產婦**心輸出量會降低、血氧不足，胎盤血流減少**，影響胎兒血液酸鹼值及血中氧分壓降低。

(六) 準父親方面

1. 明確的訊息：待產之產程時間、自己角色、母子狀況。
2. 醫護人員良好的態度：態度溫和、耐心、細心、關心。
3. 被了解和被接受。

4. 護理人員適時的陪伴及協助。
5. 進入生產室的彈性選擇權。
6. 促進早期親子關係：新生兒出生後 30 分鐘內有親子接觸之機會，若父親在場也讓其參與。

10-2 胎兒評估

一、產程評估

1. 先露部位(presentation)：胎頭觸診為圓滑且硬，臀位為軟而不規則之臀部。需記錄下降情況、胎頭變形或腫塊情形。
2. **高度**(station)：以坐骨嵴高度為“0”為基準線，且胎頭已固定。
3. 胎頭漂移(floating)：**形容胎兒先露部位仍處於高位**。
4. 胎位(fetal position)：以胎頭縫合線與前後囟門來確認胎頭屈曲與母體骨盆前後左右之關係位置。

二、胎心率評估與監測法

1. 先使用四段式觸診，確定先露部位與胎位，以找出胎背，因此處為胎心音監測最清楚之位置。臀產式胎兒監測位置於肚臍以上兩側（腸骨前上嵴到肚臍連線之延長線中點）。
2. 若為單胎頭產式的胎兒，監測位置在肚臍下兩側（肚臍到腸骨前上嵴兩側之中點）；若為**左枕前位**(LOA)，最合宜的測量部位則為**左側臍嵴線中點**。當進入第二產程時，胎兒會轉位成枕前位(OA)，此時最佳監測部位為產婦下腹中線即恥骨聯合上方。
3. **持續性的胎心音監測**，可得知**胎心率基準線與週期性變化**，但 WHO **對無併發症或任何健康問題婦女**的待產期照護，建議採**間歇性胎心音監測**，因**持續性胎心音監測可能增加剖腹產率**；但**高危險妊娠**第一產程應**每 15 分鐘**記錄胎心音一次。

4. 須注意**過於頻繁**或不間斷的監測反而會**增加真空吸引**、使用產鉗及**剖腹產**的機率，且會讓產婦不舒適。

(一) 間歇性聽診

以胎心筒、Doppler 或聽診器聽診，適用於**低危險性產婦與胎兒**。於第一產程潛伏期時每 1 小時測量一次，活動期及過渡期每 30 分鐘測量一次；第二產程則每 5~15 分鐘測量一次。但**胎心音之變異性無法以此方式評估**。

(二) 電子胎兒監測器

電子胎兒監測器可評估胎心率(fetal heart beat, FHB)，以提供更多有關胎兒健康訊息以及胎兒適應產程的情況，亦可協助醫護人員評估子宮收縮的情形。一般使用兩個傳導器，分別**置於收縮力最強的子宮底位置及胎心音最清晰處**；傳導器**彈性皮帶的合宜緊度為約可容納一個指頭**。傳導器會將超音波所收到的訊號輸送至監測器，並傳出胎心音、顯示出心跳數字及在記錄紙上繪出圖形，但超音波是以介質交界反射為原理，故可能偵測到其他雜訊，如血流通過臍帶的**臍雜音（與胎心音一致）**；還可能有血流通過子宮的子宮雜音（與產婦心跳一致），若發現胎心音讀數過低，應重新調整胎心音傳導器的位置。

◆ 適用於持續監測之情況

1. 產婦因素：產程遲滯、子宮收縮異常、給予催產措施或藥物、使用硬膜外麻醉、有影響分娩安全之內／外科疾病、出現產科合併症。
2. 胎兒因素：**羊水胎便染色**、先天性異常疾病、胎心率異常。

◆ 基準線

入院待產婦裝置電子胎兒監測器後，評估胎心率基準線為第一優先的監測項目。第三孕期的基準線範圍為 120~160 bpm，**變**

異性為 6~10 bpm，子宮收縮、胎動時加速，主要由交感與副交感神經互相抗衡，以維持在正常範圍及產生不規則變異性。

1. FHB>160 bpm：為**心搏過速**，可能原因為母體發燒、感染、脫水、焦慮、使用交感神經藥物或甲狀腺機能亢進；胎兒可能為早產、早期缺氧、**感染**或貧血。
2. FHB<120 bpm：為心搏過緩，可能原因為母體體溫過低、血壓過低、過度使用催產藥物或麻醉藥使用不當；胎兒可能為先天性心臟缺損、缺氧之晚期徵象、臍帶脫垂或嚴重貧血。
3. **變異性減少**：可能原因為母體使用止痛麻醉藥、鎮靜安眠藥或低血糖；胎兒為早產、缺氧、深度睡眠，或先天性腦、心或中樞神經系統畸形。

◆ 週期性變化

評估胎心率是否為早期、晚期或變異性減速，詳見表 10-1。

表 10-1 胎心率週期性變化

	早期減速 (early deceleration)	晚期減速 (late deceleration)	變異性減速 (variable deceleration)
導因	**胎頭受壓**	1. 母體低血壓 2. 子宮過度收縮 3. 胎盤功能不良	1. **臍帶受壓** 2. 臍帶太短或太長 3. 臍帶脫垂
特性	1. 發生於宮縮開始 2. 減速最低點為宮縮最高點 3. 結束於宮縮止點 4. 胎心率如宮縮的倒影	1. 發生於宮縮高點或之後 2. 減速最低點為宮縮止點 3. 結束於宮縮間歇期	收縮期中出現，**與宮縮無關**，常發生於破水待產婦、胎兒臍帶受壓迫，如臍繞頸、臍繞軀幹或羊水較少之待產婦

表 10-1 胎心率週期性變化（續）

	早期減速 (early deceleration)	晚期減速 (late deceleration)	變異性減速 (variable deceleration)
臨床意義	1. **胎頭受壓**使顱內壓上升→腦血流下降→刺激迷走神經，心跳下降 2. 一般發生在宮口擴張 5~6cm 以上且已破水，若在產程初期發生可能有 CPD 的問題	1. **子宮胎盤血流減少**→低血氧刺激化學接受器→刺激壓力接受器，心跳下降 2. 若發生晚期減速、胎心率減慢且基準線變異性減少，表示胎兒有死亡的危險，應緊急處理	**臍靜脈與臍動脈受壓**，會有兩方面受影響： 1. 會表現出不同時間的心跳減慢 2. 或兩種減慢加在一起，而呈現"U"或"W"字型曲線
護理措施	**通常不需要介入性措施**，但需持續觀察胎心音變化	1. 改變母體臥位：**左側臥** 2. **停止催產素滴注並增加靜脈輸液灌注** 3. **給氧**：6~8L/min 4. 必要時協助醫師準備立即生產	1. 同晚期減速處置 2. **內診**檢查臍帶是否脫垂、**受壓** 3. 協助待產婦**左側臥**

三、其他胎兒評估法

1. **胎便染色觀察**(meconium staining)：判斷胎兒缺氧程度及新生兒後送單位之依據。
2. 超音波：可用來檢查胎頭位置、診斷前置胎盤或胎盤早期剝離、CPD 及偵測胎心率情況。
3. 胎兒血液取樣：胎兒頭皮採血或經皮膚臍帶採血，以取得血液樣本，但臨床上不實用。

QUESTION 題庫練習

1. 李女士待產時主訴口乾、宮縮時感到下腹部酸痛且全身燥熱，下列護理措施何者不恰當？(A)給予冷毛巾放在後頸部 (B)給予口含冰塊 (C)熱敷墊放在下腹部 (D)採平躺減少背部壓迫

(103專高二)

2. 有關胎心音於子宮收縮時的變化，下列何項表徵為異常？(A)胎心音減速出現於宮縮開始時，最低點為110 bpm，宮縮結束後回到137 bpm (B)胎心音減速出現於宮縮最高點，最低點為80 bpm，宮縮結束後回到120 bpm (C)胎心音加速隨著宮縮開始後出現，最高點為165 bpm，宮縮結束後回到145 bpm (D)胎心音隨宮縮出現加速或減速，但一直維持在120~160 bpm之間

解析 胎心音減速出現於宮縮最高點為早期減速，可能原因為胎頭受壓。 (103專高二)

3. 王女士G_3P_2，子宮頸口開8公分，完全變薄80%，護理師正協助其移位至產檯時，王女士大叫痛且不自主地用力，此時護理師最佳的指導措施是下列何者？(A)請王女士不要用力，以免產下胎兒 (B)請王女士哈氣，待宮縮結束後再移位 (C)請王女士盡量忍耐，保持冷靜 (D)告訴王女士想用力就用力 (103專高二)

4. 蔡女士於待產中主訴：「我覺得手腳麻、頭昏眼花」，此時其呼吸每分鐘24次，血壓110/68 mmHg，下列護理措施何者適當？(A)立即給氧氣3 L/min (B)給予手腳按摩和熱敷 (C)採垂頭仰臥姿勢 (D)教導將呼吸速度減慢 (104專高一)

5. 王女士，G_1P_0，懷孕38+4週，主訴：「子宮收縮偶爾出現，但會感到腰酸，陰道排出許多紅色黏性分泌物。」對於王女士此狀況，下列解釋何者正確？(A)子宮頸開始變軟，是生產的前兆 (B)子宮頸開始變長，已開始進入產程 (C)子宮下段收縮變強，已開始進入產程 (D)胎盤輕微剝離，是高危險症狀 (104專高一)

解答： 1.D 2.B 3.B 4.D 5.A

6. 承上題，王女士待產中，子宮頸口開9 cm，主訴：「尾椎好像快斷了，我怕快撐不住了」，此時的護理措施，下列何者最適當？(A)雙手輕撫王女士下腹部，並教導深呼吸 (B)用手掌重壓王女士的骶骨處 (C)提醒王女士解尿，排空膀胱 (D)教導王女士進行骨盆搖擺運動 （104專高一）
7. 在產程的初期，下列何者不是護理師鼓勵產婦下床走動的理由？(A)促進子宮有效的收縮 (B)促進子宮頸的擴張 (C)避免下腔靜脈受壓 (D)促使胎兒先露部位旋轉或下降 （104專高一）
8. 下列何者是胎兒早期減速發生的主要機轉？(A)胎頭受壓，顱內壓上升，腦血流下降 (B)胎兒臍帶受壓，血流供應不足 (C)子宮胎盤血管長期收縮，導致細胞缺氧 (D)胎兒臍帶血液酸鹼值下降 （104專高一）
9. 王女士為初產婦，子宮頸口擴張8 cm，因有便意感且陣痛強而大叫，下列何者為最恰當的措施？(A)安慰產婦不要叫以節省體力 (B)告訴產婦夾緊雙腿等醫師來 (C)引導產婦進行喘息式呼吸 (D)教導產婦嘴巴緊閉，配合收縮開始用力 （104專高二）

   解析 初產婦子宮頸開10公分才可教導用力動作，在子宮頸全開前應教導呼吸技巧以轉移疼痛。

10. 通常可在產程何時給與Methergin肌肉注射，以促進子宮收縮？(A)產後4小時 (B)胎兒著冠時 (C)胎頭娩出後 (D)胎盤娩出後 （104專高二）
11. 有關待產婦施行灌腸的禁忌，下列何者錯誤？(A)已破水胎頭未固定 (B)陰道大量出血 (C)規則宮縮 (D)胎兒窘迫

   解析 若胎頭為固定且早期破水、內診時子宮軟且薄、預估產程進產快速者、子宮強烈收縮、產前出血、前置胎盤、或有早產傾向者禁止灌腸。 （105專高一）

解答： 6.B 7.C 8.A 9.C 10.D 11.C

12. 下列何者為友善生產之概念？(1)產婦可決定生產陪伴者以獲支持 (2)允許待產婦自由走動以促進舒適 (3)建議使用止痛藥及麻醉劑降低不適 (4)建議待產時禁食以降低生產風險。(A) (1)(2) (B) (1)(3) (C) (2)(3) (D) (2)(4) （105專高二）

13. 林女士，妊娠38週，因現血及規則宮縮待產，陰道指診結果為子宮頸口開3 cm，變薄40%，高度-1，未破水。詢問護理師：「我現在一定要躺在床上嗎？」，下列何者為最合適的回答？(A)是，避免臍帶脫出 (B)最好一直採左側臥增加胎兒氧氣供應 (C)僅如廁時下床，其他時間應臥床 (D)沒有限制，可採您覺得舒適的臥位或下床活動 （105專高二）

解析 子宮頸口開3 cm，變薄40%，高度-1，仍處於第一產程，在未破水、沒有陰道出血及急產的狀況下產婦可下床活動。

14. 李女士，因超過預產期無產兆而入院，以piton-S引產，子宮頸口開7公分，胎兒監視器顯示有胎心音晚期減速的現象，下列處置何者正確？(A)減少液體攝入量與靜脈注射量，以避免胎心音更加緩慢 (B)為胎兒臍帶受壓迫，可運用膝胸臥位協助改善臍帶受壓 (C)協助採左側臥、給氧，減少或暫停piton-S的給予 (D)是胎頭受壓時所呈現的正常反應，故不需特別處理 （105專高二）

解析 胎心音晚期減速可能導因為子宮過度收縮，導致子宮胎盤血流減少，須立即暫停催產素並給氧。

15. 產時評估胎頭高度為0，屬於下列何種情況？(A)胎頭仍浮動 (B)胎頭已固定 (C)胎頭在會陰口 (D)胎頭位置不確定（105專高二）

16. 有關待產婦護理之敘述，下列何者正確？(A)鼓勵定時解尿，以利胎兒下降 (B)維持平躺，可促進血液循環 (C)預防噁心嘔吐，應該要禁食 (D)灌腸是避免產時汙染的必要護理措施 （105專高二）

17. 下列哪項胎心率的週期性變化和子宮收縮無關？(A)早期減速 (B)晚期減速 (C)變異性減速 (D)變異性加速 （105專高二）

解答： 12.A 13.D 14.C 15.B 16.A 17.C

18. 張女士待產時胎心率發生變異性減速(variable deceleration)，此時護理師應最先執行的護理措施為下列哪一項？(A)協助張女士左側臥　(B)測量生命徵象　(C)觀察陰道有無出血　(D)抬高張女士頭部　(106專高一)

解析 胎心率變異性減速大部分是因為臍帶被胎兒身體壓到的關係，只要改變產婦身體位置便可以得到改善。

19. 有關生產時會陰消毒原則，下列何者錯誤？(A)由陰阜開始往上至下腹部　(B)由腹股溝內側至大腿前半段　(C)由肛門口開始至尿道口　(D)通常採用水溶性優碘　(106專高二)

20. 高女士第一胎，待產時子宮收縮每5~7分鐘一次，持續時間30~40秒，強度為輕微～中度，子宮頸口為2~3公分，少許陰道出血，尚未破水，神情顯得愉快。此時適宜的護理指導為何？(A)教導經常記得排空膀胱　(B)教導禁食以防嘔吐　(C)建議絕對臥床休息，禁止下床走動　(D)建議施行人工破水以助於胎頭下降　(106專高二)

21. 產婦於第三產程後，依醫囑施打宮縮藥物(Methergine, Ergonovine)。護理師於下列何種情況需停止給藥？(A)主訴全身發熱　(B)血壓150/100 mmHg　(C)呼吸不規則　(D)脈搏68~72次／分　(106專高二)

解析 此藥物會引起血管收縮，造成血壓上升，需注意產婦血壓狀況。

22. 李女士G_3P_0，已入院待產12小時。她說：「我好想用力哦！」，此時護理師最佳的評估是下列何者？(A)先幫妳內診，了解目前狀況是否適合用力　(B)這是待產正常的感覺，可以側躺比較舒服　(C)這表示即將要生產了，現在立刻送妳進產房　(D)現在深吸一口氣，朝著陰道方向用力10秒鐘　(106專高二)

解答：　18.A　19.C　20.A　21.B　22.A

23. 有關產後立即性肌膚接觸的敘述，下列何者正確？(A)將新生兒直接放置在乳房上 (B)讓新生兒嘗試用手去觸摸乳頭 (C)最好於新生兒出生1小時之後進行 (D)努力將乳房放置新生兒的嘴巴內 (106專高二補)

24. 有關正常陰道產的第三產程護理措施，下列何者正確？(A)每隔10分鐘監測體溫變化，注意保暖 (B)立即教導產婦用力以利胎盤剝離 (C)鼓勵採平躺姿勢以預防頭痛 (D)依醫囑在胎盤娩出將Pitocin 10 IU加到1升的靜脈滴注液 (106專高二補)

解析 (A)每5~10分鐘監測血壓；(B)胎盤會在胎兒分娩後約5分鐘自動排出；(C)平躺姿勢有礙胎兒轉位下降，一般不建議。

25. 林女士第一胎，懷孕40週因自然破水入院，依醫囑使用催產素。護理師發現胎心率出現晚期減速，此時最優先的護理措施為何？(A)測量血壓、脈搏、呼吸 (B)停止催產素滴注 (C)先密切觀察30分鐘 (D)採膝胸臥式 (106專高二補)

26. 下列何種生產姿勢對產程進展幫助有限，產婦易感到呼吸困難，但方便醫師接生？(A)坐姿 (B)蹲姿 (C)半坐臥姿勢 (D)膀胱截石臥姿 (106專高二補)

27. 汪女士G_3P_1，子宮頸口開8公分，完全變薄，大叫好痛且不自主想用力，護理師指導哈氣的原因為何？(A)避免臨床產婦害怕 (B)避免她子宮破裂 (C)避免胎心率下降 (D)避免子宮頸水腫

解析 錯誤用力會造成子宮頸水腫而延遲產程，哈氣可以放鬆肌肉，避免不自主用力的衝動。 (106專高二補)

28. 有關促進陰道生產的相關措施，下列敘述何者正確？(A)盡量平躺以促進血液回流 (B)不要進食以預防噁心嘔吐 (C)評估解尿可避免膀胱過漲 (D)灌腸以減少會陰部感染 (106專高二補)

解析 (A)平躺不利胎兒娩出；(B)生產相當消耗體力，孕婦應適當補充液體及熱量；(D)灌腸可能造成第二產程排便，汙染無菌區。

解答： 23.AB　24.D　25.B　26.D　27.D　28.C

29. 王女士在待產過程中主訴頭暈，出現嘴唇、手指有麻刺感，此徵象最可能的原因為何？(A)臥床過久　(B)睡眠不足　(C)換氣過度　(D)血糖過低　（106專高二補）

30. 王女士以陰道產娩出一足月男嬰，其第1、5分鐘的Apgar scores分別為7分和8分，新生兒即刻護理已完成，王女士正在進行會陰縫合，有關首次親子互動之時機，下列何者最適當？(A)向王女士說明新生兒狀態不穩定，須延後親子接觸時間　(B)先送新生兒至嬰兒室仔細檢查後，再決定親子接觸時間　(C)等王女士會陰縫合後，再進行親子接觸　(D)立即將新生兒放到王女士胸腹部，進行親子接觸　（107專高一）

31. 王女士，懷孕38+3週，因破水，規則陣痛而入院，子宮頸口開5 cm，先露部位胎頭已固定，下列照護措施何者不適當? (A)建議可以攝取易消化食物　(B)臥床時，將床尾抬高　(C)解尿後，給予會陰沖洗　(D)可下床活動，無活動禁忌　（107專高一）

32. 下列何者為宮縮時胎心率加速之臨床意義？(A)正常現象　(B)胎頭受壓迫　(C)胎盤功能不良　(D)臍帶受壓迫　（107專高一）

解析 宮縮會造成胎盤血流受阻，使胎兒心跳速率增加。

33. 謝女士懷孕39週，入院待產中，產程進度情形為：子宮頸擴張8 cm，變薄80%，高度為+2，已破水。胎兒監測器圖形顯示胎心率下降至100 bpm，減速的時間與子宮收縮沒一定關係，下列何者為最有可能的情形？(A)正常情形　(B)早期減速　(C)晚期減速　(D)變異性減速　（107專高一）

34. 承上題，下列何者可能為造成上述情形的原因？(A)胎頭受壓　(B)胎盤功能不良　(C)臍帶受壓　(D)胎兒感染　（107專高一）

35. 潛伏期待產婦最可能有的行為反應為何？(A)會不自主想要向下用力　(B)將注意力及能量集中在產痛上　(C)顯得疲累失去自我控制感　(D)精力充沛、興奮、有信心接受分娩挑戰　（107專高二）

解答：　29.C　30.D　31.B　32.A　33.D　34.C　35.D

36. 陳女士G_2P_0獨自來待產，下列何種情況需立即通知醫師？(A)主訴先生在外島工作，一直哭泣 (B)宮縮時胎心率為110~120 bpm (C)破水2小時內，無規則性宮縮 (D)宮縮間歇時的壓力為50 mmHg （107專高二）

解析 (D)正常間歇期子宮腔內壓力為6~12 mmHg。

37. 王女士第一胎，目前子宮頸開6公分，當宮縮時，閉眼睛不理人，下列何種護理措施較不適當？(A)引導放鬆呼吸技巧 (B)提供音樂分散注意力 (C)手握產婦雙手陪伴在旁 (D)提供止痛藥或麻醉劑訊息以供選擇 （107專高二）

38. 當待產婦使用PGE_2陰道栓劑後，護理師需要監測下列何種變化？(A)子宮頸平滑肌收縮 (B)胎兒肺部成熟 (C)子宮頸軟化成熟 (D)子宮頸水腫 （107專高二）

解析 PGE_2陰道栓劑可以促進子宮頸的軟化，並會漸漸地引起陣痛，適用於子宮頸未軟化之產婦的引產。

39. 王女士想了解溫柔生產的照護方式，下列護理指導何者錯誤？(A)待產期間可以自由走動 (B)常規執行會陰部剃毛 (C)生產時先生可以陪產 (D)產後立即進行產檯肌膚接觸 （108專高一）

解析 溫柔生產不常規執行剃薙、灌腸、點滴注射、禁食、人工破水、會陰切開等。

40. 江女士待產中出現換氣過度現象，抱怨暈眩、嘴唇、手指有麻刺感，下列何者為優先護理措施？(A)以鼻導管提供氧氣2 L/min (B)加快靜脈輸液 (C)鼓勵採取左側臥 (D)教導減慢呼吸速率

解析 引導產婦放慢呼吸，並以袋子或雙手蓋住口鼻，如此可回吸二氧化碳，解除換氣過度的症狀。 （108專高一）

41. 胡女士子宮頸口全開，護理師協助產婦躺上產檯並準備生產，下列護理措施何者不合適？(A)把手擋在會陰部禁止胎兒娩出 (B)請準父親穿上隔離衣、帽子、口罩在產房陪產 (C)監測胎心率變化 (D)確認預先加熱新生兒處理檯 （108專高一）

解答： 36.D 37.D 38.C 39.B 40.D 41.A

42. 有關待產與生產時姿勢的敘述，下列何者錯誤？(A)待產過程中應允許婦女自由活動或變換姿勢 (B)生產時採膀胱截石臥位姿勢，婦女較能有效用力及減少疲勞 (C)生產時採背部直立姿勢有利於胎兒下降 (D)生產時採背部直立姿勢可減少下腔靜脈壓迫，較少發生胎心音異常 (108專高一)

解析 (B)生產時採膀胱截石臥位姿勢，會增加骨盆腔壓力，對產程進展幫助有限。

43. 有關運用廓清式呼吸之敘述，下列何者錯誤？(A)分娩期間每次宮縮開始與結束都應做一次廓清式呼吸 (B)可做為產婦肺部通氣及放鬆的訊號 (C)呼吸速率為正常呼吸速率的2倍（約每分鐘24~32次） (D)呼吸法的運用須依產婦的需要及放鬆程度來進行調整 (108專高二)

44. 李女士在第一產程中破水，下列何者為最優先的措施？(A)給予陰道內診 (B)評估胎心音1分鐘 (C)給予腹部觸診 (D)以石蕊試紙測試羊水 (108專高二)

解析 大量羊水流出可能導致臍帶脫垂或壓迫，進而使臍帶血流受阻，故破水後應優先評估胎心音至少1分鐘。

45. 王女士待產時，胎心率之變異性為6~10 bpm，下列敘述何者正確？(A)胎兒感染 (B)胎兒缺氧 (C)胎兒瀕死 (D)胎兒正常 (108專高二)

46. 照顧處於過渡期之待產婦，下列何者為最適當的護理措施？(A)減少探視次數 (B)延長衛教時間 (C)告知產程進展 (D)增加環境刺激 (108專高二)

47. 吳女士G_2P_1，她希望生產時能免除會陰切開術，以維持會陰的完整性，有關第二產程的護理措施，下列何者錯誤？(A)溫和觸壓按摩會陰 (B)鼓勵產婦溫和向下用力推進 (C)配合產婦用力衝動向下推擠 (D)平躺使用腳凳盡力伸展腿部 (108專高二)

解答： 42.B 43.C 44.B 45.D 46.C 47.D

48. 張女士懷孕39週，入院待產中，產程進度情形為：子宮頸擴張4 cm，變薄40%，高度為0，胎兒監測器顯示如下圖。根據此圖形，下列何者正確？(A)胎頭受壓　(B)胎盤功能不良　(C)臍帶受壓　(D)正常情形　（108專高二）

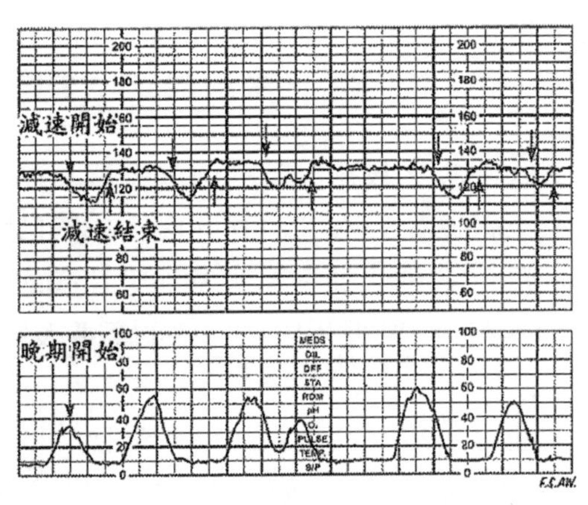

49. 承上題，護理師的處置下列何者不適當？(A)採左側臥　(B)調快點滴　(C)調增催產素　(D)面罩給氧　（108專高二）

50. 王女士懷孕38週，胎位為左枕前位(LOA)，胎心音的測量最合宜的部位為？(A)右側臍嵴線中點　(B)左側臍嵴線中點　(C)肚臍與恥骨連合線上中點　(D)腸骨兩側　（109專高一）

51. 李女士每1分鐘子宮收縮一次，每次持續50秒，子宮頸口全開，變薄程度100%，胎兒先露部位高度為＋2，有強烈想用力的感覺。當子宮收縮時，下列的護理指導何者最恰當？(A)告知不要喊叫　(B)採持續長時間閉氣用力法　(C)打開聲門用力法　(D)腹式呼吸　（109專高一）

52. 有關待產時胎心音之監測，下列敘述何者錯誤？(A)持續性胎心音監測可大幅降低新生兒周產期死亡率　(B)持續性胎心音監測可能增加剖腹產率　(C)低危險妊娠建議採間歇性的胎心音監測　(D)高危險妊娠第一產程應每15分鐘記錄胎心音一次　（109專高一）

解答：　48.B　49.C　50.B　51.C　52.A

53. 有關產婦生產用力的描述，下列何者錯誤？(A)蹲姿生產是利用地心引力來幫助產婦向下用力 (B)產婦利用橫膈膜和腹部的肌肉來向下用力，其他肌肉放鬆，以免浪費力氣 (C)生產閉氣用力太長容易導致產婦肺靜脈回流上升，不利胎兒產出 (D)側躺姿勢有助於緩解向下用力的感覺，讓產婦較舒適 (109專高二)

解析 閉氣用力持續太久，產婦心輸出量會降低、血氧不足，胎盤血流減少，影響胎兒血液酸鹼值及血中氧分壓降低。

54. 有關待產婦之護理，下列敘述何者錯誤？(A)待產時如無破水，應鼓勵產婦下床走動，促進有效宮縮 (B)待產時應常變換姿勢，促進身體舒適與放鬆 (C)活動期的晚期應教導待產婦開始用力，以促進胎頭下降 (D)定期排空膀胱，促進胎頭下降

解析 活動期於第一產程，為子宮頸擴張4~6公分時期，宮縮明顯增加其頻率、持續時間及強度，不適感覺增加，應協助產婦維持專注力、尋求疼痛的緩解方式。 (109專高二)

55. 初產婦廖女士進入產房待產，足月且孕期無其他併發症，目前每5分鐘子宮收縮一次，每次約收縮30秒，沒有破水，陰道有粉色分泌物，內診發現其子宮頸變薄80%且已擴張3公分，station 0。廖女士詢問是否可以下床走動，下列回應何者較適切？(A)我沒法做決定，妳最好去問醫師 (B)只要妳覺得舒服，可下床活動 (C)應躺在床上，以免走路活動影響子宮收縮 (D)建議妳臥床休息，我們比較容易監測子宮收縮及胎心音 (109專高二)

解析 此期在第一產程之潛伏期，步行時骨盆腔關節輕微的移動可幫助胎兒先露部位的旋轉和下降，同時也能減輕初期宮縮的不適。

56. 承上題，廖女士的子宮收縮逐漸增強，陣痛越來越密且持續時間較久，胎膜在此時破裂，護理師立即扶她上床，躺下後最優先執行的措施為：(A)通知醫師 (B)聽胎心音 (C)計算宮縮的時間與頻率 (D)測量血壓與脈搏 (109專高二)

解析 進入第一產程活動期，監測胎心率可評估胎兒狀況。

解答： 53.C 54.C 55.B 56.B

57. 有關胎心率的監測，下列敘述何者錯誤？(A)正常足月兒的胎心率範圍介於120~160 bpm (B)胎兒受感染時，會導致胎心率過慢 (C)胎心率基準線指監測10分鐘以上兩次宮縮間的胎心率 (D)正常足月兒的胎心率變異性約在6~10 bpm （109專高二）

解析 胎兒受感染、早產、缺氧（早期徵象）或貧血時，會導致胎心率過速。

58. 產婦進入待產過程中，護理師協助陰道內診，無法獲得下列何項資料？(A)子宮頸厚薄 (B)子宮頸擴張 (C)胎頭下降程度 (D)胎兒大小 （109專高二）

解析 陰道內診可以評估子宮頸的擴張及變薄、胎位、先露部位與胎兒高度，也可以評估胎膜是否完整，甚至有無胎頭變形或胎頭腫塊的發生。

59. 陳女士G_4P_3，有急產之經驗，目前子宮頸開7公分，主訴一直有便意感，下列敘述何者錯誤？(A)請她先上廁所解便，減緩不適 (B)聯絡醫師，並準備生產之環境 (C)陰道內診了解子宮頸口擴張情形 (D)教導先不要用力，採吹蠟燭式呼吸法 （109專高二）

解析 有便意感為胎兒迅速下降壓迫腸道所致，不宜腹部用力解便以免加速胎兒下降。

60. 入院待產婦裝置體外電子胎兒監測器後，下列何者為第一優先的監測項目？(A)辨識出胎心加速的型態 (B)評估胎心率基準線 (C)確立子宮收縮強度 (D)確立子宮收縮的頻率 （110專高一）

61. 有關待產婦之照顧，下列敘述何者正確？(A)已破水的個案宜灌腸 (B)早產安胎的個案便祕宜灌腸 (C)待產婦不用常規剃除陰毛 (D)破水後應立即生產 （110專高一）

解析 (A)(B)不宜灌腸，以免造成感染；(D)不同孕期早期破水的處置各異，依情況可能終止懷孕、安胎或進入產程。

解答： 57.B 58.D 59.A 60.B 61.C

62. 陳女士G_2P_1待產時發現胎位為枕後位，主訴腰酸疼痛，下列護理措施何者不適當？(A)運用生產球膝跪姿有助於胎頭旋轉，減輕疼痛 (B)採站立弓箭步有助於胎頭旋轉，減輕疼痛 (C)按摩薦骨處，並請待產婦平躺，減輕疼痛 (D)冷熱敷骶骨處，減輕疼痛 （110專高二）

解析 待產階段應避免讓孕婦平躺。

63. 有關待產婦呼吸技巧之敘述，下列何者錯誤？(A)第一產程時，不須拘泥呼吸形態，只要待產婦覺得舒適即可 (B)建議呼吸技巧與其他舒適技巧並用 (C)出現迫切想用力時，可採用哈氣呼吸法 (D)待產婦若有換氣過度時，常因體內存留太多CO_2，導致嘴唇或手指有麻刺感 （110專高二）

解析 換氣過度係因呼吸過速，導致排出過多二氧化碳。

64. 當待產婦有下列何者描述時，可判斷為真陣痛的徵象？(A)我剛剛坐著休息一下就好像沒那麼痛了 (B)我的子宮收縮痛的強度增加且越來越密 (C)我感覺到下腹部有子宮收縮痛 (D)我在走動時子宮收縮就沒那麼痛 （110專高二）

65. 有關第二產程的敘述，下列何者錯誤？(A)胎頭下降壓迫薦椎和閉孔神經，使產婦有便意感 (B)建議採超過10秒閉氣用力法 (C)在第二產程的休息期時，不建議用力 (D)指子宮頸完全擴張到胎兒完全娩出的過程 （110專高二）

解析 建議使用打開聲門用力法。

66. 李女士G_1P_0，子宮收縮每2分鐘一次，子宮頸口開9公分，變薄程度為90%，先露部位高度為0，產婦說：「我很痛，我要用力了」，此時的優先護理措施為何？(A)通知麻醉醫師，告知產婦疼痛狀況 (B)教導平躺休息以避免子宮頸腫脹 (C)教導吹熄蠟燭式呼吸 (D)教導閉氣向下用力 （110專高二）

解答： 62.C 63.D 64.B 65.B 66.C

67. 蔡女士第一胎，子宮收縮每2分鐘一次，每次持續60秒，收縮強度為中度，子宮頸口開8公分，突然自然破水，羊水呈棕綠色，無晚期減速或變異性減速的情形。此時最優先的護理措施為何？(A)內診評估子宮頸口變化 (B)監測子宮收縮 (C)測量體溫、脈搏、呼吸 (D)測量胎心率 (110專高二)

解析 羊水呈棕綠色可能有胎兒窘迫現象，且有大量羊水流出，應立即測量胎心率。

68. 王女士30歲，第一次懷孕，詢問有關人性化生產準備，下列護理師的回應何者較不適當？(A)與產婦一起討論生產計畫 (B)多元友善的生產環境，是鼓勵家人參與分娩過程 (C)提供新生兒於產後立即第一次與產婦接觸 (D)醫院生產前會有禁食、灌腸、會陰切開等常規處置 (110專高二)

69. 有關待產時陰道內診之敘述，下列何者錯誤？(A)陰道內診可評估待產婦的子宮頸擴張、變薄程度及胎膜完整性 (B)可指導待產婦深呼吸或哈氣以緩解其內診時的不適 (C)待產婦有前置胎盤為陰道內診的禁忌 (D)若待產婦已破水，應更密集陰道內診以評估其產程進展 (111專高一)

70. 有關待產時裝置胎兒監測器的注意事項，下列何者錯誤？(A)子宮收縮壓力傳導器置於收縮力最強的子宮底位置 (B)將胎心率傳導器置於胎心音最清晰處 (C)應確認傳導器彈性皮帶的鬆緊度約可容納一個指頭為合宜緊度 (D)偵測到與產婦心跳一致的胎兒臍帶雜音是正常的 (111專高一)

71. 陳女士，待產12小時後生下一位健康新生兒。有關護理師執行的第四產程的護理措施，下列何者不適宜？(A)鼓勵產婦與寶寶做眼對眼的接觸 (B)以包布覆蓋寶寶保暖並鼓勵觸摸寶寶 (C)延後打維生素K_1及先進行肌膚接觸 (D)將新生兒放置保溫箱讓產婦休息

解析 應鼓勵於新生兒出生30分鐘內，做肌膚接觸或執行產檯哺餵，此方式可促進催產素(oxytocin)分泌而有利子宮復舊，且可加強親子互動。 (111專高一)

解答： 67.D 68.D 69.D 70.D 71.D

72. 王女士，29歲，G_1P_0，40週。目前子宮頸擴張4公分，子宮收縮強度達50mmHg，可自在與護理師交談，下列護理處置何者不適當？(A)提供呼吸技巧的訓練及舒適措施指導 (B)每30分鐘陰道內診一次，以監測產程進展 (C)協助經常改變姿勢促進舒適與放鬆 (D)每2小時提醒待產婦解小便排空膀胱 (111專高二)

解析 處活動期，應每小時測量一次TPR，每30分鐘測量一次宮縮及胎心音。

73. 根據世界衛生組織(WHO)對無併發症或任何健康問題婦女的待產期照護建議，下列何者正確？(A)採間歇性胎心音聽診監測 (B)例行性灌腸及陰毛剃除 (C)產程活動期開始禁食 (D)常規性施打點滴 (111專高二)

74. 王女士，G_1P_0，子宮頸口開10公分，待產時宮縮疼痛，下列措施何者最適當？(A)直接送入分娩室，等醫師來方可用力生產 (B)可採膀胱截石臥位，此為最有助於產程進展之姿勢 (C)當進入第二產程每30分鐘監測待產婦的血壓、脈搏和呼吸 (D)有強烈便意感時，可採緩慢開聲門用力生產 (111專高二)

解析 當產生便意感或有向下用力的衝動時，若為初產婦，子宮頸開10公分便可教導用力動作。

75. 張女士，G_2P_1，懷孕40週，子宮頸口擴張8公分，變薄90%，如果出現宮縮強且胎頭迅速下降想用力，下列護理措施何者較不恰當？(A)請採哈氣，喘息呼吸 (B)協助側躺姿勢，減輕疼痛 (C)指導產婦用力，保護會陰 (D)採跪趴姿勢，減少用力感受 (112專高一)

解析 子宮頸口尚未完全打開，容易造成子宮頸水腫或會陰部撕裂傷，故應先評估子宮頸擴張情形，了解目前是否適合用力。

76. 有關待產期間施行陰道內診的敘述，下列何者錯誤？(A)過程中須注意無菌原則 (B)以食指及中指深入陰道內檢查 (C)於子宮收縮時進行檢查 (D)產婦採大腿彎曲且外展的姿勢 (112專高一)

解答： 72.B 73.A 74.D 75.C 76.C

77. 有關胎心率變異性減速的敘述，下列何者正確？(A)胎心率在宮縮高峰時開始變慢，宮縮結束後則恢復到基準 (B)進行陰道內診確認臍帶是否受壓迫，必要時協助左側臥 (C)因子宮胎盤灌流過度導致胎血負荷過重所致 (D)為第二產程期間的正常現象，持續觀察即可 (112專高一)

解析 (A)與宮縮無關；(C)因臍帶受壓、臍帶太短或太長和臍帶脫垂所致；(D)需密切監測，必要時協助醫師準備立即生產。

78. 有關胎心音監測的敘述，下列何者正確？(A)杜卜勒(Doppler)超音波可用來執行連續性監測胎心音 (B) Leopold四段腹查的第三段觸診為確認胎背位置 (C)持續性的胎心音監測可得知胎心率基準線與週期性變化 (D)高危險待產婦女與胎兒，在第一產程的潛伏期應每1小時評估一次胎心率 (112專高一)

解析 (A)杜卜勒(Doppler)超音波用來執行間歇性監測；(B) Leopold四段腹查的第三段觸診為確認確定先露部形狀；(D)高危險待產婦女與胎兒，在第一產程的潛伏期應每15分鐘評估一次胎心率。

79. 王女士，懷孕41週，觀察其待產期間的胎心率變化。下列何種現象，需要特別處理？(A)潛伏期時，不論有無宮縮，都維持在128~148 bpm (B)活動期時，10分鐘內，不論有無宮縮，最高為140 bpm，最低為136 bpm (C)宮縮開始，加速最高至162 bpm，宮縮結束後回到124 bpm (D)產檯上用力期間，逐漸減慢到最低至110 bpm，宮縮結束後回到138 bpm (112專高二)

80. 周女士，G_1P_0，懷孕39週，因破水且子宮頸口開3公分。以臺灣目前臨床實務最常見的電子胎兒監測方式，下列護理師的說明，何者不適當？(A)「會先用手觸診腹部，找出聽取胎兒心跳最清楚的位置」 (B)「等一下妳的腹部上會放有兩條固定帶」 (C)「放在宮底位置的這個是感應子宮收縮壓力的傳導器」 (D)「監測宮縮壓力及胎兒心跳的兩個傳導器都會抹上凝膠物質」 (112專高二)

解答： 77.B 78.C 79.B 80.D

81. 陳女士，G_2P_1，陰道內診結果為：「Station：floating」，其代表的意思，下列敘述何者正確？(A)胎兒先露部位尚未進入骨盆入口　(B)胎兒先露部位尚未通過骨盆腔最短徑線的橫切面　(C)胎兒雙頂徑(BPD)接近坐骨結節，但尚未到達　(D)胎兒先露部位膨出於母體的會陰部　(112專高三)

解析 "Station"為「高度」的意思，"Floating"是用來形容胎兒先露部位仍處於高位。

82. 有關潛伏期產程延長且母胎無異常的待產婦照護，下列何者較不適當？(A)應立即採行剖腹產　(B)提供足夠水分及食物　(C)評估分析可能原因　(D)經常更換姿勢，以利胎兒轉位下降　(112專高三)

解析 潛伏期為第一產程中時間最長的一期，長短因人而異，大部分的產婦都是在醫院以外渡過此一時期。

83. 鄒女士，33歲，為陰道生產之初產婦。選擇在母嬰親善醫院生產並計劃依循衛生福利部國民健康署對嬰幼兒最佳餵養建議，下列敘述何者不適當？(A)新生兒即刻照護評估後30分鐘，再開始進行初次母嬰肌膚接觸　(B)確保在家人協助與陪伴下進行親子同室　(C)告知觀察到嬰兒有飢餓訊號時就餵母乳，不限餵奶時間或頻率　(D)鼓勵親自以乳房哺餵新生兒，若有脹奶時進行手擠奶　(112專高三)

解析 (A)只要新生兒的情況穩定，出生後半小時內應鼓勵肌膚接觸。

84. 葉女士，28歲，G_1P_0，待產過程中突然自然破水，內診發現子宮頸口開8公分、變薄程度80%、先露部位+1。下列何者為最優先之護理處置？(A)提供灌腸　(B)監測胎心率變化　(C)提供氧氣　(D)採平躺增加子宮血流　(113專高一)

解答：　81.A　82.A　83.A　84.B

85. 陰道生產過程，下列何種情形表示先露部位胎頭已發生著冠(crowning)？(A)當子宮收縮時，胎頭顱頂上出現一圈可見的壓痕 (B)當子宮收縮時，胎頭出現於陰道口，宮縮間歇時，胎頭縮回陰道內 (C)當子宮收縮時，陰道口膨出可見胎頭，大小呈卵圓形 (D)當宮縮間歇時，胎頭出現於陰道口且不會縮回陰道內

(113專高一)

86. 有關分娩期預防產後出血的措施，下列何者不適當？(A)待產婦在進入第二產程前，開始持續靜脈注射 methylergometrine (Methergin) (B)胎盤娩出後，檢查胎盤以確認胎盤完整娩出 (C)在新生兒及產婦狀況穩定下，協助親子立即肌膚接觸 (D)產後於恢復室觀察，每15分鐘監測產婦的血壓及出血量 (113專高一)

解析 (A)第三產程的護理中，為促進產婦產後子宮收縮並防止產後出血，可在胎盤娩出後馬上給予肌肉注射子宮收縮劑。

87. 何女士，G_1P_1，採陰道分娩，無任何產後合併症，產後4小時，觸診子宮底時發現位於臍上一指且偏右，下列何者為首要的護理措施？(A)子宮按摩 (B)下床活動 (C)多喝開水 (D)如廁解尿

(113專高一)

解析 膀胱脹滿時，子宮底位置可能被膀胱擠至腹部上方並偏一側。

解答： 85.D 86.A 87.D

產科的止痛及麻醉

出題率：♥♡♡

分娩期的疼痛

影響產痛的因素

產科常用的止痛與麻醉法
- 區域性止痛與麻醉
- 全身性止痛與麻醉
- 非藥物性減輕疼痛方法

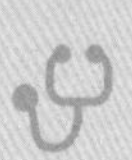
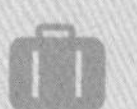

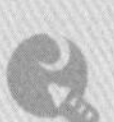

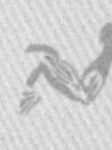
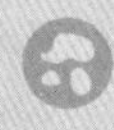
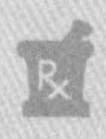
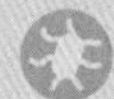

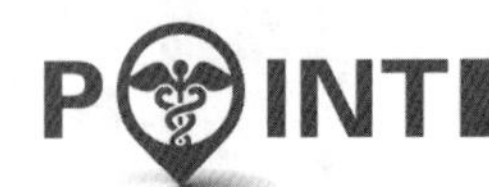

重點彙整

11-1 分娩期的疼痛

產程的進展分為四個階段，不同階段中疼痛的神經支配及傳導機制也都不相同：

1. **第一產程**：從開始規則宮縮至子宮頸口全開 10 公分。**主要的疼痛來源是因子宮收縮與子宮頸的變薄及擴張**；疼痛的神經傳導在第一產程的早期是由 T_{10}~T_{12} 將痛覺傳至中樞；晚期則由 T_{10}~L_1 將痛覺傳至中樞。主要的疼痛部位在肚臍以下的腹部。
2. **第二產程**：從子宮頸口全開至胎兒娩出。**主要的疼痛來源是因子宮強烈收縮、胎頭先露部位壓迫骨盆底、提肛肌收縮、會陰及陰道擴張**，疼痛的神經傳導由薦椎神經 S_2~S_4 負責將痛覺傳至中樞。主要的疼痛部位在會陰、肛門處，且因胎頭壓迫骶椎及閉孔神經，而使產婦有便意感。
3. **第三產程**：從胎兒娩出至胎盤娩出，**主要的疼痛來源是因胎盤娩出時的子宮收縮與子宮頸擴張**，疼痛傳導路徑則同第一產程。
4. 第四產程：從胎盤娩出後 2 小時，主要因膀胱脹、子宮肌肉缺氧、組織受傷（如陰道組織裂傷）而導致疼痛；有時害怕及焦慮造成的情緒緊張也會引發此期的疼痛感受。

11-2 影響產痛的因素

在待產過程中感受到疼痛的強度依社會文化背景、恐懼、焦慮、**過去疼痛或生產的經驗**、親友的支持、宮縮強度、子宮頸擴張速度、胎位、是否發生合併症及使用減輕疼痛的方式而決定。

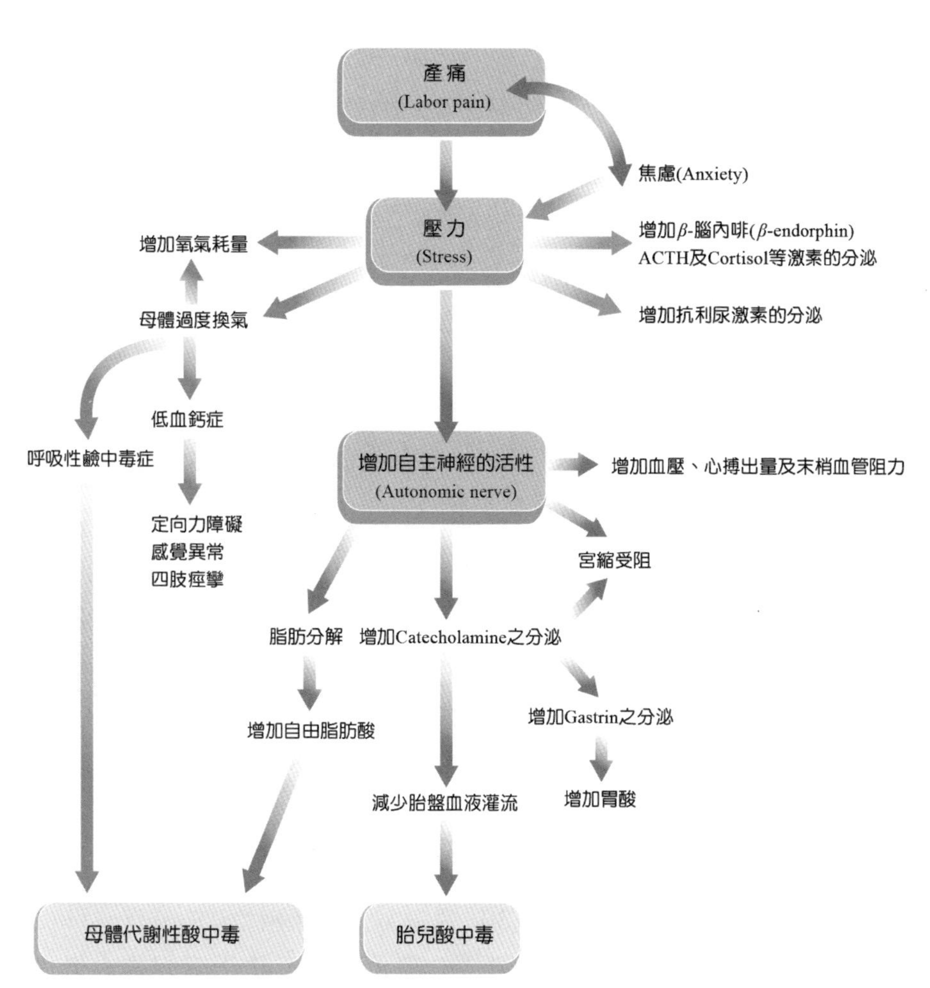

圖 11-1 過度產痛對於待產婦、胎兒生理上的影響

11-3 產科常用的止痛與麻醉法

一、區域性止痛與麻醉

區域性麻醉的原理，是將麻醉藥物注射至分娩疼痛相關的神經區域使麻醉藥與神經接觸，以防止神經傳遞，達到暫時性感覺喪失，達鎮痛目的。此類方式常用於緩解產痛或當作剖腹生產時的麻醉（陰道分娩需阻斷達 T_{10}，剖腹生產需阻斷達 T_8 的範圍），優點包括提供止痛、產婦分娩過程可保持清醒、減少麻醉藥物抑制新生兒呼吸、減少產婦吸入性肺炎危險，常用藥物種類詳見表 11-1。

(一) 腰椎硬膜外腔阻斷法(Lumbar Epidural Block)

1. 原稱**無痛分娩法**，現稱「減痛分娩」。由 L_2~L_3 或 L_3~L_4 處注射麻醉性止痛劑至**硬膜外腔**，對第一、二產程的產痛皆能達到相當好的止痛作用，亦為**剖腹產時最好的麻醉方式之一**。
2. 時間與方法：**子宮頸擴張達 4 公分即可施打，請待產婦採左側臥**、呈蝦米狀注射。
3. 優點
   (1) 麻醉後產婦仍保持清醒，可適度放鬆。
   (2) 運動神經阻斷輕微，可配合用力。
4. 缺點：誘導期長，麻醉後無法立即有效。
5. 副作用：**低血壓**。**麻醉前 30 分鐘給予乳酸林格氏液**(Lactated Ringer's solution)**或 0.9%N/S 1,000 c.c.，可防止麻醉後之低血壓**。其他副作用包括**胎兒心搏過緩**、**脊髓性頭痛**、**尿瀦留**、暫時性發抖、產程延長。
6. 注意事項：**麻醉藥注入前 20 分鐘，應監測母親血壓和胎心音，麻醉後採左側臥避免低血壓**，注射後需持續監測胎心音及生命徵象。

(二) 脊髓阻斷法(Spinal Block)

1. 也稱為蜘蛛膜下阻斷(subarachnoid block)，由 L_2~L_3 或 L_3~L_4 處注射麻醉性止痛劑至**蜘蛛膜下腔，會有脊髓液的流出，易有脊髓性頭痛的現象**，留置針移除後需平躺 8~12 小時。
2. 適應症：常使用於剖腹生產。
3. 優點：麻醉效果立即開始，脊髓麻醉後很快產生**交感神經阻斷**，因此，在**麻醉前 30 分鐘給乳酸林格氏液 1,000 c.c.**，可防止脊髓麻醉後之低血壓。
4. 副作用：**低血壓、脊髓麻醉後頭痛**、暫時性發抖、尿瀦留、噁心。
5. 注意事項：產婦的血壓狀況是麻醉後護理人員最重要的評估項目；**一旦出現低血壓時，可協助產婦左側臥**、抬高下肢，並增加輸液量及給氧。

(三) 脊髓合併硬膜外阻斷法 (Combined Spinal-Epidural Analgesia, CSEA)

1. 由 L_2~L_3 或 L_3~L_4 處注射麻醉性止痛藥物至蜘蛛膜下腔，如產程遲滯或有需要時，才在硬膜外腔加藥。
2. 優點：作用快、初期待產時可下床走動，有所謂行動式硬脊膜止痛(walking epidural)之稱。

(四) 陰部阻斷法(Pudendal Block)

1. 注射部位在會陰部神經叢的下方，作用在於緩解會陰部擴張引起的疼痛，對宮縮的疼痛無效。
2. 注意事項：用於第二產程的止痛，但若意外把藥物注入血管中可能引發全身毒性（如痙攣、躁動不安及視力模糊等）。

(五) 局部麻醉法(Local Infiltration)

1. 將止痛劑注射在會陰部的皮膚、皮下與肌肉組織，主要作用在緩解會陰切開術處的疼痛。
2. 注意事項：防止局部麻醉劑不小心注射到血管裡，麻醉時，護理人員應注意產婦的生命徵象。

表 11-1 產科常用局部麻醉劑

<table>
<tr><th>局部麻醉劑</th><th>Bupivacaine (Marcaine)</th><th>Ropivacaine (Naropin)</th><th>Lidocaine (Xylocaine)</th></tr>
<tr><td>起始作用(onset)</td><td>普通</td><td>普通</td><td>較快</td></tr>
<tr><td>作用時間(duration)</td><td>長</td><td>長</td><td>60~80 分</td></tr>
<tr><td>運動神經阻斷</td><td>普遍</td><td rowspan="2">較少（廣泛應用在減痛分娩）</td><td>普遍</td></tr>
<tr><td>心肌、中樞神經毒性</td><td>稍高</td><td>可能</td></tr>
</table>

二、全身性止痛與麻醉

1. **全身麻醉法**主要是用在**緊急剖腹生產**或懷孕期間的外科手術。
2. 分娩時所使用的全身性鎮痛性藥物主要分為四大類：麻醉性鎮痛劑、麻醉性鎮痛劑之拮抗劑、鎮靜劑和安神劑（表 11-2）。全身與區域性麻醉之比較詳見表 11-3。

表 11-2 產科常用全身性鎮痛藥物

類別	藥名	作用	影響
麻醉性鎮痛劑	**Meperidine (Demerol)**	是目前產科最常用的麻醉性鎮痛劑，用以減輕疼痛	1. 產婦：噁心、嘔吐、呼吸抑制；產後子宮無張力的機率增加 2. 胎兒：**胎心音變異性降低**，通過胎盤造成胎兒**呼吸抑制**，通常在進入分娩活動期才給予，且宮縮前須測量產婦 1 分鐘的呼吸及評估胎心音
	Fentanyl	作用快速而短效的麻醉性鎮痛劑，常用於全身或區域麻醉前的誘導藥物	1. 產婦：噁心、嘔吐、**呼吸抑制、低血壓** 2. 胎兒：胎心音變異性降低 3. 新生兒呼吸抑制
	Butorphanol (Stadol)	屬於混合作用劑與拮抗劑之麻醉性鎮痛劑，本身同時具有作用劑與拮抗劑的作用；可減輕疼痛，亦可做鎮靜作用	1. 產婦：不易引起呼吸抑制，少有噁心、嘔吐的情形；但會導致鎮靜及嗜睡 2. 胎兒：胎心音變異性降低 3. 新生兒呼吸抑制
	Nalbuphine (Nubain)		
麻醉性鎮痛劑拮抗劑	**Naloxone** (Narcan)	**改善**因使用麻醉性鎮痛劑引起的**呼吸抑制**	1. 產婦：低血壓、噁心、嘔吐、心搏過速 2. 新生兒：若發生麻醉劑過量，可立即投予此藥急救
鎮靜劑	Barbiturates 如 Pentobarbital Secobarbital	協助第一產程潛伏期過長的產婦鬆弛、休息	1. 產婦：疼痛嚴重反致產婦不安 2. 胎兒：胎心音變異性降低 3. 新生兒呼吸抑制

表 11-2 產科常用全身性鎮痛藥物（續）

類別	藥名	作用	影響
安神劑	Promethazine Hydroxyzine Promazine	減輕焦慮	1. 產婦：低血壓、低體溫 2. 胎兒：胎心音變異性降低 3. 新生兒呼吸抑制

表 11-3 麻醉法比較

麻醉法	原理方法	優點	缺點
全身性	**常以吸入性麻醉藥物作為麻醉誘導用藥**，使全身中樞神經系統受抑制	麻醉速度快、少有低血壓或心臟血管不穩定狀況，適用於緊急生產	1. 易引發產婦嘔吐，導致吸入性肺炎 2. **使用吸入性麻醉藥物會影響子宮收縮，需注意產婦出血情況** 3. **吸入性麻醉藥物為脂溶性易通過胎盤，可能抑制新生兒的神經行為**，造成缺氧及呼吸抑制，且較嗜睡，影響親子關係
區域性	1. 使局部神經衝動受抑制，造成局部感覺喪失 2. 使用脊髓麻醉即是將麻醉藥從 L_3~L_4 或 L_4~L_5 處注入蜘蛛膜下腔，使第 6 胸椎以下感覺被阻斷	1. 可保持清醒及參與生產過程 2. 對胎兒中樞神經及呼吸抑制較少 3. 無吸入性肺炎之危險性	1. 副作用：嘔吐、寒顫、低血壓、頭痛等 2. 需要技術純熟醫師執行 3. 不適用緊急生產

三、非藥物性減輕疼痛方法

1. **集中注意力**：待產婦可準備照片、圖片，貼於視線範圍，於宮縮時將注意力集中於圖片上，以分散對疼痛注意力，減輕對疼痛的感受。
2. **想像法**：護理人員鼓勵待產婦將注意力集中於她感到愉悅的景象，能協助待產婦與宮縮和諧共存、不會抗拒宮縮，若此時配合呼吸技巧，效果會更好。
3. **音樂治療**：待產過程中聆聽輕音樂，以促進放鬆及分散對疼痛之注意力，增加自我控制。
4. **水合治療**：待產婦**浸泡於溫水中**，可使局部血管擴張、**肌肉鬆弛**，以促進舒適。
5. 皮膚刺激法：利用**門戶控制理論**刺激皮膚表面大纖維，來抑制傳導疼痛通路的小纖維，如此疼痛會減低，例如**輕撫按摩法**(effleurage)。
6. 針灸：可協助照會中醫師協助針灸止痛。
7. **呼吸放鬆技巧**：利用**條件反射理論來減輕分娩時的疼痛**。

QUESTION 題庫練習

情況：吳女士G_1P_0，因陣痛入院待產，經過6小時待產，目前子宮頸口開3公分，宮縮每2~3分鐘一次，每次30~40秒，宮縮壓力：30~40 mmHg，TPR:36.8、82、24，BP:133/86 mmHg。依此回答下列三題。

1. 主訴陣痛厲害無法忍受，希望醫生能立即提供其無痛分娩的處置，護理措施為何？(A)向吳女士解釋，目前產程尚無法採用無痛分娩，提供其他減輕產痛的護理措施 (B)協助醫師準備無痛分娩之相關配備與措施，並向吳女士解釋可能的反應 (C)根據吳女士宮縮壓力較低的情況研判，有誇大產痛的可能，因此宜提供心理支持 (D)向吳女士建議採用局部會陰浸潤法(local perineal infiltration)較適合其目前的狀況 **(101專高一)**

   解析 需進入活動期（初產婦約是開4公分、2指半左右）才適合進行無痛分娩，過早使用無痛分娩，易造成產程延長。

2. 承上題，吳女士接受meperidine(Demerol)麻醉性鎮痛劑處置。子宮頸口開5公分，宮縮每3~5分鐘一次，每次30秒，宮縮壓力：30 mmHg，胎心率：140次／分，生命徵象正常且不再主訴產痛不適，並常安靜休息，最適當的護理處置為何？(A)產婦處於產程潛伏期，宜讓產婦多休息，避免進入待產室干擾 (B)注意胎兒心跳與產婦呼吸是否受抑制，並備好naloxone解毒劑 (C)有產生心跳過慢、深肌腱反射抑制之虞，宜每小時評估生命徵象及深部肌腱反射 (D) meperidine易導致胎兒心跳過速，故應監控胎心率在140~160次／分之間 **(101專高一)**

   解析 meperidine會通過胎盤對胎兒造成呼吸抑制、心搏過慢、發紺的危險，須在宮縮前測量產婦1分鐘的呼吸及評估胎心音。

解答：　1.A　2.B

3. 承上題，吳女士接受meperidine注射2小時後，子宮頸口開5公分，TPR:36.6、90、16，BP:110/70 mmHg，胎心音監控30分鐘結果均如下圖示，仍安靜休息中，下列護理處置何者最恰當？(A)胎兒有早期減速(early deceleration)現象，宜調低meperidine劑量，並協助產婦左側臥 (B)胎兒有晚期減速(late deceleration)現象，宜協助產婦左側臥 (C)胎兒有變異性減速(variable deceleration)現象，宜協助產婦左側臥及給氧 (D)胎兒心跳變化皆在正常範圍，無須提供額外處置措施 (101專高一)

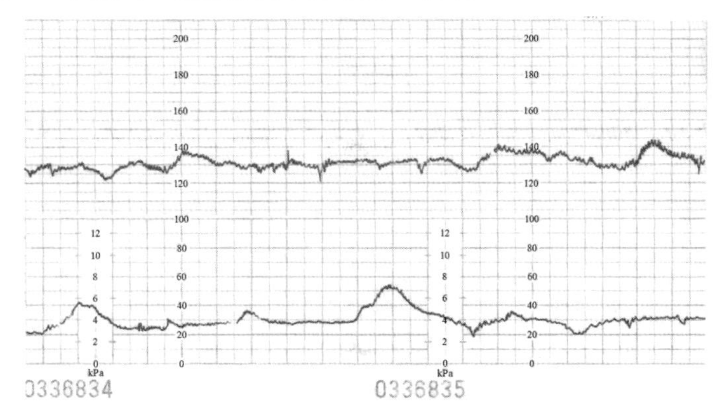

解析 胎心率120~145 bpm，在正常標準120~160 bpm之間。

4. 下面有關產痛(labor pain)的描述，何者較為正確？(A)分娩及生產期間的疼痛，是一正常生理現象 (B)疼痛是一主觀經驗，當產婦感受到疼痛時，不一定是疼痛 (C)產痛的形成大多與產婦的認知有關，而非子宮頸的伸展與壓力所致 (D)產婦的焦慮與害怕會轉移分娩過程中的疼痛 (101專高一)

解析 (B)疼痛是主觀經驗，產婦感到疼痛就是疼痛；(C)產痛會隨子宮頸伸展與壓力增加而加重；(D)產婦焦慮與害怕會無法放鬆、無法轉移疼痛焦點。

解答： 3.D 4.A

5. 針對照顧行硬膜外麻醉的待產婦，下列護理措施，何者錯誤？(A)定時測量血壓，預防血壓下降　(B)監測膀胱，了解尿瀦留　(C)持續監測子宮收縮狀況　(D)鼓勵下床活動，促進產程 （102專高一）

解析 硬膜外麻醉副作用為低血壓，故應盡量避免下床活動。

6. 林女士第二胎，子宮頸口開7公分，主訴子宮收縮疼痛，想使用止痛劑，醫師告知護理師此時不能使用demerol，其最主要原因為何？(A)因快要生產沒有必要　(B)影響產程的進展　(C)影響胎兒的呼吸　(D)會造成新生兒低體溫 （102專高二）

7. 下列何者為產科腰椎硬膜外麻醉術可能的合併症？(1)高血壓　(2)低血壓　(3)胎兒心搏過緩　(4)胎兒心搏過速。(A) (1)(3)　(B) (1)(4)　(C) (2)(3)　(D) (2)(4) （104專高一）

8. 分娩期間使用全身麻醉的產婦，評估產婦時，護理師應最優先注意下列何種情況？(A)呼吸　(B)膚色　(C)尿瀦留　(D)尿失禁 （104專高一）

9. 使用fentanyl進行硬膜外減痛分娩，下列藥物反應何者錯誤？(A)止痛效果快速　(B)易有低血壓　(C)易有呼吸抑制作用　(D)易造成尿液滯留 （104專高二）

10. 一位產婦入院待產，子宮頸口開6公分，因產痛難耐而要求醫護人員提供針灸止痛的措施時，下列有關護理師的反應何者較為合適？(A)針灸並無法減輕生產疼痛，建議產婦使用硬腦膜下腔麻醉方式來止痛　(B)針灸有利減輕生產疼痛，因此可協助產婦照會中醫師　(C)產房護理師可針對穴位進行針刺以減輕產痛　(D)針灸只能減輕第二產程的產痛，建議產婦可先行使用其他減痛處置 （106專高一）

解答：　5.D　6.C　7.C　8.A　9.D　10.B

11. 蘇女士，G_2P_1，懷孕39週，因現血與陣痛而入院待產。現子宮頸口開4公分，主訴宮縮時下腹部及下背疼痛難忍，導致其疼痛的原因為何？(A)因子宮韌帶伸張、陰道及會陰肌肉伸展所致 (B)因待產時經常採用同一種臥位而導致背部與腰部神經受壓迫所致 (C)因子宮體下段伸展、子宮頸擴張與子宮收縮時肌肉細胞缺氧所致 (D)因子宮收縮，神經衝動由第2~4尾椎神經傳入脊髓所致 （106專高一）

12. 承上題，護理師提供蘇女士背部按摩以減輕疼痛，此護理措施是根據哪一種疼痛理論？(A)認知控制理論(cognitive control theory) (B)壓力因應理論(stress-coping theory) (C)害怕－緊張－疼痛理論(fear-tension-pain theory) (D)門閾或路徑控制理論(gate control theory) （106專高一）

13. 下列何者為運用門閾理論來緩解宮縮疼痛不適的措施？(A)聽音樂 (B)溫水淋浴 (C)尾骶骨按摩 (D)注意力集中法（106專高二）

14. 有關硬腦膜外減痛分娩的使用機轉與時間之敘述，下列何者正確？(A)麻醉劑需同時注射於硬膜外腔與蜘蛛膜外腔 (B)進行減痛分娩最佳時機是子宮頸口開1公分時 (C)減痛分娩主要是阻斷腰部的交感神經 (D)感覺神經和運動神經皆被阻斷 （107專高一）

解析 (A)注射於硬膜外腔；(B)開4公分時可施打；(D)感覺神經阻斷，運動神經阻斷輕微，故可配合用力。

15. 王女士G_2P_1，在待產活動期時接受腰椎硬膜外麻醉，護理師發現王女士的血壓突然降低，下列護理措施何者最不適宜？(A)增加靜脈輸液輸入量 (B)協助採左側躺 (C)評估胎心率狀況 (D)評估子宮收縮情況 （107專高二）

解答： 11.C 12.D 13.C 14.C 15.D

16. 楊女士目前子宮頸口全開且完全變薄，當子宮收縮時感到非常疼痛。有關此時生產疼痛的主要來源，下列何者正確？(A)疼痛來自於子宮韌帶的伸張，陰道及會陰肌肉的伸展　(B)疼痛位置主要在下腹部及下背部　(C)疼痛來自於子宮體下段伸展及宮縮肌肉細胞缺氧　(D)疼痛的神經衝動由T_{10}~L_1傳導進入脊髓　（107專高二）

17. 陳女士待產時感到疼痛不安並要求止痛藥物，護理師依醫囑給與meperidine (demerol) 50 mg肌肉注射，下列護理措施何者較不適宜？(A)告知產婦藥物的常見副作用，包括尿滯留、噁心、嘔吐等　(B)觀察產婦的頭暈嗜睡狀況，確保使用床欄　(C)每小時監測陰道出血情形　(D)密切監測胎心率的變異性　（107專高二）

18. 蔡女士第一胎，因待產緊急狀況需進行剖腹產，醫師採用吸入性麻醉藥物進行全身麻醉，下列何者錯誤？(A)一般以吸入性麻醉藥物作為麻醉誘導用藥　(B)使用吸入性麻醉藥物會影響子宮收縮，需注意產婦出血情況　(C)全身麻醉法容易影響心血管系統，常發生低血壓情況　(D)吸入性麻醉藥物為脂溶性易通過胎盤，可能抑制新生兒的神經行為　（108專高一）

解析 (C)全身麻醉法容易使產婦吸入後引起嘔吐，進而造成吸入性肺炎、喉頭痙攣及心律不整等危機。

19. 有關生產疼痛理論，下列描述何者正確？(A)待產時腹部輕撫按摩法是利用條件反射理論　(B) Read醫師提出害怕、緊張與疼痛條件反射理論　(C)呼吸放鬆技巧利用條件反射理論來減輕分娩時的疼痛　(D)待產時集中注意力與意象法是利用條件反射理論　（109專高一）

20. 李女士，子宮頸口開4公分，擬採腰椎硬脊膜外阻斷麻醉。護理師先行給予林格氏液Lactated Ringer's solution 500 c.c.，其維持靜脈輸液的主要目的是：(A)減輕噁心嘔吐　(B)預防血壓過低　(C)減輕頭痛現象　(D)加速產程進展　（109專高一）

解答：　16.A　17.C　18.C　19.C　20.B

21. 承上題，第二產程用力時，胎心率出現早發性減速的原因為何？
(A)胎頭受壓 (B)胎兒缺氧 (C)臍帶受壓 (D)子宮缺氧
解析 胎頭受壓使顱內壓升高，致腦血流下降而刺激副交感神經的迷走神經，故胎心率下降。 (109專高一)

22. 有關待產的麻醉藥物減痛之敘述，下列何者正確？(A)目前剖腹產常使用全身麻醉方式 (B)腰椎硬膜外麻醉法施用於子宮頸口擴張2公分時 (C)腰椎硬膜外麻醉法需要注意呼吸抑制及高血壓現象 (D)腰椎硬膜外麻醉法針頭刺入部位為$L_{3\sim4}$ (109專高一)
解析 (A)全身性麻醉多用於緊急剖腹生產，現一般剖腹生產逐漸被區域性麻醉取代；(B)約3~4公分時；(C)併發症可能有低血壓、噁心嘔吐、短暫性發抖。

23. 有關產婦接受腰椎硬膜外麻醉術可能發生的合併症，下列何者錯誤？(A)低血壓 (B)胎兒心跳變異性增加 (C)脊髓性頭痛 (D)排尿困難 (110專高一)
解析 (B)會導致胎心率晚期減速。

24. 有關生產疼痛之敘述，下列何者錯誤？(A)第一產程疼痛來源主要是子宮收縮與子宮頸變薄及擴張 (B)第二產程疼痛來源主要是子宮收縮、陰道與會陰肌肉的伸張與伸展 (C)第三產程疼痛來源主要是胎盤排出時子宮收縮和子宮頸擴張 (D)生產疼痛是相當主觀而有個別性經驗，與個人過去經驗有關 (110專高一)
解析 (B)第二產程主要是胎兒的排出期，疼痛來自於胎頭先露部位壓迫骨盆底、提肛肌收縮、會陰及陰道擴張。

25. 李女士待產時宮縮疼痛非常焦慮不安，下列護理措施何者錯誤？(A)換氣過度可給予塑膠袋及O_2使用 (B)利用集中注意力與意象法，減輕疼痛 (C)利用音樂療法，促進放鬆減輕疼痛 (D)讓待產婦浸泡於溫水中，達到肌肉鬆弛 (110專高一)
解析 (A)雖過去常建議以袋子蓋住口鼻，減輕二氧化碳血症現象，但因成效不佳、副作用大，且會加重缺氧恐懼，故已不建議使用。

解答： 21.A 22.D 23.B 24.B 25.A

26. 有關脊髓阻斷(Spinal Block)之敘述，下列何者正確？(A)常用於減痛分娩，有效緩解第一產程產痛 (B)在$L_{4\sim5}$或$L_5\sim S_1$下針 (C)麻醉前30分鐘須給予較多的靜脈輸液 (D)麻醉後須平躺3~4小時，預防頭痛 **(110專高一)**

解析 (A)常用於剖腹產，緩解第一產程疼痛；(B)於$L_{2\sim3}$、$L_{3\sim4}$、$L_{4\sim5}$下針；(D)麻醉後盡可能平躺6~8小時。

27. 白女士因胎兒窘迫接受剖腹生產，採腰椎硬膜外麻醉，有關於術後姿勢及其護理指導，下列何者最適當？(A)採垂頭仰臥式，有助呼吸道分泌物引流 (B)維持平躺8小時，避免腦脊髓液滲出 (C)採辛氏臥位頭側向一邊，避免分泌物阻塞呼吸道 (D)協助左側躺，以增加子宮的血液循環 **(110專高二)**

28. 有關分娩的鎮痛與麻醉藥物之敘述，下列何者錯誤？(A) marcaine為脊髓麻醉常用藥物，術後無須平躺 (B) meperidine常用於第一產程活動期止痛用，naloxone為解毒劑 (C) meperidine具呼吸抑制之副作用及胎兒心跳變異性減低 (D) fentanyl具呼吸抑制及低血壓之副作用，naloxone為解毒劑 **(111專高一)**

29. 李女士，採脊髓阻斷麻醉剖腹產，產後第1天主訴噁心感，起床的時候頭很痛，躺下頭痛就好些。下列何項護理指導較適當？(A)說明是因為禁食較久，導致胃不適與血糖低，建議進食 (B)說明是腦脊髓液不平衡，建議暫時頭不抬高平躺並補充水分 (C)說明是麻醉藥的關係，等藥代謝後會緩解，提供檸檬水緩解噁心感 (D)評估新生兒照顧能力，可能是擔心能力不足太過焦慮引起 **(111專高一)**

解析 因注射麻醉性止痛劑至蜘蛛膜下腔時會有脊髓液的流出，易有脊髓性頭痛的現象，平躺並補充水分可緩解不適。

解答： 26.C 27.送分 28.A 29.B

30. 陳女士因陣痛入院待產，目前子宮頸口開2公分，Oxytocin使用，宮縮每6~7分鐘一次，每次20~30秒，宮縮壓力：40~50mmHg。主訴陣痛厲害無法忍受，下列措施何者最適當？(A)向陳女士解釋，連絡醫師給予腰椎硬膜外麻醉止痛　(B)簽同意書，並協助醫師準備腰椎硬膜外麻醉止痛之用物　(C)根據陳女士宮縮壓力情形，給予按摩放鬆技巧以減輕疼痛　(D)向陳女士解釋，目前產程無法採用腰椎硬膜外麻醉止痛，可調快Oxytocin

解析 腰椎硬膜外麻醉止痛須待子宮頸擴張達4公分；Oxytocin可加強子宮收縮，造成疼痛不適，而個案已主訴陣痛厲害無法忍受，不宜調整。 (112專高一)

31. 剖腹產時，為減少藥物對胎兒的副作用，宜採用何種麻醉方式？(A)靜脈注射麻醉劑法　(B)腰椎硬膜外麻醉法　(C)陰部阻斷法　(D)吸入性麻醉法 (112專高一)

32. 陳女士懷孕39週入院待產，體溫36.5°C、心跳74次／分、呼吸24次／分，血壓120/85 mmHg。有關待產時使用腰椎硬膜外麻醉(epidural analgesia)時，麻醉前後注意事項，下列何者錯誤？(A)麻醉前30分鐘應提供靜脈留置針及給予0.9%N/S 500~1,000 mL灌注　(B)麻醉藥注入前20分鐘，應監測母親血壓和胎心音　(C)麻醉後採左側臥，避免低血壓　(D)待產婦血壓為86/50 mmHg，需給予naloxone解毒 (112專高二)

解析 (D) naloxone適用於改善因使用麻醉性鎮痛劑引起的呼吸抑制。

33. 丁女士主訴無法忍受生產疼痛並接受meperidine (Demerol)注射，給藥後護理師監測其呼吸速率低於每分鐘10次，下列何種藥物能改善此情形？(A) diazepam (Valium)　(B) hydroxyzine (Vistaril)　(C) promazine (Sparine)　(D) naloxone (Narcan) (112專高二)

解析 (D) naloxone適用於改善因使麻醉性鎮痛劑引起的呼吸抑制。

解答：　30.C　31.B　32.D　33.D

34. 李女士剖腹產前將進行腰椎硬膜外麻醉，下列措施何者不適當？
(A)協助產婦採側躺並呈蝦米狀 (B)麻醉前靜脈輸液1,000c.c.葡萄糖水 (C)進行穿刺於L_3或L_4腰椎間 (D)藥物注入後密切監測生命徵象 （112專高三）

解析 (B)給予產婦靜脈注射10~15 mL/Kg生理食鹽水或林格氏輸液。

解答： 34.B

產褥期的護理

CHAPTER 12

出題率：♥♥♥

生理調適、評估與護理措施
- 生殖系統
- 乳房組織
- 心血管系統
- 呼吸系統
- 消化系統
- 泌尿系統
- 皮　膚
- 排卵與月經的重現

剖腹生產與護理
- 分　類
- 護　理
- 剖腹產後陰道生產(VBAC)

產後運動
- 目　的
- 運動項目
- 注意事項

心理調適、評估及護理
- 產後期心理理論
- 常見情緒障礙

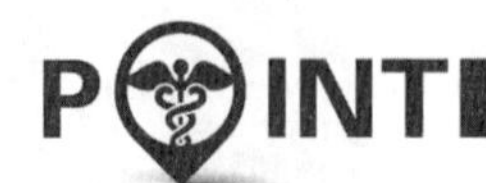

重點彙整

12-1 生理調適、評估與護理措施

產婦分娩結束，生理變化回復至懷孕前狀態的期間，稱為產褥期(puerperium)，**生理上復舊(involution)約需 4~6 週**。產褥期可分為：(1)**退行性變化**(retrogressive change)：生殖器官復舊過程；(2)**進行性變化**(progressive change)：如乳汁分泌。

BUBBLE-HE 為表示產後婦女評估項目的縮寫，如下：乳房(breast, B)、**子宮**(uterus, U)、**膀胱**(bladder, B)、**腸道**(bowels, B)、惡露(lochia, L)、**會陰切開傷口**(episiotomy, E)、霍曼氏徵象(Homan's sign, H)、情緒狀態(emotional state, E)。

一、生殖系統

(一) 子　宮

◆ 生理變化

1. 胎盤剝離後→動情素和黃體素↓→刺激蛋白水解酶釋出→子宮壁細胞的**自體溶解**(autolysis)使**細胞體積縮小**，子宮體積變小（退行性變化）。而**胎盤部位是由剝落過程而復舊**，所以**沒有疤痕**形成。
2. **子宮肌肉強烈收縮：會有產後痛**(after pain)，**尤其經產婦**因子宮肌肉張力下降，使子宮斷續收縮及鬆弛使疼痛更為明顯，**產後痛通常不超過 3 天**。
3. 剛完成生產時的宮底高度約在**肚臍和恥骨聯合中點**，產後 12 小時子宮高度會在**肚臍平或稍高於肚臍上**，往後每日降約 1~2 公分或 1 指寬，**產後第 10 天降至骨盆腔中而無法觸及**。

◆護 理

1. 使用子宮收縮藥(Oxytocin、Methergin、Ergonovine)，可加強子宮收縮，收縮性質為堅硬，但要注意是否造成疼痛不適，但Methergin 及 Ergonovine 為**麥角鹼類藥物**，具有血管收縮作用，故**心血管疾病及子癇前症病人禁用**。
2. **子宮底環形按摩可促宮縮**：評估子宮堅硬度及位置，**觸診前請產婦先排空膀胱**，平躺於床上，檢查者一手置於恥骨聯合上方，**以防子宮內翻**，一手以食指置於子宮底位置。若子宮鬆軟（須進一步評估惡露量、味、性質），環形按摩子宮底至堅硬為止，屬於間歇性按摩，勿過度刺激子宮以防產生疲乏。
3. 產後痛可教導深呼吸、鼓勵活動、**熱敷或輕撫按摩**，並適度給予止痛藥物緩解疼痛。
4. **適當膀胱排空：膀胱脹滿**會使**子宮偏向右邊**，導致**收縮能力變差，堅硬度變軟**，需鼓勵解尿。
5. **母乳哺餵**可刺激腦下垂體後葉分泌**催產素，引起宮縮**及促進惡露排出。
6. 懷孕與生產狀況，如巨嬰、羊水過多、產程遲滯等，皆會影響宮縮，必須注意及評估子宮堅硬度及惡露量。
7. 飲食
   (1) 採高蛋白質、高纖維飲食以促進傷口癒合。
   (2) **酒及人參會影響宮縮及傷口癒合**，故 1 週內暫勿食用。
   (3) 民間坐月子習俗會喝生化湯促進子宮收縮，建議停用子宮收縮劑後再食用，以防宮縮過強引起疼痛不適或宮縮疲乏。
   (4) 哺餵母乳者，每日需增加 500 卡熱量。
8. 了解子宮復舊情形可由觀察惡露顏色、量、氣味、有無血塊，及子宮底位置、堅硬度來判別。

(二) 惡露(Lochia)

產後子宮內蛻膜剝落，經陰道排出體外之分泌物，有如經血狀且有血腥味，稱為惡露。惡露之顏色變化及乾淨與否，可反映出子宮內膜復舊及胎盤位置癒合情形。

◆ 生理變化

1. **紅惡露**(lochia rubra)：**產後 1~3 天，深紅色帶血腥味，含血液、小血塊**、黏膜及蛻膜碎片。
2. **漿惡露**(lochia serosa)：**產後 3~10 天，粉紅色**至棕色呈漿液性，含紅血球、白血球、蛻膜碎片、子宮頸黏液及細菌。
3. 白惡露(lochia alba)：產後 10 天，黃白色，含白血球、上皮細胞、子宮黏液及細菌。

◆ 護　理

1. 教導惡露評估及出血過多判別：以 **1 個小時**惡露在衛生棉上的量做為評估；一片衛生棉完全浸濕時約 60~100 c.c.，若 15 分鐘內完全浸濕需評估是否有產後出血危險。
   (1) 微量：量小於 1 吋(2.54 cm)。
   (2) 小量：量小於 4 吋(10.16 cm)。
   (3) **中量：量小於 6 吋**(15.24 cm)。
   (4) **大量：完全浸透。須監測生命徵象並持續評估出血量**，依**醫囑給予子宮收縮藥物**。
2. 影響惡露排出之因素：若持續為鮮紅色惡露，表示子宮可能復舊不全或遲發性產後出血；姿位改變和**活動時惡露流量會增加**，故應指導產婦判斷惡露的量、顏色、味道等，通常轉為白色惡露後量會持續減少，若轉為白色惡露數日後才突然有血塊排出，可能為**胎盤碎片滯留引發的延遲性出血；若有惡臭味，表示子宮可能受到感染**。

3. 剖腹產惡露量較自然產少；初產婦惡露通常較經產婦少。

(三) 子宮頸與陰道

◆ 生理變化

1. **子宮頸**：子宮鬆軟浮腫，**產後 7 天子宮頸外口幾乎完全閉合**，但有裂縫狀。
2. 陰道：腫脹、擴大及鬆弛，約在產後 6 週回復。

◆ 護　理

注意會陰及清潔衛生，以避免感染。

(四) 會　陰

◆ 生理變化

1. 會陰切開傷口腫脹、有瘀斑，於 1 週後漸恢復。
2. 經產婦易因會陰部過度伸展致肌肉無力，而產生直腸膨出或膀胱膨出的合併症。

◆ 護　理

1. 傷口有發紅、水腫及分泌物，即為感染現象。
2. **REEDA 會陰傷口評估：發紅**(Redness)、水腫(Edema)、瘀斑(Ecchymosis)、**分泌物(Discharge)**、**密合度(Approximation)**。
3. 指導會陰沖洗及清潔衛生，若連帶有痔瘡腫脹與疼痛，以溫水坐浴緩解不適。
4. 疼痛：24 小時內冰敷、**24 小時後溫水坐浴**；每日 3~4 次，每次 20 分鐘。

二、乳房組織

◆ 生理變化

1. 動情素促使乳腺管增生，黃體素刺激乳房小葉與乳腺泡發育。
2. 產後動情素、黃體素下降，導致腦下垂體前葉分泌**泌乳素**(prolactin)，刺激乳腺乳汁分泌，使產婦有**脹奶情形**，一般產婦在哺乳情況未穩定之前，可能有輕微乳房充盈不適。
3. 泌乳機轉：**乳汁的移出與吸吮次數會影響泌乳量**，而吸吮可刺激母親催產素的分泌，促進產後子宮收縮，減少產後出血。
   (1) 吸吮刺激→下視丘→腦下垂體前葉→泌乳素→乳汁分泌。
   (2) 吸吮刺激→下視丘→**腦下垂體後葉**→**催產素**→乳腺肌皮細胞→排乳反射(let-down reflex)。此反射是種神經性刺激，會受情緒因素（想到孩子、聽到嬰兒哭泣）影響。
4. **初乳**(colostrum)：產後 2~3 天所分泌的乳汁，濃稠且量少、呈微黃，**富含 IgA**，具輕瀉作用，**可助新生兒排出胎便，減少膽紅素吸收，降低黃疸機率**，亦可增強對疾病的抵抗力。
5. 乳汁分泌分為前乳與後乳，前乳是剛開始餵食的奶，為灰色水狀，含蛋白質、乳糖、維生素、礦物質與水；**後乳**是餵食後段的奶，為白色，主要含**脂肪較多**，可讓嬰兒有飽足感。
6. 母乳比嬰兒奶粉含更多乳清蛋白（易消化）及更少的乳酪蛋白（不易消化），且含有如 IgA、T 型及 B 型淋巴球、巨噬細胞等抗體。
7. **哺餵母乳者停經前罹患卵巢癌的機率較低**。

◆ 護　理

1. 產婦哺乳方式、哺乳護理知識、乳汁分泌情形、過去哺乳經驗、有無乳房疾病以及家人的支持，均會影響哺乳成功與否。

2. 乳房評估：腫脹、發紅等，觸診以了解發熱、硬塊、腫脹不適等（表 12-1）。**嚴重脹奶時予刺激噴乳反射，協助擠出乳汁。**

表 12-1 乳腺炎與乳房充盈的比較

	乳腺炎	乳房充盈
部位	通常為單側	雙側
體溫	發燒	偏高或發燒
疼痛	腫脹與疼痛	
時間	通常於**產後 1～4 週**	通常於產後 3 天~1 週

3. **母乳哺乳措施**：盡早餵、盡勤餵、夜間持續哺餵、增加高蛋白質食物與水分攝取、充分休息與放鬆。臺灣 2001 年開始推行**母嬰親善醫院評鑑**。母嬰親善醫院主要的目標經由十個步驟的執行來改變醫院及產科機構：
   (1) 訂定明確的支持哺餵母乳政策。
   (2) 提供照護母嬰相關工作人員教育訓練。
   (3) 提供孕婦哺餵母乳之相關衛教與指導。
   (4) **幫助產婦產後盡早開始哺餵母乳**。**剖腹生產**之產婦，於**手術中或手術完成清醒後半小時之內**，應能與嬰兒有 **10 分鐘**以上之皮膚接觸。
   (5) 提供母親哺餵母乳及維持奶水分泌等相關指導及協助。
   (6) 除有醫療上的需求之外，**不得提供哺餵母乳的嬰兒母乳以外的食物或飲料**。
   (7) **實施親子同室**。
   (8) 鼓勵**依嬰兒的需求哺餵母乳**。
   (9) **不得提供嬰兒人工奶嘴餵食或安撫奶嘴**。
   (10) 鼓勵院所內成立母乳哺餵支持團體，並建立轉介系統。

4. 親子同室：有利於提供家庭式的照顧、增加父母學習照顧新生兒技巧的機會，增加母乳哺餵的成功率及建立親子關係。不論是否哺餵母乳皆可親子同室，但應限制訪客、提醒注意安全勿趴睡、出入口設置錄影監視系統、預防感染請接觸人員勤洗手、必要時戴口罩、母親疲憊時可將新生兒推回嬰兒室。

三、心血管系統

◆ 生理變化

1. 胎盤娩出後，子宮收縮減少了胎盤循環所需的血量及對**靜脈的壓迫**，使**產後第 2~3 天循環血量增加 15~30%**，組織間液回流至體循環中，靜脈回流增加，故**心輸出量也增加**。
2. 增加的血量藉由產後的利尿作用將多餘的水分排出體外，使血比容上升，恢復至懷孕前的狀態；若血紅素小於 9 gm/100 mL，則為病理性貧血。
3. 一般**產後 1~3 週左右可恢復至懷孕前正常的心輸出量**。
4. 血球計數變化：**白血球增加**至 30,000/mm^3（主要是顆粒性白血球）、血漿纖維蛋白原會在產後一週內維持孕期的濃度、ESR 亦會偏高。
5. **凝血因子、纖維蛋白、纖維蛋白原在產後恢復期濃度較高，以防止產後的出血**。

◆ 護　理

1. 生命徵象：產後第一個小時，脈搏、呼吸及血壓應每 15 分鐘測量一次，至穩定後改為 30 分鐘測量一次，1 小時後再改為 4 小時測量一次，直至 24 小時後才改為 8 小時測量一次，**產後第一次下床前須優先評估**。

(1) 體溫：產後 24 小時內由於生產用力過度及脫水，**體溫會短暫上升**至 38℃，但若於產後 24 小時後至 10 天內，有任何 2 天體溫為 38℃或更高，應懷疑是否有**產後感染情形**。

(2) 脈搏：**產後 6~10 天因心臟負荷減少**，會有**暫時性心搏過緩**現象，每分鐘為 50~90 次／分；若≧100 次／分，需懷疑是否有產後出血、貧血、發燒、疼痛或焦慮等。

(3) 呼吸：正常為 16~24 次／分，若有濕囉音或呼吸過速，應懷疑是否有肺水腫或呼吸道疾病。

(4) 血壓：過高懷疑 PIH；過低及皮膚濕冷懷疑產後出血。

2. **霍曼氏徵象**(Homan's sign)：**評估有無深部靜脈血栓發生**。若為陽性反應，**依醫囑給予抗凝血劑，並密切觀察出血情形，且不可按摩患部**。

3. 下肢血循、水腫、對稱性等評估。

4. 鼓勵下床活動。

四、呼吸系統

◆ 生理變化

1. 呼吸功能、速率在產後即恢復正常狀態。
2. 分娩後 24 小時內，因橫膈壓力降低，胸腔壁容量增加 25%。
3. 呼吸潮氣量：即一次正常呼吸的氣體交換量，隨即恢復正常。

◆ 護　理

若濕囉音或呼吸過速，應懷疑是否有肺水腫或呼吸道疾病。

五、消化系統

◆ 生理變化

1. **剛完成生產，孕婦會感到口渴**、飢餓，一旦可以進食，**需先補充大量水分，至少 2,500~3,000 c.c./day**，並提供喜歡的食物。

2. 由於使用麻醉藥，加上產後**鬆弛素**(relaxin)釋出，腹部肌肉會鬆弛、腸道張力降低、腸蠕動減慢，以及產後痔瘡、會陰傷口疼痛或擔心傷口裂開等因素，產婦會發生**便祕**情形；而叩診時出現鼓音表示可能有腹脹。

◆ **護　理**

1. 自然產者一旦無噁心、嘔吐，產後即可進食；剖腹生產者因麻醉緣故，需在腸蠕動恢復正常後才可開始進食，並採漸進式飲食，先食用溫開水及流質食物，無不適再進食固體，避免產氣食物。鼓勵多攝取纖維質及水分，預防便祕。
2. **鼓勵盡早下床活動**。
3. 評估有無痔瘡，若有，觀察其腫脹、出血及疼痛情形。
4. 評估腸蠕動（5~34 次／分）、排便、脹氣情況。

六、泌尿系統

◆ **生理變化**

1. 自然產婦因**膀胱受胎兒通過壓力**，尿道周圍組織會腫脹、瘀血、血腫，而會陰傷口及會陰裂傷、麻醉藥物，腹部肌肉鬆弛等，**使得產婦對膀胱脹滿之敏感度降低**，進而排尿困難。膀胱張力約產後 1 週即可恢復。
2. 產後婦女易有尿瀦留、膀胱脹滿及尿道感染情形；尿瀦留及**膀胱脹滿會影響子宮收縮**，容易發生產後出血，也易造成泌尿道感染。
3. **產後 12~24 小時，因黃體素分泌降低及利尿作用，會將懷孕期間身體所積聚過多的液體排出**，因此，**產後 2~3 天的尿量可高達 3,000 c.c./day**，約**產後 3 週體液電解質可達到平衡**。而**產後**

1~2 天因子宮壁產生自體溶解現象，故會有輕微**蛋白尿**（1+以上），BUN 亦會稍微上升。而尿液中的乳糖、**人類絨毛膜促性腺激素(hCG)**，以及尿蛋白和圓柱體會在**產後約 7~10 天消失**。

◆ **護　理**

1. 密切觀察有無排尿困難或頻尿現象，並鼓勵產後 4~6 小時自解尿液。若自解順暢表示排尿正常，若超過 6 小時無法解尿則採誘尿方法；倘若仍無法自解或排尿少於 100 c.c.，應協助導尿以免影響子宮收縮。
2. 平躺**評估膀胱是否腫脹；脹時**視診可見恥骨聯合上有卵圓形膨出，使子宮被推擠偏向腹部一側、叩診為鈍音、**觸診腹部子宮底的位置偏向右側**。
3. 鼓勵多攝取水分，以防泌尿道感染。
4. 自然分娩後，產婦第一次下床解尿時護理人員需協助至廁所，並注意安全。

七、皮　膚

產後初期皮膚有排除過多水分的功能，於產後第一週排汗量增加，夜裡也會流出許多汗水，造成寒顫與不適，可提供毛毯及溫熱飲料、避免吹風等以改善不適。

八、排卵與月經的重現

未哺乳者產後 6~8 週月經會恢復，哺餵母乳者恢復較晚（時間因人而異），原因為哺乳會刺激泌乳素分泌，使動情素及黃體素分泌受抑制，因而抑制排卵。

12-2 剖腹生產與護理

剖腹生產(cesarean section, C/S)**是指藉由手術方式，經腹壁及子宮的切開處將胎兒取出**。適應症包括胎頭－骨盆不對稱(CPD)、曾有子宮手術過、母體重大疾病、不適合陰道生產、胎盤因素（如前置胎盤、**胎盤早期剝離**）、多胞胎、胎位不正、產程延長、**胎兒窘迫**及**胎心率變異性減速**。

一、分　類

1. 依時間及危急程度：可分為選擇性剖腹產(elective cesarean birth)及緊急性剖腹產(emergency cesarean birth)。
2. 依手術方式：可分為子宮下段橫式剖腹產切開法（又稱比基尼式切開法）及傳統的直式剖腹產切開法（又稱古典切開術）。其優缺點比較詳見表 12-2。
3. 剖腹產早期多採用全身麻醉，現改採區域性麻醉為主；但由於全身麻醉的過程快，於緊急產科手術而言仍是理想的麻醉方式。全身與區域性麻醉之介紹詳見第 11 章。

表 12-2　剖腹產之術式比較

手術名稱	優點	缺點
子宮下段橫式剖腹產切開法（Pfannenstiel 式切開法；比基尼式切開法）	1. 採子宮低位橫向切開 2. **出血量少、易縫合、傷口疼痛較少** 3. 下次懷孕時子宮較不易破裂 4. 手術後感染及粘連比率較低 5. **下一胎不一定需要剖腹產**	1. 傷口切口不能太大 2. **手術時間較長**
直式剖腹產切開法（古典切開術）	1. 子宮上段縱切，現較少使用，偶用於**產科急症** 2. 可很快發現子宮及增大切開空間，易於娩出胎兒	1. **失血量多** 2. 手術後易粘連 3. 下次懷孕、分娩時易有子宮破裂危險性

二、護　理

(一) 手術前

1. 取得手術與麻醉同意書。
2. 皮膚準備：準備範圍自乳房（劍突）以下直到大腿上 1/3 處。
3. **術前護理：術前 1 天及當天執行胎心音的監測**、腸胃道準備（包括禁食及灌腸）等。
4. 心理支持，以減輕待產婦及家屬對手術的焦慮。

(二) 手術中

1. 維持合宜姿態。
2. 預防出血。
3. 促進良好氣體交換。
4. 手術時為了避免脹大的膀胱影響手術安全，通常會裝置導尿管，孕產婦若擔心插導尿管不適，亦可等麻醉後再予插管。

(三) 手術後

1. 維持營養、體液與電解質平衡，如採**區域性麻醉**，術後**不必等排氣即可進食**。
2. 促進良好氣體交換。**平躺時可將頭側一邊，避免分泌物阻塞呼吸道**。
3. **術後 1 小時內每隔 15 分鐘測量生命徵象**。術後雙腿感覺未完全恢復前，**應每 15 分鐘評估下肢感覺恢復的情形**。
4. 維持排尿功能：手術後因無法立即下床如廁及預防膀胱脹影響子宮收縮，**尿管須留置至少 8 小時**；護理人員應注意尿管通暢、尿液顏色、味道及量；待尿管移除後，應鼓勵 4~6 小時內自解小便及注意小便的性質。
5. **若採硬脊膜外麻醉，術後應評估膀胱、子宮收縮、下肢神經肌肉感覺，以及母乳哺餵情形**。

6. **鼓勵及協助術後肢體活動，預防血栓性靜脈炎**及**促進腸胃蠕動**。
7. 必要時依醫囑於**腹部塗抹薄荷油，以促進腸蠕動**，避免腹脹。
8. **保持傷口乾燥，預防傷口感染**。
9. 協助與促進親子依附之建立。

三、剖腹產後陰道生產

剖腹產後陰道生產(vaginal birth after cesarean, VBAC)**是指前一胎剖腹生產後，下一胎嘗試由陰道生產**。

(一) 優點

1. 可避免造成骨盆腔粘連。
2. 能增加正向的生產經驗。
3. 可減低醫療成本及住院天數。

(二) 注意事項

1. 行**子宮下段橫切剖腹產**者，下次懷孕時從子宮疤痕處破裂的比率較低，**較適合 VBAC**。
2. 產婦子宮有 T 形疤痕、**子宮有破裂病史**、兩次以上的剖腹產、**前一胎剖腹產採子宮上段切開**（古典切開術）、有胎兒與骨盆不對稱產科史、骨盆畸形者、母親為高危險妊娠或此胎為巨嬰、多胞胎、胎位不正者，**不適合 VBAC**。

12-3 產後運動

一、目　的

可減輕產後腰酸不適，增進血液循環**預防血栓靜脈炎**及促進腸蠕動、增加腹肌張力恢復身材、**增進骨盆腔底的收縮、協助骨盆腔器官復舊**及增強陰道口和尿道口的肌肉張力等。

二、運動項目

表 12-3 產後運動項目

項目	目的	時間
深呼吸運動	收縮及強化腹肌	產後第 1 天開始
乳房運動	使乳房恢復彈性，預防鬆弛下垂	產後第 2 天開始
陰道、骨盆底收縮運動	收縮會陰部肌肉，促進血液循環及傷口癒合，減輕疼痛腫脹	產後第 3 天開始
頭頸部運動	收縮腹肌，使頸部和背部肌肉得到舒展	產後第 4~5 天開始
骨盆搖擺運動	**增加腰背肌肉力量**，減輕腰背痠痛	產後第 4~5 天
擺膝運動	增加腰部肌肉張力	產後第 7 天
臀部運動	腹肌、骨盆底肌肉收縮，使子宮復舊	產後第 8 天
抬腿運動	腹肌、骨盆底肌肉收縮，使子宮復舊	產後第 8 天或會陰傷口癒合後
仰臥起坐	收縮其強化腹肌	產後第 15 天（約在產後兩週）
膝胸臥式	**使子宮恢復正常位置**	產後第 15 天
凱格爾氏運動	增加會陰及膀胱肌肉張力	產後可立即做，不受時空限制；動作有如忍便意般收縮會陰、尿道及肛門。與陰道、骨盆底收縮運動相同

三、注意事項

1. 避免飯前或飯後 30 分鐘內執行。
2. **依照身體狀況採漸進性方式**，從簡單到複雜，運動量由少至多，持之以恆，至少連續 2~3 個月。
3. 排空膀胱及穿著寬鬆衣物。
4. 於硬板床上執行。
5. 於空氣流通處進行，有腹痛、頭暈不適等，先暫停。

12-4 心理調適、評估及護理

一、產後期心理理論

(一) Mercer 的母性角色理論

Mercer(1958)表示母性角色的達成是從懷孕至產後 3~4 個月之間，分為四個階段：

1. 期待階段(anticipatory stage)：始於懷孕期；會藉由想像和模仿學習母親角色（模仿對象通常是自己的母親）。
2. 正式階段(formal stage)：從新生兒出生開始，以實際模仿他人來應用並學習母親角色。
3. 非正式階段(informal stage)：經過一段時間學習，發展出自己的母性角色，且對自己的新生兒有較多了解與認識，會知道如何做才是最好的。
4. 個人階段(personal stage)：角色扮演已習慣且得心應手，即是進入母親角色之個人階段。

(二) Rubin 的母性行為理論

Rubin(1977)提出產後婦女承擔母親角色之行為反應，可分三期：

◆ 接受期(Taking-In Phase)

1. **產後前 3 天**，產婦表現出十分依賴的特性，對睡眠非常需求，喜歡談過去事情，**尤其關於分娩生產過程的各項細節**，護理人員應盡量給予傾聽，**滿足其需求，並鼓勵多接觸新生兒**。
2. **注意力只集中在自己**，顯得依賴及被動並且指使別人，希望大家能夠滿足其需求，也常常抱怨，需要別人的指引。非常注重食物及嬰兒的飲食，情緒較為欣快和被動。

◆ 緊執期(Taking-Hold Phase)

1. **產後第 3~10 天**，是產後介於依賴與獨立間的一段時間，在這段時間裡，產婦顯得活躍，可能會有睡眠不足的現象，對目前的事物較為關切，並**開始注意新生兒**及周圍的人際關係。此期最適合給予照顧新生兒的技巧指導，護理人員應給予母親鼓勵，使其能對親自照顧新生兒懷抱信心。
2. **注意力集中在母親職責的學習及自己身體功能的恢復**，情緒上顯得焦慮、不平靜和不耐煩。

◆ 放手期(Letting-Go Phase)

1. 產後第 7 天開始，母親開始獨立自己，照顧新生兒的時間增加，漸漸體認新生兒是獨立的個體，不再是自己身體一部分。
2. 面對現實，重新調整與配偶及其他家庭成員間的關係，以適應新生兒的到來。

(三) 親子依附理論

依附(attachment)是一個個體對另一個個體所形成的一種情感繫帶(affectional)或鍵結(bounding)，使其彼此連結在一起，此為必要人際關係及親子發展重要概念。Rubin 提到母子關係建立是一種學習的過程，非與生俱來自發行為，**靠直接的感官知覺**來建立。

1. 親子間親密行為表現主要為下列兩者：
   (1) 觸摸(touch)：皮膚是嬰兒最初發展的感覺器官，**母親藉觸摸得以了解新生兒**，此為最常見的母性行為，**護理人員應在旁觀察、評估，並適時解答母親的疑慮**。
   (2) **眼對眼接觸**(eye-to-eye contact)：母子間眼對眼接觸是非語言傳達的重要方式。

2. 妊娠期間心理調適的照護措施與影響親子依附發展息息相關：
   (1) 孕期：鼓勵時常去感覺及確認胎兒部位；鼓勵輕揉及按摩腹部，增加互動；鼓勵先生參與各種有關胎兒的活動。
   (2) 分娩期：入院時介紹環境與生產程序，減輕不熟悉感；待產及生產時，允許先生陪伴在側；新生兒出生後，有彼此共處與接觸機會及協助初次哺乳。
   (3) 產後期：哺乳是親子關係最重要及最早之溝通方式；第一次餵奶時需告知新生兒狀況及可能之現象，使其有心理準備；觀察親子互動，**協助父母與新生兒互動**；哺乳後與父母討論餵奶經驗與感受，必要時澄清疑慮，減輕害怕。

3. **建議父親可陪伴太太哺餵母乳、對新生兒說話、換尿布等方式，來協助與新生兒建立依附關係**。

4. 依附關係的發展不侷限於親子，手足、祖父母等亦是關係的發展對象，可**由家人在旁協助，讓手足撫摸或擁抱新生兒，藉此增強依附關係**。

5. 父親與新生兒的依附發展行為：Greenberg 和 Morris 的研究指出，父親會透過**全神貫注**(engorgement)之行為與新生兒發展連結關係，如**抱起新生兒，眼神專注凝視並輕聲細語**：「我是爸爸，叫爸爸。」此行為有助於親子關係的建立。

二、常見情緒障礙

(一) 產後情緒低落(Postpartum Blues)

發生率約 25~85%，是產後期最常見的情緒障礙，**通常會在產後 1 週內出現症狀，3~5 天達高峰**。常見症狀如**容易哭泣、易怒、無食慾、注意力不集中、疲倦、過於敏感、失眠**及**緊張**；原因如**資源不足、產後荷爾蒙的變化（動情素、黃體素下降）**等。

(二) 產後憂鬱症(Postpartum Depression)

1. 發生率約 10%，大多發生在**初產婦**，於**產後第 1 天～第 6 週之間**開始有症狀產生。產後的第 1~10 天屬危機期，且下次懷孕時此情緒障礙的再發率可高達 30~50%。
2. 常見症狀：**失眠**、**喪失自我控制**、**罪惡感**、注意力無法集中、健忘、心情不平靜、**時常哭泣或掉淚**、依賴、焦慮、**疲倦**、傷心、易怒暴躁、無法忍受挫折、負向思考方式等。

(三) 產後精神病(Postpartum Psychosis)

1. 常見雙極性情感障礙(bipolar disorder)和重鬱症(major depression)，發生率約 1/1,000，產後 3 週內開始有症狀產生。
2. 常見症狀：產後精神病除了具有產後憂鬱症的症狀外，尚有思考過程障礙、無法照顧孩子、連續數月的飲食與睡眠問題、產婦甚至會傷害自己或新生兒。

3. 護理措施

(1) 於產後指導時，收集與評估產後憂鬱相關因子。

(2) 提供適當預防措施及照護。

(3) 結合心理治療、社會支持與藥物治療。

(4) 教導家屬共同參與及提供關懷與支持。

(5) 評估自殺傾向及行為，必要時轉介身心科。

QUESTION 題|庫|練|習

1. 婦女產後喜歡談論分娩生產過程細節，注意力集中在自己，這狀況是符合魯賓(Rubin)提出的哪一期？(A)調適期(adaptive phase) (B)接受期(taking-in phase) (C)緊執期(taking-hold phase) (D)釋放期(letting-go phase) (102專高二)
2. 剖腹產婦女自恢復室送返病房時，護理師術後需立即評估的項目，不包括下列何項？(A)意識警醒程度 (B)生命徵象 (C)子宮收縮硬度和惡露量 (D)霍曼氏(Homan's)徵象評估 (102專高二)
3. 產後按摩子宮的方法是「先一手置於恥骨聯合上方支托子宮，再以另一手的指腹輕柔旋轉按摩子宮」，前述第一步驟的主要目的為何？(A)避免壓迫膀胱 (B)方便執行按摩 (C)避免子宮內翻 (D)感覺子宮硬度 (102專高二)
4. 下列何者不是實施24小時母嬰同室所欲達到的目的？(A)可以增進親子依附關係 (B)可以促進成功的母乳哺餵 (C)以家庭為中心的護理照護 (D)母親自己照顧新生兒，可以減少護理人力 (102專高二)
5. 王女士產後第三天，哺餵母奶，主訴乳頭破皮疼痛，不敢再讓寶寶吸吮乳頭，詢問護理師是否可以將乳汁用吸奶器吸出，再用奶瓶哺餵寶寶。此時護理師所給予之建議，下列何者錯誤？(A)教導王女士以肥皂清洗乳頭，以避免感染 (B)協助王女士採取正確的餵奶姿勢，使乳頭與乳暈能含在寶寶口中，以減輕乳頭的壓力 (C)先餵較不痛的那一側，並增加餵奶次數 (D)哺餵後可將乳汁塗抹在乳頭上，並讓乳頭保持乾燥，以促進癒合

   解析 過度清潔乳頭會使乳頭乾燥，更易破損。 (102專高二)

解答： 1.B 2.D 3.C 4.D 5.A

6. 陳女士G_1P_1，產後執行24小時母嬰同室，護理師進行新生兒安全護理指導時，先生剛好外出買東西，下列哪一項敘述較適宜？(A)只有母嬰獨處時，除了上廁所及用膳外，新生兒都不可以離開照顧者的視線範圍 (B)我們醫院很安全，不鎖門也不用擔心新生兒失竊的問題 (C)雖然新生兒長的都跟父母親很像，一眼就可以認出來，但每天仍需做一次身分辨識 (D)當有推銷員或不明人士進入病室時，應立即按下警示鈴，以協助維護新生兒安全 **(102專高二)**

7. 有關剖腹產的敘述，下列何者錯誤？(A)胎兒窘迫是緊急剖腹產的適應症 (B)剖腹產後，以後生產均需採剖腹生產 (C)子宮直式切開法，比較容易出血 (D)子宮下段橫式切開法，手術後合併症較少 **(103專高一)**

解析 子宮下段橫式切開法者下次懷孕及生產時從子宮疤痕處破裂機率較低，故下一胎生產時可嘗試陰道生產(VBAC)。

8. 下列何者不屬於產後「BUBBLEHE」的護理評估項目？(A)膀胱功能 (B)腸胃道功能 (C)子宮復舊及會陰傷口 (D)身體外觀

解析 產後BUBBLEHE的護理評估項目：乳房、子宮、消化道、膀胱、惡露、傷口、下肢、情緒。 **(103專高一)**

9. 下列產後憂鬱症(postpartum depression)的敘述，何者錯誤？(A)常發生於產後4週到5個月之間 (B)可能是產後動情素、黃體素突然上升所導致 (C)食慾異常、睡眠困擾是常見的症狀 (D)可能是產後面臨經濟與孩子照顧問題所導致 **(103專高一)**

解析 (B)可能是產後動情素、黃體素突然下降所導致。

10. 陳女士G_1P_1，母嬰同室，產後第二天於餵奶後打開包布，檢查及觸摸寶寶的四肢，下列何者為最合適的護理措施？(A)告知個案天冷寶寶會著涼，最好不要打開包布 (B)告知個案寶寶此時最需要的是擁抱 (C)鼓勵個案觸摸寶寶，這是熟識寶寶的方法 (D)告知個案盡量不要觸摸寶寶，以免寶寶受到感染 **(103專高一)**

解答： 6.D 7.B 8.D 9.B 10.C

11. 護理剛接受剖腹產返室的產婦，下列何項護理措施不合宜？(A)測量血壓 (B)做產後完整衛教 (C)觀察尿中有無血色 (D)檢查傷口情形 (103專高一)

12. 李女士第一胎自然生產，準備哺餵母乳，護理師欲協助李女士哺乳成功，下列方法何者不恰當？(A)協助盡早開始哺餵母乳 (B)不限制餵奶的時間及次數 (C)指導正確的哺乳技巧 (D)晚上可以用配方奶補充餵食新生兒 (103專高一)

解析 欲哺乳成功夜間餵奶是很重要的，夜間泌乳激素較高，夜間哺乳對建立泌乳機制是有幫助的。

13. 下列哪些措施可協助母親成功哺餵母乳？(1)建立哺育母乳支持團體 (2)提供嬰兒葡萄糖水 (3)教導母親如何維持泌乳 (4)實施12小時母嬰同室 (5)鼓勵依寶寶需求哺餵母乳 (6)協助產婦產後24小時後哺餵母乳 (7)提供嬰兒安撫奶嘴。(A) (1)(3)(5) (B) (2)(4)(6) (C) (1)(5)(7) (D) (3)(4)(6) (103專高一)

14. 母嬰同室時，下列何者為預防新生兒感染的最重要原則？(A)母嬰同室時，新生兒會接觸較多的人，最好不要回嬰兒室照護，以避免交互感染 (B)指導讓新生兒吸吮母親乳房前，需先用清水或酒精棉球擦拭乳頭，以避免交互感染 (C)加強宣導與新生兒接觸之父母與家人，正確地洗手及洗手五時機觀念 (D)宣導與新生兒接觸之父母與家人，接觸新生兒時，需穿著乾淨衣物或隔離衣 (103專高一)

15. 有關剖腹產方式的敘述，下列何者錯誤？(A)子宮上段剖腹生產方式，可以增大手術空間，使胎兒容易娩出 (B)子宮下段的剖腹生產方式，適合緊急剖腹手術 (C)前胎為胎頭骨盆不對稱者，不適合採用剖腹產後陰道生產 (D)子宮低位橫切法是目前常用的剖腹方式 (103專高二)

解析 直式剖腹產可較快發現子宮及增大切開空間，適合產科急症。

解答： 11.B 12.D 13.A 14.C 15.B

16. 護理師給予剛生產完婦女進行子宮按摩，下列方式何者適當？(A)兩手掌交疊放在子宮底上進行環狀按摩　(B)一手固定子宮底上，另一手環狀按摩子宮下段　(C)一手固定在恥骨聯合上方，另一手環狀按摩子宮底　(D)一手固定在恥骨聯合上方，另一手環狀按摩整個子宮　（103專高二）

17. 有關生產後惡露的變化，下列敘述何者錯誤？(A)產後1~3天為紅惡露，顏色呈鮮紅色　(B)陰道生產的惡露量通常比剖腹產的多　(C)初產婦的惡露量通常比經產婦多　(D)評估一小時的惡露量，如整片產褥墊濕透稱為大量　（103專高二）

解析 初產婦的惡露量通常比經產婦少。

18. 下列何者為陰道生產後2小時產婦仍無尿意感的常見原因？(A)「產後利尿」發生於生產24小時之後　(B)膀胱因產時胎兒的壓迫，讓產婦對脹尿的敏感度減低　(C)產後黃體素下降，影響細胞通透性，細胞外液內移　(D)待產、生產時用力，導致水分喪失過多　（103專高二）

19. 李女士，G_1P_1，產後第一天在掉眼淚，先生在旁要她別胡思亂想，生小孩的喜悅都被哭跑了。下列護理師反應何者較不恰當？(A)鼓勵並陪伴先生一起聽聽李女士哭泣的原因　(B)解釋產後體內荷爾蒙明顯起伏，會影響產婦的情緒　(C)說明產後婦女需要時間適應母親角色的轉變　(D)指出先生沒有同理產婦的情緒反應　（103專高二）

20. 有關產後的生理變化，下列敘述何者錯誤？(A)產後約4週可恢復至妊娠前正常的心輸出量　(B)產後初期心輸出量減少，可能發生心搏過緩　(C)因肌肉過度用力與脫水，產後有短暫性的體溫上升　(D)橫膈膜壓力降低使呼吸較產前順暢　（103專高二）

解析 產後初期靜脈回流增加，心輸出量增加。

解答：　16.C　17.C　18.B　19.D　20.B

21. 有關產後心理適應，下列敘述何者錯誤？(A)產後情緒低落(postpartum blue)大多發生於產後第5天 (B)當產後情緒低落惡化時，可能形成產後憂鬱(postpartum depression)，主要發生於產後1年內 (C)經產婦是罹患產後憂鬱(postpartum depression)的危險因子 (D)產後精神病(postpartum psychosis)的症狀會有失眠、譫妄、幻覺、想法和行為紊亂等 (104專高一)

解析 產後憂鬱較常發生於初產婦。

22. 有關產後泌尿道系統的生理調適，下列敘述何者正確？(A)產後因黃體素增加，刺激利尿作用，會將身體多餘的液體排出 (B)尿中的乳糖、尿蛋白，會隨著胎兒娩出，立即恢復正常 (C)漲滿的膀胱，可能造成泌尿道感染，亦可能影響子宮收縮 (D)產後產婦對膀胱脹滿的敏感度通常會增加 (104專高一)

解析 (A)產後因催產素下降，刺激利尿作用，會將身體多餘的液體排出；(B)產後1~2天因子宮壁產生自體溶解現象，故會有輕微蛋白尿；(D)產後婦女因腹部的壓力改變等因素，對膀胱脹滿的敏感度會降低。

23. 以REEDA評估產後會陰傷口癒合、創傷和感染狀況，D的意義為何？(A)發紅 (B)瘀斑 (C)分泌物 (D)水腫 (104專高一)

解析 (A)發紅(redness)；(B)瘀斑(ecchymosis)；(D)水腫(edema)。

24. 有關家庭成員與新生兒依附關係的建立，下列敘述何者錯誤？(A)親子同室能提早母嬰的彼此適應，有利於依附關係的建立 (B)生產後，母親對嬰兒的認同行為是靠間接的感官知覺來建立 (C)若因生產造成母親身體上的傷害，會影響依附關係之建立 (D)親子同室時，宜鼓勵父親或手足一起參與，盡早接觸新生兒 (104專高一)

25. 有關親子同室的特點說明，下列何者錯誤？(A)可及早讓父母建立與了解新生兒生活作息 (B)有利於提供家庭式的照顧 (C)減輕護理師照護嬰兒的負擔 (D)增加父母學習照顧新生兒技巧的機會 (104專高一)

解答： 21.C 22.C 23.C 24.B 25.C

26. 黃女士，G_2P_2，剖腹生產第3天，已能下床活動，黃女士子宮底的高度正常大約在哪個位置？(A)恥骨聯合上一指 (B)臍平 (C)臍下一指 (D)臍下三指 （104專高一）

解析 產後12小時子宮高度會在肚臍平處，往後每日降約1~2公分，故產後第三天約在臍下三指。

27. 乳腺炎(mastitis)與乳房充盈(engorgement)之比較，下列何者錯誤？(A)患乳腺炎時通常為單側，乳房充盈為雙側 (B)患乳腺炎及乳房充盈之個案，皆有可能發燒 (C)患乳腺炎及乳房充盈之個案，皆感覺乳房腫脹與疼痛 (D)二者皆易發生於產後1至4週

解析 (D)乳房充盈通常發生在產後頭幾天。 （104專高一）

28. 李女士，順利產下一男嬰，興高采烈的與先生討論新生兒的名字，此為達成母性角色中的哪一項？(A)分極作用(polarization) (B)確認行為(orienting) (C)認同行為(identification behavior) (D)提出所有權(claiming) （104專高一）

29. 有關產後子宮復舊的敘述，下列何者錯誤？(A)產後12小時子宮底位置會在臍上一橫指或臍平的位置 (B)子宮的復舊過程為進行性變化 (C)產後約10~14天，子宮即下降至骨盆腔 (D)哺餵母乳可促進子宮收縮 （104專高二）

解析 子宮的復舊過程為退行性變化。

30. 評估產婦自解尿液是否順暢，下列何項評估技巧不合宜？(A)於恥骨聯合上方叩診，產生鈍音 (B)子宮底位置偏離中線 (C)產後6小時沒有解尿 (D)側臥評估尿道口是否腫脹 （104專高二）

解析 應平躺評估膀胱是否腫脹。

31. 黃女士表示當她想到寶寶時，會感覺到有乳汁排出(let-down reflex)，此種反應，主要是下列何者的作用？(A)泌乳激素(prolactin) (B)催產素(oxytocin) (C)雌性素(estrogen) (D)黃體素(progesterone) （104專高二）

解答： 26.D 27.D 28.D 29.B 30.D 31.B

32. 李女士第二胎，胎盤娩出後血壓為170/98 mmHg、脈搏為78次／分、呼吸20次／分，有關促進子宮收縮措施，下列何者不適宜？(A)按摩子宮底 (B)依醫囑肌肉注射Methergine 0.2 mg (C)刺激乳房 (D)確認膀胱不脹 (105專高一)

解析 產婦血壓較高，應避免給Methergine改用Piton-S。

33. 許女士，G_1P_0，入院時子宮頸口開4公分，先露部位高度為-1，於待產5小時後，子宮頸口開6公分，先露部位高度仍為-1，護理師發現其子宮收縮開始呈不規則，且恥骨聯合上方呈膨出狀，此時護理師宜優先評估：(A)膀胱脹的情形 (B)子宮收縮的頻率與強度 (C)腹部觸診確定胎位 (D)陰道出血量 (105專高一)

34. 有關授乳母親營養需求之敘述，下列何者正確？(A)完全素食者，應補充維生素B_6 (B)正常飲食之外，每日增加800大卡的熱量 (C)增加豆類與堅果類的攝取 (D)攝取3,500 c.c.以上的水分 (105專高一)

解析 (A)完全素食者，應補充維生素B_{12}；(B)正常飲食之外，每日增加500大卡的熱量；(D)攝取2,500~3,000 c.c.左右的水分。

35. 徐女士產後入住產後護理機構並遵循坐月子習俗，詢問月子餐為何要吃麻油雞？下列何者是護理師最合宜的解釋？(A)就中醫的觀點，麻油雞可補氣血 (B)這是欠缺科學性依據，建議不要吃 (C)這是月子餐的生意人行銷的方式 (D)坐月子期間每天進食麻油雞有助身材恢復 (105專高一)

36. 有關緩解剖腹生產傷口疼痛的護理措施，下列何者適當？(A)給予環形中空坐墊，以防傷口受到壓迫 (B)維持俯臥的姿勢，提供背部按摩 (C)避免床上擦澡，以防傷口受到牽扯 (D)教導呼吸放鬆技巧 (105專高一)

解答： 32.B 33.A 34.C 35.A 36.D

37. 產後1週的健康婦女，下列生命徵象何者為正常？(A)TPR：38.5°C、80次／分、24次／分，BP：118/78 mmHg (B)TPR：36.8°C、60次／分、18次／分，BP：110/68 mmHg (C)TPR：37.0°C、78次／分、32次／分，BP：128/80 mmHg (D)TPR：36.5°C、72次／分、16次／分，BP：150/92 mmHg (105專高一)

38. 有關預防產後便祕的護理措施，下列何者最適宜？(A)早期下床活動 (B)建議飲水量每天不超過2,000 c.c. (C)持續使用托腹帶以促進腸蠕動 (D)減少排便次數以防痔瘡產生 (105專高一)

39. 有關親子同室的注意事項，下列敘述何者不適當？(A)早期接觸有助於親子關係的建立 (B)讓較大的兄姐撫摸新生兒 (C)可提高母乳哺餵成功率 (D)餵母奶的媽媽才能執行親子同室

解析 不論餵不餵母奶，親子同室都能增進親子依附關係。

(105專高一)

40. 吳女士產後第3天，主動學習新生兒沐浴的技術，依據魯賓(Rubin)對產後婦女行為態度之研究結果判斷，她此時的心理狀態是處於：(A)接受期(taking-in phase) (B)緊執期(taking-hold phase) (C)放手期(letting-go phase) (D)恢復期(recovery phase)

(105專高一)

41. 有關產後子宮復舊的過程，下列何者正確？(A)子宮肌細胞因自體溶解，細胞數目會逐漸減少 (B)產程延長會加快復舊的速度 (C)產後1週，子宮重量約1公斤 (D)產後第10天，無法於腹部觸摸到子宮底 (105專高一)

解析 (A)子宮肌細胞因自體溶解，細胞數目不變，但體積會縮小；(B)產程延長會延緩復舊的速度；(C)產後1週，子宮重量約500公克。

解答： 37.B 38.A 39.D 40.B 41.D

42. 有關產後生殖系統的正常變化，下列敘述何者正確？(A)分娩後惡露約持續10天，紅惡露及漿惡露交替出現 (B)產後3週仍可於腹部摸到子宮底 (C)產後約12小時，子宮底上升至肚臍的位置或稍高於肚臍之上 (D)子宮約在產後4週，便可恢復到懷孕前的大小和形狀 (105專高二)

解析 (A)分娩後惡露約持續4~6週，前1~3天為紅惡露，3~10天出現漿惡露，之後為白惡露；(B)產後10天就觸摸不到宮底；(D)子宮約在產後4~6週，便可恢復到懷孕前的大小和形狀。

43. 王女士，G_1P_1，產後第1天與護理師分享自己昨夜生產的過程，主訴很累，不想哺餵母乳。依據魯賓對產後母親行為的研究，王女士的行為處於哪個時期？(A)接受期 (B)緊執期 (C)放手期 (D)獨立期 (105專高二)

44. 李女士哺餵母乳時很焦急的詢問護理師：「我不知道寶寶吃奶的動作正不正確」，下列回答何者錯誤？(A)當嬰兒嘴巴張大，可看到下嘴唇外翻，即為正確含乳姿勢 (B)含乳正確時，兩頰應該沒有凹陷的現象 (C)含住乳頭，發出嘖嘖聲，表示正確含乳 (D)若正確含乳，嘴巴會完全封閉成真空狀態 (105專高二)

45. 有關剖腹產後的護理措施，下列何者正確？(A)採硬脊膜外麻醉者，須平躺8小時，避免腦脊髓液流失 (B)為減輕傷口疼痛，應盡量臥床休息，避免傷口裂開 (C)因施打麻醉藥物的關係，須延後哺餵母乳的時間 (D)必要時可於腹部塗抹薄荷油，以促進腸蠕動，避免腹脹 (105專高二)

解析 (A)採脊髓阻斷法麻醉者，須平躺8小時，避免腦脊髓液流失；(B)鼓勵術後肢體活動，避免血栓性靜脈炎；(C)施打麻醉藥物，不影響哺餵母乳的時間。

46. 有關產後會陰傷口疼痛執行溫水坐浴指導之敘述，下列何者不恰當？(A)可促進循環，消除腫脹 (B)每天坐浴2~4次，每次20分鐘 (C)在產後24小時內開始 (D)若有痔瘡也可配合藥物使用

解析 24小時內可冰敷，坐浴在產後24小時後開始。 (105專高二)

解答： 42.C 43.A 44.C 45.D 46.C

47. 黃女士，G_1P_1，產後第一天哺餵母奶，她告訴護理師：「我很擔心過兩天會有乳房脹痛的情形」，下列護理指導何者最適宜？(A)餵完奶後把餘奶擠出 (B)提醒個案少喝水 (C)每次餵奶前做乳房按摩與熱敷 (D)依照嬰兒的需求哺餵母奶 （105專高二）

48. 王女士，產後第2天，孕產史為G_1P_1，為越南籍配偶，由婆婆陪伴照顧，婆婆堅持產後一定要喝生化湯，此時護理師該如何處置？(A)接受其傳統習俗，但囑咐其需服藥後1小時再喝 (B)採不批判的態度，與王女士討論其想法及決定 (C)為避免衝突，建議等婆婆回去時，再把生化湯倒掉 (D)尊重其習俗，假裝沒看見 （106專高一）

解析 護理人員面對不同文化信仰的產婦，應保持開放態度，了解、接受並採不批判的態度，尊重其信念。

49. 黃女士，G_2P_2，陰道產後6小時尚未排尿，她表示：「我從生產到現在只喝一點水，沒什麼尿液感」，下列護理處置何者最適宜？(A)因個案水喝得少，繼續觀察有無尿液感情形 (B)鼓勵個案多喝水，增加尿液感 (C)若個案超過8小時仍未排尿，則協助導尿 (D)評估膀胱，解釋產後膀胱脹滿的敏感度減低，並協助排尿 （106專高一）

解析 (D)應鼓勵產婦早期下床，以促進血液循環。

50. 有關Rubin提出之產後心理適應中的緊執期(taking-hold phase)之敘述，下列何者正確？(A)是產後介於依賴與獨立間的一段時間 (B)話多，喜歡談論懷孕生產過程，以幫助確認孩子已與她分離 (C)接受孩子是一獨立個體，也很注重自己的生理需求 (D)確認孩子的個性及需求，重新設定為人母的角色 （106專高一）

51. 哺餵母乳使月經較延後之原因為何？(A)刺激泌乳激素分泌，抑制動情素與黃體生成激素 (B)刺激動情素與黃體生成激素，進而刺激泌乳素 (C)刺激泌乳素與動情素分泌，抑制黃體生成激素 (D)刺激黃體生成激素與泌乳素，抑制動情素分泌 （106專高一）

解答： 47.D 48.B 49.D 50.A 51.A

52. 黃女士G_1P_1，陰道生產，第一天親子同室時，仔細的觀察新生兒並詢問其外觀特性，此時護理師的反應何者最為適當？(A)詢問她對親子同室的看法及新生兒像誰 (B)盡快教導她如何照顧新生兒及哺餵母乳 (C)讓她有充分的時間認識及熟悉新生兒 (D)建議她避免抱新生兒，以免子宮下垂 （106專高二）

53. 協助產婦產後第一次下床活動，須優先進行何項護理評估？(A)生命徵象 (B)子宮收縮 (C)小便自解 (D)乳汁分泌

解析 產後第一次下床，需確認生命徵象平穩、無產後出血現象，才可讓產婦自行下床活動。 （106專高二）

54. 有關產後腸蠕動功能的評估，下列何者錯誤？(A)以聽診器在腹部的四個象限評估 (B)正常的腸蠕動音為每分鐘5~34次 (C)叩診時出現鼓音表示腸蠕動良好 (D)產後腹壓減少會減緩腸蠕動

解析 叩診鼓音表示腸蠕動減慢，有脹氣情形。 （106專高二）

55. 林女士採陰道生產，會陰四度裂傷。在產後第2天可以教導她執行何項產後運動？(A)膝胸臥式運動 (B)乳（胸）部運動 (C)抬腿運動 (D)仰臥起坐 （106專高二）

56. 王女士為第二胎，採陰道生產，新生兒體重3,980公克，抱怨子宮收縮痛，護理師評估子宮收縮呈堅硬狀態。有關產後痛的說明，下列何者錯誤？(A)疼痛是因子宮產生間歇性收縮所致 (B)經產婦會較初產婦子宮收縮疼痛明顯 (C)新生兒較大者子宮收縮痛會較明顯 (D)子宮收縮疼痛感通常會持續3週 （106專高二）

57. 承上題，提供王女士產後痛的護理措施，下列何者為宜？(A)教導持續按摩子宮 (B)下腹部冰敷 (C)教導深呼吸 (D)依醫囑給與子宮收縮劑 （106專高二）

58. 黃女士G_2P_2，剖腹生產術後第一天，已排氣，開始進食之初，下列何項食物較為適合？(A)生化湯 (B)麻油雞 (C)新鮮果汁 (D)米飯麵包 （106專高二補）

解答： 52.C 53.A 54.C 55.B 56.D 57.C 58.C

解析 剖腹產術後初次進食盡量以流質為主，並避免牛奶及豆類等產氣食物。

59. 下列哪項行為表示母親與其新生兒的親子連結已進入互惠期？(A)母親用手指觸摸新生兒的臉頰　(B)輕輕呼喚新生兒的名字　(C)了解新生兒的飢餓飽食行為　(D)母親表達對新生兒的看法　(106專高二補)

60. 產後運動的目的不包括下列何項？(A)預防血栓靜脈炎　(B)預防子宮脫垂　(C)促進妊娠紋消失　(D)促進子宮收縮　(106專高二補)

61. 有關親子同室的護理指導，下列敘述何者正確？(A)新生兒出生6小時之後開始執行　(B)預防感染，祖父母應避免接觸寶寶　(C)母親非常疲憊時可將嬰兒推回嬰兒室　(D)鼓勵新生兒採趴睡，不易被驚醒　(106專高二補)

62. 林女士，29歲，中國瀋陽人，G_1P_1，先生為台商，結婚後來台居住，產後第一天她抱怨沒有奶水無法餵奶，懷孕生產讓自己變胖變醜，先生過兩天後要回中國工作，必須獨自一人照顧新生兒而顯擔憂。護理師對其產後調適的評估，下列護理問題何者較不恰當？(A)低自尊　(B)缺乏社會支持　(C)身體心像改變　(D)照顧新生兒壓力　(107專高一)

63. 林女士G_2P_2，剛餵完奶，皺眉以手扶著腹部，對護理師抱怨較前次產後不舒服，下列回應何者錯誤？(A)餵母奶有助惡露排出，且會減輕產後痛　(B)產後痛在產後初期發生，可能影響睡眠　(C)經產婦產後痛較初產婦常發生　(D)適當活動與放鬆技巧可改善　(107專高一)

64. 楊女士剖腹產後第二天開始進食，主訴腹脹不舒服，下列措施何者不恰當？(A)鼓勵進食奶製品　(B)於腹部擦拭薄荷油　(C)協助產婦下床活動　(D)依醫囑使用肛門栓劑　(107專高一)

解答： 59.C　60.C　61.C　62.A　63.A　64.A

65. 有關陰道生產後評估結果的敘述，下列何者為異常現象？(A)產墊上的惡露量少，呈紅色，有血腥味　(B)會陰傷口輕微紅腫，切開傷口邊緣無分泌物　(C)在右側可摸到鬆軟且位置偏高的子宮底　(D)檢查下肢的霍曼式徵象(Homan's sign)為陰性反應
解析 (C)子宮軟代表可能有宮縮不良的情況。　(107專高一)

66. 產後婦女使用子宮收縮劑Methergine時，須特別留意下列何項生命徵象？(A)體溫　(B)脈搏　(C)呼吸　(D)血壓　(107專高一)
解析 Methergine具血管收縮作用，故高血壓病人禁用。

67. 張女士G_2P_2，陰道生產後第2天，向護理師表示：「餵母奶時，我的肚子會痛！」。下列護理指導何者適宜？(A) 2星期後疼痛情況就會改善　(B)因母乳哺餵造成泌乳激素分泌而引起　(C)適當活動可以改善疼痛　(D)先停止母乳哺餵以緩解疼痛　(107專高二)

68. 陰道生產剛結束的婦女若有尿瀦留的現象，最主要的原因為何？(A)膀胱內括約肌收縮　(B)胎兒通過產道時壓迫膀胱　(C)產後雌性素濃度增加所致　(D)第一節薦椎神經受損　(107專高二)
解析 膀胱受胎兒通過壓力引起尿道周圍組織腫脹、瘀血，使產婦對膀胱脹滿敏感性降低，造成排尿困難，約1週後可回復。

69. 楊女士產後第10天，仍有輕微足踝水腫情形，其他的生理徵象均正常，護理師給予的指導何者最適宜？(A)採低鹽飲食　(B)穿緊縮的襪子促進血液回流　(C)坐著時不要交叉雙腿　(D)多臥床休息，並減少活動　(107專高二)

70. 有關產後性行為(sexual intercourse)的護理指導，下列敘述何者最適當？(A)建議惡露乾淨與會陰傷口癒合後才有性行為　(B)母乳哺餵的母親因泌乳素較高易導致陰道乾燥　(C)產後陰道潤滑性減少，可用脂溶性潤滑劑促進潤滑　(D)因會陰傷口復原之需要，故產後8週後才能有性行為　(107專高二)

解答：　65.C　66.D　67.C　68.B　69.C　70.A

71. 有關REEDA評估會陰切開傷口的內容，下列何者正確？(A) R為Redness，發紅 (B) E為Edege，邊緣 (C) D為Drain，引流 (D) A為Abscess，膿瘍 （107專高二）

解析 (B) edema：水腫；(C) discharge：分泌物；(D) approximation：密合度。

72. 下列何者為產後霍曼氏徵象(Homan's sign)的評估方式？(A)以兩手食指水平對稱下壓乳房，從乳暈處向上、下牽拉，再向左、右牽拉，檢查乳頭是否突出 (B)一手支托膝膕，另一手置於腳掌將其足部向背側屈曲，腓腸肌有無疼痛感 (C)將大腿靠近腹部，足底靠近臀部，伸直後再放回床面，大腿前側有無疼痛感 (D)雙膝彎曲，雙腳平放，兩手支托雙膝移向左側，再向右側，腰部是否疼痛 （107專高二）

73. 有關衛生福利部推動的母嬰親善醫院十大措施，下列何者錯誤？(A)提倡產後儘早哺餵母乳 (B)依嬰兒的需求哺餵母乳 (C)提供嬰兒安撫奶嘴 (D)實施24小時親子同室 （108專高一）

解析 不提供嬰兒人工奶嘴餵食或安撫奶嘴。

74. 有關剖腹產的敘述，下列何項錯誤？(A)經由腹壁及子宮切口將胎兒取出的手術 (B)剖腹產後，下一次生產一定要採剖腹生產 (C)胎兒窘迫是緊急剖腹產的適應症 (D)子宮下段橫式切開法，手術出血量較少 （108專高一）

解析 (B)可採剖腹產後陰道生產(VBAC)，即剖腹產後下一次懷孕嘗試以陰道生產方式來生產。

75. 下列哪項父親行為最無助於與新生兒建立依附關係？(A)陪伴太太哺餵母乳 (B)對新生兒說話 (C)協助換尿布 (D)詢問新生兒血型 （108專高一）

解答： 71.A 72.B 73.C 74.B 75.D

76. 李女士剖腹生產後第1天，生命徵象正常，尚未排氣，惡露為少量的深紅色，下列護理指導何者適當？(A)避免下床活動以免傷口疼痛影響腸蠕動 (B)因乳汁尚未分泌暫不進行母乳餵食 (C)惡露量為異常應注意有內出血情形 (D)教導腿部運動以防血栓靜脈炎 (108專高一)

77. 吳女士產後第2天於餵母奶時表示：「妹妹跟爸爸長得好像！」此時產婦的行為屬於下列何者？(A)分極作用 (B)提出所有權 (C)分離個別化行為 (D)認同行為 (108專高一)

78. 有關產後正常紅惡露(lochia rubra)的護理指導，下列何者正確？(A)含大量血塊 (B)惡臭味 (C)活動時流量會增加 (D)持續至產後6週 (108專高一)

解析 (A)不含大量血塊；(B)無惡臭味；(D)在生產後1~3天出現。

79. 李女士G_1P_1，2小時前因雙胞胎妊娠採剖腹生產，採硬脊膜外麻醉，剛剛自恢復室轉到產後病房，下列何者不是護理師應優先進行的評估項目？(A)子宮收縮 (B)母乳哺餵 (C)腸蠕動 (D)下肢神經肌肉感覺 (108專高一)

80. 產婦分娩結束其生理變化回復至懷孕前狀態的期間，稱為什麼時期？(A)復舊期(Involution Phase) (B)惡露期(Lochia Phase) (C)霍曼期(Homan Phase) (D)產褥期(Puerperium) (108專高一)

81. 產後會陰傷口評估所使用的項目縮寫為何？(A) HELLP (B) REEDA (C) Rubin's test (D) Kegel's test (108專高一)

解析 即檢查傷口有無發紅(Redness)、水腫(Edema)、瘀斑(Ecchymosis)、分泌物(Discharge)及密合度(Approximation)，簡稱REEDA。

解答： 76.D 77.D 78.C 79.C 80.D 81.B

82. 依據世界衛生組織及聯合國兒童基金會推行的政策，要成為母嬰親善醫院需符合下列哪一項規定？(A)要求所有母親均需在產檯即開始哺餵母乳 (B)醫院實施每天8小時親子同室 (C)除非有醫療特殊需要，否則不給嬰兒母奶以外的食物，包括水、葡萄糖水或配方奶 (D)醫療人員可提供嬰兒人工奶嘴或安撫奶嘴，以緩解哺餵母親乳頭的負擔 （108專高二）

83. 有關剖腹產術後照護之敘述，下列何者錯誤？(A)平躺時可將頭側一邊，避免分泌物阻塞呼吸道 (B)產後1小時內每隔15分鐘測量生命徵象 (C)術後導尿管須留置至少8小時 (D)等產婦可下床活動時，再哺餵母乳 （108專高二）

84. 有關產後生理變化的敘述，下列何者正確？(A)產後24小時內體溫會輕微下降，是因為生產過度用力、脫水的關係 (B)產後12~24小時內，排尿量增加為正常現象，是為了排除懷孕時滯留多餘的水份 (C)因為凝血因子增加，可利用霍曼氏試驗評估下肢血栓動脈炎 (D)產後心輸出量增加，脈搏會增加到80~120次／分

解析 (A)產後體溫會上升；(C)霍曼氏試驗評估下肢深層靜脈血栓；(D)產後脈搏平均60～80次／分。 （108專高二）

85. 劉女士G_2P_2，陰道生產，產後第2天主訴：「我的子宮收縮怎麼這麼痛」，下列何者錯誤？(A)經產婦的肌肉張力較鬆弛，故疼痛感更明顯 (B)這是因為子宮收縮造成的正常現象 (C)建議熱敷或輕撫按摩緩解疼痛 (D)此現象稱為產後痛，約持續7天就會減輕 （108專高二）

解析 經產婦、多胎妊娠、胎兒過大或羊水過多的產婦，因子宮肌肉張力較鬆弛，會經歷較強烈的子宮收縮疼痛感。

86. 有關母嬰親善醫院的10項措施，下列何者可直接促進親子依附關係？(A)生產後於產檯立即性肌膚接觸 (B)除非醫療需求，不提供配方奶 (C)不使用奶瓶奶嘴餵食 (D)提供產婦母乳支持團體 （108專高二）

解答： 82.C 83.D 84.B 85.D 86.A

87. 有關協助子宮復舊的產後運動，下列何者錯誤？(A)臀部運動 (B)抬腿運動 (C)膝胸臥式 (D)擴胸運動 (108專高二)

88. 子宮頸於產後多久可以恢復到幾乎完全閉合，且變得較厚？(A)產後7天 (B)產後14天 (C)產後28天 (D)產後42天 (108專高二)

89. 有關「母嬰親善醫院」認證評鑑的標準，下列何者正確？(A)每次哺餵後可餵新生兒少許開水，以免奶水殘留口中導致感染 (B)新生兒若飢餓哭泣會吃入空氣影響母乳哺餵量，應給予奶嘴防止哭泣 (C)鼓勵母親哺餵母乳，白天每2~3小時哺餵，夜間每3~4小時哺餵 (D)懷孕時便應知道哺餵母乳的好處，產後安排母嬰立即接觸 (109專高一)

解析 (A)除非有醫療上需要，勿給新生兒母乳之外的食物或飲料；(B)哺餵母乳之嬰兒，不給予人工乳頭或安撫奶嘴；(C)鼓勵依嬰兒之需求哺餵母乳，無需限制哺乳時間及次數，不論是在嬰兒有需求時，或是母親乳房脹奶時，就可以哺餵母乳。

90. 有關WHO的成功母乳哺育十措施中母嬰肌膚接觸之敘述，下列何者錯誤？(A)母嬰肌膚接觸時應監測新生兒血氧濃度或膚色情況 (B)鼓勵母嬰肌膚接觸時間至少1小時 (C)當出現尋乳徵象時，可嘗試第一次餵奶 (D)剖腹產後不應進行母嬰肌膚接觸

解析 剖腹生產之產婦，於手術中或手術完成清醒後半小時之內，應能與嬰兒有10分鐘以上之皮膚接觸。 (109專高一)

91. 林女士G_2P_2，採陰道分娩，產後第1天，觸診子宮偏軟，位置與肚臍同高並偏向右側，此時優先的護理評估項目為何？(A)解尿情形 (B)大便次數 (C)進食狀況 (D)會陰傷口 (109專高一)

解析 若子宮底位置較高且偏離中線，可能是有膀胱脹尿的情形，因子宮韌帶成伸展狀態，脹滿的膀胱將子宮底向上推或推向一側，進而影響子宮收縮。

92. 產後6~10天心跳次數較孕前減緩，最可能的原因為何？(A)心輸出量增加 (B)心臟負荷增加 (C)產後出血 (D)腹壓增加

(109專高一)

解答： 87.D 88.A 89.D 90.D 91.A 92.A

93. 有關哺餵母乳婦女產後排卵與月經之生理變化，下列敘述何者正確？(A)泌乳素抑制濾泡刺激素而抑制排卵 (B)哺餵母乳婦女子宮復舊時，月經也差不多恢復 (C)月經延後發生，表示排卵也延後 (D)純哺餵母乳會延後排卵 （109專高一）

94. 有關產後泌尿系統的變化，下列敘述何者錯誤？(A)會陰傷口或裂傷使產婦對膀胱漲滿的敏感度減低 (B)產後12~24小時會藉利尿作用將孕期積聚過多的液體排出 (C)產後2~3天尿量可高達一天3,000 c.c. (D)產後第10天尿量開始恢復正常 （109專高一）

解析 產後2~3天尿量可高達一天3,000 c.c.，至產後第4天才開始減少，此現象約會持續3週之久。

95. 胎盤娩出後，腦下垂體前葉分泌何者使乳房開始分泌乳汁？(A)催產素 (B)泌乳素 (C)動情素 (D)黃體素 （109專高一）

96. 丁女士在產後10天惡露量突然變多且呈紅色，到門診產後檢查後確立為子宮復舊不全，造成子宮復舊不全的主要原因為何？(A)胎膜殘留 (B)胎盤碎片殘留 (C)子宮張力不全 (D)骨盆感染 （109專高一）

97. 有關產褥感染，下列何者正確？(1)其定義是產後任2天體溫在38℃或38℃以上 (2)最常見的細菌為陰道內的細菌，例如B群鏈球菌 (3)以腸胃道感染最常見 (4)每天至少需2,500~3,000毫升的水分攝入。(A) (1)(2) (B) (2)(3) (C) (3)(4) (D) (2)(4)

解析 (1)產後24小時後體溫在38℃或38℃以上且持續2~10天；(3)常見感染為傷口感染、泌尿道感染、子宮內膜炎、乳腺炎、血栓靜脈炎等。 （109專高一）

98. 陰道生產的產後第二天，評估子宮底呈堅硬狀，位置在肚臍以下2公分，惡露呈紅色且小量，此時最適當的護理指導為何？(A)教導按摩子宮底至鬆軟狀 (B)解釋為子宮復舊正常現象 (C)給予誘尿 (D)通知醫師處理 （109專高二）

解析 剛生產後的子宮底位置位於肚臍和恥骨聯合連線的中點，爾後每天正常約下降1~2公分；產後1~3天會出現深紅色的紅惡露。

解答： 93.D 94.D 95.B 96.B 97.D 98.B

99. 有關產後痛(after pain)的護理，下列何者錯誤？(A)通常在第三天後疼痛日益嚴重 (B)臨床常以10分法進行疼痛評估 (C)鼓勵適度活動 (D)教導深呼吸緩解 (109專高二)

解析 產後痛是因子宮間歇收縮而造成的，通常不超過三天。

100. 王女士剖腹產後第一天，主訴腹部疼痛。評估美容膠覆蓋之傷口無滲液，腹部叩診鼓音，子宮收縮良好，惡露色紅量少無異味，下列何項護理措施最優先？(A)因惡露量少，建議洗澡保持會陰清潔即可 (B)告知傷口美容膠不可弄濕，需每日清潔與更換 (C)鼓勵多喝水吃高纖維食物，以利腸蠕動 (D)協助翻身與下床，避免進食產氣食物 (109專高二)

解析 (A)保持傷口乾燥以避免感染；(B)美容膠不需每日更換；(C)恢復腸蠕動後，如無腹脹不適，可正常飲食。

101. 陳先生初次當爸爸，從未參與新生兒照護，表示：「不要抱妹妹給我，她軟軟的，我不敢抱。」下列敘述何者最適當？(A)告知很多爸爸第一次會怕，之後習慣就好了 (B)鼓勵循序漸進，先撫觸嬰兒後再教導抱嬰兒技巧 (C)尊重陳先生害怕的感受，改由產婦全權照顧嬰兒 (D)嬰兒照護為父母雙方責任，衛教陳先生嬰兒照顧技巧 (109專高二)

102. 劉女士剖腹產後因身體不適，且寶寶黃疸需住院照光治療而無法一同出院，她覺得自己不是好媽媽。下列何項措施對其親子依附關係的建立較不適當？(A)評估劉女士對自己身體復原與對寶寶照護的擔心 (B)為避免感染，新生兒住院期間不鼓勵媽媽探訪 (C)運用產婦的支持資源，讓產婦能將心力放在新生兒身上 (D)鼓勵產婦與新生兒有眼對眼及身體上的接觸 (109專高二)

解析 應配合產婦的狀況，主動提供親子互動的機會，並從旁加以協助。

解答： 99.A 100.D 101.B 102.B

103. 有關產後婦女生理復舊變化之敘述，下列何者正確？(A)產後初期有利尿現象，可將身體組織囤積過多的液體排出體外 (B)生產過度用力或脫水，產後體溫會上升至38°C，持續約2~3天 (C)產後脈搏速率會增快至100次／分，於產後3~7天恢復正常 (D)產後初期腹肌鬆弛，腹壓減少，使得腸蠕動增快，而有輕瀉現象 （109專高二）

解析 (B)正常產後24小時內的輕微體溫升高可能為生產過度用力或脫水所致，如產後24小時後至10天內，任2天體溫在38℃或38℃以上，則可能為感染；(C)胎兒娩出後靜脈壓迫解除，靜脈回流血量增加，故心輸出量增加、心跳脈博減緩；(D)因生產過程中進食量少、使用麻醉藥、產後鬆弛素(relaxin)釋出及腹壓降低，使得腹部肌肉鬆弛、腸道張力降低、腸蠕動減慢，而有便秘情形。

104. 有關產後生殖器官的復舊過程，下列何者正確？(A)每天以相同進展恢復 (B)子宮體積縮小屬於退行性變化 (C)三種型態的惡露採循環的方式排出 (D)大約持續6 個月完成 （109專高二）

解析 復舊是指生殖器官回復到孕前狀態的過程，需4~6週的時間，包括退行性變化（如生殖器官和子宮復舊）與進行性變化（如乳汁產生）。

105. 林女士，陰道分娩後12小時，主訴會陰傷口疼痛，下列敘述何者適當？(A)請產婦採屈膝仰臥式評估會陰傷口 (B)採REEDA評估時，A是指傷口密合度(Approximation) (C)指導如廁後由肛門往陰道口的方向擦拭會陰部 (D)給予溫水坐浴20分鐘

解析 (A)請產婦採側臥姿勢檢查；(C)由陰道往肛門擦拭；(D)分娩後24小時會陰傷口仍紅腫、疼痛，可予溫水坐浴。 （110專高一）

解答： 103.A 104.B 105.B

106. 邱女士，產後第三天嚴重脹奶，原想採純母乳哺餵，表示：「昨天都還好，今早突然這樣，實在太痛了，我想打退奶針。」下列何項處置最適當？(A)哺餵次數過多會造成乳汁分泌量增多，建議定時餵奶 (B)協助熱敷與按摩乳房直至乳房呈現柔軟狀態 (C)刺激噴乳反射，協助擠出乳汁 (D)建議穿著較緊胸罩、減少刺激與限制水分來退奶 (110專高一)

107. 丁女士30歲，第二胎，現為產後第二天，其宮底位於臍下一指，惡露呈紅色量中，主訴昨夜睡眠差且感宮縮疼痛不適，當新生兒推出餵奶時，表示想休息並拒絕餵奶，此行為正確的解釋是：(A)此為第二胎，所以對新生兒較不感好奇，也較以自我為中心 (B)此宮縮痛是不正常之現象，應立即通知醫師 (C)此時處於接受期，身體仍需調養，所以應主動為她哺餵新生兒 (D)此時處於接受期，應先滿足她的需求，但同時亦應鼓勵她多接觸新生兒 (110專高一)

108. 有關母乳哺餵對母親的影響，下列護理指導何者正確？(A)刺激腦下垂體前葉分泌催產素 (B)停經前罹患卵巢癌的機率較低 (C)因鈣質流失易造成母親中年期骨質疏鬆症 (D)對月經來潮時間沒有影響 (110專高一)

解析 (A)腦下垂體前葉分泌泌乳素，腦下垂體後葉釋放催產素；(D)泌乳素可抑制排卵的發生，有避孕效果。

109. 王女士G_1P_1，陰道生產產後第3天，主訴感覺疲倦、失眠、緊張、過於敏感，有時會不由自主的掉眼淚。她目前最可能的情況為何？(A)產後的正常現象 (B)產後情緒低落(postpartum blues) (C)產後憂鬱(postpartum depression) (D)產後精神病(postpartum psychosis) (110專高一)

解答： 106.C 107.D 108.B 109.B

110. 陳女士產後小便尚未自解，護理師評估結果為尿瀦留，下列敘述何者正確？(A)聽診下腹部有囉音 (B)叩診恥骨聯合上方處有鼓音 (C)陳女士目前為產後3小時 (D)觸診腹部子宮底的位置偏向右側 (110專高一)

解析 (A)(B)叩診時會產生濁音；(C)產後6小時，若產婦無法自解，護理師再評估膀胱脹滿情形，予以導尿。

111. 承上題，此時護理師需優先注意的現象為何？(A)排汗多寡 (B)子宮收縮狀態 (C)大便自解情形 (D)腰酸背痛程度 (110專高一)

解析 脹滿的膀胱會妨礙子宮收縮，也易造成膀胱張力變差或乏力。

112. 李女士產後8小時，惡露呈鮮紅色，1小時內即浸濕整片產墊，下列護理措施何者錯誤？(A)監測生命徵象及血壓 (B)評估出血量 (C)暫停子宮按摩 (D)依醫囑給予子宮收縮藥物 (110專高一)

解析 (C)若觸診子宮底是鬆軟時，需協助及教導產婦按摩子宮。

113. 有關產婦產後第1天的生理變化，下列敘述何者錯誤？(A)白血球增多症(leukocytosis) (B)凝血因子(coagulation)減少 (C)黃體素(progesterone)減少 (D)雌性素(estrogen)減少 (110專高二)

解析 凝血因子、纖維蛋白及纖維蛋白原在產後濃度較高，預防產後出血。

114. 張女士產後第一天，表示：「初乳黃黃黏黏的，聽說對嬰兒不好，等等我把它擠掉以後再餵奶。」下列敘述何者正確？(A)初乳可以促進胎便排出，減少膽紅素再吸收，所以可以減少黃疸的機率 (B)初乳因為不含脂肪但含易消化吸收的乳糖，所以有利消化能力弱的新生兒 (C)初乳含豐富的抗體IgM，可以保護新生兒不受病菌感染 (D)初乳含的維生素K雖然不如成熟乳多，但仍有防止出血的功用 (110專高二)

解析 (B)初乳含脂肪；(C)初乳富含IgA；(D)初乳中維生素K含量較成熟乳高。

解答： 110.D 111.B 112.C 113.B 114.A

115. 婦女於正常陰道生產後的復舊生理變化，下列何者所需時間最長？(A)陰道皺襞 (B)心輸出量 (C)排尿量 (D)月經週期

解析 (A)產後六週；(B)產後一至三週可回復至懷孕前正常的心輸出量；(C)產後三週達平衡；(D)未哺乳者產後6~8週會恢復，哺乳者因人而異。 (110專高二)

116. 白女士G_2P_2，陰道生產後一週，此時惡露的評估正常為何？(1)白色 (2)粉紅色 (3) 1小時內產墊上的血液約為5公分 (4) 30分鐘浸溼整片產墊。(A) (1)(3) (B) (2)(4) (C) (1)(4) (D) (2)(3) (110專高二)

117. 下列何者不適合使用麥角鹼類藥物（如Ergonovine）來促進產後的子宮收縮？(1)妊娠糖尿病 (2)前置胎盤 (3)子癇前症 (4)心臟疾病。(A) (1)(2) (B) (2)(3) (C) (3)(4) (D) (2)(4)

解析 麥角鹼類藥物具血管收縮作用，故心血管疾病及子癲前症禁用。 (110專高二)

118. 有關剖腹產的手術前護理措施，下列何者最適當？(A)手術前1天進行腹部劃線作標記 (B)手術前一晚使用抗焦慮劑 (C)手術前3天進食低渣飲食 (D)手術前1天及手術當天應聽診胎心音

(111專高一)

119. 陳女士，產後1週，表示有易怒、失眠、沒有食慾、注意力不集中的情形，其最有可能的情況為何？(A)產後情緒低落 (B)產後憂鬱症 (C)產後精神病 (D)產後躁鬱症 (111專高一)

解析 產後情緒低落通常會在產後1週內開始出現症狀，如易哭泣、易怒、過於敏感、失眠或注意力不集中等。

120. 護理師進行產後子宮復舊評估時，下列何者正確？(A)宜先排空膀胱再進行 (B)維持半坐臥姿勢 (C)評估時以單手進行 (D)剖腹產不宜進行觸診 (111專高一)

121. 教導產婦執行產後運動時，膝胸臥式的主要目的為何？(A)促進子宮恢復正常位置 (B)促進傷口癒合 (C)預防乳房鬆弛 (D)改善尿失禁 (111專高一)

解答： 115.D 116.D 117.C 118.D 119.A 120.A 121.A

122. 王女士表示：「我不准我兒子來，他們天天吵，太皮了，萬一妹妹怎樣就麻煩了。」下列敘述何者最適當？(A)這樣的考量是正確的，大孩子如果太皮可能讓妹妹受傷 (B)請其他家人一起照看大孩子，讓他們遠遠看妹妹就沒問題了 (C)有家人在旁協助，讓大孩子撫摸或擁抱妹妹可以增強依附關係 (D)跟哥哥們說清楚，且要訂好規則，這樣他們就可以自己抱妹妹 （111專高一）

123. 陳女士，產後1小時後評估發現其子宮位置於臍上2指且偏向右側，其最有可能的原因為何？(A)子宮內胎盤殘留 (B)子宮內積血 (C)子宮收縮不佳 (D)膀胱漲滿 （111專高二）

解析 膀胱脹滿時會使子宮偏向右邊。

124. 有關產後生命徵象的評估，下列何者正確？(A)產後心輸出量增加，不易發生姿位性低血壓 (B)產後心輸出量增加，最初6~10天常發生心跳過緩 (C)會陰傷口痛、子宮收縮痛，使呼吸速率下降 (D)分娩時用力與脫水，會導致體溫升高至39℃ （111專高二）

125. 有關泌乳機轉的敘述，下列何者正確？(A)乳汁的移出與吸吮次數會影響泌乳量 (B)吸吮刺激腦下垂體前葉分泌催產素 (C)泌乳素可作用於肌皮細胞產生排乳反射 (D)泌乳素夜間分泌較少，母親夜間應有充足睡眠以利奶水分泌 （111專高二）

解析 (B)吸吮刺激腦下垂體前葉分泌泌乳素；(C)催產素作用於肌皮細胞產生排乳反射；(D)夜間泌乳激素較高，夜間哺乳對建立泌乳機制有幫助。

126. 有關產後子宮復舊(uterine involution)，下列敘述何者正確？(A)子宮底每天下降一指寬，約產後5天降至骨盆腔 (B)除胎盤位置外，子宮內膜復舊約需6週 (C)蛋白質自體溶解使子宮細胞數目減少而復舊 (D)胎盤部位是由剝落過程而復舊，所以沒有疤痕形成 （111專高二）

解答： 122.C 123.D 124.B 125.A 126.D

127. 有關剖腹產後陰道生產(vaginal birth after cesarean, VBAC)的敘述，下列何者正確？(A)前胎剖腹生產的次數，不影響VBAC (B)前置胎盤者，可以建議行VBAC (C)前胎採子宮下段橫切剖腹產，此胎不宜行VBAC (D)曾有子宮破裂病史者，此胎不宜行VBAC **(111專高二)**

解析 不適合VBAC的情形如下：子宮有T形疤痕、子宮破裂病史、剖腹產兩次以上、前胎剖腹產採子宮上段切開、有胎兒與骨盆不對稱產科史、骨盆畸形或母親為高危險妊娠或是巨嬰、多胞胎、胎位不正者。

128. 黃女士G_2P_2，大寶剛剛滿2歲，今天預計出院回家，產婦擔心同時照顧2個孩子會心力交瘁，下列何者有關黃女士的親子依附關係出現時，最需要特別關注與持續追蹤？(A)大寶睡覺時，抱著新生兒目不轉睛盯著看 (B)同時以乳房安撫大寶及新生兒 (C)在新生兒睡覺時，唸書給大寶聽 (D)除了哺餵新生兒，其他時間都請月嫂照顧 **(112專高一)**

解析 親子間親密行為表現主要為觸摸和眼對眼接觸，個案僅於哺乳時與新生兒互動，需注意其親子依附發展，必要時給予協助。

129. 有關剖腹產術前及術後之護理措施，下列何者正確？(A)手術前4小時禁食固體食物 (B)皮膚剃毛從肚臍往下至大腿上二分之一 (C)如採區域性麻醉，術後不必等排氣即可進食 (D)一般留置導尿管，點滴移除後才移除 **(112專高一)**

130. 吳女士，G_1P_1，產後進行親子同室，其先生抱起寶寶，眼神專注凝視寶貝，並輕聲細語說：「我是爸爸，叫爸爸。」下列描述父親與新生兒發展依附之行為，何者最適當？(A)肌膚接觸(skin-to-skin contact) (B)袋鼠護理(kangaroo care) (C)準父親自信(confident of expectant father) (D)全神貫注(engorgement) **(112專高一)**

解答： 127.D 128.D 129.C 130.D

131. 有關產後泌尿系統的變化，下列何者為正常現象？(A)尿液中人類絨毛膜促性腺激素(hCG)於產後1週消失 (B)蛋白尿持續3週 (C)血尿持續3週 (D)產後利尿現象持續6週 （112專高一）

解析 (B)蛋白尿持續1~2天；(C)產後1~3天出現血尿須懷疑是否有泌尿道感染情形；(D)產後利尿現象持續約3週。

132. 有關產婦乳腺炎的評估及照護，下列敘述何者錯誤？(A)常發生於產後1週內 (B)通常發生於單側乳房 (C)最常見的致病菌為金黃色葡萄球菌 (D)指導正確的哺餵母乳可預防其發生

解析 通常於產後1~4週。 （112專高一）

133. 產後3~10天，產婦的注意力集中在母親職責的學習及自己身體功能的恢復，這是符合魯賓(Rubin)提出的那一期？(A)調適期(adaptative phase) (B)接受期(taking-in phase) (C)緊執期(taking-hold phase) (D)釋放期(letting-go phase) （112專高一）

134. 婦女在懷孕過程中會主動尋求與生產有關之訊息，定期接受產前檢查，並且經常請教親朋好友生產的情形，這符合下列哪項魯賓(Rubin)母性任務發展？(A)學習奉獻自己 (B)促使重要他人接受新生兒 (C)使自己與胎兒連成一體 (D)確保自己與胎兒在懷孕期過程安全順利 （112專高二）

135. 陳女士G_1P_1，因前置胎盤採剖腹產，有關產後立即性照護，下列何者錯誤？(A)至少每4小時監測生命徵象測量一次 (B)評估傷口出血及惡露量情形 (C)評估子宮底位置及張力 (D)每15分鐘評估下肢感覺恢復情形 （112專高二）

解析 (A)需密集觀察生命徵象。

136. 張女士，G_1P_0，由先生陪同待產，出現哭叫打罵情形，先生已陪產一天，出現疲憊不堪情形，詢問護理師他該怎麼辦，下列回應何者最不恰當？(A)接受準爸爸可能有驚慌失措的行為 (B)提供明確產程進展訊息給準爸爸 (C)請準爸爸持續陪伴，以避免產婦失控 (D)讓準爸爸暫時在旁休息，改由其他家人照顧產婦 （112專高二）

解答： 131.A 132.A 133.C 134.D 135.A 136.C

137. 廖女士，41歲，G_4P_4，在今天早上6點以陰道分娩第四個女兒，現親子同室中，護理師詢問其他家人何時會來醫院，廖女士眼眶泛紅表示：「他們不會來啦，因為這胎又是女兒」，下列回應何者最適當？(A)妳不要難過了，妳更要多與寶寶互動，以免影響日後的親子依附關係建立　(B)妳是受到產後荷爾蒙劇烈變化的影響，才會情緒低落下，過兩天就會改善　(C)剛生產完，母親及新生兒都需要足夠的時間休息，通常也不會建議此時家人的探視　(D)聽起來妳很難過，新生兒的誕生對家庭成員都有影響，妳現在的想法是？ **(112專高二)**

138. 有關產褥期身心調適的敘述，下列何者錯誤？(A)生殖器官的復舊需要四～六週時間　(B)又稱為第四孕期；以強化母嬰一體調整與恢復的概念　(C)子宮頸口一週後會趨近閉合，是一種生理上進行性變化　(D)子宮體積的減少，與自體溶解有關

解析 (C)產後生殖器官的復舊為一種生理退行性變化。 **(112專高二)**

139. 李女士，產後三週，表示產後至今體重增加5公斤，失眠睡不好，動作遲緩且嗜睡，對任何事物及新生兒照護都缺乏興趣，覺得很有罪惡感，加上自己坐月子缺乏幫手，常常出現想死的念頭。針對李女士的情形，下列評估何者最適當？(A)產後荷爾蒙變化的自然現象　(B)產後情緒低落(Postpartum Blue)　(C)產後憂鬱(Postpartum Depression)　(D)產後精神疾患(Postpartum Psychosis) **(112專高二)**

解析 產後憂鬱症發生率約10%，多發生在初產婦，於產後第1 天～第6週之出現症狀。

140. 有關初乳的敘述，下列何者不適當？(A)蛋白質和礦物質的含量較成熟乳高　(B)脂肪和醣類的含量較高，少量但熱量足　(C)水分含量較成熟乳低，適合新生兒的胃容量　(D)含有豐富促進腸道好菌發展的益菌生 **(112專高二)**

解析 乳汁分泌分為前乳與後乳，前乳含較多乳糖，後乳含較多脂肪，可讓嬰兒有飽足感。

解答： 137.D　138.C　139.C　140.B

141. 提供產後飲食衛教，教導暫時性避免食用含酒精性食物，其最主要原因為何？(A)避免影響腸道蠕動　(B)避免影響傷口癒合　(C)避免影響惡露排出　(D)避免影響性生活　（112專高二）

解析 酒及人參會影響宮縮及傷口癒合，故1週內暫勿食用。

142. 蔡女士，初產婦，新生兒出生體重3,800公克。採完全哺餵母乳，護理師進行產後兩週之出院後電話關懷時發現，新生兒出生兩週體重為下降至3,700公克。下列何者為最優先的處置？(A)肯定個案的堅持母乳哺育，建議增加哺乳的頻率兩天，之後再觀察體重變化　(B)說明體重下降過多時對嬰兒成長的危險，應立即補充配方奶　(C)了解個案飲食狀態，建議增加高蛋白高熱量飲食攝取，以強化母乳營養及產量　(D)鼓勵個案說出自己的感受，告知今日儘快到醫院進行哺乳與新生兒之評估與檢查　（112專高二）

143. 張女士，剖腹產後第一天，表示整個腹部疼痛，全身疲憊無力，不想動，也不要親子同室。下列何項護理措施最適當？(A)告知親子同室是政府推行政策，建議親子同室並由丈夫協助照顧新生兒　(B)說明是子宮收縮引起疼痛，協助24小時使用束腹帶並建議長期臥床休息　(C)說明活動的益處，依醫囑給予止痛劑，採漸進式活動　(D)評估腸蠕動情況，給予腹部按摩及軟便劑，鼓勵多喝水　（112專高二）

144. 有關產後正常紅惡露(Lochia Rubra)的敘述，下列何者錯誤？(A)顏色為深紅色　(B)產後1~3天出現　(C)內含上皮細胞、蛻膜碎片　(D)會出現有大量紅色血塊　（112專高二）

解析 紅惡露深紅色帶血腥味，含血液、小血塊、黏膜及蛻膜碎片。

145. 有關於胎兒與新生兒免疫系統之敘述，下列何者正確？(A) IgM是唯一可以通過胎盤的抗體　(B)胎兒無法自行製造IgA，可由初乳而獲得　(C)出生時新生兒體內之抗體主要為IgA　(D)當新生兒的IgG值升高，顯示有子宮內感染　（112專高二）

解答：　141.B　142.D　143.C　144.D　145.B

解析 (A)(C) IgG是唯一可以通過胎盤的抗體；(D) IgM無法通過胎盤，升高時表示可能有子宮內感染。

146. 江女士為百貨公司化妝品銷貨員，因長期久站，懷孕前左腿即有明顯的靜脈曲張情形，產後會陰傷口腫脹疼痛而不願下床活動，產後第三天她試著下床步行，當她站立伸直左右小腿時，左小腿會感覺疼痛，觸摸也會覺得壓痛。依據上述情況，下列何項判斷及處置較適當？(A)為深層血栓靜脈炎，應教導其在左小腿疼痛處多熱敷並按摩　(B)霍曼氏徵象(Homan's sign)若為陽性反應，依醫囑給予抗凝血劑，並密切觀察出血情形　(C)霍夫曼技術(Hoffman's technique)評估為陽性，應抬高床尾，避免血栓造成肺栓塞　(D)為深層血栓靜脈炎，鼓勵多下床活動以促進血液回流 **(112專高二)**

解析 (A)不可按摩患部，以免血栓形成肺栓塞；(C)(D)急性期臥床休息、抬高患肢，以降低靜脈壓以利血流回流，減輕水腫、疼痛。

147. 徐女士，G_2P_1，行子宮下段橫式切開剖腹產(Lower segment Cesarean section)，採用脊髓麻醉法，下列術後照護何者錯誤？(A)術後導尿管至少留置8小時　(B)術後採辛式臥位　(C)給與足夠水分2,500~3,000c.c.／天　(D)下一胎可嘗試剖腹產後陰道生產(VBAC) **(112專高三)**

解析 (B)採全身麻醉者術後才須採辛氏臥位，接受脊髓麻醉的產婦則需協助平躺6~8小時。

148. 有關產後會陰傷口評估與護理措施，下列敘述何者正確？(A)避免會陰傷口裂開，鼓勵採低纖維飲食　(B)評估會陰傷口時，採平躺打開雙腳較易觀察　(C)緩解會陰傷口痛，分娩後2小時採溫水坐浴　(D)評估會陰癒合情形，可採REEDA方法 **(112專高三)**

解析 (A)為避免便秘應鼓勵補充纖維質；(B)採側臥姿勢檢查；(C)產後24小時內以冰敷減輕疼痛，24時後則可以溫水坐浴的方法。

解答： 146.B　147.B　148.D

149. 劉女士，G_1P_0，子宮頸開4公分，每3分鐘宮縮一次，無胎頭骨盆不對稱(CPD)，使用硬脊膜外麻醉，持續2小時都未見胎頭下降，此時最優先之處置為何？(A)評估膀胱的情形　(B)評估胎頭大小　(C)給與ritodrine點滴注射，促進子宮收縮　(D)評估羊水量　(113專高一)

解析 脹滿的膀胱會影響子宮收縮、胎頭的下降，導致產程延長。

150. 王女士，初產婦，陰道生產，採純母乳哺育，產後6週重返職場的一週後，主訴發燒38℃，右側乳房情況如圖所示，觸診溫熱且有痛感。最可能的診斷是？(A)因為剛剛返回工作狀態，所以最可能是壓力性乳腺管阻塞(blocked ducts)　(B)因為幾乎整個乳房大面積發紅，所以最可能是乳房腫脹(engorgement)　(C)因為乳頭可見傷口，所以最可能是乳腺炎(mastitis)　(D)因為乳房3、4點鐘方向有水囊狀感，所以最可能是乳房膿瘍(breast abscess)　(113專高一)

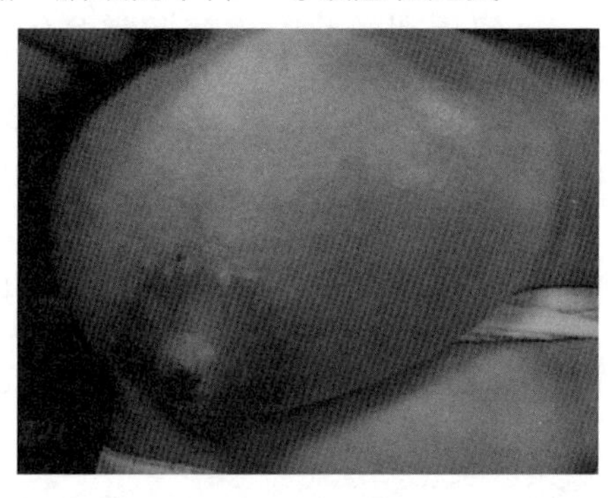

151. 蔡女士，初產婦，因產程遲滯而行剖腹生產，新生兒出生體重3,800公克。產婦計畫要完全哺餵母乳，擔心自己奶水不足，因為從生產至今已兩天，都沒有脹奶的感覺，而且新生兒幾乎是含著乳房入睡，放下來就哭。有關蔡女士對奶量的擔心，下列措施何者不適當？(A)評估新生兒兩天的排尿及排便情況　(B)告訴產婦產程過長及剖腹生產都會延後脹奶出現的時間，這是正常的　(C)肯定產婦完全母乳哺育的決定，了解這兩天新生兒吃奶及含乳的情況　(D)了解產婦執行手擠乳的情況，討論增加手擠奶頻率的可行性　(113專高一)

解答： 149.A　150.C　151.B

解析 (B)脹奶是漸進式的，多在產後3~7天發生，剖腹產後第3~5天初乳會開始分泌；產程過長會導致產婦自覺耗竭感較大，而延遲首次泌乳時間。

152. 有關產後婦女之情緒照顧，下列護理指導何者不適當？(A)初產婦出現哭泣不安及缺乏育兒信心為產後憂鬱症，應儘速就醫 (B)在接受期(taking-in phase)，鼓勵產婦陳述生產經驗，接受其感受，必要時可澄清其疑慮 (C)在緊執期(taking-hold phase)，鼓勵參與及學習新生兒照護 (D)產婦即使進入放手期(letting-go phase)，仍可能有不自覺的哀傷情緒 (113專高一)

解析 (A)產後情緒低落為產後常見的情緒變化，會出現敏感、易流淚、情緒起伏不定之現象。可請家人返家後給予協助或支持，以度過這段低潮。

解答： 152.A

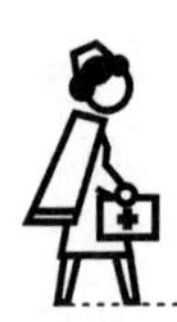

MEMO

新生兒的護理

CHAPTER 13

出題率：♥♥♥

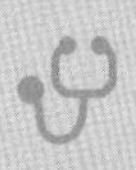

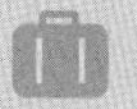

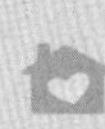

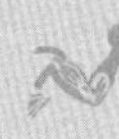

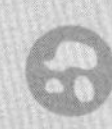

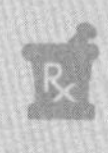

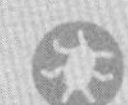

- 新生兒概論
  - 名詞解釋
  - 新生兒即刻護理
- 新生兒評估
  - 阿帕嘉評分
  - 妊娠週數推算
  - 系統性身體評估
- 新生兒的護理指導
  - 新生兒的營養
  - 哺餵方式
  - 新生兒沐浴
  - 其他照護
  - 新生兒狀態分類
- 早產兒的護理重點

Maternal-Newborn Nursing

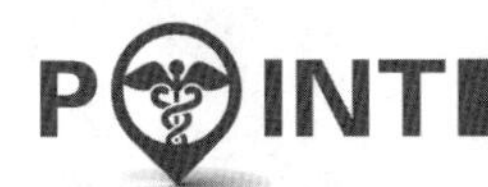

重點彙整

13-1 新生兒概論

一、名詞解釋

1. 定義：新生兒期或週產期是指胎兒由出生至第 28 天（4 週），這段時期的嬰兒稱為新生兒。
2. 早產兒：妊娠週數＜37 週的嬰兒。
3. 足月兒：妊娠週數 38~42 週的嬰兒。
4. 過期兒：妊娠週數≧42 週的嬰兒。
5. 無論是早產兒、足月兒或過期兒，其出生體重低於 2,500 公克者，稱為低體重新生兒；高於 4,500 公克者，稱為巨大嬰兒。

二、新生兒即刻護理

1. 新生兒即刻護理順序：維持呼吸道通暢→防止體熱喪失→出生第 1 分鐘之阿帕嘉評分(Apgar score)→臍帶護理→測量體重。
2. **維持呼吸道通暢**：只有明顯自行呼吸障礙的嬰兒，才需要出生後立即**進行口鼻抽吸來移除呼吸道分泌物**。需注意觀察分泌物的性狀，有無胎便吸入，視情況進行氣管插管／抽吸。
3. **防止體熱喪失**：將新生兒放在有輻射加熱的處理檯上，用以**保暖**，避免新生兒體溫以輻射方式喪失，需予採垂頭仰臥式。**擦乾身體**避免體溫以蒸發方式喪失，注意觀察全身皮膚完整性。
4. 斷臍：在距離根部 1.5~2 cm 處完成斷臍，需觀察臍部的 2 條動脈與 1 條靜脈。

5. **注射維生素 K_1**：新生兒出生時腸胃道缺乏正常腸道菌叢，約 6 小時後才可滋生製造脂溶性維生素的細菌，故於新生兒出生 6 小時內應予維生素 K_1 **肌肉注射（股外側肌）**1mg，促進凝血因子活化，以**預防新生兒出血**。
6. **點眼藥**：目的在**預防新生兒眼炎**（**淋病性結膜炎**），於下眼瞼處滴入眼藥（與母親眼對眼接觸後）。
7. 測量頭、胸、腹圍：觀察有無低位耳、胸廓及腹部異常起伏。
8. 蓋腳印、戴手圈及腳圈以識別。
9. 外觀評估，與嬰兒室交班，可早期發現嬰兒畸形。
10. 鼓勵父母與新生兒眼對眼接觸，即刻哺餵母乳。

13-2 新生兒評估

一、阿帕嘉評分(Apgar Score System)

出生後 1 分鐘及出生 5 分鐘，評估身體狀況及是否需要立即的急救，總分 10 分。

1. 評估內容
   (1) **心跳**(heart rate)：於新生兒安靜或睡眠時聽診心尖脈**測量 1 分鐘**，此為最重要的評估。
   (2) **呼吸力**(respiratory effort)：此為第二重要的評估。
   (3) **肌肉張力**(muscle tone)：評估新生兒四肢屈曲程度，若肌肉弛緩時須通知醫師處置。
   (4) **反射應激性**(reflex)：輕彈新生兒腳底或觀察抽吸時的反應。
   (5) **膚色**(color)：區分皮膚顏色為粉紅、藍色，此為較不重要且改變最快的項目。

2. 阿帕嘉評分的判讀（表 13-1）

(1) 7~10 分：新生兒狀況良好，只須給予拭淨、保暖即可。

(2) 4~6 分：中度窘迫，可能伴有肋間回縮情形，需給予新生兒口鼻抽吸羊水、黏液及 8~10 L/min 的氧氣，並持續觀察。

(3) 0~3 分：嚴重窘迫，且需重症的復甦術。

表 13-1 阿帕嘉評分

徵象	分數		
	0	1	2
心跳速率	無	低於 100 次／分	高於 100 次／分
呼吸能力	無	緩慢、不規則	良好，哭聲強而有力
肌肉張力	弛緩	肢體微彎曲	四肢屈曲，自行活動
反射應激性	無反應	皺眉、痛苦表情	哭聲宏亮
皮膚顏色	藍色 蒼白	軀幹呈粉紅 肢體呈藍色	全身呈粉紅色

二、妊娠週數推算

妊娠週數(gestation age, GA)推算的方式利用生理成熟度與神經肌肉成熟度此兩項評估的總合計分相加（妊娠週數之得分＝神經肌肉成熟度得分＋生理成熟度的得分），再將數值與妊娠週數相對應所得；並可將對應週數的頭圍與身長數值作為該新生兒的標準參考。50 分表示懷孕 44 週、40 分表示懷孕 40 週、30 分表示懷孕 36 週、20 分表示懷孕 32 週（每 10 分差 4 週的懷孕週數）。

(一) 生理成熟度評估

共分為皮膚、胎毛、足底皺褶、乳房、耳朵、生殖器六大項，總分 25 分，分數越高表示新生兒越成熟，詳見表 13-2。

表 13-2 生理成熟度評估

項目	評估內容	
	早產兒	足月兒
皮膚	皮下脂肪少、薄而透明，可見血管	皮下脂肪厚、**看不見血管**，皺褶多、龜裂（過熟兒尤為明顯）
胎毛	**較多胎毛**	較少胎毛，常見於額、背
足底皺褶	足底皺褶稀少	足底前 1/3 有皺褶、深
乳房	勉強可見乳頭，乳暈不明顯	**明顯可見乳頭**（直徑>0.75cm），乳暈約 1cm
耳朵	軟骨組織少，無回彈性	**軟骨組織回彈性好**，耳翼弧度佳
生殖器	睪丸尚未下降至陰囊；大小陰唇張開明顯，陰蒂突出	**睪丸已下降至陰囊，皺褶深；大陰唇完全覆蓋小陰唇**

(二) 神經肌肉成熟度(Neuromuscular Maturity)

總分 25 分，共六項，最好在出生後 24 小時內評估較有意義。

表 13-3 神經肌肉成熟度評估

項目	評估內容	
	早產兒	足月兒
姿勢	四肢呈現低張性屈曲	四肢呈現高張性屈曲
方形窗徵象	腕關節無法向前臂內側完全彎曲（**角度為 90 度**，為 0 分）	可以完全彎曲（**角度為 0 度**，為 4 分）
手臂反彈	將其前臂往上臂完全屈曲後再將手拉直之後放鬆，其縮回彎曲的時間及程度較緩慢，角度呈 180 度	迅速縮回彎曲，手肘角度小於 90 度
膕間角度	將大腿緊貼腹部並將小腿伸展至有阻力，其膕間角度大，呈 180 度	呈現的角度小於 90 度
圍巾徵象	可將肘拉至對側肩膀	無法將肘拉至對側肩膀
腳跟至耳朵	腳跟可碰到耳朵	無法拉到耳朵

三、系統性身體評估

(一) 體型外觀

1. 身高體重：平均 47~53 cm，體重 2,500~4,300 g。**出生後 3~4 天**由於排尿及胎糞等液體喪失，會產生**「生理性體重減輕」，下降約出生體重之 5~10%，約 8~10 天恢復**。

2. 頭部：平均 33~35 cm（由枕骨經雙耳上緣至眉毛處）。
   (1) **前囟門：為菱形，由二塊額骨及二塊頂骨組成**，一般於 **12~18 個月關閉**，嬰兒顱內壓升高時會突出，在咳嗽哭泣時也會有暫時性突出，**脫水時凹陷**，可作為觀察的指標。其向左右延伸形成冠狀縫。
   (2) **後囟門**：較小，**呈三角形，出生後 6~12 週即關閉**。在分娩過程中，胎頭形狀可能會改變而出現胎頭變形的情形，使得胎頭可調整以符合母體骨盆的大小與形狀，會自然消失，不需加以處理。
   (3) **胎頭變形**(molding)：生產時胎兒經產道**因胎頭受壓，使頭骨出現重疊不對稱的現象**，此為正常變化，很快恢復（表 13-4）。

表 13-4 胎頭腫塊及胎頭血腫的區別

項目	胎頭腫塊 (caput succedaneum)	胎頭血腫 (cephal hematoma)
原因	先露部位**軟組織水腫**	骨膜下出血
發生時間	出生時即有，大小不會增加	出生後 3~4 天漸增大
性狀	範圍可**跨過骨縫合線**，瀰漫性水腫，摸起來質軟會滑動	不會跨過骨縫合，中央柔軟周圍**有硬的界線**
消失時間	出生 12 小時或數日後會自行吸收	2 週～3 個月自然消失

3. 臉部及五官：眼睛因為神經肌肉尚未成熟，有暫時性斜視，視力最大距離為 12 吋；1 個月大時對光有反應，會隨著光源移動。**耳朵位於內外眼眥連線以上**，面頰內有脂肪墊(sucking pad)，唇部易激發吸吮反射。

4. 頸部：肌肉發育未完全，俯臥時頭能稍抬高；蹼狀頸為異常。

5. 四肢：是否有多指（趾）、併指（趾）、畸形等。檢查是否有**髖關節脫臼**，如**腿與臀部的股縫不對稱、外展患部髖部時動作受限且有阻力、奧特藍尼法**（Ortolani maneuver；讓新生兒平躺，將腿部屈曲與軀幹呈正確角度並外展，旋轉髖關節）**陽性**。

6. 背部：平直、有無脊柱側彎、脊柱裂等現象。

7. 皮膚
   (1) **胎脂：白色**油脂，有保護作用避免體熱喪失，足月兒胎脂較少，皮膚較乾燥常有脫皮情形。
   (2) 胎毛：早產兒較多；足月兒在背、肩及耳朵處未脫落。
   (3) **粟粒疹**：由於皮脂腺阻塞所致，鼻子、前額處有許多沒有突出的白點，越成熟的新生兒越多，通常於 **2~4 週左右消失**。
   (4) **毒性紅斑**：為紅色突起的小疹，中間有白點，可能是過敏或母親荷爾蒙所致，**5 天～數週會消失**。
   (5) **毛細管擴張痣**：新生兒出生前於子宮內因母體荷爾蒙的影響形成，**多數在 1 歲半以前會自然褪去**。
   (6) **生理性黃疸**：出生後 24 小時可於鞏膜、皮膚（鼻尖）、指甲床見到皮膚泛黃。
   (7) **蒙古斑**：多分布於臀部，呈片狀藍色區域，**1~5 歲漸消退**。
   (8) 發紺：新生兒剛出生體溫過低，肢體末梢發紺為正常現象，可協助提早密集式餵奶。

8. 乳房：有些新生兒產後**受母體動情素的影響，有乳房充盈現象**或乳頭分泌乳汁情形，稱魔乳(Witch's milk)，持續約 2 週。

(二) 體溫的調適

1. **正常體溫範圍**：37~37.8°C，平均約 36~37.2°C；由於體表面積較大、皮下脂肪薄，容易喪失體溫，需注意保暖。**超過 38℃即代表發燒**。

2. 體熱喪失方式
   (1) **蒸發**：因為羊水蒸發所致，應立即**擦乾**。尤其是頭部。
   (2) **傳導**：因物體接觸皮膚所致。以溫包布包裹。
   (3) **對流**：氣流影響，室溫勿低於 22°C。置於保溫箱。
   (4) 輻射：非直接接觸，周遭環境冷熱之影響。可使用加溫器減少輻射體熱喪失。

(三) 呼吸系統

1. 生理變化：肺部擴張，建立換氣功能及肺循環顯著增加（動脈導管關閉）；**肺液濃稠度、肺容量彈性、製造表面張力素的能力都是影響新生兒呼吸的因素**。

2. 胸部外觀正常為圓形對稱，平均 31~33 cm（比頭圍少 2 cm）；行腹式呼吸，30~50 次／分，呼吸深淺度及節律不規則，短暫的窒息是正常的。

3. 注意是否有呼吸困難徵象：張口呼吸、鼻翼搧動、肋骨肋間肌凹陷、**發紺**、呼吸次數大於 60 次／分、聽診呼吸是否有喟嘆音(grunting)、喘鳴音(wheezing)、濕囉音(rale)等。

4. 剖腹產因新生兒呼吸道未受擠壓，肺臟充滿羊水，較易發生呼吸窘迫。

5. 胎便吸入的危險因素：體重比妊娠週數小者(SGA)、過熟兒、臀產式、母親有妊娠高血壓者。

(四) 心臟血管系統

1. 生理變化
   (1) **主動脈壓增加**，靜脈壓減少。
   (2) 全身血循環壓力增加，肺動脈壓減少。
   (3) 卵圓孔關閉：因肺擴張，阻力減少，數月後永久性關閉。
   (4) **動脈導管關閉**：肺微動脈的擴張，阻力減少，**氧分壓增加**，動脈導管收縮，產生功能性關閉。在出生後 15 小時內完成，而解剖性關閉須 3 週。
   (5) 靜脈導管關閉：可能與臍靜脈血流消失、靜脈壓減少有關。
2. **正常心跳 120~150 次／分**，哭泣時增加到 180 次／分，睡眠時降至 70~90 次／分，應在**左鎖骨中線第 3、4 肋間交會處測心尖脈**及聽診有無心雜音。
3. 出生時血壓為 80/40 mmHg，出生後 10 天 100/50 mmHg。健康的新生兒不需要經常測量血壓。

(五) 胃腸系統

1. 腹部呈圓形、柔軟有脹滿感；肛門應通暢、無閉鎖，評估是否有無肛症或直腸閉鎖。
2. 消化：由於**賁門括約肌未成熟，易有反流、吐奶情形**；且由於胃較直容易溢奶，故應注意餵完後要先排氣，再採右側臥使之較易進入小腸。
3. 排泄
   (1) **胎便**(meconium)：主要由上皮細胞、膽汁、胰液和腸道分泌物、胎毛及胎兒吞下的羊水所組成。正常情況下，胎兒腸道中的胎便是不會排出的，若缺氧則會使肛門括約肌鬆弛而將胎便排到羊水中。新生兒**出生 24~36 小時，柏油狀、黏性呈墨綠色的胎便會解出**持續 2~3 天，如未解出則須灌腸以刺激腸蠕動，並做進一步的評估。

(2) **過渡便**(transitional stool)：**因哺餵母乳或配方奶的關係，出生 3~6 天解出**黃褐色或褐綠色水便，若帶酸味則為腹瀉。

(3) 糞便帶血，以埃普特試驗(Apt test)檢測糞便中血液是來自母體或胎兒。

(4) 新生兒**胃結腸反射**明顯，而母乳水分含量高，若**純母乳哺餵**可能會**來不及將水分吸收**，產生**稀糊便**。

(六) 肝膽調適

1. **生理性黃疸：出生後 2~3 天出現**，膽紅素一週內上升速率小於 5 mg/dL，一週後達到高峰，於第 7~10 天恢復正常；上升速率大於 12 mg/dL 則為病理性黃疸。**足月兒發生率低於早產兒**。出生後 3~6 個月亦可能出現生理性貧血，與鐵質漸少有關，可於 6 個月後補充鐵劑或副食品。

2. **病理性黃疸：出生 24 小時後出現，肝會將未結合性膽紅素轉變為結合性膽紅素**，在與細菌作用後，部分從尿液或糞便中排出，部分經腸肝循環回肝再代謝。若循環受阻會出現病理性黃疸，可接受**照光治療以使膽紅素轉換為水溶性排出**。

3. **母乳性黃疸：出生後 1 週出現**，可分為早期與晚期母乳性黃疸。早期母乳性黃疸**常因母乳量哺餵不足引起，建議可增加哺餵母奶的頻率**。

4. 黃疸出現順序：**皮膚發黃由頭往下、由中心向外發展至四肢**。

5. 預防黃疸的方法：避免新生兒體溫過低、適當補充水分盡早哺餵母乳（母乳有輕瀉作用，可以減少未結合膽紅素在腸道停留的時間）。

(七) 泌尿系統

1. 腎臟功能：出生後 24 小時內應自解尿液，**每次 60 c.c.**，每日 2~6 次；**1 週後可達 10~30 次／天**，總量約 225 c.c.，無味。

2. 偶爾可見粉紅色結晶尿，此為尿酸鹽導致，對新生兒無害。
3. 生殖器
   (1) 男嬰：陰莖及包皮完整、尿道開口於陰莖頂端龜頭的中央、睪丸下降、陰囊有許多皺褶。
   (2) 女嬰：陰唇肥大；**陰道出現紅色分泌物**，可能**是受母親動情素影響**，稱為**假性月經**。

(八) 免疫系統

1. 妊娠 20 週後，胎兒可以自行合成 IgE、IgG、IgM。
2. **IgG 是唯一可以通過胎盤的抗體**（分子量小），於妊娠 34 週後才經胎盤移送給胎兒，故早產兒通常不具此抗體。
3. IgM 無法通過胎盤，若大於 20 mg/100 mL 時，代表子宮內感染，通常為 TORCH 的感染。
4. 胎兒無法自行製造 IgA，可由**初乳獲得**，對具有分泌物質的臟器表面，如呼吸、腸胃道具有保護作用。

(九) 神經系統

1. 大腦之成分為成人的 25%，神經纖維的髓鞘化尚未完成。
2. 神經發展完成後，新生兒呈現的原始反射就會消失。
3. 神經反射：可監測其神經系統的功能狀況，須注意避免在新生兒肚子餓或入睡時評估，常見反射詳見表 13-5。

表 13-5 新生兒常見反射

反射名稱	表現	意義
擁抱反射 (Moro reflex)	突然刺激嬰兒，可見背部、手伸直，手指散開，拇指和食指呈"C"字形，雙腳向上，手呈現擁抱狀	為前庭反射，顯示新生兒的平衡及兩側肢體的對稱性，用來評估臂神經叢受傷、鎖骨骨折的情形。於 3~4 個月消失

表 13-5 新生兒常見反射（續）

反射名稱	表現	意義
頸部強直反射 (tonic neck reflex)	將新生兒仰臥頭轉向一側，可見同側手及腳伸張	正常反射，約 3~4 個月消失
抓握反射 (grasp reflex)	以手指置於新生兒手指（腳趾）基部，手會緊握，腳趾會出現向下動作	約 4 個月左右消失
巴賓斯基反射 (Babinski reflex)	由足後跟向大拇趾方向輕劃腳底，拇趾會出現上揚，其餘呈扇形展開	於 1 歲前消失
驚嚇反射 (startle reflex)	單側不對稱的驚嚇反射，會使新生兒的身體僵硬，手臂張開、腳伸直	評估有無鎖骨骨折、臂神經叢受傷，於出生 6 個月消失
尋乳反射 (rooting reflex)	以手指輕輕摩擦新生兒頰部、唇部或嘴角，新生兒會張口轉向刺激的一側	評估是否有進食的需求
吸吮反射 (sucking reflex)	以手指或乳頭塞入新生兒口中，會有節奏性的吸吮	正常反射，約 1 歲左右消失
作嘔反射 (gag reflex)	新生兒口含太多東西，超過其吞嚥的量時會出現飽嗝反射，會做嘔吐狀	此反射會**維持一生**，發生此反射時須注意將嬰兒頭轉向側邊以防吸入性損傷
眨眼反射 (blinking reflex)	遇強光時，會以眨眼反射保護雙眼	出生時宜將燈光調暗使新生兒眼睛張開，促進眼對眼接觸。持續一生
咳嗽及噴嚏反射 (cough & sneeze reflex)	有異物吸入呼吸道，以此方式排出異物	持續一生
打呵欠反射 (yaw reflex)	當吸入太多二氧化碳時，以此方式將之排出	持續一生

13-3 新生兒的護理指導

一、新生兒的營養

一般產後 1 小時內，評估新生兒的**腸蠕動**、**呼吸速率**、**哭聲後**，即可開始初次餵食；若有其他合併症（母親患糖尿病、早產、低體溫或低體重），需檢測血糖，若**血糖低於 55 mg/dL，應及早餵食**。新生兒的營養需求詳見表 13-6。

表 13-6 新生兒營養需求

營養	需要量和說明	目的
熱量	1. 正常新生兒：120 kcal/kg/day 2. 低出生體重新生兒(<2,500 g)：120~150 kcal/kg/day	因其體表面積大，且為生長所需
蛋白質	1. 出生時 2.2 g/kg/day 2. 2~6 個月 2.0 g/kg/day 3. 6~12 個月 1.8 g/kg/day	嬰兒期需要大量的蛋白質，提供生長所需
脂肪	亞麻酸最適合嬰兒，為必需脂肪酸，可維持皮膚完整性；**中、長鏈不飽和脂肪酸**有助於**視網膜發展**	占母乳提供熱量的 40%，**為新生兒的腦和神經系統發育所最需要的營養素**
碳水化合物	**剛出生** 4~6 小時是以**葡萄糖**作為能量來源，而乳糖是最容易消化的碳水化合物，有助於鈣的吸收及氯的儲存	提供嬰兒 45~55%的熱量來源
液體	由母乳及配方奶即可獲得足夠水分，**不需另外補充**	—

二、哺餵方式

(一) 母乳哺餵

1. 最好能完全哺餵母乳，至嬰兒 6 個月後開始添加副食品，可持續哺餵母乳到 2 歲或 2 歲以上。
2. 母乳哺餵的優點（新生兒）：
   (1) 母乳中蛋白質有酪蛋白及**乳清蛋白，以後者為主**(2/3)，其所含的胺基酸及不飽和脂肪酸較易被嬰兒消化、吸收。**酪蛋白**可**加強鐵質再吸收**，而乳清蛋白中的**乳鐵蛋白**，則是能和鐵質結合，預防鐵質被腸道細菌利用，達**抑菌**效果。
   (2) **含嬰兒所需抗體**，如 IgA、T 淋巴球、B 淋巴球、巨噬細胞等，可增強嬰兒抵抗力，預防新生兒壞死性腸炎、白喉、破傷風、麻疹等疾病。
   (3) 母乳的鈣／磷比率適當，且鈣吸收較佳，可減少新生兒低血鈣性抽搐；且母乳是少數**含有維生素** D 的天然食物。
   (4) **母乳乳糖含量較高，且含脂肪較多的亞麻酸**，易消化；而母乳中的**寡糖**可**避免致病菌黏附在腸胃道**，避免腸胃道疾病。
   (5) 新鮮、衛生。吸吮乳汁可增加寶寶口腔運動，使牙齦強壯、臉型完美。
   (6) 經由母乳哺餵所帶來觸覺的刺激、互動，可促進親子依附關係的建立。
3. 母乳哺餵的優點（母體）：
   (1) 嬰兒的吸吮可刺激母親催產素的分泌，**促進產後子宮收縮**，減少產後出血。
   (2) 消耗熱量，幫助恢復身材。
   (3) 哺餵母乳的母親罹患乳癌、卵巢癌機率較低。
   (4) 經濟、安全、溫度適當、可隨時哺餵，也可節省花費。

4. 辨別嬰兒飽食的徵象
   (1) **解尿為 6~8 次／天**；解便為多次、少量，一個月後才會減少。
   (2) 吃飽時會嘴巴自動離開乳房，手腳會放鬆及安詳入睡。
   (3) 體重逐漸增加，1 個月約增加 0.5 公斤，維持於生長曲線 30~50%。

5. **禁忌症**：嬰兒有半乳糖血症、高胱胺酸尿症、苯酮尿症或母體為**愛滋病人**、正在使用**免疫抑制劑**、抗癌症藥物或放射性同位素物質者、人類 T 細胞白血球第一型病毒 HTLV-1 感染者、**藥物濫用**或尚未接受治療且仍具傳染力的結核病者。

6. **哺餵母乳的方法重點細則**
   (1) 不論**哺餵母乳或配方奶，均宜採取按個別需要哺餵**。
   (2) 哺餵時採舒適的姿勢，嬰兒的嘴巴與乳頭應同一水平，腹部與母親腹部貼緊，可避免過度牽扯乳頭。**乳頭破皮常見原因為沒有正確含乳**。
   (3) **以乳頭輕觸下唇角**，刺激尋乳反射，嬰兒的嘴唇要能含住乳頭和乳暈，下唇外翻，嘴巴張開角度大於 140 度。
   (4) **盡量讓嬰兒吸吮一側乳房 15 分鐘以上，直到自然鬆開，下次再餵另一側**。**經常更換抱持姿勢**，減少吸吮點固定，以避免乳頭疼痛與破皮。
   (5) 剛開始餵食的奶，呈現灰灰水水的，含有大量蛋白質、乳糖、維生素、礦物質及水分，稱為前奶；**後奶**是餵食後段的奶，**脂肪多**，**較白**，是**母乳能量主要的來源**。餵食母乳的嬰兒其最佳排便性質為**金黃色**、**鬆軟**、**有發酵味道的糞便**。
   (6) 夜間泌乳素分泌旺盛，**要成功哺餵夜間與白天一樣重要**。
   (7) 中斷餵食：從嬰兒口中抽出乳頭時，先利用手指使嬰兒鬆開乳頭，避免乳頭受傷。

(8) **退奶的方法**：若是自然退奶，請產婦減少哺乳次數或將哺乳時間間隔拉長，縮短每次哺乳時間，且不將乳汁擠掉排空，以抑制泌乳。**脹奶時則以冷敷或冰敷**，並穿上**支持性胸罩**以減除不適感，可**服用韭菜、生麥芽水來減少乳汁製造**。使用藥物則是利用**抑制泌乳素產生**，如 Bromocriptine (Parlodel) 來達成退奶目的。

(9) 保存方式：於 25°C以下的常溫可保存 6~8 小時；冷凍保存可達 3 個月。

(10)**除有醫療需求，不提供母乳以外的食物**。

(二) 配方奶哺餵

1. 嬰兒奶粉：維持濃度為全奶的 14%，每 30 mL 可提供 20 大卡熱量，濃度太高可能會腹瀉，太低則會營養不良及便祕。正常新生兒熱量需求為 120 kcal/kg/day。

2. 奶瓶消毒法：奶瓶須煮沸消毒 10~15 分鐘；奶嘴須消毒 3 分鐘。

三、新生兒沐浴

1. 新生兒體溫在 37°C以上，才可以沐浴；且需在**餵奶前或是餵奶後 1 小時進行沐浴**。

2. 清潔順序：眼（**內眥到外眥**）、耳、鼻、臉、上身前胸、上肢、背部，最後才是肛門。要注意從最清潔的開始。

3. 以清水清洗即可，頭部及生殖器可用中性肥皂清洗。

4. 臍帶脫落前，應分為上下段清洗。

5. **臍帶護理**

(1) **75%酒精消毒**：由肚臍根部以環形向外消毒 5 cm。

(2) **95%酒精乾燥**：由肚臍根部以環形向外擦拭 5 cm。

(3) **勿用優碘，會造成新生兒篩檢甲狀腺低下的偽陽性**。消毒後須**注意保持乾燥，尿布不可覆蓋肚臍**。

6. 洗澡時以橄欖球抱持法，注意要支持頭部，避免頸部扭曲，可在沐浴時觀察其活動情形。

四、其他照護

1. 皮膚護理
   (1) **尿布疹**(diaper rash)：尿素與細菌反應所造成，呈紅色小疹，有時會破皮。胎便及母乳者的糞便較不具刺激性，食用配方奶的嬰兒較易破皮。
   (2) 保持乾燥、勤換尿片並清洗臀部。
   (3) 出現紅臀時：可不用尿片，暴露臀部於空氣中、使用烤燈（15 分／次，距離 40~60 cm）或**氧化鋅**(ZnO)**藥膏，可保持皮膚乾燥**。
2. 抱持法及姿勢：最常使用**搖籃式**(cradle hold)，可提供眼對眼的接觸及親密感的建立。**排氣時可使用直立式**，餵奶可採右側臥（較容易進入小腸）。洗頭髮時，可使用橄欖球式抱持法。
3. 當新生兒無飢餓與不舒適行為線索卻哭泣時，應讓新生兒先嘗試自我安撫，15 秒後仍哭泣母親才安撫。
4. **正確洗手**；包括與新生兒接觸之醫護人員、父母與家屬，是預防新生兒感染最正確且最重要的原則。
5. 新生兒口腔黏膜出現白色凝乳狀固體可能為**鵝口瘡**，應就醫以 Mycostatin (Nystatin)治療。
6. 產婦為 B 型肝炎帶原者（HBsAg(+)、HBeAg 不論是否陽性），新生兒出生 24 小時內注射 1 劑 **B 型肝炎免疫球蛋白**及 B 型肝炎疫苗。

7. 注意新生兒的暗示行為：暗示行為是新生兒有需求時，所表現出來的聲音、動作、表情，以提醒照顧者注意並回應其需求。
   (1) 投入性暗示行為：注視著照護者，微笑，代表想和人互動。
   (2) **脫離性暗示行為：手腳屈曲，把頭轉開，表示想睡覺**。
   (3) **飢餓的暗示行為：手伸向嘴巴並扭動身體、伸舌、臉轉向照顧者、不斷哭泣**（**晚期**行為）、拱背。
   (4) 吃飽的暗示行為：睡著，推開照顧者，吸吮動作減少。

五、新生兒狀態(Infant State)分類

1. **安靜睡眠期**(quiet sleep)**：雙眼閉著，呼吸平穩規則**，沒有自發性運動，**偶有驚嚇反應及突發的吸吮動作**。
2. 活動睡眠期(active sleep)：雙眼閉著，呼吸不規則，偶爾手腳會動及眼睛微開，可看到眼球運動。
3. 昏昏欲睡期(drowsy)：呼吸不規則，想睡的樣子。眼睛半開，目光遲滯模糊，通常有反應；給予刺激時容易改變。
4. **安靜警覺期**(quiet alert)**：呼吸規則**，清醒，目光炯炯有神，無自發性活動，注意力提高，是最容易有反應的狀態，通常可持續 10~15 分鐘，故為最適合餵奶及親子互動的時機。
5. 活動警覺期(active alert)：呼吸不規則，有自發性運動，臉部及身體活動時對刺激敏感，較易哭鬧，情緒激昂不安。此期須予改變狀態，給予餵食滿足其需要。
6. 滿月的新生兒一個清醒／睡眠週期約為 4 小時。

13-4 早產兒的護理重點

1. 協助建立並維持呼吸道
   (1) 心肺復甦術：嬰兒置於平面上，頭向後仰清除呼吸道，以食指和中指在胸骨下壓 1~2 cm，每 5 次按壓做 1 次吹氣。
   (2) **抽吸：必要時才抽吸，以免過度刺激迷走神經，造成缺氧及心跳速率減低**。作法為使新生兒仰臥採頭低腳高，使呼吸道伸展，以無抽吸力方式放入，壓力約 80 mmHg。
   (3) 氧氣的使用：長時間使用高濃度的氧氣會對視網膜及肺組織造成損傷，使用維生素 E 注射可預防高氧所導致的支氣管發育不良及黃疸。使用低於 30~40%的氧量較為安全。
   (4) 早產兒主要死因：**呼吸窘迫症候群**(RDS)**，是由於肺表面的卵磷脂不足，使得表面張力素的作用不足**所致。
   (5) 預防早產兒動脈導管的延遲關閉，可使用 Indomethacin 幫助動脈導管之關閉。

2. 維持體溫衡定
   (1) 測量體溫：首次最好量肛溫，以了解是否為無肛症，插入深度為 0.5 吋(1.25 cm)。
   (2) 維持體溫：35.5~37℃。室溫維持在 25~26℃。

3. 使用保溫箱注意事項
   (1) 採集中護理。父母親探視時，應將眼罩拿開（避免失明的聯想）及解釋各項管路使用的目的，以促進親子關係建立。
   (2) 溫度 32~34℃、相對濕度 55~65%、氧氣濃度 40%，可促進呼吸道分泌物排除。
   (3) 保溫箱勿置於冷的窗邊或冷空氣流通處，保溫箱外壁的溫度勿低於裡面的空氣 2℃以上，以防輻射散熱。

4. 提供適當的營養：出生 24 小時後先禁食，體重在 2,200~2,400 g 的早產兒，若情況良好無嘔吐情形，有想吸吮的動作時，可鼓勵母親練習讓寶寶吸吮，直接哺餵母乳。通常餵食時間以呼吸必須正常為重要條件。營養需要量如下：
   (1) **早產兒每公斤體重所需熱量比正常新生兒還要多**，熱量補充 110~140 kcal/kg/day，水分 140~160 c.c./kg/day，蛋白質 3~4 gm/kg/day。
   (2) 餵食原則：有嘔吐、腹脹、發紺時就需禁食。餵食時採用母乳最好，若需代用品宜選用高蛋白、低脂肪、適度碳水化合物的早產兒奶粉。**提早進食可以減少高膽紅素血症及低血糖的發生**，每次餵奶間隔的時間約 1~2 小時。
   (3) 餵食方法：由於懷孕 **32~34 週才會發展吸吮及吞嚥的協調**，故早產兒大多會面臨吸吮及吞嚥問題。不具吸吮及吞嚥能力的早產兒，採鼻胃管餵食，餵食時將上半身抬高約 15 度，採仰臥姿勢，頭向外展，使用 5Fr.的塑膠鼻胃管，每次餵食前都應先反抽，以了解食物消化情形（若反抽奶量為總量的一半時，則禁食）。

5. 預防傷害措施
   (1) 預防出血：出生時即注射維生素 K，**早產兒每天需給予注射一劑量之維生素 K**。
   (2) 預防感染：因週數小，IgG 未能經由胎盤傳給早產兒，所以防衛力較差，易患皮膚、呼吸道及腸胃道的感染。

6. 提供父母支持，促進親子關係建立：鼓勵父母盡早接觸及探視，主動告知早產兒目前情況及說明身上的醫療處置設備，減輕焦慮。接受其可能會有震驚、害怕的情緒出現。評估親子關係之建立情形，如探訪的頻率、觸摸部位及方式、對早產兒照顧方式的了解及父母的教育程度等。

QUESTION 題庫練習

情況：朱女士懷孕39週，自然產下一男嬰。依此回答下列二題。

1. 朱女士採純母奶哺餵，新生兒出生第3天發現有黃疸的情況，經醫師檢查無其他病理性疾病，下列何者為護理師最合宜的護理指導？(A)「這是正常現象，不必擔心」 (B)「應修正新生兒含乳的姿勢，減少哺餵母乳次數」 (C)「單純的母乳性黃疸，可能持續到2個月才會完全消退」 (D)「應等黃疸消退後才開始哺餵比較安全」 (101專高一)

   解析 正常足月新生兒出生後一週內會出現生理性黃疸。

2. 承上題，朱女士要出院了，詢問新生兒沐浴的相關事項，下列回答何者不適當？(A)「為避免吐奶，先洗澡再餵奶比較恰當」 (B)「要經常幫新生兒洗頭髮，以避免頭皮上鱗屑的形成」 (C)「要控制環境的溫度，維持新生兒體溫是很重要的」 (D)「新生兒沐浴應先洗頭髮再洗臉部，最後洗軀幹」 (101專高一)

   解析 新生兒沐浴應先洗臉部再洗頭髮，最後洗軀幹。

3. 林女士懷孕39週，3小時前剛以自然生產方式娩出一男嬰，評估其新生兒身體成熟度，下列敘述何者最正確？(A)體表皮膚粉紅光滑可見到血管，腳底沒有皺褶 (B)體表胎毛稀薄，耳翼扁平，腳前部有橫的皺褶 (C)體表胎毛豐富，陰囊有些皺褶，睪丸開始下降 (D)體表皮膚乾燥、脫皮看不見血管，睪丸已下降

   解析 足月兒皮膚不透明，罕見血管，胎毛少，腳底有交叉狀皺褶，耳翼成形，陰囊有皺褶，睪丸下降。 (101專高一)

4. 當新生兒的生命徵象（體溫、脈搏及呼吸）出現下列何種情形時，需立即通知醫師處理？(A) 36.5℃、90、20 (B) 36.6℃、120、30 (C) 36.8℃、130、45 (D) 37.1℃、150、60

   解析 正常腋溫應36.4~37.2℃，脈搏為120~160次／分，呼吸為30~60次／分。 (101專高一)

解答： 1.A 2.D 3.D 4.A

5. 黃女士G_1P_1，產後第3天已順利開始哺餵母乳，今天將和寶寶一起出院，下列指導何者正確？(A)餵完奶後把餘奶完全擠出 (B)乳頭破皮嚴重時，仍應繼續直接哺餵母乳 (C)擠乳時間每次勿超過15分鐘 (D)可將她轉介到社區的母乳支持團體 （101專高二）

解析 (A)不需「完全」擠出，乳汁排空至感覺舒服即可，完全排空，在下一餐時會分泌更多乳汁使乳房更脹；(B)可在哺乳前、後以乳汁塗於乳頭，保持乾燥即可；(C)無限制時間。

6. 有關新生兒皮膚特徵的描述，下列何者錯誤？(A)足月兒胎脂皮膚皺褶處非常明顯，具有保護及保持體溫的功效 (B)蒙古斑常見於新生兒的薦部或臀部，在兒童早期會自行消失 (C)毒性紅斑常見於軀幹、手臂和包尿布的部位，通常局部治療即可 (D)黃疸的形成是漸進地由頭部向下以及由身體中心向外發展至四肢

解析 毒性紅斑於數週後自癒消失。 （101專高二）

7. 胎兒一娩出，醫護人員立即將新生兒以阿帕嘉計分(Apgar Score)做評估，有關阿帕嘉計分的敘述，下列何者錯誤？(A)依據5個指標評估新生兒，包括體溫、心跳、呼吸、膚色以及體重 (B)第1分鐘的阿帕嘉計分可顯示新生兒是否需要實行心肺復甦術 (C)藉由系統性的觀察完成阿帕嘉計分，各項紀錄為0、1或2分 (D)第5分鐘阿帕嘉計分7分以上，新生兒存活率較高 （101專高二）

解析 包括心跳、呼吸、反射、肌肉張力、膚色。

8. 黃小妹，出生體重3,000 gm，採24小時母嬰同室，純母乳哺餵，於出生第3天體重降為2,850 gm，她的母親擔心的詢問護理師該如何處理時，下列何者為最恰當的回答？(A)可能是產婦乳汁量不足，致黃小妹進食奶量不夠所致，應予考慮添加母乳代用品 (B)寶寶在出生後前幾天沒有什麼食慾，大部分時間都在睡覺，體重減輕是正常的現象 (C)新生兒出生後3~4天內會有5~10%生理性體重喪失，目前減輕的重量在正常範圍內，不需特別處理 (D)會告知醫師，加強監測寶寶的血糖，以避免寶寶血糖過低

（101專高二）

解答： 5.D 6.C 7.A 8.C

9. 下列哪一種免疫球蛋白在妊娠第三期中可以通過胎盤，使胎兒獲得被動免疫力？(A) IgA (B) IgE (C) IgG (D) IgM

解析 IgG是唯一能通過胎盤提供胎兒免疫力的抗體。 (101專高二)

10. 哺餵母乳之初，以乳頭輕觸嬰兒唇角，是要刺激產生何種反射？(A)排乳反射(let-down reflex) (B)尋乳反射(rooting reflex) (C)抓握反射(grasping reflex) (D)前乳反射(foremilk reflex)

(101專普二)

11. 方小姐懷孕38週，自然產下一3,850公克女嬰，護理人員檢查女嬰外觀，下列何者異常？(A)頭部占身長1/3，軀幹比四肢長 (B)身體每個部位皆左右對稱 (C)腋下、陰部皺褶處有少許胎脂覆蓋 (D)皮膚表皮柔軟、平滑，呈粉紅色 (101專普二)

解析 一般正常新生兒頭部占身長1/4，四肢比軀幹長。

12. 有關囟門的敘述，下列何者正確？(A)囟門凹陷表示有脫水現象 (B)前囟門出生後6週自行閉合 (C)後囟門呈菱形狀 (D)後囟門比前囟門大 (101專普二)

解析 (B)前囟門出生後12~18個月自行閉合；(C)後囟門呈三角形狀；(D)後囟門比前囟門小。

13. 有關母乳的敘述，下列何者錯誤？(A)比配方奶粉含更多的乳酪蛋白 (B)比配方奶粉含較多乳糖 (C)蛋白質以乳清蛋白為主 (D)含嬰兒所需之IgA、DHA等抗體成分 (101專普二)

解析 比配方奶含更多易消化的乳清蛋白、較少不易消化的乳酪蛋白。

14. 呂小姐產後第1天採母嬰同室，巡房時呂小姐抱新生兒在胸前向護理人員抱怨：「我的小孩好奇怪，就一直睡，都不吃奶。」，下列回應何者正確？(A)新生兒現在還不餓，等他醒來再餵 (B)妳要評估新生兒的睡眠週期，以定時餵奶 (C)怎麼會一直睡？彈彈腳底，給新生兒一點刺激，把他叫醒吃奶就好了呀 (D)妳的乳頭太扁了，事先沒有做好乳頭護理，現在餵奶當然會遇到困難

解析 建立需要性母乳哺餵，依嬰兒需求餵食。 (101專普二)

解答： 9.C 10.B 11.A 12.A 13.A 14.A

15. 黃小弟，出生1分鐘時心跳速率每分鐘100次，呼吸慢不規則，四肢彎曲且有自發性運動，於抽吸口鼻黏液時出現咳嗽反應，抽吸後給氧，身體軀幹呈現粉紅色，四肢肢體呈現藍色，請問黃小弟此時阿帕嘉計分(Apgar score)的得分為何？(A)7分 (B)8分 (C)9分 (D)10分 （102專高一）

解析 心跳速率(2)；呼吸能力(1)；肌肉張力(2)；反射應激性(2)；皮膚顏色(1)，合計共8分。

16. 有關成功建立新生兒呼吸功能的敘述，下列何者錯誤？(A)陰道生產出生的嬰兒由於胸部受到擠壓，約有1/3的肺部液體會從口鼻腔流出 (B)新生兒產出時受到冷的刺激，有助於引發第一次呼吸 (C)剖腹產生的嬰兒因沒有經歷胸部的擠壓，較易引起短暫性的呼吸窘迫 (D)新生兒肺部之肺泡表面張力素可於呼吸循環中之吸氣期時，使肺成功的膨脹 （102專高一）

17. 下列何者是嬰兒自我撫慰行為的表徵？(A)嬰兒哭泣時，能藉由將手指放進嘴裡而安靜下來 (B)嬰兒凝視著布娃娃，能眨眼打哈欠 (C)安靜時，嬰兒能轉頭面向呼喚他的照顧者 (D)餓了能大聲哭泣 （102專高一）

18. 丁小弟，出生體重2,600克，第1天母嬰同室時四肢末稍冰冷，體溫為36℃，下列何者為最恰當的處置？(A)直接讓母親與新生兒有肌膚的接觸，以增加體溫 (B)立即將新生兒用包巾包起來，以增加體溫 (C)放入保溫箱中或輻射加熱床上加溫，以增加體溫 (D)告訴母親，這是新生兒正常的生理現象，不需要處理 （102專高一）

19. 新生兒出生體重為4,500公克，臨床上應特別注意新生兒有下列何種症狀？(A)高血糖 (B)低血糖 (C)高血壓 (D)低體溫

解析 糖尿病母親於懷孕期間高血糖，極易造成新生兒體重過重，當其血液通過胎盤時易刺激胎兒胰島素分泌過度，造成新生兒低血糖。 （102專高二）

解答： 15.B 16.D 17.A 18.A 19.B

20. 下列胎兒出生後之心臟血管變化，何者正確？(A)右心房、右心室和肺動脈壓力上升，迫使卵圓孔功能性閉合 (B)主動脈壓力下降，回心血流增加 (C)切斷臍帶，致肝臟及下腔靜脈血液減少，出生1週內靜脈導管功能性閉合 (D)肺動脈導管內血氧分壓下降，出生15小時，動脈導管功能性閉合 （102專高二）

解析 (A)左心房的壓力高於右心房，使得卵圓孔閉合；(B)主動脈壓上升，靜脈壓減少；(D)肺動脈流入的血液增多，氧分壓增加，動脈導管收縮，動脈導管功能性閉合。

21. 新生兒賁門括約肌發育不完全、較鬆弛，餵食後容易發生溢奶情形，下列處理方式何者最正確？(A)立即直立抱起，輕拍背部安撫，以減少哭泣 (B)將寶寶平放床上，搖高床頭45度，暫勿移動，以避免加重溢奶情形 (C)使嬰兒身體及頭頸部側臥，協助清除口腔分泌物或黏液 (D)用毛巾立即擦拭口鼻分泌物，予甦醒器給氧100%使用，以避免缺氧 （102專高二）

22. 母親具有下列何種疾病或情況時，仍可哺餵母乳？(A)C型肝炎帶原 (B)具傳染力的結核病 (C)愛滋病(AIDS) (D)使用抗癌症藥物 （103專高一）

23. 有關母乳的敘述，下列何者錯誤？(A)初乳的高蛋白對嬰兒穩定血糖的作用比餵糖水更佳 (B)儘早並經常地哺餵母乳可減少黃疸的發生 (C)母乳的維生素D比配方奶粉低 (D)母乳中的乳清蛋白比配方奶粉高 （103專高一）

解析 母乳是少數含有維生素D的天然食物，在國內因為日照充足，很少有缺乏的情形。

24. 新生兒出生後要適應子宮外的環境，首先要建立呼吸的功能，下列何者不是影響新生兒第一次呼吸的因素？(A)肺微血管彈性 (B)肺黏液稠度 (C)肺容量彈性 (D)製造肺泡表面張力素的能力 （103專高一）

解答： 20.C 21.C 22.A 23.C 24.A

25. 丁小妹，出生後第10天，母親慌張的來電表示：「丁小妹舌頭及口腔兩頰黏膜出現白白的東西無法輕易刮除，拒絕吸奶，怎麼辦？」下列何者為護理師最適當的回應？(A)可能是奶垢，請母親別擔心，用棉棒或紗布沾水去除即可　(B)此現象可能是嬰兒暫時性過敏反應，請母親再嘗試哺餵2天，觀察看看　(C)此為自限性疾病，衛教加強餵食用品的清潔與消毒，情況自然會有改善　(D)可能為鵝口瘡，應立即就醫診治，配合藥物治療

解析 鵝口瘡由白色念珠菌感染口腔引起，症狀為口腔出現白色凝乳狀固體，一般以Mycostatin (Nystatin)治療。（103專高一）

26. 王女士G_3P_3，採母乳與配方奶混合哺餵，詢問護理師有關避孕的措施，下列回答何者恰當？(A)產後要等到6週後才需避孕　(B)月經未恢復前不須避孕　(C)產後最適合的避孕方式是使用保險套　(D)產後一週即可開始服用口服避孕藥（103專高二）

解析 (A)(B)產後開始性生活就需避孕；(D)產後餵母乳不建議口服避孕藥。

27. 有關產後4個月內婦女對奶水不足或嬰兒拒絕吃母乳的擔憂，下列護理師的反應何者較不恰當？(A)嬰兒頭轉來轉去尋乳，是正常的行為不是拒食　(B)多數母親仍有足夠奶水只是缺乏自信心　(C)建議母親擠出奶水，了解泌乳量　(D)如果嬰兒生長曲線並未落後，建議母親不需太早添加副食品（103專高二）

28. 有關產後1週的嬰兒是否吃到足夠奶水的評估，下列敘述何者錯誤？(A)平均每2~3小時需要餵食1次　(B)1天小便的次數約3~4次　(C)體重逐漸增加，1個月約增加0.5公斤　(D)嬰兒吃飽後會安詳、舒服的睡著（104專高一）

解析 1天小便的次數約6~8次。

29. 有關新生兒出生後循環系統的變化，下列何者正確？(A)主動脈血壓增加　(B)肺部血管阻力增加　(C)血液由肺動脈流到主動脈　(D)右心房壓增加（104專高一）

解答：　25.D　26.C　27.C　28.B　29.A

30. 有關出生後之新生兒進入第二反應期，下列徵象何者錯誤？(A)腸胃道蠕動變快 (B)呼吸道黏液分泌減少 (C)心跳速率變快 (D)出現尋乳反射 （104專高一）

31. 新貝拉德計分法(New Ballard Score)新生兒神經肌肉成熟度的評估結果，下列何者的成熟度分數最高？(A)平躺時四肢呈現伸展狀態 (B)方形窗角度為「0」度 (C)膝膕間角度為「160」度 (D)手肘可被拉超過身體中線 （104專高一）

解析 (A)平躺時四肢呈現屈曲狀態；(C)膝膕間角度小於「90」度；(D)手肘不可被拉超過身體中線。

32. 有關產後母乳哺餵常見的問題及護理措施，下列敘述何者正確？(A)乳頭破皮常見的原因為嬰兒沒有正確的含乳 (B)要預防脹奶發生，可多用電動吸奶器排空乳汁 (C)嬰兒若吸吮姿勢不對，可先用奶嘴練習以幫助適應 (D)乳頭扁平的產婦，哺餵母乳通常不會成功 （104專高二）

解析 (B)要預防脹奶發生，可鼓勵不限次數的哺餵；(C)使用奶嘴可能會造成乳頭混淆；(D)乳頭扁平的產婦也可成功哺餵母乳。

33. 有關促進早期成功母乳哺餵的相關措施，下列敘述何者正確？(A)夜間哺餵造成母親疲勞，而影響乳汁分泌減少 (B)嬰兒餓了就餵，不限制哺餵母乳的時間長短及頻率，仍可發展出規律性 (C)天氣熱可以補充水分給嬰兒，但不宜給葡萄糖水 (D)每餐最好兩側乳房都餵，嬰兒若未吸完一側，應協助換邊以避免乳房腫脹 （104專高二）

解析 (A)夜間泌乳素分泌旺盛，要成功哺餵母乳白天與夜間哺餵一樣重要；(C)母乳中含充足的水分及營養，嬰兒不需額外補充水分；(D)應吃完一邊再換一邊。

解答： 30.B 31.B 32.A 33.B

34. 伍女士，G_1P_1，產後第3天，採親子同室。在親餵母乳時，詢問護理師：「我很想給寶寶喝母乳，我要怎麼做才可以順利哺餵母乳？」，下列敘述何者錯誤？(A)鼓勵儘早哺餵，讓母親與新生兒習慣哺乳的過程　(B)教導舒適的哺乳姿勢，並以毛毯或枕頭支撐懸空處　(C)奶水建立後，每次餵奶盡可能一側吸吮10分鐘以上　(D)母親的舒適狀態會影響泌乳，建議夜晚不哺餵

解析 夜間泌乳素分泌旺盛，要成功哺餵母乳白天與夜間哺餵一樣重要。　(104專高二)

35. 承上題，根據學者魯賓的產後母性行為，伍女士處於哪個階段？(A)接受期　(B)緊執期　(C)放手期　(D)獨立期　(104專高二)

36. 下列哪項生理成熟度特徵不是妊娠39週女性新生兒的特性？(A)乳暈充盈，突起約0.5~1公分　(B)身體無胎毛　(C)陰蒂突出，陰唇平坦　(D)整個腳底都有皺褶　(104專高二)

解析 大陰唇應完全覆蓋小陰唇。

37. 新生兒出生後，護理師趕緊將其抱至加溫處理台，並以乾毛巾擦乾身體。這是運用下列何項體溫喪失機轉的預防措施？(A)蒸發及傳導　(B)蒸發及對流　(C)傳導及輻射　(D)對流及輻射

(104專高二)

38. 有關新生兒立即護理之敘述，下列何者正確？(A)出生後評估阿帕嘉計分若高於7分，僅評估一次即可　(B)勿用含碘消毒液，避免影響新生兒苯酮尿症篩檢的結果　(C)為預防梅毒感染，應點四環黴素之抗生素眼膏　(D)施打維生素K_1，目的是預防新生兒出血　(104專高二)

解析 (A)出生後應評估兩次；(B)勿用含碘消毒液，避免影響新生兒先天性甲狀腺功能低下症篩檢的結果；(C)為預防淋病感染，應點硝酸銀眼藥膏。

解答：　34.D　35.B　36.C　37.A　38.D

39. 黎小姐在產後第2天發現新生兒的右側頭上有一個有界限的紅色軟腫塊，與產後第1天比較，有變大的趨勢，黎小姐很慌張的詢問護理師，以專業判斷，這是什麼特徵？(A)胎頭畸形 (B)胎頭腫塊 (C)頭血腫 (D)腦水腫 (104專高二)

40. 有關新生兒評估之敘述，下列何者錯誤？(A)頭血腫為界線不明顯的腫脹，腫脹通常是單側或雙側 (B)產瘤為胎頭受壓產生，於出生12小時至數天可被吸收 (C)新生兒的軀幹長而四肢短 (D)前囟門較後囟門晚關閉 (105專高一)

解析 頭血腫通常是單側或雙側，腫脹為界線不明顯的腫脹。

41. 有關新生兒尿布疹之護理措施，下列何者錯誤？(A)勤於檢查尿布，如有潮濕應立即更換 (B)新生兒排便後應以清水清洗臀部 (C)距離臀部約25~30公分使用烤燈 (D)擦氧化鋅藥膏減少患部滲液，以保持臀部乾燥 (105專高一)

解析 距離臀部約40~60公分使用烤燈。

42. 有關預防新生兒體熱散失之方法，下列何者錯誤？(A)以溫熱過的毛毯包裹新生兒為傳導作用 (B)勿在新生兒體溫穩定前洗澡為預防對流作用 (C)避免將嬰兒床置於牆壁附近為預防輻射作用 (D)立即擦乾身上的羊水為預防蒸發作用 (105專高一)

43. 下列哪一種疫苗不是所有的嬰兒都需要接種？(A)卡介苗 (B)B型肝炎免疫球蛋白 (C)白喉百日咳破傷風混合疫苗 (D)小兒麻痺口服疫苗 (105專高一)

解析 產婦若為高傳染性B型肝炎帶原者，新生兒出生後應盡速注射1劑B型肝炎免疫球蛋白及B型肝炎疫苗。

44. 當以手指輕觸新生兒嘴角，新生兒會將臉和嘴轉向刺激物並張開嘴是何種反射表現？(A)尋乳反射(rooting reflex) (B)吸吮反射(sucking reflex) (C)摩洛反射(moro reflex) (D)巴賓斯基反射(babinski reflex) (105專高二)

解答： 39.C 40.A 41.C 42.B 43.B 44.A

解析 (B)吸吮反射：以手指或乳頭乳塞入新生兒口中，會有節奏性的吸吮；(C)摩洛反射：突然刺激新生兒會手呈C形，並呈擁抱狀；(D)巴賓斯基反射：由足後跟向大拇指方向輕劃新生兒腳底，新生兒腳趾會呈扇形展開。

45. 有關母乳哺餵之敘述，下列何者錯誤？(A)乳腺炎時可以繼續餵患側，並不會造成嬰兒感染 (B)乳頭扁平通常使乳頭伸展性不佳，無法順利分泌乳汁 (C)乳汁的多少和乳房的大小沒有關係 (D)不要限制哺乳時間及次數可改善乳汁不足的情形 （105專高二）

解析 (B)乳頭扁平通常使乳頭伸展性不佳，有時會使寶寶較不容易含上乳頭，但不影響乳汁分泌。

46. 有關足月新生兒泌尿道的特徵，下列何者錯誤？(A)腎小管對於水分再吸收能力不足 (B)腎小管對於電解質排除能力不足 (C)出生後第1天尿量為25 mL/kg/day (D)新生兒腎絲球過濾率較成人為低 （105專高二）

47. 有關新生兒身體評估的敘述，下列何者錯誤？(A)外耳翼頂點低於眼外眥時，可能有染色體異常 (B)鼻尖的小白點為粟粒疹，出生後3~5天即會消失 (C)乳頭如有白色分泌物，是受母親雌性素影響之現象 (D)歐特蘭妮操作法(Ortolani's maneuver)評估若聽見喀答聲，表示髖關節有脫臼情形 （105專高二）

解析 (B)粟粒疹，出生後3個月左右會消失。

48. 有關新生兒出生第5天臍帶尚未掉落的出院護理指導，下列何者正確？(A)臍帶出現分泌物，就表示是感染徵象 (B)洗澡後可以75%酒精消毒，由臍帶根部進行環狀擦拭 (C)臍帶需用紗布覆蓋，不要讓臍帶暴露在空氣中 (D)臍帶出現脫落徵象時，用手將其移除，再用75%酒精消毒 （105專高二）

解析 (A)臍帶出現少量分泌物，是正常現象，若分泌物量多、有惡臭或臍部紅腫則為感染現象；(C)臍帶消毒後可暴露在空氣中使之乾燥再覆蓋；(D)臍帶出現脫落徵象時，應持續消毒待自行脫落。

解答： 45.B 46.C 47.B 48.B

49. 以新貝拉德量表(New Ballard Score)執行新生兒的身體成熟度評估時，下列何項結果較不符合妊娠39週男嬰的生理特徵？(A)乳暈突起3~4 mm (B)皮膚透明、可見靜脈 (C)耳朵軟成形、可反彈 (D)陰囊皺褶多，睪丸下降 (105專高二)

解析 妊娠39週男嬰皮下脂肪較厚，看不見血管。

50. 有關奶水不足的主要原因，下列何者錯誤？(A)寶寶含乳姿勢不正確 (B)母親自信不足使催產素反射減弱 (C)母親身體的疼痛抑制催產素反射 (D)未限制哺餵的時間及次數 (106專高一)

解析 (D)餵乳次數越多，乳汁就分泌越多。

51. 黃女士，G_1P_1，陰道生產，想在寶寶1歲前離奶（斷奶），下列何者錯誤？(A)採漸進式的方式以奶瓶餵食來替代母乳哺餵 (B)排空乳房以減輕乳房腫脹不適 (C)穿戴合身且具支托性的胸罩 (D)指導攝取小麥汁或韭菜 (106專高一)

解析 (B)排空乳房反而會促進乳汁分泌。

情況：江女士，G_1P_1，妊娠40週，以Vacuum協助自然產下一體重3,580公克男嬰。請依上文回答下列2題：

52. 新生兒出生5分鐘時，護理師評估Apgar score，除評估心跳、呼吸、膚色及刺激反射外，尚須評估新生兒的哪一部分？(A)外觀是否完整 (B)大小便有無解出 (C)肌肉張力是否有力 (D)身高體重的數值 (106專高一)

53. 產後第1天，江女士詢問寶寶的胎頭腫塊(caput)，下列何種解釋最適宜？(A)這是接生時使用器械產生的，可以去問醫生 (B)這腫塊出生後數天會自行消失，不用擔心 (C)這腫塊柔軟、局部，界限清楚，新生兒常發生 (D)這腫塊可能有顱內出血、黃疸等合併症 (106專高一)

解答： 49.B 50.D 51.B 52.C 53.B

54. 有關江女士的表現，下列何者為潛在適應不良的徵兆？(A)看寶寶時皺著眉，哭著對護理師說「他看起來好可怕！」 (B)與友人談論其生產之過程 (C)抱在胸前哺餵母乳時，不時的撫摸寶寶有胎頭腫塊的部位 (D)喜歡觸摸寶寶身體及與之輕聲說話 (106專高一)

55. 黃小妹採純母乳哺餵，食慾不錯，出生第3天媽媽發現黃小妹臉上膚色黃黃的，測得血清膽紅素為12 mg/dL，護理師的相關解釋何者正確？(A)可能是血型不合所導致的病理性黃疸(pathologic jaundice)，要趕快通知醫生做後續治療 (B)可能是核黃疸(kernicterus)的前驅表現，容易造成黃小妹腦部損傷及智力傷害，最好先照光治療 (C)可能是餵母乳造成的母乳性黃疸(breast milk jaundice)，暫時停止哺餵母乳就會改善 (D)可能是一般的生理性黃疸(physiologic jaundice)，持續注意黃小妹食慾狀況及膚色變化即可 (106專高一)

解析 (A)病理性黃疸會在出生後24小時內出現；(B)核黃疸血清膽紅素濃度大於20~25 mg/dL；(C)仍可繼續哺餵母乳。

56. 有關護理師進行新生兒抽吸之敘述，下列何者正確？(A)新生兒維持仰臥，頭部抬頭15度 (B)抽吸管放入口腔時，持續保持壓力抽吸 (C)抽吸壓力為150~200 mmHg (D)過度抽吸會造成新生兒心跳速率減低 (106專高二)

解析 (A)仰臥採頭低腳高，使呼吸道伸展；(B)以無抽吸力方式放入；(C)壓力約80 mmHg。

57. 有關母乳哺育的護理指導，下列何者正確？(A)成熟乳的後奶較前奶含較多的脂肪內容物 (B)生理性黃疸是哺乳的禁忌 (C)初乳含有很多的脂肪，所以熱量很高 (D)母乳中酪蛋白與乳清蛋白的比例較牛乳高 (106專高二)

解析 (B)可繼續哺餵母乳；(C)初乳脂肪含量較少，以因應新生兒需求；(D)較牛乳低。

解答： 54.A 55.D 56.D 57.A

58. 林小妹，出生2個月，體重5公斤，每4小時餵食配方奶一次，請問每次應餵食多少c.c.？(A) 120 (B) 150 (C) 180 (D) 210

解析 餵食量計算方式為（體重×150~200 c.c.）／餐次，林小妹餵食量為(5 kg×150~200)/6=125~166 c.c.，故選(B)。 （106專高二）

59. 有關新生兒呼吸系統之敘述，下列何者錯誤？(A)因內在刺激影響主動脈與頸動脈之接受器傳導到呼吸中樞引發呼吸 (B)陰道生產較剖腹生產的新生兒易發生短暫的呼吸窘迫 (C)因外在環境溫度刺激傳導到呼吸中樞引發呼吸 (D)表面張力素可預防肺部塌陷 （106專高二）

解析 剖腹產因新生兒呼吸道未受擠壓，肺臟充滿羊水，較易發生呼吸窘迫。

60. 有關女性新生兒生殖器之成熟度評估，下列何者最成熟？(A)大陰唇覆蓋陰蒂及小陰唇 (B)陰蒂及小陰唇均突出 (C)大陰唇變大及小陰唇變小 (D)陰蒂突出及小陰唇平坦 （106專高二）

61. 有關新生兒黃疸的敘述，下列何者正確？(A)生理性黃疸於出生24小時內出現，1週左右達到高峰，然後逐漸下降 (B)多數新生兒黃疸是屬於母乳性黃疸，建議應停餵母奶，改用母乳代用品 (C)足月兒生理性黃疸發生率低於早產兒發生率 (D)因Rh或ABO血型不合所發生的溶血，是導致生理性黃疸的主因

解析 (A)出現於出生後2~3天；(B)可繼續哺餵母乳；(D)是導致病理性黃疸的主因。 （106專高二）

62. 黃女士G_1P_1，陰道生產後第二天，告訴護理師：「我的寶寶好像都吃不飽」時，下列護理師的回應何者正確？(A)這可能與妳的乳房太小有關 (B)妳不要太擔心，應該沒問題的 (C)依我的經驗，每位母親都有足夠的奶水可以餵食寶寶 (D)剛出生的寶寶睡眠需求較大，少量與多次餵奶是較符合嬰兒需求的 （106專高二補）

解答： 58.B 59.B 60.A 61.C 62.D

63. 有關漸進性離乳的措施，下列何者錯誤？(A)使用胸部的束縛帶 (B)乳房熱敷 (C)減少餵母奶的次數 (D)限制水分攝取

解析 為不讓身體接收到需要乳汁的訊息，應避免乳房熱敷、按摩等，減少對乳房的刺激。 (106專高二補)

64. 以比例而言，下列何種物質母乳的含量較牛奶多？(A)葡萄糖 (B)乳酪蛋白 (C)乳清蛋白 (D)維生素D (106專高二補)

65. 有關新生兒成熟度之評估，下列何者正確？(1)早產兒方形窗可能呈現100度 (2)足月兒膝膕間角度大於90度 (3)早產兒圍巾徵象手肘部無法超過身體中線 (4)早產兒的腳易拉到頭部。(A) (1)(3) (B) (1)(4) (C) (2)(3) (D) (3)(4) (106專高二補)

解析 (2)足月兒膝膕間角度小於90度；(3)早產兒圍巾徵象可將肘拉至對側肩膀。

66. 有關新生兒沐浴之敘述，下列何者正確？(A)先餵奶後再沐浴以免新生兒因飢餓哭泣 (B)輕輕撥開陰唇由上往下清洗 (C)新生兒臍帶護理應採優碘消毒 (D)由外側往內側清洗眼睛 (106專高二補)

67. 有關正常新生兒之生理調適，下列何者正確？(A)未進食前新生兒腸胃道呈現非無菌狀態，維生素K的濃度很低 (B)新生兒出生後3~5個月鐵質足夠，不需要補充鐵質 (C)糖尿病孕婦的新生兒容易有高血糖現象 (D) IgA可以通過胎盤供應新生兒

解析 (A)未進食前新生兒腸胃道呈現無菌狀態；(C)易有新生兒低血糖現象；(D)只有IgG可通過胎盤。 (106專高二補)

68. 有關新生兒出生時的皮膚狀況，下列何者代表潛在性異常？(A)視診皮膚略帶粉紅色 (B)皮膚完整無破損 (C)臉部偏黃，疑似黃疸 (D)手腳肢端發紺 (106專高二補)

69. 有關母乳與配方奶差異的敘述，下列何者正確？(A)母乳中的乳糖含量較低，嬰兒較不易肥胖 (B)母乳的鐵質含量比配方奶高，有助嬰兒發育 (C)母乳的熱量較高，嬰兒較容易有飽足感 (D)母乳中富含IgA，可增強嬰兒免疫力 (107專高一)

解答： 63.B 64.C 65.B 66.B 67.B 68.C 69.D

70. 新生兒經產道出生，首次呼吸產生之機轉過程，下列敘述何者正確？(A)出生時斷臍造成血中二氧化碳分壓降低 (B)呼吸道的液體受到產道擠壓而全部排出 (C)當新生兒身體娩出後，胸部反彈形成胸部正壓 (D)出生後，肺擴張促使呼吸道液體進入微血管 (107專高一)

71. 出生3天的足月新生兒，出生體重為3,000公克，採純母乳哺餵，下列何項營養評估的結果為異常？(A)體重為2,500公克 (B)大便呈現鬆軟、黃綠色 (C)一天更換三次厚重尿片 (D)吃飽後，尋乳反射變弱 (107專高一)

解析 出生後3~4天的生理性體重減輕以5~10%為限，減少500公克降幅高達16.6%，故為異常。

72. 有關新貝拉德(New Ballard Score)新生兒神經肌肉成熟度的評估方法，下列何者正確？(A)評估姿勢時，將新生兒採平躺，觀察哭泣時四肢伸展程度 (B)評估方形窗，將新生兒手腕朝前臂外側屈曲，觀察手腕與前臂之角度 (C)評估手臂反彈力，將新生兒雙手肘彎曲5秒後，再讓兩手臂伸展放鬆，觀察反彈後肘部角度 (D)評估圍巾現象，將新生兒手臂儘量拉向對側肩膀到有阻力，觀察手肘與乳頭中線位置關係 (107專高一)

73. 有關新生兒出生2~6小時過渡期常出現的生理現象，下列何者異常？(A)心跳及呼吸速率變化大 (B)腸蠕動增加 (C)解胎便 (D)黃疸出現 (107專高二)

解析 生理性黃疸通常於出生後3~4天出現，出生後24小時內的黃疸多為病理性黃疸。

74. 有關新生兒黃疸之敘述，下列何者正確？(1)黃疸最先出現於額頭 (2)黃疸症狀漸漸由頭往下，由身體中心向外發展至四肢 (3)新生兒出生第3天血中膽紅素大於14 mg/dL，不需處理 (4)可輕壓鼻尖觀察皮膚黃疸的情形 (5)新生兒黃疸照光應保護眼睛與生殖器 (A)(1)(2)(5) (B) (2)(3)(5) (C) (1)(4)(5) (D) (2)(4)(5) (107專高二)

解析 (1)出現的順序是鞏膜、臉部、頸部，然後蔓延至軀幹、四肢。

解答： 70.D 71.A 72.C 73.D 74.D

75. 有關新生兒神經成熟度評估之描述，下列何者是早產兒的特徵？(A)四肢表現出高張性屈曲 (B)方形窗徵象角度為0度 (C)腳跟無法拉到耳朵 (D)手肘可以超過身體中線 (107專高二)

76. 下列何者為母乳哺餵的禁忌？(A)乳腺炎 (B)嬰兒膽紅素低於15 mg/dL (C)藥物濫用 (D)母親為A型肝炎 (108專高一)

解析 母乳哺餵的禁忌：愛滋病人者、人類T細胞白血病第一型病毒感染、使用抗癌症藥物、使用放射性同位素物質、藥物濫用。

77. 有關新生兒黃疸之敘述，下列何者錯誤？(A)生理性黃疸通常出現於出生後2~3天 (B)母乳引起的黃疸通常於出生後1個月發生 (C)增加母乳哺餵次數有助於改善母乳不足性的黃疸 (D)皮膚發黃的順序為由頭往下，由中心向外發展至四肢 (108專高一)

解析 (B)母乳引起的黃疸通常於出生後1週發生。

78. 有關新生兒皮膚之敘述，下列何者錯誤？(A)毛細血管瘤為永久性不會消失 (B)毒性紅斑1~3週會消失 (C)蒙古斑大約1~5歲會漸漸消退 (D)粟粒疹2~4週會消失 (108專高一)

解析 (A)毛細血管瘤為1歲後會逐漸消失。

79. 李小弟出生第 2天，無臉部表情與眼睛活動，呼吸規律，偶有驚嚇反應及突發的吸吮動作，此睡眠與活動狀態屬於哪一期？(A)安靜睡眠期 (B)半睡半醒期 (C)安靜清醒期 (D)活動清醒期 (108專高一)

80. 新生兒出生後進行口鼻抽吸之目的為何？(A)刺激迷走神經 (B)移除呼吸道分泌物 (C)引發嘔吐反射 (D)適度移除二氧化碳 (108專高二)

81. 有關新生兒囟門的敘述，下列何者正確？(1)前囟門為菱形，由二塊額骨及二塊頂骨組成 (2)後囟門為三角形，約出生後18週關閉 (3)囟門若凹陷代表有脫水現象 (4)胎頭之塑形現象(molding)，1個月後即可恢復。(A) (1)(2) (B) (3)(4) (C) (2)(4) (D) (1)(3) (108專高二)

解答： 75.D 76.C 77.B 78.A 79.A 80.B 81.D

82. 出生第3天的新生兒，出現早發性母乳黃疸，產婦擔心是否可以繼續哺餵母乳，下列護理師的回答何者適當？(A)應該繼續哺餵母乳　(B)暫停哺餵母乳　(C)減少哺餵母乳次數　(D)暫停由口進食　(108專高二)

解析 早發性母乳黃疸常是因為母乳量哺餵不足引起，建議增加哺餵母奶的頻率。

83. 有關新生兒的暗示行為之敘述，下列何者錯誤？(A)投入性暗示行為：注視著照護者，微笑，代表想和人互動　(B)脫離性暗示行為：手腳屈曲，臉轉向照顧者，表示想睡覺　(C)飢餓的暗示行為：把手放在嘴裡，哭泣，拱背　(D)吃飽的暗示行為：睡著，推開照顧者，吸吮動作減少　(108專高二)

解析 (B)脫離性暗示行為：手腳屈曲，把臉轉開，表示想睡覺。

84. 護理師執行產後新生兒立即性護理時，發現劉小弟頭頂部有一局部軟組織腫脹，觸診組織鬆軟且外緣界線不清楚，下列敘述何者正確？(A)是胎頭腫塊（產瘤），為骨膜與顱骨間的血液聚集　(B)是胎頭腫塊，為頭皮上軟組織水腫　(C)是頭血腫，會逐漸越過縫合線　(D)是頭血腫，通常於出生後24~48小時消失

(108專高二)

85. Apgar score計分表的評估項目不包含下列哪一項？(A)心跳速率　(B)肌肉張力　(C)皮膚顏色　(D)血氧濃度　(109專高一)

解析 包括心跳速率、呼吸速率、反射能力、肌肉張力、皮膚顏色。

86. 下列何者為新生兒黃疸照光治療的原理？(A)能讓未結合型膽紅素因光之熱能而加速排出體外　(B)能將未結合型膽紅素異構化使其容易排出體外　(C)能將未結合型膽紅素在肝臟中解體後排出體外　(D)能加速肝臟合成尿甘酸轉化酶與未結合型膽紅素結合　(109專高一)

87. 剛出生的女嬰出現假性月經與母親哪一個荷爾蒙中斷有關？(A)黃體素　(B)雌性素　(C)胰島素　(D)醛固酮　(109專高一)

解答： 82.A　83.B　84.B　85.D　86.B　87.B

88. 有關新生兒毒性紅斑與膿疱之敘述，下列何者正確？(A)毒性紅斑需要注意與治療　(B)毒性紅斑通常在出生後最初的4天內發生　(C)膿疱不具傳染性，可能很快就消失　(D)膿疱通常是感染大腸桿菌所造成　（109專高一）

解析 (A)毒性紅斑通常在5~7天後消失，與全身性異常無關，不需要特別治療；(C)膿疱傳染性強；(D)通常是金黃色葡萄球菌所造成。

89. 有關母乳之敘述，下列何者正確？(A)後奶(hindmilk)較白，富含脂肪，熱量較前奶高　(B)前奶(foremilk)清淡，富含酪蛋白　(C)嬰兒吸食前奶才能得到足夠的營養及水分　(D)母乳哺餵時，仍需補充水分給嬰兒　（109專高二）

解析 後乳的脂肪含量是前乳的2~3倍；前乳較清淡，後乳顏色較白。除有醫療需求，不提供母乳以外的食物或飲食。

90. 有關新生兒身體評估結果，下列何者異常？(A)出生時，鼻頭有粟粒疹　(B)出生1~3天左右，身體表面出現毒性紅斑　(C)頭圍35公分　(D)舌頭上有凝乳塊狀的白色斑點　（109專高二）

解析 為鵝口瘡表徵。

91. 有關足月新生兒身體成熟度評估，下列特徵何者錯誤？(A)皮膚乾裂，且幾乎看不見血管　(B)乳暈平坦無突起　(C)耳軟骨堅硬成形，用手彎凹後放開可立即反彈　(D)眼瞼張開　（109專高二）

解析 乳頭和乳暈的發展與大小應隨著妊娠週數的增加而增加。

解析 (2)新生兒將頭轉向刺激源，同時張開嘴巴，為神經反射；(3)出現拇趾向上翹，其餘四趾呈扇形張開狀況。

92. 有關新生兒囟門的敘述，下列何者錯誤？(A)前囟門為菱形，一般在新生兒出生後12~18週時關閉　(B)後囟門為三角形，一般在新生兒出生後8~12週時關閉　(C)當新生兒脫水時，可以觀察到其前囟門凹陷的狀況　(D)當顱內壓力上升時，可以觀察到新生兒前囟門凸出的狀況　（110專高一）

解析 (A)於12~18個月時自行閉合。

解答：　88.B　89.A　90.D　91.B　92.A

93. 下列新生兒的皮膚評估，何者為異常？(A)出生時臀部有蒙古斑 (B)出生後2~3天胸腹部出現毒性紅斑 (C)出生時先露部位有紅紫色瘀點(Petechiae) (D)出生時臉部有葡萄酒色斑 (110專高一)

94. 有關新生兒免疫系統的敘述，下列何者錯誤？(A)新生兒自妊娠20週後即可自行合成少量的免疫球蛋白(IgM，IgG，IgE) (B)第三妊娠期中，IgG可通過胎盤，胎兒即可獲得來自母體的被動免疫能力 (C) IgM無法通過胎盤，若新生兒體內IgM值偏高，即可能表示胎兒有感染現象 (D) IgE可自初乳中分泌出來，因此哺餵母乳的新生兒，較易獲得來自母體的IgE (110專高一)

解析 (D)母乳內有IgA。

95. 有關嬰兒正確含乳的注意事項，下列護理指導何者正確？(A)需下壓乳暈以免乳房壓到嬰兒鼻子造成缺氧 (B)通常上乳暈露出比下乳暈少 (C)以乳頭觸動嬰兒的嘴以利張口含乳 (D)吸吮到乳汁會發出嘖嘖聲 (110專高二)

解析 (A)嬰兒的嘴巴與乳頭應呈同一水平；(B)下方的乳暈露出較少；(D)正確吸吮時會聽到吞嚥聲。

96. 有關新生兒飢餓的暗示行為，下列敘述何者錯誤？(A)寶寶的手伸向嘴巴並扭動身體 (B)臉部放鬆 (C)舌頭伸出來 (D)寶寶的臉轉向照顧者 (110專高二)

解析 飽食時會呈現放鬆狀態。

97. 有關新生兒髖關節脫臼的身體或姿勢表徵，下列何者錯誤？(A)大腿與臀部的股縫不對稱 (B)膝關節屈曲時患部的股骨較長 (C)歐特蘭尼徵象(Ortolani's sign)為陽性 (D)外展患部髖部動作時會受限且有阻力 (110專高二)

98. 聽診新生兒心跳速率的部位，下列何者正確？(A)左鎖骨內側第2至第3肋間交會點 (B)左鎖骨中線第3至第4肋間交會點 (C)左鎖骨內側第3至第4肋間交會點 (D)左鎖骨中線第2至第3肋間交會點 (110專高二)

解答： 93.D 94.D 95.C 96.B 97.B 98.B

解析 應於新生兒心尖脈位置聽診，即左鎖骨中線第3至第4肋間交會點。

99. 有關新生兒腸胃系統及排泄，下列敘述何者錯誤？(A)新生兒出生後3~4天，體重會下降5~10%，稱為生理性脫水 (B)新生兒出生後12小時內未解胎便，應通知小兒科醫師檢查 (C)出生3~4天後因哺餵母乳或配方奶的關係，會解出過渡便 (D)因新生兒賁門擴約肌未成熟，應避免餵食太飽 (110專高二)

解析 (B)通常於出生後24~36小時解胎便。

100. 下列何者不是預防新生兒臍帶感染的護理措施？(A)沐浴前先用95%的酒精消毒，再用75%的酒精促進乾燥 (B)每次更換尿布時應注意臍帶是否有感染徵象 (C)包尿布時應保持尿布在臍部以下，避免尿液回滲 (D)臍帶尚未脫落前，應隨時保持臍部清潔乾燥 (110專高二)

解析 75%的酒精用於消毒，95%的酒精促進乾燥。

101. 新生兒出生後1分鐘，哭聲宏亮，呼吸規則，心跳128次／分，四肢略屈曲，身體呈粉紅色，四肢為藍色，阿帕嘉計分(Apgar score)為幾分？(A) 7分 (B) 8分 (C) 9分 (D) 10分 (111專高一)

解析 哭聲宏亮：2分、呼吸規則：2分、心跳128次／分：2分、四肢略屈曲：1分、身體呈粉紅色，四肢為藍色：1分，共計8分。

102. 初產婦照顧新生兒的各項行為，下列何者最不適當？(A)洗澡過後全身擦上精油，預防皮膚乾裂 (B)餵奶時，以搖籃式抱法，以手臂的彎曲處支持新生兒頭部，以另一隻手支撐臀部 (C)在餵奶前或是餵奶後1小時進行沐浴 (D)以直立式抱法，讓新生兒靠在肩膀上，一隻手支撐新生兒背臀部，一隻手拍打嗝 (111專高一)

103. 王小弟，出生1個月，有關評估其生殖器之描述，下列何者最正確？(A)睪丸位於腹股溝，陰囊皺摺少 (B)睪丸已下降，陰囊皺摺多 (C)睪丸未下降，陰囊無皺摺 (D)陰囊表面光滑，無皺摺 (111專高一)

解答： 99.B 100.A 101.B 102.A 103.B

104. 有關新生兒護理之敘述，下列何者正確？(1)出生後給予抗生素眼藥膏預防淋病性結膜炎 (2)以吸球清除分泌物時應先抽吸鼻腔 (3)以75%酒精消毒臍斷面 (4)頭圍量法為額頭經雙耳中端到枕骨粗隆。(A) (2)(3) (B) (1)(4) (C) (2)(4) (D) (1)(3)

(111專高一)

105. 有關新生兒蒙古斑的敘述，下列何者錯誤？(A)為新生兒胎記的一種 (B)多分布於臀部、背部和大腿 (C)一般於12~18歲會逐漸消失 (D)邊緣界線不明顯 (111專高二)

解析 一般於1~5歲會漸漸消退。

106. 產後第二天純母乳哺餵的母親詢問：「我的寶寶兩餐之間是否需要餵開水？」下列護理指導何者最適當？(A) 6天內的純母乳寶寶都需要餵開水，避免導致結晶尿 (B) 6天內的純母乳寶寶都需要餵少量開水，避免鵝口瘡 (C) 6個月內的純母乳寶寶皆需要餵開水，避免便祕 (D) 6個月內的純母乳寶寶皆不需要餵開水，避免增加腎臟負荷 (111專高二)

107. 有關新生兒臍帶的照護措施，下列何者不適當？(A)出生24~48小時應去除臍夾避免局部壓迫性傷害 (B)將尿布反摺避免覆蓋臍帶可促進乾燥與預防感染 (C)若使用酒精消毒臍根部應以環狀向外消毒直徑約5公分 (D)酒精性優碘亦可使用於臍帶消毒且乾燥效果較酒精為佳 (111專高二)

解析 勿用優碘，會造成新生兒篩檢中甲狀腺低下的偽陽性。

108. 下列何項為新生兒晚期飢餓的暗示行為(late hunger cues)？(A)吸吮嘴唇 (B)不斷哭泣 (C)將手放進嘴巴 (D)嘴唇出現尋乳動作 (111專高二)

109. 下列何項不是新生兒於睡眠活動週期中「安靜清醒期」(quiet alert state)的行為表徵？(A)注意周圍環境 (B)眼睛張大、明亮、有精神 (C)對照顧者有反應 (D)呼吸不規律 (111專高二)

解答： 104.D 105.C 106.D 107.D 108.B 109.D

解析 此時期呼吸規則，清醒，目光炯炯有神，沒有自發性活動，注意力提高。

110. 正常新生兒出生4~6小時內，最主要的能量來源為何？(A)葡萄糖 (B)胺基酸 (C)脂肪酸 (D)棕色脂肪 (112專高一)

111. 有關維持新生兒出生即刻體溫穩定的措施，下列何者不適當？(A)將接觸新生兒的布單事先預熱 (B)擦乾新生兒後進行母嬰肌膚接觸 (C)使用空調或是加溫設備維持室溫 (D)新生兒出生後應立即沐浴維持體溫 (112專高一)

112. 有關母乳中各種營養素對於新生兒成長作用之敘述，下列何者錯誤？(A)寡糖可避免致病菌黏附在腸胃道用以避免腸胃道疾病 (B)中、長鏈不飽和脂肪酸有助於視網膜的發展 (C)乳鐵蛋白能與鐵結合，避免鐵質被腸道細菌利用 (D)酪蛋白可加強脂溶性維生素在腸胃道吸收的比例 (112專高一)

113. 坐月子期間純母乳哺餵的母親表示：「為什麼寶寶一喝完奶就解便、大便總是稀稀糊糊的？」下列護理指導何者最適當？(A)最可能是新生兒對母乳過敏，建議改用水解配方奶 (B)後奶含豐富乳糖，乳糖刺激新生兒胃結腸反射，而產生帶酸味的稀糊便 (C)因坐月子期間母親攝取過多高脂食物而影響奶水成分，間接導致稀糊便 (D)母乳水分含量高，新生兒胃結腸反射明顯，來不及將水分吸收而產生稀糊便 (112專高一)

114. 使用New Ballard Score評估足月兒成熟度與妊娠週數的最佳時間為：(A)出生後24小時內 (B)出生後2~3天內 (C)出生後3~7天內 (D)出生後8天至滿月前 (112專高二)

115. 婦女初次嘗試親餵母乳，向護理師表示：「我的乳頭是平的，還能親餵嗎？」，下列何項護理指導內容最適當？(A)乳頭扁平使寶寶不易含乳，請將奶水擠出來瓶餵 (B)寶寶是吸吮乳房不是乳頭，應先評估乳頭伸展性 (C)乳頭扁平使寶寶不易含乳，等寶寶大些就會吸了 (D)寶寶是吸吮乳房不是乳頭，等寶寶大些就會吸了 (112專高三)

解答： 110.A 111.D 112.D 113.D 114.A 115.B

解析 乳頭的伸展性比長短重要，只要嬰兒含住足夠的乳暈，即使母親的乳頭是扁平的，嬰兒仍可順利吸到母乳。

116. 促使新生兒出生後動脈導管功能性關閉的最主要原因為何？(A)肺擴張後左心房壓力減少 (B)肺擴張後血氧分壓上升 (C)剪斷臍帶後肝臟血液增加 (D)剪斷臍帶後下腔靜脈血液減少

（112專高三）

117. 有關新生兒之身體評估方式，下列何者不適當？(A)心尖脈最好能在新生兒睡覺時測量，需測30秒 (B)觸診腹部前應先聽診腹部四象限是否有腸音 (C)評估新生兒肌力時，宜將手拉直、放鬆，觀察其手臂回彈程度 (D)頭圍測量應將量尺置於眉毛上方，再繞耳朵頂端至枕骨粗隆凸處一圈 （112專高三）

解析 (A)測量心尖脈時以聽診器於新生兒安靜或睡眠時測量1分鐘。

118. 下列何種免疫球蛋白胎兒無法自行合成，需於出生後從母乳中獲得？(A) IgM (B) IgG (C) IgA (D) IgE （112專高三）

解析 胎兒20週時可自行合成少量IgM、IgG、IgE，IgG是唯一可以通過胎盤的免疫球蛋白，IgA必須由初乳中獲得。

119. 抱起新生兒放入磅秤測量體重，新生兒四肢出現對稱性的外展和伸直，大拇指與食指呈C字形，是下列哪種反射表現？(A)擁抱反射(moro reflex) (B)驚嚇反射(startle reflex) (C)手掌抓握反射(palmer grasp reflex) (D)退縮反射(withdrawal reflex)

（113專高一）

解析 (B)新生兒手臂外展，手肘內彎，手指緊握不張開；(C)新生兒手指緊握物體；(D)迴避不舒適的觸覺刺激。

120. 方小妹，39週頭產式出生，下列何者新生兒身體評估結果為異常發現？(A)胎頭變形(molding) (B)結膜下點狀出血 (C)硬腭小白點（艾柏斯坦小珠Epstein’s pearls） (D)耳朵上緣位於內外眼眥連線以下 （113專高一）

解析 (D)正常應為耳朵上緣與內外眼眥連線平行或在同一水平位置上。

解答： 116.B 117.A 118.C 119.A 120.D

121. 下列何者為評估男性新生兒皮膚飽和度的最佳部位？(A)陰囊 (B)四肢末端 (C)眼瞼 (D)腹部 （113專高一）

解答： 121.D

高危險妊娠的護理

出題率：♥♥♡

誘發高危險妊娠的內科問題
- 血液相關疾病
- 心臟疾病
- 甲狀腺異常
- 孕產婦的感染
- B 型肝炎
- 藥物濫用
- 免疫疾病

妊娠併發性的內科問題
- 妊娠劇吐
- 妊娠誘發性高血壓
- 妊娠糖尿病
- 妊娠早期出血
- 妊娠晚期出血

Maternal-Newborn Nursing

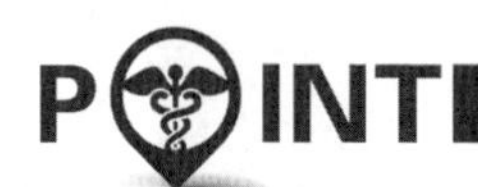

重|點|彙|整

14-1 誘發高危險妊娠的內科問題

高危險妊娠(high risk pregnancy)的定義，即是懷孕時母親由於生理或心理的因素，導致嬰兒或母親的健康受威脅或造成傷害。良好的產前醫護措施與胎兒健康評估，可降低其危險性。

古德溫(Goodwin)產前胎兒評估法，評估項目包括年齡、產次、體重、生殖方面的病史、目前懷孕狀況等，**可用於早期發現高危險妊娠**；前胎剖腹、曾經歷腹部手術、體重過輕、生產間隔少於 2 年等，都會增加評估的風險分數。

一、血液相關疾病

(一) 血型不合

◆ ABO血型不合

1. 大部分是發生於 O 型血液的母親懷有 A 型或 B 型之胎兒，最常見的是 O 型的母親和 A 型胎兒。
2. 一般影響到第一胎胎兒。
3. 產前無任何檢查可監測，皆在產後發現，可經昆布試驗確定。

◆ Rh因子不合

1. 出現在 **Rh(＋)父親**、**Rh(－)母親**、**Rh(＋)胎兒**時。父母若皆為 Rh(-)，則胎兒不會發生 Rh 因子不合反應。

2. 抗球蛋白試驗
   (1) **間歇型昆布試驗**(indirect Coomb's test)：**確認母親血液中Rh(＋)的數目**，若母體在妊娠早期已出現抗體，且效價大於1:16，須進一步評估胎兒的狀況。
   (2) 直接型昆布試驗(direct Coomb's test)：確認嬰兒體內含抗體Rh(＋)的紅血球數目，呈陽性表示胎兒有溶血情形。確認必須為第一次懷孕，但第一胎通常不受影響（因孕婦血液未接觸過 Rh 抗原），影響多出現在以後懷孕的胎兒。
3. 胎兒可能引起溶血性貧血、胎性水腫、低蛋白水腫，可由超音波作羊水分析，必要時作子宮內輸血。
4. **產後 72 小時內須注射** RhoGAM（免疫球蛋白）300 μg，預防下次懷孕時的胎兒溶血作用。

(二) 懷孕貧血

◆ 缺鐵性貧血

1. 定義：懷孕期**血紅素低於** 11 g/dL、血清中**鐵蛋白**(ferritin)**濃度低於** 12 μg/dL。
2. 原因：飲食中鐵攝取不足、鐵吸收不良。
3. 臨床表徵：疲倦、暈眩、心跳加快、臉色蒼白、傷口不易癒合、產後出血、早產、胎兒體重不足、胎兒缺氧、心臟衰竭。
4. 醫療處置
   (1) 每天口服一顆 100 mg 鐵劑，嚴重時給予靜脈滴注或肌肉注射鐵劑。
   (2) 第一孕期後再補充鐵劑，可合併維生素 C (500 mg/day)及兩餐間配合酸性果汁服用，效果較佳。
   (3) 供給生理價值高的蛋白質，每日 100 g。

◆ 海洋性貧血

屬於**體染色體隱性遺傳**，分為 α、β 兩種類型（表 14-1）。

表 14-1 α 型及 β 型海洋性貧血之比較

類別	α 型(α -thalassemia)	β 型(β -thalassemia)
父母同為帶原者的子女重症罹病率	25%	
異常基因	第 16 對染色體短臂的 α 基因缺失	第 11 對染色體短臂的 β 基因突變
異常狀況	α 血紅素基因缺失	β 血紅素基因突變
帶原者血液檢查結果及症狀	1. MCV＜80 fL（常以此為判斷依據） 2. HbA_2≦3.5% 3. 鐵蛋白正常 4. 大致上**沒有明顯臨床症狀，不需特別治療**	1. MCV≦80 fL 2. HbA_2＞3.5% 3. 鐵蛋白正常
重症病人之狀況	1. 胎兒水腫、肝脾腫大 2. 胎死腹中或出生後死亡	1. 胎兒期正常 2. 出生 3 個月後出現貧血，需長期輸血及使用排鐵劑 3. 骨髓移植，成功率 50%
臺灣帶原率	4%	2%

二、心臟疾病

1. 育齡婦女最常見的心臟病為風濕性心臟病，紐約心臟協會依症狀提出心臟病臨床分類（表 14-2）。

表 14-2 各級心臟病對孕婦之影響

<table>
<tr><th rowspan="2"></th><th colspan="2">紐約心臟協會的標準</th><th rowspan="2">妊娠</th><th rowspan="2">母乳哺喂</th></tr>
<tr><th>心臟機能</th><th>活動限制</th></tr>
<tr><td>第一級</td><td>日常生活不會產生心臟功能不全的症狀</td><td>不受限制</td><td>可以正常懷孕</td><td rowspan="2">可以餵</td></tr>
<tr><td>第二級</td><td>休息時無不適，平常活動時會疲倦、心悸、咳嗽、呼吸困難及心絞痛</td><td>輕微受限</td><td>注意孕婦護理，可正常懷孕</td></tr>
<tr><td>第三級</td><td>休息時無不適，但輕微活動即會有厲害的疲倦、心悸、咳嗽、呼吸困難及心絞痛</td><td>中度到明顯的限制</td><td>約 1/3 於妊娠期間會出現心衰竭，建議在醫院長期臥床休息</td><td rowspan="2">建議不餵</td></tr>
<tr><td>第四級</td><td>即使休息也會出現心臟功能不全的症狀</td><td>嚴格限制</td><td>因心臟無儲備功能以應付懷孕所需，所以應考慮早期中止妊娠，以維護孕婦健康</td></tr>
</table>

2. 最易心衰竭時期：**懷孕 28~32 週循環血量到達高峰**時、生產陣痛時、產後 48 小時內（因回心血量增加）。

3. 心衰竭的症狀：疲倦、呼吸困難、心悸、端坐呼吸、頭痛、煩躁不安、眩暈等。

4. 合併症對母親及胎兒的影響
   (1) 母親：充血性心衰竭、呼吸困難、全身性水腫、呼吸濕囉音、粉紅色泡沫痰。
   (2) 胎兒：**自發性流產**、**早產**、胎兒窘迫、先天性心臟病、子宮內生長遲滯。

5. 產前處置
   (1) 飲食：適當熱量、高蛋白、低鈉，**懷孕體重增加控制於 10 公斤左右**。
   (2) 充足睡眠，減少心臟負擔：**每晚至少休息 10 小時、飯後休息 30 分鐘，採左側臥**或半坐臥。
   (3) 預防感染：**有上呼吸道感染時須特別注意**；有牙科疾病時須給予預防性抗生素。
   (4) 活動限制：減少用力。
   (5) 心理支持：保持情緒平衡，提供孕期保健訊息。
   (6) 必要時使用藥物：抗凝血劑(Heparin)、強心劑(Digitalis)、抗生素(Penicillin)，**Warfarin 會通過胎盤導致胎兒畸形，不可使用**。

6. 生產時處置
   (1) 密切觀察，每 15 分鐘評估產婦脈搏、呼吸一次。
   (2) 以胎兒監視器監測胎心音。
   (3) 使用減痛方式：以無痛分娩方式止痛、第二產程必要時使用真空吸引或產鉗協助分娩。

7. 產後處置
   (1) 產後因腹壓下降，子宮收縮且靜脈回流增加，**回心血量及心輸出量增加**（較產前增加 10~20%），為減少心臟負擔，應採半坐臥或左側臥（第二產程及產後皆適用）。
   (2) 心臟功能分類屬於第一級及第二級的婦女，可依照其需求於床上哺餵母奶。
   (3) **避免使用麥角鹼類子宮收縮藥 Ergonovine**。
   (4) 預防便祕、予飲食指導、必要時使用軟便劑。
   (5) 依醫囑抗生素使用。

(6) 不可使用口服避孕藥或子宮內避孕器避孕（易造成菌血症），最佳避孕法為結紮。

三、甲狀腺異常

勿對甲狀腺機能低下的產婦進行放射性碘（^{131}I）試驗，以免胎兒及母體吸收。甲狀腺風暴(thyroid storm)常見於未診斷出甲狀腺機能亢進的產婦，症狀為極端高燒、心搏過速、嚴重脫水、出汗，可能導致心臟衰竭（表 14-3）。

表 14-3 常見之產婦甲狀腺異常疾病

種類	症狀	治療
機能低下	1. 容易疲倦、肥胖傾向、皮膚乾燥（黏液水腫） 2. 蛋白質結合碘(PBI)濃度過低易造成早期流產	1. 服用甲狀腺素 2. 依血清中游離甲狀腺素值來調整劑量
機能亢進	1. 懷孕時荷爾蒙的變化容易產生類似甲狀腺機能亢進的現象，包括基礎代謝率增加、蛋白質結合碘增加、^{131}I 的吸收量增加 2. 易造成早產、產後出血、子癇前症罹患率增加	1. 藥物：Thioureas 抑制甲狀腺激素分泌，但因藥物會通過胎盤，致胎兒甲狀腺低下及甲狀腺腫大，故嬰兒出生後應接受先天性甲狀腺機能低下症之篩檢 2. 手術：在第一孕期後切除甲狀腺，以防自發性流產

四、產婦的感染

(一) TORCH 群

TORCH 代表四種常見懷孕過程的感染，即弓漿蟲病(TO)、德國麻疹(R)、巨細胞病毒(C)及第二型疱疹(H)，亦有學者將 O 定義為其他(other)，包括梅毒、B 型肝炎、B 群鏈球菌感染等。

◆ 弓漿蟲病(Toxoplasmosis, TO)

1. 整個孕期均是易感染期，主要因生食生肉、接觸貓糞而感染，導致母體疲倦、肌肉疼痛、淋巴病變或無徵候。
2. 會經由胎盤傳染給胎兒，導致胎兒子宮內生長遲滯、小頭畸形、水腦、脈絡膜網炎、肝脾腫大、死胎等症狀。
3. 治療：可用磺胺嘧啶(Sulfadiazine)，但懷孕 20 週前診斷確認感染，應考慮治療性流產。
4. 預防：不食不熟肉，**避免接觸貓糞**。

◆ 德國麻疹(Rubella, R)

1. 由德國麻疹病毒感染導致，主要為經由**空氣及飛沫傳染**，亦會經由胎盤傳染給胎兒，易感染期為第一孕期、第二孕期初期。懷孕第 3~7 週感染會導致胎兒死亡，**懷孕 3 個月感染會造成嚴重畸形**，懷孕 20 週前發現應施行治療性引產。
2. 母體做血球凝集抑制試驗時，效價(titer)若大於 1：16 表示具有免疫力，小於 1：8 表示不具免疫力。
3. 對胎兒的影響：**白內障**、溶血性貧血、**先天性心臟缺陷**（動脈導管閉鎖不全）、智力遲滯、**聽力缺損**、子宮內生長遲滯、肝脾腫大、骨病變。
4. 若是懷孕中期後感染，胎兒出生後血中 **IgM 會升高**，且可能產生德國麻疹延伸症候群（如黃疸、紫斑症、腦炎及白血病傾向）；懷孕後期感染，則由於母體可提供 IgG 保護，因此胎兒不受感染。
5. 治療：預防是最好的治療方法，已感染德國麻疹的婦女產下的新生兒需隔離，以避免傳染給其他新生兒。
6. 預防：適婚年齡婦女婚前應檢查是否有德國麻疹病毒抗體，若無則需注射德國麻疹疫苗，**注射後至少 3 個月內不適合懷孕**。

◆ 巨細胞病毒(Cytomegalovirus, C)

1. 巨細胞病毒(CMV)主要傳染途徑為飛沫、輸血、體液接觸，包括血液、尿液、唾液、乳汁、陰道分泌物、精液等。胎兒則是**經由胎盤**或因接觸母體產道而感染。
2. 對胎兒的影響：子宮內生長遲滯、小頭畸形、智力遲滯、失聰、先天性心臟缺損。

◆ 生殖器疱疹(Herpesvirus Type II, H)

1. **人類疱疹病毒第二型(HSV-II)感染**，易感染期為分娩的過程，主要感染途徑為性行為時的體液及皮膚接觸所致，會經胎盤或**接觸母體產道而感染胎兒**。
2. 對胎兒的影響：被感染的新生兒出生時通常無症狀，在疾病潛伏期過後才出現；輕則皮膚病灶，如紅疹及潰瘍，可能復原；重則病毒血症，波及中樞神經系統，死亡率高。
3. 治療：尚未有治癒方法。症狀輕微者無需治療，若有嚴重合併症可考慮使用抗病毒藥物，如 Acyclovir。
4. 預防：**採剖腹生產**。

(二) 水痘病毒疾病

1. 水痘病毒易感染期為 2~3 星期，主要傳染途徑是接觸和飛沫傳染。母體感染急性水痘，胎兒血中 IgM 濃度可能會升高。
2. 對胎兒的影響：子宮內生長遲滯、肢體發育不全、神經性耳聾、小眼症。
3. 母體感染水痘後立即生產，新生兒可能會有瀰漫性水痘症狀。
4. 若有早產跡象，最好能安胎 1 週以上，等到母體產生抗體經由胎盤傳給胎兒，可以減少胎兒水痘症狀。

5. 治療：通常以 Acyclovir 藥物治療，有接觸、感染風險的產婦則予水痘免疫球蛋白(zoster immune globulin)注射，以預防感染而發生嚴重合併症。

(三) 性　病

◆ 梅　毒

1. 為第三類法定傳染病，由梅毒螺旋體(*Treponema pallidum*)經性行為造成的細菌感染。病人的血液、精液、陰道分泌物皆有傳染性，易感染期懷孕 4 個月後，並會**經由胎盤傳染給胎兒**。
2. 症狀
   (1) 初期梅毒：硬性下疳，有無痛性潰瘍。
   (2) 二期梅毒：淋巴結腫大、發燒、頭痛、喉嚨痛、關節痛、掉髮、手掌跟腳底出現丘疹等。
   (3) 隱性梅毒：無症狀。
   (4) 晚期梅毒：心血管、神經、骨骼肌肉系統病變。
3. 對胎兒的影響：懷孕中期死胎、先天性梅毒（敗血症、皮膚病灶、貧血、黃疸、骨膜炎）。新生兒為先天性梅毒兒，出現鼻漏、鼻炎及梅毒皮膚疹，梅毒皮膚疹會傳染，需隔離並治療。
4. 治療：**16~18 週前發現治療**，18 週後會通過胎盤，宜早期治療**以確保胎兒不會被感染**，伴侶須一起接受檢查治療。**盤尼西林**(Penicillin)為主要用藥，若過敏則使用紅黴素(Erythromycin)。
5. 孕婦產前檢查須做梅毒血清篩檢（VDRL、RPR 或 WR 檢驗），早期診斷早期治療。

◆ 淋　病

1. 由奈瑟氏淋病雙球菌(*Neisseria gonorrhoease*)藉由性行為傳染，易侵犯泌尿生殖器官，病人排尿時有刺痛感、陰道分泌物增加；

細菌會先侵犯史氏腺、巴氏腺，造成史氏腺炎(Skene's gland)、巴氏腺炎(Bartholinitis)，再散布到子宮頸引起子宮頸炎、骨盆腔炎、不孕。

2. 對胎兒的影響：經由接觸母體產道而感染，引起**急性化膿性結膜炎**，稱為**新生兒眼炎**，可能造成永久性傷害。

3. 治療：以盤尼西林為主要用藥，對此藥過敏者可改用紅黴素；新生兒護理時需用硝酸銀或青黴素點眼睛；分娩時培養仍為陽性，應改採剖腹產。

(四) 後天免疫缺乏症候群（愛滋病）

1. 人類免疫缺乏病毒(HIV)主要經由體液接觸感染，包括不安全性行為、血液傳染、母子垂直傳染、母乳傳染。

2. 症狀：50%以上出現類似感冒症狀、咳嗽、不明原因發燒、口腔念珠菌感染、腹瀉等。
   (1) 急性血清轉換期：出現在感染後 2~6 週，有發燒、全身疼痛、腹瀉和數處淋巴腺腫大之臨床表徵。
   (2) 無症狀期。
   (3) 持續性全身淋巴腺腫大期。
   (4) 後天免疫缺乏症候群相關複合症期。
   (5) 主要**伺機性感染**或續發癌症期：以**肺囊蟲肺炎**、**卡波西氏肉瘤**、**淋巴腺腫瘤**及**肺結核病**等併發症而死亡為最多。
   (6) 緩解期。
   (7) 臨終期：一旦發病 90%病人會在 5 年內死亡，存活率為零。

3. **易感染新形囊球菌**(*Cryptococcus neoformans*)，**導致神經系統永久損傷**。

4. 對胎兒的影響：發燒、下痢、淋巴腫大、75%有腦部受侵犯現象、間質性肺炎及其他伺機性感染的症狀。

5. 治療：目前使用雞尾酒療法（多種抗病毒藥物配合使用，如 ZDV、ddI、ddC、3TC、Saquinavir、Ritonavir、Indinavir 等），可抑制體內病毒的增生。懷孕 28 週起服用 AZT 100 mg，可以降低母體內病毒的含量，每天 5 次，直到分娩，分娩時改為靜脈給藥。**新生兒出生後應盡快開始投藥**。
6. 注意事項：醫護人員應戴手套接觸產婦，其**排泄物以漂白水浸泡 1 小時後沖入馬桶**，謹慎處理。**不可餵母乳**以防垂直感染、**可採親子同室**。
7. 預防：教導安全性行為、不共用注射醫療器材、刮鬍刀或牙刷；母體若感染，應考慮人工流產以免感染下一代。擔心感染者，可至指定醫院接受篩檢（如 ELISA、西方墨點法），而依疾病管制署規定，對於**初篩連續兩次陽性反應**之個案回診抽血時，需進行抗體確認檢驗，並優先使用**抗體免疫層析確認檢驗法**(immunochromatographic test)及**核酸檢驗**(nucleic acid test, NAT)。

(五) 其　他

◆ 茲卡病毒感染症(Zika Virus Infection)

1. 為第二類法定傳染病，是感染到茲卡病毒所引起的急性傳染病，傳染途徑包括病媒蚊、性行為、輸血及母嬰垂直傳染。**典型症狀為發燒合併紅疹、關節疼痛**或結膜炎。
2. 對胎兒的影響：目前已知於懷孕期間感染茲卡病毒，可能產下**小頭畸形**等神經異常新生兒，也可能會合併其他先天性缺陷，如內翻足和黃斑萎縮等。
3. 治療：目前無抗病毒藥物可治療，建議支持性治療；若懷孕婦女確診，應每 4 週定期胎兒超音波檢查，以追蹤生長情形。

4. 預防：目前無疫苗可預防，建議懷孕婦女無必要應暫緩前往流行地區，若必須前往需做好防蚊措施，返國後**自主健康監測至少 2 週**，懷孕全程期間性行為使用保險套。

◆ **嚴重特殊傳染性肺炎(COVID-19)**

1. 為第四類法定傳染病，可透過吸入、直接或間接接觸嚴重急性呼吸道冠狀病毒(Severe acute respiratory syndrome coronavirus 2, SARS-CoV-2)造成感染。
2. 症狀：發燒、咳嗽、喉嚨痛等，部分出現嗅覺／味覺喪失（或異常）。
3. 治療：妊娠 23 週以下、無症狀或輕症孕婦內科治療為主；妊娠 32 週以上考慮提前生產，以減輕母體心肺負擔，此外，應特別注意血栓併發症；維持孕產婦血氧濃度＞92%，無法維持時盡早插管，避免急速缺氧及惡化。
4. 預防：孕婦感染 SARS-CoV-2 較一般同齡者有更高的死亡率與重症率，尤其是肥胖及妊娠糖尿病者，因此，除接種疫苗外，疫情流行期間應避免不必要聚會，落實日常感控措施。

五、B 型肝炎

1. B 型肝炎有三種抗原：表面抗原(HBsAg)、核心抗原(HBcAg)及 e 抗原(HBeAg)。HBsAg(＋)表示病毒的存在，帶原 HBeAg 傳染性較高且預後較差，有 95~97%為產道感染。
2. 產前檢查：必須抽血檢查 HBsAg、anti-HBsAg、anti-HBcAg，若為陽性者則再檢查 HBeAg。
3. HBsAg(－)之產婦，其新生兒在出生後 24 小時內、1 個月、6 個月，共需注射三劑 B 型肝炎疫苗。

4. HBsAg(+)及 HBeAg 不論是否陽性之產婦的新生兒，除上述三劑 B 型肝炎疫苗外，出生 24 小時內要注射 1 劑 **B 型肝炎免疫球蛋白**。

5. HBeAg(+)帶原者，因母乳中 HBV 量十分少，且嬰兒已接受免疫球蛋白注射，故**可以餵母奶**。

六、藥物濫用

產婦若有藥物濫用情形，通常會增加妊娠誘發性高血壓、早產、流產及產後大出血的機會，且由於藥物可由胎盤輸送給胎兒，故此類**新生兒出生不久即會出現戒斷症候群**(withdrawal syndrome)症狀，包括震顫(tremor)、激動不安(irritability)、盜汗及癲癇(seizure)，常見的藥物濫用與影響請參考表 14-4。

表 14-4 常見孕期藥物濫用種類

分類	母親使用的藥物	對母親、胎兒及新生兒的影響
抑制劑	酒精(Alcohol)（每天超過 90 c.c.）	母親：營養不良、缺乏葉酸、肝功能異常
		胎兒生長遲滯、神經傷害、智力不足、先天性心臟病、異常的手掌摺痕、躁動不安
	海洛因	IUGR、出生時呼吸受抑制、吸吮力差
	巴比妥鹽 (Phenobarbital)	新生兒功能低下、畸胎、戒斷症狀、抽搐、凝血困難
	鎮靜劑 Diazepam (Valium)	張力不足、體溫過低、低阿帕嘉計分、呼吸抑制、可能有兔唇
止痛劑	Demerol	減低新生兒反應、影響親子互動
	Aspirin	高膽紅素血症、出血時間延長、體內出血
迷幻劑	Hallucinogen (LSD)	胎兒畸形、染色體異常、子宮內生長遲滯

表 14-4 常見孕期藥物濫用種類（續）

分類	母親使用的藥物	對母親、胎兒及新生兒的影響
興奮劑	安非他命 (Amphetamines)	全身性關節炎、運動協調差、大血管轉位、顎裂、先天性心臟缺陷、高膽紅素血症
	咖啡因(Caffeine)（每天超過 600 mg）	自發性流產、IUGR、顎裂發生率增加
	尼古丁 (Nicotine)（每天抽半包至一包香菸）	自發性流產及胎盤早期剝離發生率增加、IUGR、頭圍過小、嬰兒猝死症候群
	古柯鹼(Cocaine)	胎兒及新生兒生長遲滯、中樞神經及心臟缺陷、生殖泌尿道缺陷及嬰兒猝死症候群
抗生素	Aminoglycosides 類鏈黴素（或 Gentamicin、Amikin）	引起胎兒第八對腦神經（聽神經）受損
	四環黴素 (Tetracycline)	棕色牙齒、胎兒長骨畸形
	磺胺類	干擾胎兒膽紅素排除，產生核黃疸
	放射性碘 (I^{131})	甲狀腺癌、甲狀腺機能低下、呆小症
	Ampicillin 及 Penicillin	是廣效且安全的藥物
內分泌劑	雄性素(androgen)	男性化
	動情素	女性化及女性晚發性惡性病變
其他類	維生素 K 過量	高膽紅素血症
	奎寧(Quinine)	失聰、血小板減少症
	沙利竇邁 (Thalidomide)	胎兒四肢畸形（短肢畸形）及眼耳缺陷

七、免疫疾病

(一) 類風濕性關節炎(Rheumatoid Arthritis)

1. 遺傳性抗原抗體反應引起的慢性發炎疾病，常見症狀包括疲倦、食慾不振、肌肉疼痛、晨間僵硬等，甚至出現關節痛、活動時疼痛，大都發生在手、腕、膝、足的關節，且對稱發作。
2. 治療：建議臥床休息並使用柳酸鹽(Salicylate)、物理治療，若未改善則使用腎上腺皮質類固醇(Corticosteroid)治療。
3. 對母親的影響：由於懷孕時腎上腺皮質類固醇增加，症狀有可能改善，但產後會經常發作；柳酸鹽的副作用是出血，須注意有無貧血的傾向。懷孕期間要多休息，尤其是避免雙腿關節的負重，應教導執行全關節被動運動(ROM)，若症狀緩解，應考慮暫時停止治療，產後建議以口服避孕藥避孕。
4. 對胎兒的影響：大劑量柳酸鹽會影響前列腺素(prostaglandin)的合成，須注意懷孕的週數是否過期。產程中也應注意有無產程遲滯的情況。胎兒娩出後需小心評估凝血及高膽紅素血症。

(二) 全身性紅斑性狼瘡(SLE)

1. 慢性自體免疫疾病，常見症狀如發疹、炎症反應、關節痛、腎炎等，會反覆發作，發病時出現典型的臉頰紅斑、白血球降低、anti-DNA 增高及血尿。
2. 治療：給予**高劑量類固醇治療**，產後則以免疫製劑(Cyclophosphamide)繼續治療。
3. 對母親的影響：常因急性腎炎而引發妊娠誘發性高血壓，且產後常見急性惡化。
4. 對胎兒的影響：流產、子宮內死胎、早產、子宮內生長遲滯的機會增加。偶爾會出現新生兒發生 SLE 的症狀，類固醇治療成效佳，約 3 個月可改善。

14-2 妊娠併發性的內科問題

一、妊娠劇吐

嘔吐嚴重到體重減輕，造成脫水現象；或因進食量不足導致酸中毒。另外，嚴重嘔吐可能導致代謝性鹼中毒和血鉀過低。

(一) 病　因

與妊娠早期 hCG **迅速上升**有關、組織胺的變化、碳水化合物代謝的影響、心理因素、缺乏維生素 B_6 等。

(二) 醫療處置

1. 建議孕婦住院治療、給予葡萄糖、電解質及維生素以改善症狀，靜脈輸液中可以給予維生素 B_6。
2. 孕婦住院前 48 小時，將採取禁食的方式。
3. 護理指導：限制訪客以保持環境安靜、避開特殊氣味的物品、起床前吃一片餅乾、少量多餐、避免空腹及油膩、多量調味料的食物、飯後 1~2 小時內勿平躺。

二、妊娠誘發性高血壓(PIH)

血壓高於 140/90 mmHg，**或比未懷孕時增加** 30/15 mmHg；發生於妊娠 20 週之後，但無水腫及蛋白尿症狀。測量時須以 2 次且至少間隔 6 小時以上的測量為準。是造成母親及週產期死亡率的第三常見原因，僅次於產後出血及感染。生產時機取決於母體的安全及胎兒出生後肺成熟度等考量。

(一) 病因及分類

不明原因導致全身性動脈血管痙攣，較廣為接受的病因是由於第二型血管緊縮素使得血管痙攣、血壓上升。好發於第一次懷孕、低社經狀態、20 歲以下懷孕或高齡初產婦。體重增加過快是一項重要的指標，表 14-5 為 PIH 的分類。

1. 對母親的影響：液體由血液擴散到間質組織（尤其是腦、肺）、腎、肝、視動脈及胎盤灌流量減少、血管傷害造成血小板及纖維蛋白質沉積、HELLP 症候群、凝血病變、瀰漫性血管內凝血(DIC)。
2. 對胎兒的影響：胎盤灌流減少，引發胎兒缺氧、**子宮內生長遲滯**、早產等，死亡率達 10%。

表 14-5 妊娠誘發性高血壓分類

類型	高血壓(mmHg)	蛋白尿	水腫	膝反射
妊娠高血壓	＞140/90 (MAP^2＞90 MAP^3＞105)	無	無	2＋（正常）
輕度子癇前症	＞140/90 (MAP^2＞90 MAP^3＞105)	1~2＋ (300mg/dL /24hr)	上肢或臉部輕微水腫	3＋（較正常反射迅速）
重度子癇前症	＞160/110	3~4＋ (500mg/dL/ 24hr)	手、臉、腳及下腹明顯水腫	4＋（反應迅速，活動過度且有陣攣）
子癇症	**子癇前症所有症狀＋痙攣**			
HELLP **症候群** **（為溶血、肝功能指數上升、血小板下降的症候群）**	少尿、持續嚴重頭痛、視力模糊 ・H：**溶血**，溶血後膽紅素值≧1.2 mg/dL ・EL：肝臟酵素上升，肝功能數值上升(SGOT≧70 IU/L)、LDH>600 IU/L ・LP：低血小板計數(<100,000/mm^3)			

註：MAP^2 為第二妊娠之平均動脈壓；MAP^3 為第三妊娠之平均動脈壓。

(二) 醫療處置

◆ 輕度妊娠誘發性高血壓的治療

1. 需收集 24 小時的尿液標本，評估蛋白尿和肌酸酐廓清率，監測肝腎功能以及血比容和凝血情形。
2. 教導婦女**每日自行監測胎動次數：採安靜坐或躺姿勢，計算胎動發生次數 10 次時間，正常應在 2 小時內可達到。**
3. 盡量臥床休息，並觀察胎兒的活動情形及血壓、體重的增加。
4. **採高蛋白質飲食**，不建議限制鹽或液體攝取的普通飲食。

◆ 嚴重妊娠誘發性高血壓的治療

1. 必須住院治療，**嚴格維持臥床休息**，定期測量體重，注意安全，避免產婦痙攣時跌落。
2. 蛋白質大量減少使滲透壓改變，產婦臉與手皆會高度水腫，**需採高蛋白質及低鈉飲食**。
3. 需密切監視胎兒活動及生長狀態，胎兒娩出採保守治療，最終目標則為終止妊娠。
4. 當產婦被診斷為子癲前症時，可給予硫酸鎂($MgSO_4$)預防抽搐及痙攣之嚴重合併症。
5. 硫酸鎂治療方法：$MgSO_4$ 4gm+5% G/W 100 mL 靜脈給予，作用在於阻斷周邊神經肌肉的傳遞，減輕痙攣的可能性及增加子宮血流量，以確保胎兒養分的供給。
6. 治療劑量與中毒劑量接近（表 14-6），需監測硫酸鎂血中濃度，注意預防產婦發生硫酸鎂中毒。硫酸鎂易通過胎盤，有輕微鎮靜及降壓的作用，會造成胎動減少、胎心音變異性少，曲線較平滑，胎兒出生後可能出現肌肉較無力、呼吸受抑制等現象。中毒徵象如下：

(1) **深部肌腱反射抑制**：少於 2+。
(2) **呼吸抑制**：少於 12 次／分鐘。
(3) **尿液減少**：少於 25~30 mL 以下或 4 小時 100 mL 以下。
(4) 低血壓。

表 14-6 硫酸鎂血中濃度監測

中毒徵候	血中濃度
正常	1.5~2.5 meq/L
治療	4~8 meq/L
膝反射消失	10 meq/L
呼吸麻痺	15 meq/L
全身麻痺	25 meq/L

7. **硫酸鎂解毒劑：10%葡萄糖鈣**(Calcium gluconate) 10 mL 靜脈注射。

◆ 妊娠誘發性高血壓產後照護原則

1. 產後 24 小時仍需給予硫酸鎂。
2. 此類產婦血容積減少，若有少量出血會加重其病況，故需密切觀察宮縮及惡露情形。
3. **不可使用麥角鹼製劑**(Ergonovine)**，有增高血壓的副作用**。
4. 產後需繼續追蹤血壓情形，並與產婦討論生育計畫。

三、妊娠糖尿病(GDM)

一般於懷孕期間發生，檢測葡萄糖耐量試驗(OGTT)為異常，但無臨床徵象，分娩後便消失。

(一) 病因及分類

由胎盤分泌的**人類胎盤泌乳素**(hPL)，具有**拮抗胰島素**的作用，在懷孕 24~28 週時達到高峰，故通常亦建議此時檢測產婦是否罹患有妊娠糖尿病。

妊娠期糖尿病可以概分為：

1. 孕前糖尿病(pre-existing diabetes mellitus, PDM)：妊娠前即已被診斷的第 1 型糖尿病或第 2 型糖尿病。
2. 妊娠糖尿病(gestational diabetes mellitus, GDM)：在懷孕前沒有糖尿病，於懷孕第二期或第三期才診斷出高血糖的狀態。

(二) 篩檢

1. 孕前糖尿病(PDM)篩檢：**可以由糖化血色素(HbA_{1c})了解血糖控制情況**。
2. 妊娠糖尿病(GDM)篩檢：於 24~28 週進行，稱為口服葡萄糖耐量試驗(oral glucose tolerance test, OGTT)，是測定對定量葡萄糖的反應，有兩種篩檢法，請參考表 14-7。

表 14-7 口服葡萄糖耐量試驗(OGTT)

篩檢法	說明
兩階段篩檢（50 公克初篩及 100 公克複篩）	1. 初篩：口服 50 公克葡萄糖水 1 小時後抽血，超過 140mg/dL 者則進入複篩 2. 複篩：先檢驗空腹血糖值，再口服 100 公克葡萄糖水，再檢驗服用後 1 小時、2 小時、3 小時血糖值，若任兩個數值超過標準值，便可確立診斷
一階段篩檢（75 公克篩檢）	先檢驗空腹血糖值，口服 75 公克葡萄糖水後，抽血檢驗 1 小時及 2 小時的血糖值，若任一個數值超過標準值，便可確立診斷

(三) 合併症

1. 母體合併症
   (1) **羊水過多**：早期破水、早產、子宮無力、產程延長、產後出血。
   (2) 妊娠誘發性高血壓（併發子癇前症）。
   (3) 泌尿道感染、念珠菌感染的陰道炎。
   (4) 高血糖、酮酸中毒。
   (5) 胎兒過大，難產。
   (6) 感染。
2. 胎兒合併症
   (1) 死產：胎盤功能不足、胎盤早期剝離或酮酸中毒所致。
   (2) **巨嬰**：母體血糖過高，胎兒吸收高濃度葡萄糖而過度生長。
   (3) 呼吸窘迫：胎兒主要死因。
   (4) **低血糖**(30 mg/dL)：**出生後不再接受高血糖，胰島素卻仍不斷分泌所導致**，可能合併低血鈣，可給予葡萄糖鈣預防。
   (5) **血中紅血球過多症**：高膽紅素血症（黃疸）。

(四) 醫療處置

1. 產前
   (1) **嚴格飲食控制：碳水化合物應占總熱量的 45~55%**，維持空腹血糖(105 mg/dL)或餐後血糖(120 mg/dL)，少量多餐，每餐均攝取定量澱粉。
   (2) 提供足夠的熱量及適時調整胰島素，可利用糖化血色素（正常值 2.2~4.8%，糖尿病孕婦應控制在 6.5%以下）來了解 4~6 週血糖控制狀況。
   (3) 懷孕期間應使用胰島素注射（短效加中長效）治療，第一孕期胰島素劑量應較未懷孕時低；第三孕期因人類胎盤泌乳素(hPL)分泌增加，胰島素劑量應較未懷孕時高。

(4) **口服降血糖藥分子小易通過胎盤，會導致胎兒畸形，故不可服用。**
(5) 索莫吉效應(Somogyi effect)：低血糖後產生反彈性的高血糖現象。低血糖的發生可能與胰島素過量有關，常發生在半夜，若晚餐前注射高劑量胰島素會使半夜血糖過低，可調整晚餐前劑量或補充宵夜等方式來預防。
(6) **可藉由每週一次無壓力試驗，來確認胎盤功能。**

2. 產時：有早產現象需避免使用 β 擬交感作用藥治療，會造成血糖上升。
(1) 以胎兒肺部成熟度做為是否終止妊娠的考量重點，採羊膜穿刺取得羊水培養，若卵磷脂／抱合髓磷脂比率(L/S)大於 3，則可視為胎兒肺部成熟，可以終止妊娠。
(2) 待產時維持血糖於正常範圍內(70~100 mg/dL)。
(3) 活動期後，葡萄糖的需要量增加而減少胰島素的量。

3. 產後
(1) 胎盤娩出後 hPL 下降，產後 24~48 小時胰島素需要量相當不穩定，需仔細監測血糖情形，評估高血糖及低血糖臨床表現，並配合產婦進食狀態。
(2) 可以哺餵母乳，但須預防低血糖，哺餵前可先進食。
(3) 不可使用口服避孕藥或子宮內避孕器（如母體樂、銅 7 或銅 T 等）避孕。
(4) 妊娠合併糖尿病孕婦具有**第二型糖尿病的危險因子**，故下一胎懷孕應在**第一次產檢就進行篩檢**。

四、妊娠早期出血

(一) 流　產

胎兒在 20 週能存活前、體重 500 公克以下，懷孕即終止，謂之流產，為妊娠第一、二期出血的主因，可分為（表 14-8）：

表 14-8 流產分類

種類	定義、原因	徵候評估	注意事項
先兆性流產 (threatened abortion)	原因不明，大部分為染色體異常或子宮異常	**點狀陰道出血**、下腹痙攣、子宮輕度收縮、**子宮頸未擴張，出血持續數天**	**臥床休息，給予黃體素**、觀察陰道出血情形，2 週內嚴禁性生活及避免內診，並以超音波確認胎兒是否存活
迫切性流產 (imminent abortion)	子宮痙攣造成的不可避免性流產	早期破水、陰道出血、子宮頸擴張 2 公分	臥床休息，以超音波確認胎心音
不完全流產 (incomplete abortion)	部分受精產物殘留子宮內，大多是胎盤	陰道出血	以超音波確認胎心音，必要時執行子宮內刮除術
完全流產 (complete abortion)	指受精產物完全排出	出血，子宮頸擴張，受精產物完全排出	應臥床休息，觀察排出的液體、出血、感染徵象
過期流產 (missed abortion)	指胎死腹中，6 週以上未排出	僅少量陰道出血，臥床休息後即停止，可藉超音波診斷	死胎會產生大量凝血素原造成消耗性凝血不良，引發瀰漫性血管內凝血
習慣性流產 (habitual abortion)	指連續流產 3 次以上，又稱重複性流產	常因染色體疾病、內分泌疾病或免疫系統的改變	可轉診遺傳諮詢，作進一步治療
人工流產 (artificial abortion)	利用人為方式讓胎兒娩出	需確認繼續懷孕將威脅母體生命及健康，並考慮法律的規定	外科手術、RU486

1. 自然流產(spontanous abortion)：**主要是因為胚胎或胎兒發育不正常**。包括先兆性流產、迫切性流產、不完全流產、完全流產、過期流產及習慣性流產。
2. 人工流產(srtificial abortion)：利用人為方式讓胎兒娩出。包括外科手術、使用 RU486 等。

(二) 子宮外孕

1. 病因是囊胚未著床於子宮內膜腔，而著床在子宮腔外，最常見於輸卵管的壺腹部，又稱異位妊娠。
2. **懷孕試驗 hCG(＋)**，出現懷孕的擬似症狀。
3. **出現陰道點狀出血、輕微腹痛，為第一孕期出血最常見原因**。
4. 常在 **6~8 週時破裂**，且在組織破裂前，常只有**單側突發性痙攣、壓痛或尖銳痛**。
5. 血液滲入腹腔，腹部會變硬及壓痛，肚臍周圍會形成青色，稱**寇倫氏徵象**(Cullen's sign)。
6. 腹腔內出血時會有脈搏加速、休克的症狀。

(三) 水囊狀胎塊(Mole)

胎盤絨毛滋養層異常增生，包括滋養層細胞增生，使絨毛內充滿液體狀，無胎兒，因似葡萄故**又稱葡萄胎**。

1. 好發於低社經階層，小於 18 歲或大於 35 歲的婦女具家族傾向或以 Clomid 誘發排卵的婦女；一般會在**妊娠第 4 週或第二妊娠期發生出血**。
2. **臨床表徵：陰道出血、嚴重噁心和嘔吐、子宮腫大超過懷孕週數**、有懷孕的徵象卻**測量不到胎心音**、25~27%會出現子癇前症的症狀、水泡樣胎塊自陰道掉出、卵巢受到高濃度 hCG 刺激（**hCG 升高**且持續 100 天或更久），而會腫大呈多囊狀。

3. 處置及追蹤：以真空吸引刮除術(suction curettage)，60 天之後仍須再抽血檢測。待子宮內容物排空後，仍**須避孕及追蹤至少一年，直到尿中無出現 hCG**。如果仍出現 hCG，表示可能轉變為絨毛膜癌。

(四) 子宮頸閉鎖不全

1. 子宮頸提早擴張使胎兒無法成長至足月，**常發生在第二孕期**。可能是先天發育缺陷、內分泌因素抑或過去的子宮頸損傷。
2. 症狀：**無痛性子宮收縮**、現血、子宮頸擴張、破水。若未處理常發生第二孕期重複性流產。
3. 治療
   (1) 懷孕第 12~20 週，在麻醉情形下於子宮內口做**子宮頸環紮術**(McDonald cerclage)，待接近足月時，將縫線拆除。
   (2) 若診斷未確定、**羊膜破裂**、陰道出血、子宮頸已擴張 3 公分以上，則**無法使用環紮術**。

五、妊娠晚期出血

(一) 前置胎盤

1. 定義：指胎盤位於或非常接近子宮頸內口，依發生形式又可分為黏生性胎盤(placenta accreta)、嵌入性胎盤(placenta increta)或侵蝕性胎盤(placenta percreta)。
2. 病因：**多胞胎妊娠、高齡、有前置胎盤之病史**，前置胎盤的真正原因尚未明瞭，可能與內膜受傷有關。
3. **症狀**：為**無痛且突發性鮮紅色出血，多半發生於懷孕 7 個月後，妊娠後期胎盤會有移位**(convert)**現象**，故妊娠中期的前置胎盤可再觀察，有可能合併胎盤早期剝離的傾向。

4. 臨床分類
   (1) 完全性前置胎盤(total placenta previa)：子宮頸內口完全被胎盤遮蓋。
   (2) 部分性前置胎盤(partial placenta previa)：子宮頸內口部分被胎盤遮蓋。
   (3) 邊緣性前置胎盤(marginal placenta previa)：胎盤邊緣露出子宮頸內口。
   (4) 低位性前置胎盤(low-lying placenta previa)：胎盤邊緣接近子宮頸內口，但未遮蓋子宮頸內口。**陰道生產仍為優先選擇之生產方式**。

5. 治療

   ➪ 少量出血，胎兒尚未成熟：
   (1) **絕對臥床休息**。
   (2) 嚴禁性生活、灌腸。
   (3) **絕不可執行陰道內診**，避免胎盤移位。
   (4) **監測胎心音**。
   (5) **觀察生命徵象及宮縮、陰道出血情形**。
   (6) 密切監測血色素及血比容，必要時給予輸血。

   ➪ 少量出血，胎兒已成熟（目標在終止妊娠）：
   (1) 低位性、邊緣性前置胎盤：引產或剖腹產。
   (2) **部分性**、完全性前置胎盤：**剖腹產**。

(二) 胎盤早期剝離

1. 懷孕 20 週後，正常著床的胎盤在第三產程胎兒娩出前發生剝離，高血壓、子癇前症、受到創傷、子宮內壓過高、子宮腔的突發性減壓、胎盤異常和過短的臍帶、葉酸或維生素缺乏、多胞胎、藥物濫用等，皆易造成胎盤早期剝離。
2. 臨床分類：分為內出血型（隱匿型）、外出血型及完全型。

3. 症狀

(1) **突發性尖銳刺痛→持續性腹痛、子宮壓痛**（隱匿型會產生劇痛）。

(2) 陰道出血：可能造成內出血或外出血，隱匿型出血會流入子宮肌層纖維中使子宮變硬及產生嚴重疼痛。

(3) 庫非勒子宮(Couvelair uterus)：指隱匿型出血嚴重，使血腫持續壓迫子宮肌層，子宮肌肉因而收縮不良或無法收縮而導致的大出血；需行子宮切除術以挽救母體性命。

(4) 休克。

(5) 嚴重時胎心音停止。

4. 治療

(1) 少量出血，胎兒尚未成熟：處理同前置胎盤。

(2) 少量出血，胎兒已成熟：終止妊娠。

5. 合併症：**瀰漫性血管內凝血**(DIC)，嚴重出血時血管內凝固因子急速消耗或產生纖維蛋白溶解所致。可見**凝血酶原時間**(PT)、**部分凝血酶原時間**(PTT)**延長**及**血小板數值下降**。

表 14-9 前置胎盤與胎盤早期剝離的區別

前置胎盤	胎盤早期剝離
1. **通常無痛**	1. 持續性腹痛及壓痛
2. 只有外出血，顏色鮮紅	2. 內出血或外出血，血色暗紅
3. 胎心音通常正常（除非大出血）	3. 胎心音有或無（胎動減少）
4. 與妊娠誘發性高血壓無關	4. 可能與妊娠誘發性高血壓有關
5. 除了宮縮以外，子宮與平時軟硬、形狀相同	5. **子宮僵硬似木板或石頭**（無法觸摸到胎兒）
6. 少見併發 DIC	6. **可能併發 DIC**

QUESTION 題庫練習

1. 有關子癇前症之護理措施，下列何項正確？(A)應安排聲光刺激較多的環境 (B)應給予均衡之高蛋白低鈉飲食之衛教 (C)鼓勵盡量多活動，以改善水腫現象 (D)應給予硫酸鎂肌肉注射

   解析 (A)安排刺激少的環境，以免誘發痙攣；(C)嚴格臥床休息，以免誘發抽搐；(D)給予硫酸鎂靜脈注射。 (99專普二)

2. 江太太妊娠28週時發現有部分性前置胎盤。目前江太太妊娠36週，發現陰道有少量鮮血流出，到院求診但陰道未再有出血。則下列處置何者正確？(A)到院後應先以陰道指診，以確認江太太是否已進入產程 (B)應立即準備江太太接受剖腹生產 (C)先以腹部超音波檢查胎盤著床位置，再決定後續處置 (D)先輸500 c.c.濃縮紅血球，再給予黃體素安定子宮內膜 (99專高二)

3. 有關妊娠糖尿病的照護原則，下列何者正確？(A)若飲食及運動無法有效控制血糖，則須建議醫師給予口服降血糖藥 (B)定時定量均衡飲食，不可進食碳水化合物 (C)每日應有規律運動，以有效控制飲食能量的消耗 (D)每日所需的飲食量及熱量，應較正常妊娠婦女多 (99專高二)

   解析 (A)口服降血糖藥會通過胎盤，導致胎兒畸形，建議使用胰島素注射的方式；(B)碳水化合物占總熱量的55~60%，蛋白質占20%，脂肪占30%左右。

4. 有關妊娠糖尿病之醫療照護建議，下列何項正確？(A)先飲食控制並配合運動，若無法有效控制血糖，則予以使用口服降血糖藥 (B)先飲食控制並配合運動，若無法有效控制血糖，則予以注射胰島素 (C)嚴格控制飲食及體重變化，不使用任何胰島素製劑，以免產出畸形兒 (D)先給予口服或注射之胰島素，若無法有效控制血糖，才配合飲食控制 (100專高一)

   解析 先飲食控制並配合運動，若無法有效控制血糖，再採注射降血糖藥物；不可口服降血糖藥，因為藥物會通過胎盤導致胎兒畸形。

解答： 1.B 2.C 3.C 4.B

5. 有關子癇前症之敘述，下列何者正確？(A)症狀嚴重者應入住加護病房，並提供聲光刺激以防痙攣發生　(B)孕婦舒張壓應控制低於90 mmHg　(C)應密切注意子癇前症婦女生命徵象、水腫及胎動情形　(D)在孕期應維持低蛋白及低鈉飲食　**（100專高一）**

解析 (A)提供刺激性低的環境，預防痙攣發生；(B)舒張壓控制於90~100mmHg；(D)維持高蛋白及低鈉飲食。

6. 有關葡萄胎妊娠之敘述，下列何項正確？(A)是胎盤滋養層發育異常，會影響子宮內胎兒成長　(B)孕婦血清中的β-hCG值比正常懷孕者高　(C)懷孕早期即能與正常懷孕區別　(D)常見症狀是腹痛出血，是造成第一孕期婦女死亡之主因　**（100專高一）**

解析 (A)是胎盤滋養層發育異常，無胎兒；(C)(D)懷孕早期出現噁心或嘔吐等不適，常見症狀為出血，若不及早治療，水囊狀胎塊易復發可能會惡化為絨毛膜癌。

7. 下列何者不是妊娠糖尿病孕婦之合併症？(A)羊水過少　(B)死產　(C)易造成妊娠誘發性高血壓　(D)胎兒畸形　**（100專高一）**

解析 會羊水過多。

8. 下列何項狀況須進一步評估產婦為妊娠誘發性高血壓？(A)收縮壓高於原先基準值10 mmHg，或舒張壓高於10 mmHg時　(B)收縮壓高於原先基準值15 mmHg，或舒張壓高於10 mmHg時　(C)收縮壓高於原先基準值20 mmHg，或舒張壓高於15 mmHg時　(D)收縮壓高於原先基準值30 mmHg，或舒張壓高於15 mmHg時

解析 妊娠誘發性高血壓：收縮壓高於原先基準值30 mmHg、舒張壓高於15 mmHg；或收縮壓高140 mmHg、舒張壓高於90 mmHg。　**（100專高二）**

9. 有關心臟疾患孕婦之敘述，下列何者正確？(A)心臟疾病分類屬第四級者能順利通過生產過程　(B)心臟疾病分類屬第一級者會盡量建議終止妊娠　(C)不管哪一分級的婦女均不建議其懷孕　(D)不管哪一分級的婦女均應限制妊娠期體重的增加　**（100專高二）**

解析 第一、二級者能順利通過生產過程，第三、四級易有心臟代償問題而發生心衰竭的危險，第四級者盡量建議終止妊娠。

解答：　5.C　6.B　7.A　8.D　9.D

10. 護理人員需注意當產婦有下列哪種情形時，是不合適給與Ergonovine（麥角鹼類）的藥物？(A)低血壓 (B)高血壓 (C)呼吸加速 (D)呼吸變慢 （100專普二）

解析 Ergonovine為子宮收縮劑，使血管收縮，故禁用於高血壓者。

11. 孕婦所呈現之下列症狀，何項經臥床休息或經由醫師處方輔以黃體素治療後，有時能避免流產？(A)陰道點狀出血、子宮頸關閉且無變薄變軟 (B)胚胎無心搏動、陰道出現褐色分泌物，但子宮頸仍關閉 (C)子宮頸內口擴張，且羊膜破裂 (D)胚胎組織未完全排出，流血及陣痛 （100專普二）

12. 王女士妊娠39週合併妊娠糖尿病，剖腹產下一體重4,225公克男嬰，護理人員應特別注意新生兒有無下列何種症狀？(A)體溫過低 (B)貧血 (C)高血糖 (D)低血糖 （101專普一）

解析 新生兒可能會出現巨嬰、膽紅素過高血症、低血糖、低血鈣、低血鎂等症狀。

13. 下列妊娠期間感染TORCH症候群之敘述，何者正確？(A)孕期18週內，胎盤內滋養層細胞對胎兒有保護作用，故感染梅毒螺旋體不會影響胎兒健康 (B)若未具德國麻疹抗體且確定未懷孕者，可接種疫苗，但是須在接種2週後才可懷孕 (C)為避免感染巨細胞病毒，孕婦應避免與貓狗等寵物糞便接觸的機會 (D)疱疹病毒(HSV-II)多是經由胎盤傳給胎兒，易導致胎兒肝脾腫大，甚至死亡的後果 （101專高一）

解析 (B)接種3個月後才可懷孕；(C)為避免感染原漿蟲，孕婦應避免與貓狗等寵物糞便接觸的機會；(D)巨細胞病毒會導致胎兒肝脾腫大。

14. 心臟病孕婦於懷孕期間應避免：(A)高蛋白飲食 (B)適度的活動 (C)體重過重 (D)子宮頸抹片檢查 （101專高一）

解析 體重過重會加重心臟負荷。

解答： 10.B 11.A 12.D 13.A 14.C

情況： 張女士，懷孕31週，晨起上廁所時，突然發現自己陰道流出鮮血，由於沒有任何疼痛現象，因此沒有立即就診，而以電話諮詢醫院護理師。依此回答下列二題。

15. 張女士較有可能的問題是？(A)前置胎盤(placenta previa) (B)胎盤早期剝離(abruptio placenta) (C)脅迫性流產(threatened abortion) (D)妊娠毒血症(eclampsia) **(98專普一；101專高一)**

解析 (A)無痛性出血是前置胎盤典型症狀，常見於妊娠第二期；(B)胎盤早期出血常見於妊娠20~24週，會出現腹痛出血症狀；(C)脅迫性流產發生於妊娠20週前，除陰道出血、下腹痙攣，同時子宮頸會擴張；(D)妊娠毒血症會出現高血壓、蛋白尿、水腫、痙攣症狀。

16. 承上題，張女士詢問護理師目前應該如何處理，合宜的回答是？(A)「您先臥床休息並觀察是否繼續出血，若3小時後仍繼續出血，再到醫院來」 (B)「若是合併有腹部疼痛時，您就應該到醫院來」 (C)「請您休息並觀察症狀，若有羊水流出，則應立即到醫院來」 (D)「依您的症狀看來，應儘早就醫檢查及治療」 **(98專普一；101專高一)**

17. 重度子癇前症之HELLP症候群，有關「H」之敘述，下列何者正確？(A)小血管的溶血性貧血 (B)血球容積下降 (C)紅血球變大，且形狀規則 (D)凝血酶原時間大幅下降 **(101專普二)**

解析 HELLP症候群是一種妊娠高血壓的危險併發症，病徵包括溶血性貧血(hemolytic anemia)、肝酵素指數上升(elevated liver enzymes)、低血小板計數(low platelet count)。

18. 林太太妊娠32週因重度子癇前症入院安胎，以$MgSO_4$藥物治療，護理師發現林太太深部肌腱反射為(0~+1)、呼吸速率12次／分、尿量減少且臉部潮紅，並主訴全身無力。下列何項為林太太狀況之正確評估？(A)鎂離子中毒，應給予解毒劑 (B)$MgSO_4$劑量不足，應加重劑量持續治療 (C)症狀治療之有效反應，應等劑量持續治療 (D)症狀治療之無效反應，應予以換藥 **(101專高二)**

解析 若深部肌腱反射消失、呼吸速率＜12次／分、尿量減少、無力，即出現鎂離子中毒，應給予解毒劑10%葡萄糖酸鈣。

解答： 15.A 16.D 17.A 18.A

19. 下列婦女孕期感染病毒的處置陳述，何者正確？(A)孕婦若為B型肝炎帶原者，會經由產道感染給胎兒，宜在新生兒出生後72小時內注射B型肝炎疫苗　(B)孕婦若感染疱疹病毒(HSV-II)，應採剖腹生產方式生產，以避免傳染給胎兒　(C)孕婦若感染巨細胞病毒，可經由胎盤、產道傳染給胎兒，但不會經由乳汁傳染給新生兒　(D)若欲知胎兒是否也感染德國麻疹病毒，可檢測胎兒臍帶血中之IgG是否過高　(101專高二)

解析 (A)出生後24小時內打第一劑之後在出生後1個月、出生後6個月各施打一劑B型肝炎疫苗；(C)也會經由乳汁傳染給新生兒；(D)檢測胎兒臍帶血中之IgM是否過高。

情況： 張太太在婚前因二尖瓣脫垂嚴重而接受置換機械瓣膜，術後無身體活動上的限制，但需長期服用抗凝血劑Warfarin (Coumadin)。依此回答下列二題。

20. 今張太太因月經過期2週，而至門診驗孕，結果證實張太太已懷孕，有關張太太後續可能之醫療處置敘述，下列何者正確？(A)繼續服用藥物，Warfarin (Coumadin)屬A級安全藥品　(B)停用一切藥物直到生產，以防胎兒畸形　(C)妊娠初期3個月改用皮下注射Heparin Sodium (Heparin)，以防胎兒畸形　(D)抗凝劑劑量須加倍直到生產，以防胎兒畸形　(101專高二)

21. 承上題，張太太自妊娠至產後，有關心臟負荷量最大的時間及原因之敘述，下列何者正確？(A)懷孕初期；因為周邊血管阻力減少　(B)妊娠20~32週；因為此時心臟搏出量達到最高峰　(C)妊娠36週；因為心臟受到子宮的壓迫　(D)產後初期；因為回心血量增加　(101專高二)

22. 下列妊娠高血壓的症狀與致病機轉之敘述，何者正確？(A)由於血管內皮異常，導致血小板沉積，使血小板數目增加，故容易導致中風　(B)HELLP syndrome是一種重度子癇前症狀態，包含肝功能異常、血小板增加等症候群　(C)會導致胎盤灌流減少，因而容易引發胎兒早產、缺氧或子宮內生長遲滯　(D)當發生語言異常、情緒不穩時，即代表將發生子癇症　(102專高二)

解答： 19.B　20.C　21.D　22.C

情況：葉女士G_1P_0，30歲，懷孕14週，主訴平日休息狀態下無不適，但身體一活動就有心悸、疲倦甚至呼吸困難的情形，醫師發現葉女士患有風濕性心臟病。依此回答下列二題。

23. 下列護理指導何者較為適宜？(A)告知個案並不適合懷孕，胎兒死亡率高達30%，建議以引產方式終止妊娠 (B)告知依照心臟病孕婦功能分類標準，個案屬於第三級，應完全臥床休息 (C)告知只要定期產檢，不需特別限制活動，但產後不宜哺餵母乳 (D)告知懷孕28~32週、陣痛時及產後48小時內是心臟負荷最大時期，需接受細心觀察與照護 (102專高二)

解析 個案的風濕性心臟病為第二級，可正常懷孕，但懷孕後期及產後48小時內回心血量增加，最易產生心衰竭，需密切觀察。

24. 承上題，葉女士詢問在飲食與生活上要注意哪些事情，下列何項護理指導最適當？(A)每天晚上臥床休息至少10小時以上，每餐飯後躺下休息至少半小時 (B)採用低鹽飲食（每天12~20公克），孕期體重增加的範圍應控制在12~16公斤 (C)盡量採左側臥或右側臥位休息，以促進下腔靜脈回流 (D)提醒懷孕期間到生產後兩天都必須服用抗凝血劑，以避免發生腦中風 (102專高二)

25. 王女士，28歲，因突然出現下腹部劇烈疼痛及陰道出血而至醫院就診，臉色蒼白、四肢冰冷，檢查發現TPR：36.5、106、26，BP：80/48 mmHg，血中hCG 20,000 mIU/mL，依此臨床症狀，下列何者為王女士最可能的問題？(A)子宮肌瘤(myoma) (B)產後大出血(postpartum hemorrhage) (C)子宮外孕(ectopic) (D)前置胎盤(placenta previa) (102專高二)

26. 孕婦有妊娠糖尿病時，護理師應優先注意新生兒的下列何種症狀？(A)黃疸 (B)低血糖 (C)貧血 (D)體溫過低 (103專高一)

解析 若孕婦有高血糖情形，胎兒的胰島素會分泌較多以調控血糖值，故出生後容易產生低血糖的症狀。

解答： 23.D 24.A 25.C 26.B

27. 陳女士，29歲，G_1P_0，懷孕30週，腹部有緋緊不適感，下列的護理指導內容何者較為合適？(A)妳的症狀有可能是早產症狀，請妳趕快到醫院來　(B)若是腹部有緋緊的感覺又加上胎動明顯時，妳就應該到醫院來　(C)請先臥床休息並觀察緋緊次數，若1小時內有4次或以上，應即就醫　(D)這是屬於正常的孕期假陣痛現象，只要觀察即可，不需要特別處理 (103專高一)

解析 若孕婦有類似宮縮症狀出現時，應先評估並區分為真陣痛或假陣痛，若1小時內有4次或以上可能為真陣痛，應請孕婦就醫進一步評估處理。

情況： 李女士G_1P_0，32歲，懷孕25週，因產前檢查尿糖(＋)，故進一步安排口服葡萄糖耐受試驗(OGTT)。請依此回答下列二題。

28. 下列有關其檢查重點及護理要項之敘述，何者正確？(A) OGTT的檢測通常是在口服50公克葡萄糖水1小時後血糖值超過140 mg/dL時才進行　(B)於口服葡萄糖水後3小時檢測其血糖值，若超過110 mg/dL，則可確立其為妊娠糖尿病　(C)若李女士於孕前已罹患糖尿病，則應在妊娠12週進行OGTT測試，以儘早確立診斷　(D) OGTT檢測對胎兒容易造成缺氧及胰島素活性增加的現象，檢查前宜先對李女士作說明 (103專高一)

29. 李女士經檢查確認為妊娠糖尿病，她詢問護理師接受糖尿病治療是否對胎兒有所影響，下列何者為較合宜的回答？(A)「胰島素雖會影響胎兒成長，但是控制血糖穩定更重要，否則合併症將更嚴重」　(B)「接受胰島素治療不會導致胎兒畸形，血糖控制不良反而容易導致母體與胎兒健康問題」　(C)「胰島素有致畸胎的可能，但是醫師會定時幫您安排胎兒檢查，以預防胎兒畸形發生」　(D)「胰島素只會使胎兒有體重增加的情形，沒有其他不良影響，請不要擔心」 (103專高一)

解答： 27.C　28.A　29.B

30. 劉女士，G_1P_0，妊娠10週，發現陰道有少量褐色分泌物，並伴隨有腹痛現象，詢問護理師應該如何處理，有關護理師提供的建議，下列何項較不恰當？(A)建議臥床休息　(B)應到醫院接受陰道內診檢查　(C)繼續觀察陰道分泌物情形　(D)暫停性生活

解析 妊娠早期出血可能為先兆性流產的症狀應避免內診並以超音波確認胎兒是否存活。　(103專高二)

31. 有關葡萄胎(Mole)的敘述，下列何者正確？(A)通常好發在丈夫年紀超過45歲以上或有吸菸酗酒的婦女　(B)臨床表徵包括嚴重噁心嘔吐、子宮腫大超過懷孕週數、可能測不到胎心音　(C)臨床上主要以濾泡刺激素(FSH)作為妊娠滋養層細胞惡性增生的追蹤標記　(D)臨床處置多以提供高劑量人類絨毛促性腺素(hCG)來治療葡萄胎　(104專高一)

情況： 李女士，32歲，妊娠32週發現有規則性子宮收縮而入院安胎，目前子宮頸口未開，血壓160/108 mmHg，TPR: 36.8, 84, 20，尿蛋白(-)，edema(-)，SGOT：30 IU/L，DTR：＋2。

32. 依李女士狀況，她可能的臨床診斷為何？(A)妊娠誘發性高血壓　(B)子癇前症　(C)妊娠惡化性高血壓　(D)子癇症　(104專高一)

解析 收縮壓高於140mmHg或舒張壓高於90mmHg，且發生在妊娠20週以後，無水腫及蛋白尿為妊娠誘發性高血壓；子癇前症會合併水腫及蛋白尿；子癇症會有子癇前症的症狀合併痙攣。

33. 承上題，李女士接受硫酸鎂($MgSO_4$)治療，下列何項護理措施較適當？(A)維持低蛋白、低鈉飲食　(B)需注意肝功能衰竭問題，監控是否有上腹痛、少尿的症狀　(C)協助維持右側臥位，以促進胎盤組織灌流　(D)須注意是否有硫酸鎂中毒現象，包括深部肌腱反射減弱、呼吸受抑制　(104專高一)

解析 使用硫酸鎂($MgSO_4$)需注意預防中毒現象，中毒徵象包括：深部肌腱反射抑制、呼吸抑制、尿液減少、低血壓。

解答：　30.B　31.B　32.A　33.D

34. 張太太妊娠20週接受例行產檢，發現母體及胎兒一切正常，但超音波檢查時發現有低位性前置胎盤。針對張太太的狀況，下列處置何者正確？(A)請張太太不須太過焦急，因腹部超音波檢查是最不精確的胎盤定位法　(B)妊娠最後3個月胎盤會有移位(convert)現象，請張太太不須太過焦急　(C)建議張太太應自費每週接受超音波檢查，追蹤前置胎盤的變化　(D)建議張太太應採絕對臥床安胎　（104專高一）

35. 有關葡萄胎之描述，下列何者錯誤？(A)因滋養層絨毛增加，血清hCG值偏高　(B)陰道出血是常見的臨床症狀　(C)衛教婦女1年內儘快懷孕以平衡荷爾蒙　(D)完全型葡萄胎呈現囊泡狀，含雙套染色體　（104專高二）

解析 應避孕及追蹤至少一年，直至尿中無再出現hCG。

36. 張女士，30歲，G_1P_0，目前妊娠12週，產前檢查結果發現VDRL(+)，醫生告訴她有梅毒感染，張女士非常焦慮，醫生請媽媽教室的護理師提供進一步諮詢服務。有關護理師的衛教內容，下列何者較恰當？(A)依目前的懷孕週數，胎兒較會出現軟骨炎、智能不足甚至死亡，應儘快接受治療　(B)孕期18週內，只要接受治療，胎兒幾乎不會受到感染　(C)梅毒感染是透過性交傳染，故不會經由胎盤傳給胎兒，請放心　(D)梅毒感染的治癒主要是靠免疫力，要避免使用抗生素，以免影響胎兒　（104專高二）

解析 (A)孕期18週內，只要接受治療，胎兒幾乎不會受到感染；(C)梅毒感染是透過性交傳染，也會經由胎盤傳給胎兒，應盡快治療；(D)梅毒感染的治療主要是靠Penicillin。

37. 承上題，張女士向護理師抱怨：「我是清白的，一定是我先生傳染給我的」，有關護理師的回應內容，下列何者較恰當？(A)這或許有可能是你的先生傳染給你，需要請你先生一起來接受檢查與治療　(B)這對你的確不公平，你可以藉此機會拒絕與先生行性生活　(C)建議你先不要告知先生，以免造成先生誤解，而使婚姻破裂　(D)現在最重要的不是釐清誰傳染給你的，而是先趕快把病治好，以免胎兒受到感染　（104專高二）

解答： 34.B　35.C　36.B　37.A

38. 李女士為Rh陰性的初產婦，其先生為Rh陽性，下列護理措施何者為宜？(A)告訴李女士，其所懷的小孩都將是Rh陽性，會與母體產生Rh不合之激敏反應(sensitization) (B)若激敏反應尚未產生，則在產後72小時給予母體注射300 μg的RhoGAM，可避免激敏反應產生 (C)注射RhoGAM是為了中和母體中的Rh陰性紅血球，以阻止母體產生D抗體 (D)以間接性昆布試驗(indirect Coomb's test)檢查母體血液Rh陽性抗原數目 （104專高二）

39. 有關前置胎盤的臨床表徵敘述，下列何者正確？(A)妊娠進入第二孕期即會開始出血 (B)出血量不易估計，產婦易發生出血性休克 (C)妊娠24週以超音波檢查即可準確鑑定前置胎盤的分級 (D)前置胎盤有可能合併胎盤早期剝離的傾向 （104專高二）

解析 (A)妊娠進入第三孕期可能會開始出血；(B)出血量不易估計，產婦易發生出血性休克為內出血型胎盤早期剝離的徵象；(C)妊娠28週以超音波檢查即可準確鑑定前置胎盤的分級。

40. 林女士，妊娠36週，血壓160/110 mmHg，下列哪些徵候及症狀表示可能發展成子癇症之危險？(1)尿量增加 (2)深部肌腱反射過度 (3)噁心、嘔吐。(A) (1)(2) (B) (2)(3) (C) (1)(3) (D) (1)(2)(3) （105專高一）

41. 有關懷孕期間貧血的原因與診斷之敘述，下列何者正確？(A)當孕婦血紅素低於11 g/dL，血清中鐵蛋白濃度低於12 μg/dL時，即表示有缺鐵性貧血 (B)海洋性貧血是屬於性染色體遺傳疾病，分為甲型及乙型二類 (C)缺鐵性貧血是婦女第11對染色體短臂末端上的2個β血球基因(β-globin gene)突變所造成 (D)若夫妻為同型海洋性貧血帶因者，其胎兒大多嚴重畸形，建議人工流產終止妊娠 （105專高二）

解答： 38.B 39.D 40.B 41.A

42. 謝女士，妊娠23週，過去無糖尿病病史，口服葡萄糖耐受試驗(OGTT)檢查發現1小時後血糖值200 mg/dL，2小時後為180 mg/dL。有關謝女士的診斷，下列敘述何者正確？(A)其兩次血糖數據均高過標準值，可確立為妊娠糖尿病 (B)其妊娠週數大於20週，故非妊娠引起的糖尿病，應屬於其他特定型糖尿病 (C)血糖值均超過160 mg/dL，是屬於非胰島素依賴型糖尿病(type II diabetes) (D)血糖值均超過160 mg/dL，是屬於胰島素依賴型糖尿病(type I diabetes) (105專高二)

解析 OGTT診斷標準為：空腹血糖值105 mg/dL，一小時190 mg/dL，兩小時165 mg/dL，三小時145 mg/dL，若有兩次血糖異常，就能診斷為GDM。

43. 承上題，醫師安排謝女士需接受胰島素治療，她告訴護理師：「我上一胎生的小孩很健康，出生體重還4,100公克，我現在沒什麼不舒服，可不可以不要接受藥物治療？」，護理師的回應，下列何者較合宜？(A)「您上一胎生了體重超過4,000公克的小孩，可能與妊娠糖尿病有關，此次應該要接受治療，因血糖不穩，小孩容易產生健康問題」 (B)「我會提醒醫師說您沒有不舒服，看看是否可以不要接受藥物治療，畢竟，任何藥物對胎兒都不太有利」 (C)「雖然您沒有不舒服，但您的血糖高於標準值，所以仍須接受治療，您只是口服降血糖藥物，對胎兒與您都沒有什麼影響」 (D)「通常妊娠糖尿病的症狀會在妊娠25週以後出現，不能以症狀來判斷糖尿病的嚴重度，建議您不要錯過治療時機」 (105專高二)

44. 有關妊娠糖尿病可能的合併症，下列何者錯誤？(A)巨嬰 (B)羊水過少 (C)新生兒低血糖 (D)妊娠誘發性高血壓 (105專高二)

解答： 42.A 43.A 44.B

45. 有關胎盤早期剝離婦女產後護理處置之敘述，下列何者正確？(A)預防產後大出血及持續觀察凝血機制 (B)胎盤娩出後不可給予任何子宮收縮劑，以防血壓升高的副作用 (C)胎盤剝離處接近陰道，產生逆行性感染的機會高 (D)發生瀰漫性血管內凝血(DIC)症狀的高峰期為產後1星期 （105專高二）

46. 妊娠早期之孕婦若感染下列何種疾病，容易導致胎兒先天性心臟病、耳聾、白內障等不良後果？(A)梅毒(syphilis) (B)風濕性心臟病(rheumatic heart disease) (C)傷寒(typhoid fever) (D)德國麻疹(rubella) （106專高一）

47. 沈女士，21歲，懷孕30週產檢時發現血壓150/100 mmHg，經診治與追蹤1個月後，血壓仍維持在150/100~160/110 mmHg之間，34週產檢時血壓160/100 mmHg合併尿蛋白(+)及水腫(+)情形，根據這些臨床徵候，沈女士可能罹患下列何項合併症？(A)腎性高血壓 (B)子癇前症 (C)妊娠惡化性高血壓 (D)腦中風前症候群 （106專高一）

48. 承上題，沈女士住院安胎，依醫囑予$MgSO_4$ 2 gm 稀釋於5% D/W 500 c.c.，以5 mL/min靜脈滴注，下列護理措施何者正確？(A)注意孕婦是否有$MgSO_4$中毒現象，如深部肌腱反射增強、呼吸受抑制 (B) 50% Calcium gluconate 應置於床邊，以備$MgSO_4$中毒時解毒之用 (C)須監控每小時尿量宜少於25 mL，以避免水分攝取過多導致肺水腫 (D) $MgSO_4$可能造成呼吸抑制現象，應監控呼吸速率，宜大於12次／分 （106專高一）

49. 有關糖尿病婦女於妊娠期間護理措施之敘述，下列何者正確？(A)監測胰島素的需要量，若需要量未隨孕程增加，表示飲食計畫成效佳 (B)避免夜裡發生高血糖症，睡前點心不可含碳水化合物 (C)妊娠末期可藉由每週一次無壓力試驗，來確認胎盤功能 (D)由羊水中卵磷脂與抱合髓磷脂之比值，確認胎兒有無神經管缺損問題 （106專高二）

解答： 45.A 46.D 47.B 48.D 49.C

50. 有關妊娠糖尿病的敘述，下列何者錯誤？(A)採飲食控制或合併insulin使用 (B)易發生胎兒畸形或巨嬰 (C)宜控制糖化血色素在7.5%以下 (D)孕期高血糖常導致酮酸中毒症 （106專高二）

解析 糖化血色素應在6.5%以下。

51. 有關生殖器疱疹之敘述，下列何者正確？(A)大多為第一型單純疱疹病毒 (B)可以哺餵母奶 (C)懷孕20週以後感染會造成畸胎 (D)宜採陰道生產 （106專高二）

解析 (A)為第二型單純疱疹病毒；(C)會增加早產發生率；(D)會透過產道傳染給胎兒，宜採剖腹產。

52. 有關葡萄胎之敘述，下列何者錯誤？(A)主要是滋養層細胞異常增生 (B)會造成血中hCG濃度增高 (C)為安全起見皆進行預防性化學治療 (D) 1年內宜避免懷孕以防復發 （106專高二補）

解析 追蹤發現有惡性變化再併用化學治療。

53. 有關心臟病孕婦之敘述，下列何者正確？(A)只能剖腹產無法陰道生產 (B)有牙科疾病時須給予預防性抗生素 (C)產後宜使用Methergin幫助子宮收縮 (D)曾經接受過人工瓣膜移植之孕婦宜使用Warfarin抗凝血劑 （106專高二補）

解析 (A)仍可選擇陰道生產；(C)Methergin會引起產婦血壓及中心靜脈壓增高，易引發心臟衰竭，故不可使用，(D)Warfarin會通過胎盤，造成胎兒畸形，妊娠前、產前必須停藥。

54. 楊女士，懷孕8週，陰道點狀出血、腹部微痛，子宮頸口未擴張，其最有可能為下列何種情形？(A)脅迫性流產(Imminent abortion) (B)先兆性流產(Threatened abortion) (C)不完全流產(Incomplete abortion) (D)敗血性流產(Septic abortion) （107專高一）

解答： 50.C 51.B 52.C 53.B 54.B

55. 何女士，妊娠29週，突然感到腹部劇烈疼痛，檢查結果為TPR：36.6°C，90次／分，16次／分，BP：140/90 mmHg，胎心音難測得，子宮硬且有壓痛，宮縮60~80 mmHg，無陰道出血或羊水流出。根據何女士的臨床狀況，其可能有下列何項問題？(A)急性腹膜炎　(B)前置胎盤　(C)胎盤早期剝離　(D)脅迫性流產
（107專高一）

56. 承上題，針對何女士的狀況，下列措施何者較適當？(A)依醫囑使用抗生素，以預防感染　(B)依醫囑提供個案腹部熱敷，以緩解腹部疼痛不適　(C)依醫囑執行凝血篩檢試驗，以避免產時及產後出血合併症　(D)依醫囑給予降血壓劑與強心利尿劑，以穩定血液動力　（107專高一）

57. 有關子宮外孕之敘述，下列何者錯誤？(A)血中hCG濃度有上升情形　(B)臨床處置只能採腹腔鏡手術　(C)出血時易有腹痛情形　(D)主要好發於輸卵管壺腹部　（107專高二）

解析 (B)處置分為手術及藥物治療，手術以腹腔鏡為主流，藥物主要使用Methotrexate，這是一種化療藥物，能造成外孕組織萎縮死亡。

58. 有關硫酸鎂($MgSO_4$)在安胎使用的敘述，下列何者錯誤？(A)需監測尿量　(B)用藥過量時可能抑制深部肌腱反射　(C)可利用生化檢驗監測血中濃度　(D)血中濃度過高可使用halothan拮抗

解析 (D)硫酸美的解毒劑為10% Calcium gluconate。　（107專高二）

59. 有關評估32週妊娠糖尿病孕婦過去一個月間血糖控制之成效，下列何項檢測最佳？(A)飯前空腹血糖值是否均在正常範圍內　(B)飯後一小時之血糖值是否均在正常範圍內　(C)糖化血色素值是否均在正常範圍內　(D)胎兒體重的變化，是否能維持在妊娠週數之50百分位　（107專高二）

60. 常導致愛滋病患肺部感染的病原體為何？(A)肺炎鏈球菌　(B)黴漿菌　(C)結核桿菌　(D)肺囊蟲　（107專高二）

解答：　55.C　56.C　57.B　58.D　59.C　60.D

61. 有關孕期心臟病之敘述，下列何者錯誤？(A)懷孕38~40週時心臟負荷最大 (B)孕婦易早產及流產 (C)懷孕體重增加控制於10公斤左右 (D)每餐飯後至少半小時躺下休息 （108專高一）

解析 (A)懷孕28~32週時心臟負荷最大。

62. 有關前置胎盤之敘述，下列何者正確？(A)可能造成的原因為多胎妊娠、高齡、前次剖腹產等 (B)部分性前置胎盤仍可陰道生產 (C)前置胎盤之診斷在懷孕30週前即可確認 (D)孕婦若有前置胎盤情形一律採絕對臥床休息 （108專高一）

解析 (B)剖腹生產較為安全；(C) 30週前診斷並不準確；(D)出現出血情形則採絕對臥床休息。

63. 有關生殖器疱疹之敘述，下列何者正確？(A)新生兒會經由陰道感染 (B)為第一型單純疱疹病毒感染 (C)臨床症狀少有發燒現象 (D)只要確實服藥都可根治 （108專高一）

解析 (B)為第二型單純疱疹病毒感染；(C)臨床症狀會出現發燒；(D)至今未有治癒的方法。

64. 最常導致愛滋病患神經系統感染的病原體為何？(A)新形囊球菌 (B)金黃色葡萄球菌 (C)大腸桿菌 (D)肺囊蟲 （108專高一）

解析 易感染新形囊球菌而蔓延產生囊球菌性腦脊髓膜炎。

65. 有關前置胎盤住院治療的護理措施，下列何者錯誤？(A)執行陰道檢查 (B)監測子宮收縮及胎心率 (C)觀察陰道出血狀況 (D)測量生命徵象 （108專高二）

解析 不應該任意進行陰道內診，即使是最輕柔的檢查也會導致大量而突然的出血。

66. 林女士28歲，孕前體重56公斤，目前懷孕20週，此次產檢體重為64公斤，血壓為148/94 mmHg，尿蛋白1+，下列護理指導何者最適當？(A)增加脂肪攝取 (B)減少鹽分攝取 (C)減少蛋白質攝取 (D)增加鈉攝取 （109專高二）

解析 有輕度子癇前症情況，宜採高蛋白質及低鈉的飲食。

解答： 61.A 62.A 63.A 64.A 65.A 66.B

67. 子癇前症之症狀，下列何者錯誤？(A)高血壓 (B)痙攣 (C)蛋白尿 (D)水腫 （109專高二）

解析 子癇前症為懷孕20週後才出現高血壓，並有蛋白尿、水腫症狀。

68. 有關懷孕期TORCH感染的項目，下列何者錯誤？(A)弓形蟲病 (B)麻疹 (C)單純疱疹病毒 (D)巨細胞病毒 （109專高二）

解析 TORCH代表五種常見於懷孕過程的感染，指的是：原漿蟲感染(To)、德國麻疹感染(R)、巨細胞病毒感染(C)、第二型疱疹病毒感染(H)。

69. 下列何者不屬於後天免疫缺乏症候群(AIDS)之伺機性感染？(A)口腔念珠球菌感染 (B)淋巴腺腫大 (C)肺囊蟲肺炎 (D)囊球菌腦脊髓膜炎 （109專高二）

解析 另外還包括生殖系統念珠菌感染、生殖器疱疹。

70. 有關前置胎盤的敘述，下列何者正確？(A)生育期婦女發生前置胎盤的機率與年齡無關 (B)胎盤著床的位置在子宮底部位 (C)有前置胎盤病史者，再次發生機率較高 (D)發生的機率與婦女有無多次子宮刮除術經驗無關 （110專高一）

解析 (A)年齡越大發生機率越高；(B)胎盤位置接近子宮頸內口；(D)前次剖腹產或人工流產會增加前置胎盤的可能性。

71. 張女士，妊娠8週，因陰道斷續性少量出血到門診檢查。主訴有嚴重的噁心和嘔吐，醫師初步評估子宮大小超過懷孕週數，hCG值偏高，超音波掃描未看到胎兒影像。張女士最可能的情況是：(A)先兆性流產 (B)子宮外孕 (C)雙胞胎 (D)葡萄胎 （110專高二）

解析 葡萄胎的臨床表徵：陰道出血、嚴重噁心和嘔吐、子宮腫大超過懷孕週數、有懷孕徵象但測量不到胎心音、hCG升高、卵巢腫大呈多囊狀。

72. 有關德國麻疹與懷孕關係，下列敘述何者錯誤？(A)病毒藉由空氣及飛沫傳染 (B)德國麻疹疫苗是活的減毒疫苗 (C)孕婦應接種疫苗以避免感染 (D)妊娠初期感染會造成胎兒嚴重缺陷

解析 注射德國麻疹疫苗後三個月內不適合懷孕。 （110專高二）

解答： 67.B 68.B 69.B 70.C 71.D 72.C

73. 蔡女士，懷孕第13週，主訴上週出國到茲卡病毒疫區，她擔心胎兒會受到影響，護理師的回應，下列何者適當？(A)解釋胎兒此時腦部已發育完全，病毒造成腦部病變機率低 (B)返家後2週內密切觀察是否有紅疹、發燒、關節痛等症狀 (C)建議可立即考慮做羊水茲卡病毒檢驗 (D)立即做傳染性通報，並抽血檢驗病毒

解析 懷孕婦女如有茲卡病毒流行地區活動史或相關暴露史，先密切觀察症狀，若於暴露後2週內出現疑似症狀，應盡速就醫並告知相關暴露史，醫師將進行通報並採檢送驗，必要時會進行胎兒超音波檢查，以了解胎兒是否有小頭畸形或顱內鈣化。 **(111專高一)**

74. 子癇前症孕婦以硫酸鎂($MgSO_4$)治療期間的護理評估重點，下列何者最重要？(A)意識狀態之變化 (B)身體平衡反應 (C)深部肌腱反射 (D)指尖再灌流檢測 **(111專高一)**

解析 硫酸鎂($MgSO_4$)作用在於阻斷周邊神經肌肉的傳遞，需監測硫酸鎂血中濃度，注意是否硫酸鎂中毒；中毒徵象包含深部肌腱反射抑制、呼吸抑制、尿量減少及低血壓等。

75. 王女士，Rh(-)，初產下一位Rh(+)的女嬰，母女均安。為了預防下次懷孕時產生胎兒大量溶血，給予母體注射Rho免疫球蛋白之時機，下列何者最適當？(A)此胎產後72小時內 (B)此胎產後6~8週 (C)下次懷孕28週時 (D)下次懷孕產後立即 **(111專高一)**

解析 Rh因子不合第一胎通常不受影響，影響多出現在以後懷孕的胎兒，故產後72小時內須注射Rho免疫球蛋白300 μg，預防下次懷孕時的胎兒溶血。

76. 有關患有心臟病的孕婦最易發生心臟衰竭的時期，下列何者錯誤？(A)懷孕22~26週 (B)懷孕28~32週 (C)待產陣痛時 (D)產後48小時內 **(111專高一)**

解析 最易發生心衰竭的時期為懷孕28~32週循環血量到達高峰時、待產陣痛時及產後48小時內（因回心血量增加）。

77. 有關我國全民健康保險給付之產前檢查時間，一般孕婦常規接受妊娠糖尿病篩檢的週數為何？(A) 18~20週 (B) 24~28週 (C) 30~34週 (D) 35~37週 **(111專高二)**

解答： 73.B 74.C 75.A 76.A 77.B

78. 有關妊娠合併糖尿病孕婦預後及其相關檢測的敘述，下列何者正確？(A)產後血糖值檢測仍超過標準值者，未來一定會罹患第一型糖尿病 (B)具第二型糖尿病的危險因子，下胎懷孕即在第一次產檢就須進行篩檢 (C)產後血糖值檢測正常者，在產後6~12週就不需再做糖尿病篩檢 (D)妊娠期糖尿病與卵巢分泌雌性素有關，與下一胎再度罹患糖尿病的關聯性高 （111專高二）

79. 有關孕婦前置胎盤的症狀敘述，下列何者錯誤？(A)腹部較少疼痛表現 (B)常合併有胎位不正的現象 (C)腹部呈現木板狀的堅硬 (D)突發性鮮紅色陰道出血 （111專高二）

80. 臍帶血中可作為胎兒在子宮內感染診斷之免疫球蛋白，下列何者正確？(A) IgA (B) IgE (C) IgG (D) IgM （111專高二）

81. 有關我國後天免疫缺乏症候群母嬰的照護，下列何者錯誤？(1)產婦的排泄物以漂白水浸泡1小時後再沖入馬桶 (2)新生兒出生7天後即給予預防性投藥 (3)可以採取親子同室 (4)應鼓勵餵母奶以促進親子關係。(A) (1)(2) (B) (2)(3) (C) (2)(4) (D) (3)(4)

解析 (2)新生兒出生後立即給予預防性投藥；(4)不可餵母奶，以免感染。 （111專高二）

82. 蔡女士30歲，懷孕14週，孕前身體質量指數(BMI) 30 kg/m^2，下列何者為最優先安排的檢查？(A)乙型鏈球菌 (B)血糖相關檢驗 (C)胎盤功能評估 (D)無壓力試驗 （112專高一）

解析 體重過重為妊娠糖尿病高危險群，宜先進行相關檢驗。

83. 懷孕期愛滋血清試驗中，對於初篩連續兩次陽性反應之個案，衛生單位應聯繫孕婦進行下列哪項措施？(A)以酵素免疫分析法(enzyme immunoassay, EIA)及核酸檢驗(nucleic acid test, NAT)再次確認 (B)以顆粒凝集法(particle-agglutinationMethod, PA)及抗體免疫層析(immunochromatographic test)再次確認 (C)以核酸檢驗(nucleic acid test, NAT)及抗體免疫層析(immunochromatographic test)再次確認 (D)不須再檢測直接給予藥物治療 （112專高一）

解答： 78.B 79.C 80.D 81.C 82.B 83.C

解析 依疾病管制署規定，孕產婦回診抽血時，需進行抗體確認檢驗，並優先使用抗體免疫層析確認檢驗法及核酸檢驗(NAT)。

84. 一位懷孕28週妊娠糖尿病孕婦接受胰島素治療，其施打的胰島素劑量隨著妊娠週數的增加也逐漸增加。胰島素的需求量與下列何項荷爾蒙的分泌增加有關？(A)泌乳激素(prolactin) (B)人類胎盤泌乳激素(human placental lactogen, hPL) (C)人類絨毛膜促性腺激素(human chorionic gonadotropin, hCG) (D)促腎上腺皮質素(andrenocorticotropic hormone, ACTH) (112專高一)

解析 人類胎盤泌乳激素(hPL)，具有拮抗胰島素的作用。

85. 當產科急症造成瀰漫性血管內凝血(disseminated intravascular coagulation, DIC)時，下列檢驗數值何者正確？(1)凝血酶原時間(PT)、部分凝血酶原時間(PTT)延長 (2)D-dimer數值下降 (3)血小板數值下降 (4)纖維蛋白原(fibrinogen)數值上升。(A) (1)(2) (B) (1)(3) (C) (2)(3) (D) (3)(4) (112專高一)

86. 張女士，懷孕8週，主訴陰道點狀出血、腹部微痛，超音波檢查子宮頸口未開，可能為下列何種情形？(A)迫切性流產(imminent abortion) (B)先兆性流產(threatened abortion) (C)不完全流產(incomplete abortion) (D)完全性流產(complete abortion)

(112專高一)

解析 先兆性流產(threatened abortion)徵候包含點狀陰道出血、下腹痙攣、子宮輕度收縮、子宮頸未擴張，出血持續數天。

87. 承上題，超音波掃描確認胎兒心跳正常，此時最適當的照護措施為何？(A)臥床休息，給予黃體素 (B)給予安胎藥Yutopar服用 (C)建議做子宮頸環紮術 (D)投予抗生素預防感染 (112專高一)

解答： 84.B 85.B 86.B 87.A

88. 護理師教導孕婦在家每日自行監測胎動，下列何者最適當？(A)飯前1小時計算胎動，正常應每小時有5次（或以上） (B)清晨醒來臥床1小時計算胎動，正常應每小時有5次（或以上） (C)安靜坐或躺，計算胎動發生次數10次時間，正常應在2小時內可達到 (D)散步1小時過程中，計算胎動發生次數，正常應達10次（或以上） **（112專高二）**

解析 (A)(B)測量最佳時機為晚餐後至睡前，正常為二小時內有十次以上胎動；(D)在安靜的地方，採半坐臥或側臥姿勢測量胎動。

89. 陳女士，$G_3P_0SA_2$，前兩胎均在妊娠16~18週左右因無痛性破水自然流產，目前陳女士妊娠16週，產檢發現胎兒發育與週數相符、子宮張力正常、子宮頸長度為2.4公分、擴張2公分。有關產前照護的敘述，下列何者較適當？(A)告知產檢狀況一切正常不用擔心，一個月後再回診 (B)具子宮頸閉鎖不全之高危險因子，建議接受子宮頸環紮術(Cervical cerclage) (C)具胎盤早期剝離之高危險因子，建議給口服安胎藥且返家後儘量臥床休息 (D)具產程遲滯的危險因子，可能前胎流產沾黏導致子宮頸長度較長 **（112專高三）**

90. 有關HELLP症候群的敘述，下列何者正確？(A) H：指紅血球溶血 (B) EL：指胰臟酵素值上升 (C) LP：指血小板少於200,000／mm^3 (D)常發生在第一妊娠期 **（112專高三）**

解析 HELLP症候群通常發生於妊娠第三期，EL：肝臟酵素上升、LP：低的血小板計數。

91. 接受子宮頸環紮術(cervical cerclage)之孕婦狀況，下列何者最適合？(A)上一胎足月產但此胎妊娠16週，子宮頸口擴張4公分 (B)前兩次均在妊娠21週時無痛性流產，此胎在16週子宮頸長度3.3公分 (C)妊娠18週有破水且有規則宮縮痛，內診發現子宮頸口擴張2公分 (D)前胎31週早產，此胎在28週例行性超音波發現子宮頸長度1公分 **（113專高一）**

解答： 88.C 89.B 90.A 91.B

92. 有關妊娠糖尿病之敘述，下列何者正確？(A)妊娠初期胎盤分泌人類胎盤泌乳激素(hPL)增加，產生胰島素拮抗 (B)容易導致流產及羊水過多 (C)與糖尿病遺傳史無關 (D)口服降血糖藥為主要治療方式 **(113專高一)**

解析 (A) HPL在受精後5~10天就開始分泌，濃度穩定上升，懷孕36週達到高峰，直到生產後結束；(C)家族一等親內有人罹患糖尿病者，易發生妊娠糖尿病；(D)治療方式主要以非藥物治療為優先，包括結合飲食、運動、生活型態調整，若需以藥物治療，建議胰島素優先、其次為口服降血糖藥。

解答： 92.B

MEMO

高危險分娩期的護理

CHAPTER 15

出題率：♥♡♡

分娩困難
- 產出力的問題
- 產出物的問題
- 產道的問題
- 精神問題

分娩時間異常
- 延遲分娩
- 早發性分娩
- 緊急分娩
- 過期妊娠
- 引產或催生

安胎的處置
- 抑制子宮收縮
- 加速胎兒肺部成熟
- 護理措施

Maternal-Newborn Nursing

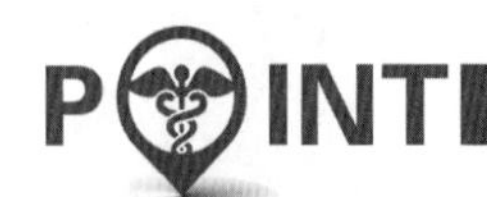

重點彙整

15-1 分娩困難

任何分娩或生產困難即稱為難產(dystocia)。一般生產順利與否大多與影響生產的四要素有關，即產出力(power)、產出物(passenger)、產道(passage)及精神(psychologic)；任一因素出現問題，即會造成生產困難。

一、產出力的問題

(一) 無效性子宮收縮

1. 有效性子宮活動的特徵為進行性、協調性的收縮，且收縮夠強夠多才能將胎兒推擠通過產婦的骨盆及軟組織；反之即為無效性的子宮收縮。
2. 導因：體液電解質不平衡、低血糖、使用過多止痛藥或麻醉劑、母體因壓力或疼痛分泌乙醯膽鹼、母體疲憊、母體骨盆及胎兒先露部不相稱、如多胎妊娠或羊水過多使子宮過度擴張。
3. 臨床分類：低張性功能不良分娩(hypotonic dysfunctional)、高張性功能不良分娩(hypertonic dysfunctional)（表 15-1）。

表 15-1 無效性子宮收縮之類型

類型	低張性功能不良性子宮收縮	高張性功能不良性子宮收縮
定義	子宮收縮頻率減少、不規則到中度之間	子宮在兩次收縮之間沒有適當的鬆弛，肌肉仍有持續的張力
發生時間	活動期（子宮擴張 4 公分以上）	潛伏期（子宮擴張 4 公分之前）
原因	過早、過量使用麻醉劑、子宮過度伸展（如羊水過多、胎頭骨盆不對稱）	高度焦慮、子宮先天異常、催產素使用過量

表 15-1 無效性子宮收縮之類型（續）

類型	低張性功能不良性子宮收縮	高張性功能不良性子宮收縮
徵象	1. 子宮鬆弛時壓力小於 8mmHg（正常 10mmHg） 2. 子宮收縮頻率減少：10 分鐘內少於 2 次（有效宮縮頻率 2~3 次／10 分） 3. **持續時間少於 50 秒**（有效宮縮持續時間 50~60 秒） 4. 強度：20~40mmHg（有效宮縮強度 50~60mmHg） 5. 產婦不覺疼痛、觸診子宮底軟 6. 胎心音正常 7. 產程延長	1. 子宮鬆弛時壓力高於 15mmHg 2. 子宮收縮頻率增加：少於 2 分鐘便發生收縮，兩次收縮之間的放鬆少於 60 秒 3. **持續時間持續 90 秒以上** 4. 強度：收縮壓力的最高點大於 90mmHg 5. 產婦背部、下腹持續疼痛，觸診－子宮底硬 6. 胎兒缺氧、胎心音減速 7. 產程延長
產婦問題	1. 體液電解質喪失：因產程延長，長時間未進食 2. 子宮內感染：因產程延長，破水時間過久 3. 產後出血：張力不足，收縮無效	1. 產程延長，體力衰竭 2. 疼痛增加 3. 體液電解質喪失，因長時間未進食、嘔吐、呼吸過速等 4. 子宮內感染：因產程延長，破水時間過久 5. 產後出血：子宮疲乏無力等 6. 產婦焦慮、恐懼增加
處理	1. 確定胎兒大小和胎產式是否正常 2. 排空膀胱 3. 注射催產素或人工破水，以刺激子宮收縮	1. 確認原因予以矯正 2. 給予止痛劑、鎮靜劑減輕焦慮，並注意胎心音的變化 3. **若使用催產素則應立即停止**
護理	1. 注射催產素、破水的相關護理措施 2. 鼓勵更換促進胎頭進入骨盆腔之姿勢 3. 情緒支持 4. 手術生產後，**需注意子宮收縮的情形**	1. 促進臥床休息、全身舒適與放鬆 2. 疼痛緩解 3. 情緒支持

(二) 產婦無效施力

1. 胎兒的先露部分於第二產程時到達骨盆底，一般會隨著宮縮出現推擠的反射衝動，但可能因不正確的推擠技巧、疼痛或母體疲憊等因素而使施力無效。
2. 護理人員應依影響產婦施力的因素，協助產婦採促進胎頭下降的舒適臥位，或予背部按摩及指導運用呼吸技巧以減輕疼痛。
3. 若已有分娩延遲徵象，應評估輸出入量，維持其電解質平衡。

二、產出物的問題

(一) 胎兒發展異常的問題

◆ 種　類

1. 巨嬰(macrosomia)
   (1) 又稱為體重過重兒，指新生兒體重大於 4,000 g；會因胎頭過大無法進行塑形(molding)，而使胎頭不易進入骨盆腔，分娩時胎位不易固定而使產程延長。
   (2) 導因：父母體型高大、母親糖尿病、多產婦、過期妊娠。
   (3) 診斷：超音波測量出胎兒較大、子宮底較高。
   (4) 臨床處置：控制孕婦之體重及血糖、評估自然產或剖腹產。
2. 水腦症
   (1) 定義：胎兒腦脊髓液不正常的聚集在頭部，使胎頭過大。
   (2) 導因：不明，可能與遺傳或母親患有糖尿病有關。
   (3) 診斷：超音波可發現頭圍和腦室較大、懷孕末期子宮增大較快速、陰道內診時可觸診到頭骨較軟、骨縫合較分開。
   (4) 處置：行子宮內手術，將過多之 CSF 引流到羊水中，於分娩前診斷者，一般採 C/S，以確保母子安全。

3. 無腦症

(1) 定義：胎兒之大腦及顱骨未發育出來。

(2) 導因：不明，但與多胞胎、缺乏葉酸、羊水過多有關。

(3) 診斷：超音波發現頭部較小、母血中胎兒蛋白增加。

(4) 處置：終止妊娠。

表 15-2 胎兒發展異常的影響

種類	巨嬰	水腦症	無腦症
影響	1. 易壓迫到臍帶，而出現胎心率不定型減速 2. 常因 CPD 使產程延長 3. 自然產時易造成產道撕裂傷、子宮破裂、肩式難產及胎兒缺氧、骨折脫臼、神經叢麻痺等損傷 4. 產後出血 5. 由於子宮被胎兒撐得太大使肌纖維過度伸展，形成低張性子宮收縮，而使分娩延長，增加產後出血的發生率	1. 懷孕末期較不舒適 2. 胎頭不易固定，使產程延長 3. 胎兒腦組織損傷	1. 易合併胎盤早期剝離、羊水栓塞及產後出血 2. 胎兒娩出後，因腦幹功能不全仍會死亡

◆ 胎兒發展異常的護理措施

1. 盡早發現胎兒異常發展之現象。

2. 密切監測產程之進展，必要時協助剖腹產。

3. 陰道自然產之體重過重兒，出生後，應評估神經系統方面有無生產時之損傷，及新生兒是否出現低體溫、低血糖情形。

4. 預防產後出血。

5. 向產婦及家屬說明胎兒狀況及照顧方法。

6. **若胎兒死亡應給予產婦及家屬心理支持，協助減輕其失落感。**

(二) 胎位或胎產式的問題

胎位異常包括枕後位(OP)、枕橫位(OT)及胎產式異常（即胎位不正），都可能阻礙子宮頸的擴張或先露部位的下降。

◆ 枕後位(Occiput-Posterior Position, OP)

1. 定義：正常分娩過程，胎位會由枕後位(OP)轉為枕前位(OA)，以利胎頭伸展與排出；若胎頭沒旋轉，胎兒枕部和後囟門朝向母體骨盆的右後方或左後方，即右枕後位(ROP)或左枕後位(LOP)。

2. 導因
   (1) 骨盆後矢徑太大：男子型骨盆或類人猿型骨盆較易發生。
   (2) 子宮下段肌瘤、卵巢囊腫或骨盆腔腫瘤阻礙胎頭向前回轉。
   (3) 胎兒太小或骨盆過大，導致胎兒未屈曲而直接下降，無法向前回轉。
   (4) 骨盆底軟組織鬆弛致阻力較小，使分娩時胎頭易向後旋轉。

3. 診斷
   (1) 腹部觸診時，**胎頭先露部位高，且不易下降。**
   (2) 胎心音在臍嵴線的外 1/3 部位較清楚。
   (3) 陰道內診時，可發現後囟門在母體骨盆的左或右之薦髂關節部位，前囟門則在母體恥骨聯合之左或右邊。

4. 影響
   (1) 枕後位若內轉成枕前位娩出，則需內轉 135 度，費時較多，故常導致第二產程延長，且子宮收縮狀況也較差，易致使產婦體力衰竭與焦慮。

(2) 胎頭旋轉時易壓迫到薦神經，而引起下背部劇烈疼痛。

(3) 胎頭不像枕前位般可緊緊固定於子宮頸，易發生臍帶脫垂。

(4) 若以枕後位娩出時，則常因以較大的雙頂徑及枕額徑通過產道而造成三、四度的會陰裂傷。

(5) 易造成產後出血及感染。

(6) 新生兒易有嚴重塑形、胎頭水腫及血腫。

5. 臨床處置

(1) 約 70~80%的枕後位胎兒可自行內轉 135 度成枕前位娩出。

(2) 若無法自然轉成枕前位且無胎頭骨盆不合，胎兒下降至中骨盆時，可以產鉗、真空吸引術或徒手自產道協助胎兒將枕部向前轉成枕前位，娩出胎兒。

(3) 若胎兒較小，可直接以產鉗協肋將胎兒枕部向後轉 45 度以枕後位娩出。

(4) 若有胎頭骨盆不合之情形或產程過度延長或胎心率不正常，則應立刻剖腹產，以防止子宮破裂或胎兒窘迫。

6. 護理措施

➪ 協助待產婦改變姿位以促進產程：

(1) 手與膝勢：手與膝著床，前後搖擺骨盆，可促使胎頭下降，胎頭旋轉。

(2) 側躺：指導產婦睡向胎兒四肢側，如右枕後位應左側臥，有助於胎兒轉向枕前位，也可減輕產婦背痛。採取上述姿勢之最佳時機為分娩第一產程的過渡期，至少 40 分或是在分娩的第二產程。

(3) 衝盪姿勢：可加寬骨盆的大小，方法為使產婦一腳踩於椅子上，膝蓋朝向側邊，於宮縮時，每 5 秒向側邊衝盪，用跪姿亦可，於產婦旁需有人穩固椅子以助平衡。

(4) 蹲下姿勢：蹲姿可加長骨盆的曲線與加大骨盆的外口，以協助胎頭旋轉及下降。

(5) 坐、蹲或站立向前傾斜：站立可促進胎兒下降，通常也可完成胎頭旋轉。

(6) 膝胸臥式：可使陰道向下傾斜，胎頭較易下降。

⇨ 協助減輕產痛：如協助側臥、給予產婦背部按摩、指導放鬆及呼吸技巧等。

⇨ 促進產婦及胎兒健康

(1) 監測子宮收縮、胎心率變化，以及水分、電解質之平衡。

(2) 注意子宮頸擴張、胎頭下降的進展，如破水時應預防臍帶脫垂情形。

(3) 待產時若出現功能不良性分娩或胎兒窘迫應立即通知醫師。

(4) 產後密切觀察出血及感染徵象。

◆ 異常胎產式

1. 正常胎產式之先露部位是顱頂或枕部，而異常胎產式則依先露部位不同分為面產式、肩產式及臀產式；皆可由超音波或X-ray確認診斷。

2. 異常胎產位的影響：易造成低張力性宮縮使產程延長、產道撕裂傷和宮縮不良引起產後出血；上述合併症更引發產後感染。

3. 36 週前若無早產現象則不需特別處理，因胎兒可能會自然轉成正常胎產式；初產婦或已破水者宜採剖腹產，防止臍帶脫垂。

⇨ **面產式(Face Presentation)**

(1) 為胎兒姿勢異常所引起的異常胎產式，採頭產式但胎頭呈仰伸狀；先露部位會在眉至下巴之間的部位。

(2) 導因：骨盆狹窄、胎兒太小或太大、臍繞頸、前置胎盤、羊水過多、早產、胎兒畸形、先露部位尚未固定即破水等。

(3) 影響：新生兒常有暫時性的臉部水腫、淤血現象，甚至喉部水腫，影響呼吸。
(4) 處置：若胎兒大小適中，且為頦前位，無 CPD，則可嘗試自然產；若非頦前位或有 CPD 情形，則不論胎次及胎兒大小均需剖腹產。

⇨ 肩產式(Shoulder Presentation)

(1) 胎兒縱軸與母體縱軸橫交，又稱橫位；先露部位為肩膀。
(2) 導因：經產婦和腹部或子宮鬆弛者、前置胎盤、子宮肌瘤、骨盆狹窄、羊水過多、雙胞胎、水腦、子宮畸形、臍帶過短、早產兒、胎兒較大或對胎兒而言產婦骨盆較小的情況。
(3) 影響：肩難產發生時，胎頭已經出陰道，但因胎兒胸部受壓而無法呼吸，另外臍帶也容易在胎兒身體與母親骨盆間卡住而受壓迫、先露部位不易固定而產生早期破水及臍脫垂之危險、分娩時易因肩膀卡在骨盆入口，而出現病理性收縮環或子宮破裂。
(4) 徵象：肩膀卡住使胎頭一出來就縮回會陰，此即烏龜徵象(turtle sign)。
(5) 處置：經產婦若於分娩時診斷出為肩產式，可於破水前以外旋轉術將之轉成頭位再自然產，如麥克羅柏特方法(McRobert's maneuve)（讓產婦的大腿盡量屈曲至腹部）或恥骨上加壓法(suprapubic pressure)皆可快速緩解卡住的肩膀。
(6) 護理：新生兒娩出需檢查新生兒鎖骨是否骨折及是否有臂神經叢麻痺的情形。

⇨ 臀產式(Breech Presentation)

(1) 胎頭在上，臀部在下，依先露部位不同又分完全、不完全及伸腿臀產式。

(2) 先露部位：完全臀產式(10%)為臀及腿；不完全臀產式(25%)為足或膝；而伸腿臀產式(65%)則是臀部。
(3) 導因：前置胎盤、腹部或子宮鬆弛的經產婦、羊水過多、水腦、雙胞胎、子宮肌瘤。
(4) 影響：新生兒暫時性之臀部、會陰或陰囊之水腫淤血；延遲生產引起之胎兒窘迫、肩部脫臼、骨折或神經受損；若分娩過速會因胎頭壓力改變過快而顱內出血；分娩時胎兒腸道受壓迫而排出胎便，易致新生兒吸入胎便；先露部位不易固定而產生早期破水和臍帶脫垂。
(5) 處置：確認臀產式之種類、**評估自然產之可行性**、採外旋轉術將臀位轉成頭位自然產。若符合以下因素，可嘗試自然產：母體的骨盆為正常的大小與形狀、胎兒預期的體重小於 3,600 g、沒有出現其他的合併症（如前置胎盤、臍帶脫垂等）。

4. 護理措施
(1) 盡早於分娩前即發現異常的胎產式。
(2) 若於分娩時才發現異常胎產式，應立刻通知醫師。
(3) 於待產過程中，應注意產程進展，持續監測宮縮及胎心率，早期發現異常、早期處置。
(4) 破水時應觀察胎心率變化及檢查陰道是否有臍帶脫出。
(5) 隨著產程之進展，給予待產婦適當之解釋，減輕其焦慮。
(6) 準備新生兒急救用物，並通知小兒科醫師，於產婦分娩時到場協助。
(7) 新生兒娩出後若有臉部、會陰、陰囊水腫現象時，應向父母說明此為暫時性，約 3~4 天後會自然消退。

表 15-3 異常胎產位的診斷法

診斷法	面產式	肩產式	臀產式
腹部觸診	1. 子宮長軸較長 2. 枕骨與胎背在同一側 3. 枕骨與胎背間有一深溝	1. 腹部呈橫的卵圓型 2. 子宮底高度較低 3. 胎頭及臀部於腰側觸診到，而無法於宮底或子宮下段觸診到	1. 子宮底可發現硬、圓的胎頭 2. 子宮下段可發現不規則之胎臀
胎心音	由胎胸傳出，故在胎兒前方較清楚	於肚臍周圍較清楚	在肚臍上方較清楚
陰道內診	1. 破水後可觸診到胎兒臉部器官 2. 先露部位軟、不規則	破水後可觸診到胎兒之肩膀或手臂或脫出之臍帶	可觸診到柔軟而不規則之臀或足

(三) 多胎妊娠

多胎妊娠即是指一個或一個以上成熟卵子受精，在子宮內同時孕育兩個以上的胎兒。根據埃林(Hellin)的計算，雙胞胎的發生率約為 1/80，且雙胞胎可分為異卵雙胞胎與同卵雙胞胎。異卵雙胞胎占雙胞胎的 67%，同卵雙胞胎則占 33%。**雙羊膜、單絨毛膜雙胞胎**，易有胎盤間血管有互通的情形，導致**雙胞胎輸血症候群**(TTTs)。

表 15-4 雙胞胎之種類與比較

種類	異卵雙胞胎 (dizygotic twins)	同卵雙胞胎 (monozygotic twins)
定義	在同一月經週期中，由 2 個卵分別與 2 個精子受精，發育成 2 個個體	由 1 個卵與 1 個精子結合成一個受精卵之後再分裂成 2 個個體
機率	占雙胞胎之 2/3	占雙胞胎之 1/3
基因	不一定相同	相同
性別	不一定，相同與否各占 1/2 機會	相同
外貌	可能完全不同	相似
胎盤、絨毛膜與羊膜數	1. 胎盤數：2 個，亦可能融合在一起，但循環各自獨立 2. 絨毛膜數：2 個 3. 羊膜數：2 個	皆依受精卵分裂為雙胞胎之時間不同而不同；若是 13 天後才分裂，則胎盤數與絨毛膜數皆為 1 個，但會容易形成連體嬰： 1. 胎盤與絨毛膜數：3 天內為 2 個、4~8 天為 1 個、8 天後 1 個 2. 羊膜數：3 天內為 2 個、4~8 天 2 個、8 天後 1 個

◆ 診　斷

1. 身體檢查：子宮比目前的懷孕週數大、子宮底較高、母親的體重增加較快。
2. 診斷檢查：超音波可看見 2 個胚囊或胎兒、可聽到兩個胎心音、觸診到兩個胎兒。

◆ 影響與處置

可從生產前、分娩時及產後三個方向來探討，詳見表 15-5。

表 15-5 多胎妊娠的影響與處置

	生產前	分娩時	產後
影響	1. 對母體：子宮較大而影響靜脈回流所產生的不適，如靜脈曲張、下肢水腫等；壓迫症狀明顯：如頻尿、腰酸背痛等；且易產生誘發性高血壓、羊水過多、前置胎盤等合併症 2. 對胎兒：先天異常、子宮內生長遲滯、早產等合併症	1. 子宮收縮不良 2. 異常胎位：若胎兒為一頭位、一臀位，且臀位先進入骨盆腔，則會發生頭鉤鎖的情形 3. 臍帶脫垂	1. 產後出血：因子宮收縮不良（最常見的合併症） 2. 感染
處置	1. 定期產檢，並以超音波評估胎兒發育、注意早產徵象 2. 懷孕 30~34 週時，至少每週做一次 NST	1. 分娩方式的評估 2. 持續監測胎心音與宮縮	分娩後應注意宮縮情形，若無高血壓的情形，可予以宮縮劑以防產後出血

(四) 羊水的問題

◆ 早期破水(Premature Rupture of Membranes, PROM)

1. 定義：妊娠20~24週後，胎膜在進入產程之前就自然破裂。
2. 導因：陰道或子宮頸的感染（如淋病、B 群鏈球菌）、絨毛羊膜炎(chorioamnionitis)、子宮頸無力、胎兒異常或是異常胎產式、羊水過多、羊膜囊結構脆弱、營養不良或近期的性交引起。
3. 影響：**感染**（如子宮內膜炎、胎兒敗血症）、臍帶脫垂、流產或早產、焦慮與恐懼。
4. 臨床處置：確認破水狀態、確認懷孕週數、預防臍帶脫垂、**評估感染徵象**以及處理感染問題（表 15-6、表 15-7）。

5. 護理措施

(1) 先監測胎心音，並確認破水時間及妊娠週數。

(2) 監測產婦的生命徵象、**白血球**、CRP、**宮縮**及**胎心率**、**羊水流出之量**、**顏色**、**味道**等，以確知是否有感染。

(3) 採行預防感染的措施，若出現感染徵兆，立刻通知醫師。

(4) 確定先露部高度，並觀察是否有臍帶脫出或胎兒窘迫之情形，採行預防臍脫垂之措施；如有少部分臍帶露出，最優先的措施為協助膝胸臥式，並準備剖腹產。

(5) 評估羊水中 L/S 比值，來判斷胎兒肺成熟狀況。

(6) 向孕婦說明羊水可再分泌製造，以減輕對「乾產」的焦慮。

表 15-6 早期破水的臨床處置

	臨床處置
確認破水	1. **石蕊試紙**(Nitrazine paper)檢查：**羊水為鹼性**(pH7.0~7.5)，試紙會**呈藍色** 2. 羊齒試驗(Ferm test)：呈陽性 3. 以陰道擴張器觀察子宮頸口時，有羊水流出
確認懷孕週數	利用 LMP 計算預產期
預防臍帶脫垂（若先露部位尚未固定）	1. 指導抬高床尾，臥床休息；並協助採膝胸臥位、垂頭仰臥或辛式臥位以減少臍帶脫出的危險 2. 避免灌腸
評估有無感染徵象	監測生命徵象、白血球、CRP、羊水細菌培養、子宮壓痛

表 15-7 早期破水的感染處置

有感染	無感染徵象且無其他合併症		
	妊娠＜34 週	**妊娠 34~36 週**	**妊娠＞37 週**
1. 徵象：體溫＞38°C，脈搏、白血球、CRP↑；胎心率＞160次／分；羊水混濁、有臭味等 2. 予抗生素治療並立刻引產，若引產失敗則剖腹產 3. 予新生兒預防性抗生素，預防敗血症 4. **預防感染**的措施：**減少非必要的陰道內診**、暫停性交及陰道灌洗、指導會陰沖洗及使用護墊，保持會陰清潔	1. 絕對臥床休息 2. 給予安胎藥物或至少拖延生產 24~48 小時以上 3. 給予 Decadron 或 Betamethasone，促使胎兒肺成熟，**防止**因早產而產生**新生兒呼吸窘迫症候群**	1. 安胎 24 小時以上，促使胎兒肺成熟 2. 評估胎兒大小及肺成熟度，決定生產時機。**肺部如已成熟，給予** Pitocin 引產	1. 90% 會在破水的 24 小時內自然生產 2. 破水大於 24 小時感染機會增高，故若 **24 小時內產程無進展，應給予引產或剖腹產，**將胎兒娩出

◆ 羊水過多(Hydramnios)

1. 定義：**羊水量＞2,000 c.c.**。
2. 導因：母體有糖尿病、多胎妊娠或 Rh 溶血問題、胎兒因食道閉鎖、腸胃道異常等而影響羊水的吞嚥、胎兒無腦、水腦等神經性缺損而使尿量增多。
3. 影響
   (1) 母親因壓迫症狀所引起的不舒適，如呼吸困難。
   (2) 易發生早產、早期破水及破水時臍帶脫垂。

(3) 因子宮過度伸張致乏力，導致延遲分娩和產後出血。
(4) 異常胎位。

4. 診斷
(1) 身體檢查：子宮底較正常妊娠週數高、不易觸診到胎兒、不易測得胎心音。
(2) 產婦之壓迫症狀：如呼吸困難、腰酸背痛、水腫、痔瘡、靜脈曲張，較明顯。
(3) 超音波檢查可發現子宮壁和胎兒之空間很大，四個象限的羊水指數(AFI)≧25 cm。

5. 臨床處置：以羊膜穿刺術抽取羊水 500~700 c.c.緩解子宮內壓。

6. 護理措施
(1) 協助採半坐臥姿，減緩呼吸困難之情形。
(2) 協助施行羊膜穿刺術。
(3) 待產時注意宮縮及產程進展；破水時注意胎心率及是否有臍脫垂。
(4) 胎盤娩出後給予子宮收縮劑並注意宮縮，預防產後出血。

◆ 羊水過少(Oligohydramnios)

1. 定義：羊水量會隨著妊娠週數而變化，接近妊娠足月時，正常羊水量約 500~1,000 c.c.，一般來說，羊水少於正常的量（約 500 c.c.）可稱為羊水過少，不過目前對於「少於多少」才可定義為羊水過少，尚無明確認定，但可藉由羊水指數(AFI)來判定羊水量，並診斷是否為羊水過少。

2. 原因：胎兒腎功能不全，無法產生尿液形成羊水、過期妊娠使胎盤老化、早期破水或**胎兒子宮內生長遲滯**。

3. 診斷
   (1) 身體檢查：子宮底較正常妊娠週數低、腹部觸診可清楚觸及胎兒。
   (2) 超音波檢查時可發現四個象限的**羊水指數**(AFI)≦5 cm。

4. 影響
   (1) 因臍帶受壓導致胎兒缺氧或死亡。
   (2) 生產時，常合併功能不良性分娩，使產程延長。

5. 臨床處置：以無菌生理食鹽水緩慢注入羊膜腔內，預防臍帶受壓而造成胎兒缺氧。

6. 護理措施
   (1) 說明羊水過少可能的原因，避免讓孕婦認為是母體不良的健康因素所造成的。
   (2) 監測胎心率變化，早期發現胎兒缺氧情形。
   (3) 生產時注意產程進展，必要時協助緊急剖腹產。

◆ 羊水栓塞(Amniotic Fluid Embolism, AFE)

1. 定義：分娩期間或產後經由胎膜的裂隙、胎盤剝離處或子宮頸裂傷處等部位，母體全身的血液循環滲入羊水，而羊水含有胎脂、胎毛、脫落的胎兒鱗狀上皮細胞等，使母體血管中發生散播性的栓塞，形成分娩後嚴重休克及大出血等，進而死亡。

2. 原因：分娩困難而急促、胎盤早期剝離、早期破水或是在高張性子宮收縮情況下使用催產素。

3. 臨床表徵
   (1) 肺栓塞：母體會突發呼吸困難、尖銳胸痛、皮膚蒼白或發紺、泡沫狀痰，甚至心衰竭、休克。
   (2) 瀰漫性血管內凝血(DIC)合併大出血及低纖維蛋白血症。
   (3) 常因大出血及嚴重休克而死亡。

4. 臨床處置
   (1) 維持呼吸功能：採半坐臥姿、給氧氣、必要時予氣管抽吸及心外按摩。
   (2) 控制出血：給予靜脈注射或 CVP 注射新鮮全血、纖維蛋白原或 Heparin 來預防 DIC。
   (3) 立即將胎兒娩出以挽救胎兒生命。

5. 護理措施
   (1) 協助孕婦採半坐臥，以維持呼吸功能並降低靜脈回流，減輕心臟負荷。
   (2) 監測生命徵象，維持呼吸功能及氧合作用；注意產婦陰道出血情形。
   (3) 給予心理支持，減輕焦慮。
   (4) 若胎兒死亡，應協助渡過哀傷過程。

(五) 胎盤、臍帶的問題

◆ 胎盤的問題

1. 胎盤異常可能造成產前或產中的出血，常有的問題為前置胎盤、異常粘連胎盤（植入性胎盤）等。

2. 植入性胎盤(placenta accreta)：胎盤植入子宮肌肉層，產後胎盤無法鬆脫且無法娩出，必須以人為方式移除胎盤，可能會導致大出血，需行子宮切除術以挽救生命。植入性胎盤極易造成母體死亡，特別是現在接受剖腹生產與流產手術普遍提高，更容易發生植入性胎盤的情形。

◆ 臍帶脫垂(Prolapsed Umbilical Cord)

1. 定義：分娩過程中臍帶落在先露部位側面或下面的情況。

2. 種類：依臍帶位置可分為隱匿性脫垂、臍帶先露和臍帶脫出三種（表 15-8）。

表 15-8 臍帶脫垂種類

種　類	臍帶位置
隱匿性脫垂	臍帶位於骨盆入口胎兒先露的旁邊，即臍帶延至胎兒的顏面或頭部
臍帶先露	破水前，臍帶在胎兒先露部位的前面，陰道內診時可摸到臍帶在胎兒先露部位與胎膜之間
臍帶脫出	胎膜破裂，臍帶落在陰道內或陰道外

3. 原因：先露部位未固定即破水、骨盆入口狹窄、胎位不正、多胞胎妊娠、前置胎盤或臍帶過長（75 cm 以上）。

4. 診斷
   (1) 胎心音減速：呈不定型減速。
   (2) 陰道內診可觸診到脫出的臍帶。

5. 影響：臍帶受壓迫會引起胎兒缺氧、窘迫，若搏動停止常表示胎兒已死亡。

6. 臨床處理及護理
   (1) 監測胎心音的變化。
   (2) **改變產婦的姿勢：避免半坐臥**，產婦應採臀部抬高，**膝胸臥式**、垂頭仰臥式或枕頭墊高骨盆的側臥，以減輕胎兒先露部位對臍帶的壓迫。
   (3) 給予氧氣面罩 8~10 L/min。
   (4) 戴無菌手套陰道檢查，以手指將先露部位向上頂，將胎兒先露部位推離臍帶，此方法需一直固定，直到醫師前來為止。
   (5) 保護脫出的臍帶：以無菌生理食鹽水紗布覆蓋臍帶，以防臍帶因暴露於空氣中乾燥而萎縮，勿將脫出的臍帶推回陰道內，以免造成感染及臍帶受壓更嚴重。

(6) 盡快娩出胎兒：若在子宮頸未全開前臍帶脫出，應考慮剖腹產；若子宮頸已全開、高度(station)至少已在零點位置、胎膜已破裂、骨盆大小與胎頭適合，則可考慮由陰道分娩。

(六) 胎兒窘迫

1. 定義：當懷孕或生產過程中，產婦無法供應足夠的氧氣給胎兒時，極可能會發生胎兒窘迫的現象。
2. 原因：產婦本身的疾病、**胎盤剝離**、胎盤老化、**臍帶壓迫**、**臍帶繞頸**、胎兒受到感染或產婦姿勢等。
3. 臨床表徵：胎動減少、胎心音減少或改變、**胎便汙染**、胎兒代謝性酸中毒。
4. 臨床處理及護理
   (1) 監測胎心音的變化。
   (2) 提供產婦氧氣使用。
   (3) 改變產婦姿勢，可採左側臥。
   (4) 提供靜脈輸液預防產婦脫水。

三、產道的問題

(一) 骨盆問題－骨盆狹窄

1. 定義：胎頭骨盆不對稱，且胎頭大小與骨盆徑線不相稱。
2. 骨盆入口狹窄：產科結合徑少於 10 cm 或對角結合徑少於 11 cm、橫徑少於 12 cm，都有可能使正常大小的胎頭無法進入骨盆入口，而使胎頭無法下降及進入產位。
3. 中骨盆狹窄：骨盆腔是指通過坐骨嵴之骨盆平面，其橫徑即坐骨嵴間徑正常平均 10 cm 以上，前後徑平均為 12.75 cm；若坐骨嵴間徑少於 10 cm，就可能造成胎頭不易通過中骨盆，使胎頭橫位靜止、產程進展停頓、胎兒下降停頓。

4. 骨盆出口狹窄：正常骨盆出口的横徑即坐骨結節間徑，平均 11 cm，前後徑平均 11.5 cm。骨盆出口狹窄指的是坐骨結節間徑少於 8 cm，會引起分娩的困難。

(二) 母體軟組織阻礙

◆ 子宮內翻(Uterine Inversion)

1. 定義：子宮的內面向外翻出，臨床上雖少見，一旦發生則會有相當嚴重的影響。
2. 原因：胎盤剝離前過度拉扯臍帶、生產時宮底上施加壓力、生產後宮底上壓於不完全收縮的子宮、宮底胎盤植入，或是子宮極度鬆弛時（如咳嗽或打噴嚏，使子宮底向外突出）。
3. 依子宮內翻的程度，可分為三度：
   (1) 第一度：子宮底翻至子宮頸外口。
   (2) 第二度：翻至陰道內。
   (3) 第三度：子宮底翻到外陰部。
4. 處置
   (1) 深度麻醉下使骨盆鬆弛再將子宮底推回原位，注射催產素。
   (2) 不要在未麻醉下將內翻的子宮推回，以免增加出血。
   (3) 胎盤若未剝離，則保留胎盤。
   (4) 若出血不止，則考慮切除子宮以挽救產婦生命。

◆ 子宮破裂(Uterine Rupture)

1. 發生率：約一萬分之一。
2. 原因
   (1) 最常見原因：曾做過剖腹生產後的瘢痕處破裂，其次是使用催產素引產者。

(2) 其他原因：妊娠前子宮有過創傷、意外受傷等，如肌瘤切除、人工流產。

3. 時間：妊娠期或分娩期都有可能發生，在妊娠期發生多是破裂於子宮上段，且多是完全性破裂，分娩期發生則多是破裂於子宮下段。

4. 種類

(1) 完全破裂：子宮三層肌肉組織完全裂開，子宮與腹腔相通。

(2) 不完全破裂：只波及子宮內膜或一、兩層肌肉，漿膜層仍完整；通常較不易診斷，需等到有休克徵狀才會發現。

5. 症狀

(1) 腹部疼痛，可能不是很嚴重，可能突然發生於宮縮的高峰點，產婦會形容有東西破掉了。

(2) 因橫膈血流的刺激造成胸部、肩胛骨之間疼痛。

(3) 出血引起低血容積休克。

(4) 胎兒缺氧徵象：晚期減速、缺乏變異性、心跳過速或過緩。

(5) **一陣劇烈的胎動後，就沒有胎兒心跳。**

(6) **子宮收縮停止。**

(7) 若在子宮外觸診到胎兒，胎兒通常已死亡。

6. 處置

(1) 立刻輸液補充喪失的血液。

(2) 立刻做剖腹探查，以修補破裂處，控制出血量。

(3) 若裂傷範圍大，可能需做子宮切除術，保全母親生命。

(4) 母親的預後：視出血量多少、破裂程度來決定。

(5) 胎兒的預後：視破裂程度、破裂後到胎兒出生的時間決定；若為完全性破裂，胎兒死亡率高達 100%。

四、精神問題

分娩是一個壓力事件，所感受的威脅來自於疼痛、害怕、無支持等，這些都會阻礙正常的產程。

15-2 分娩時間異常

一、延遲分娩(Prolonged Labor)

(一) 定義與病因

1. 定義：分娩過程持續 24 小時以上。
2. 原因
   (1) 產出力：子宮收縮不良、過早使用或使用過多的止痛劑、鎮定劑、麻醉劑或第二產程產婦無法向下用力。
   (2) 產出物：胎位、胎產式異常、胎兒過大、多胎妊娠。
   (3) 產道：骨盆狹窄、胎頭骨盆不相稱、膀胱脹阻礙產程進展。
   (4) 精神因素：焦慮、疲憊等。

(二) 分類與處置

◆ 第一產程－潛伏期延長

1. 定義：過去指初產婦潛伏期＞20 小時；經產婦潛伏期＞14 小時。但新式產程則認為沒有時間上限。
2. 原因：子宮頸未變軟、高張性子宮收縮、不協調性子宮收縮、過早使用止痛劑。
3. 處置
   (1) 去除造成潛伏期延長的醫療處置，如導因是過早使用止痛劑，則予停止止痛藥及麻醉劑的使用。

(2) 如因高張性子宮收縮引起，則給予 Morphine 以進行治療休息(therapeutic rest)。

(3) 予催產素刺激。

(4) 人工破水：較少用，因破水後若仍有產程延遲情形，將使感染機率增加。

◆ 第一產程－活動期延長

1. 定義

(1) 拖延型式：

A. 過去認為：子宮頸擴張（初產婦＜1.2 cm/hr；經產婦＜1.5 cm/hr）、胎兒先露部位下降慢（初產婦＜1.0 cm/hr；經產婦＜2.0 cm/hr）。

B. 新式產程：已破水，子宮頸≧6 cm，規律宮縮＞4 小時，但子宮頸無進展或給宮縮劑，無規律宮縮＞6 小時。

(2) 停頓型式：子宮頸擴張停頓 2 小時以上、胎頭下降停頓 1 小時以上。

2. 處置

(1) 拖延型式：檢查是否有胎頭骨盆不相稱，如果有，則考慮採取剖腹生產；反之，給予催產素或人工破水等引產措施。

(2) 停頓型式：骨盆攝影後決定有無胎頭骨盆不相稱，以及是否採取剖腹生產。

◆ 第二產程

1. 定義：過去認為：初產婦超過 2 小時、經產婦超過 1 小時；新式產程認為：初產婦超過 3 小時、經產婦超過 2 小時。

2. 處置

(1) 胎心音監測至胎兒出生。

(2) 無胎頭骨盆不相稱採催產素引產；反之，則採剖腹生產。

二、早發性分娩(Preterm Labor)

1. 也稱為早產，指在妊娠 20~36 週時即分娩，發生率 5~10%。
2. 主要影響在於新生兒不成熟的呼吸系統，使胎兒娩出後無法適應外在環境而產生許多併發症；早產的死亡率占新生兒死亡率的 75~85%。
3. 真正病因不明，可能與青少女孕婦或高齡初孕婦、感染、子癇前症、羊水過多、多胞胎妊娠、子宮頸閉鎖不全等有關。
4. 臨床表徵
   (1) **可能有陣痛**（子宮收縮的頻率每 20 分鐘 4 次以上、或 1 小時 6 次以上，稱為早產陣痛）或無痛的子宮收縮；產婦可能沒有感覺到宮縮。
   (2) 常有胎兒縮成圓球的感覺。
   (3) 發生如同經痛般的疼痛、持續下背痛。
   (4) 感覺到骨盆的壓力或胎兒要掉下來的感覺。
   (5) 外陰或大腿疼痛、不適或壓力。
   (6) **陰道分泌物增加或改變**：子宮收縮增加時可能有現血情形。
   (7) 伴隨有或無腹瀉的腹部痙攣痛。
   (8) 產婦會感覺很不適。
5. 處置
   (1) 沒有感染且胎兒未成熟情形下，盡量安胎（詳見第 3 節）。
   (2) 早產狀態下可允許的提早分娩適應症：子宮頸已擴張 4 cm 以上、嚴重胎兒合併症、嚴重子癇症危及母體安全、胎膜破裂等情形。

三、緊急分娩(Precipitous Labor)

1. 定義：**分娩過程**（從子宮頸擴張至胎兒娩出）**在 3 小時內完成**，又稱為急產。
2. 原因：產道阻力小（如經產婦、胎兒小、骨盆大、子宮頸及骨盆底肌肉鬆弛、先天性骨盆肌層與筋膜軟弱等）、催產素使用過量。
3. 影響
   (1) 母親：產道裂傷（因胎兒快速娩出，使得產道裂傷嚴重）、子宮破裂、產後出血和感染。
   (2) 胎兒：胎兒缺氧（子宮強烈收縮，減少胎盤有效的氧氣交換）、胎頭硬膜下出血（快速通過產道，頭部壓力變化過大所致）。
4. 護理
   (1) 若正使用催產素引產，則立即停止催產素。
   (2) 給予氧氣以維持胎兒氧合作用、產婦採左側臥式促進舒適、靜脈輸液以維持適當的血液容積，減少胎兒缺氧的危險。
   (3) 產婦採側臥或屈膝仰臥式，宮縮時張口哈氣，避免向下用力，布置乾淨的區域準備接生，並盡快通知醫師。
   (4) 若胎兒已娩出，勿將胎頭推回產道以免胎頭損傷，輕輕托住保護胎頭即可。
   (5) 協助產婦注重在每次宮縮調適疼痛的技巧。
   (6) 如果發生緊急生產，**護理人員應陪伴產婦**，絕不將產婦單獨留下面對，應**在旁提供專業指示**、支持、協助，以緩和產婦的焦慮和恐懼。

四、過期妊娠(Prolonged Pregnancy)

1. 定義：超過 42 週或 294 天的妊娠。
2. 原因：胎兒有異常，如無腦兒（腎上腺皮質素↓）、曾發生過期妊娠者、初產婦（尤其高齡初產婦）、產次在四次以上或是產婦曾服用高劑量水楊酸，及其他前列腺素合成抑制劑。
3. 主要合併症
   (1) 胎盤功能不良、老化。
   (2) 羊水過少、羊水中有胎便可能引起新生兒呼吸窘迫。
   (3) 過熟兒特徵：血糖過低、指甲過長、子宮內缺氧造成胎便吸入、紅血球過多等。
   (4) 產生功能不良性分娩、產後宮縮差、生產的損傷等。
4. 護理
   (1) 使待產婦了解過期妊娠之相關資訊，如孕期的檢查或引產。
   (2) 母體身心疲累之支持，以及監測胎兒之健康狀況。

五、引產或催生 (Induction and Augmentation of Labor)

1. 定義：以人工的方法刺激子宮收縮。當持續妊娠可能危害到孕婦、胎兒的健康，而各種徵象表示陰道生產是安全的狀況下，便會考慮引產。
2. 引產前必須評估懷孕週數，以確定胎兒的成熟度。
3. 正常而健康的孕婦，引產的適當時機為懷孕滿 37 週（足月）以後較為恰當。
4. 在引產前，醫師會更確實評估子宮頸的情形，來作為引產前評估成功的可能性。

5. **比夏計分法**(Bishop method)提出五種**評估子宮頸成熟的方法**（表 15-9）。通常**得分在 6 分以上，成功引產的可能性較高**。

表 15-9 Bishop method 比夏計分法

評估項目＼得分	0	1	2	3
子宮頸擴張的程度	關閉	1~2 cm	3~4 cm	>5 cm
子宮頸變薄的程度	0~30%	40~50%	60~70%	>80%
先露部下降程度	-3	-2	-1、0	+1、+2
子宮頸的軟硬度	堅硬	中等堅硬	柔軟	－
子宮頸的位置	向後方	中間	向前方	－

6. 適應症
   (1) **早期破水**：妊娠 37 週以上或**自然破水 24 小時以內**，沒有自發性分娩者。
   (2) **低張性子宮收縮型態**。
   (3) 胎盤功能不良：如過期妊娠、妊娠糖尿病、妊娠誘發性高血壓、出現胎盤功能不良或不適合繼續妊娠時。
   (4) 胎兒死亡或畸形，須以人工方式中止妊娠。
   (5) 絨毛膜炎。
   (6) 有急產史或住家離醫院很遠，進行選擇性引產。
7. 禁忌症：無法陰道生產者皆為禁忌。
8. 引產方式：使用藥物、人工手術以及物理方式（表 15-10）。

表 15-10 引產的方式

種類		作用	注意事項
藥物方法	**催產素** (Oxytocin)	刺激子宮及血管平滑肌，使子宮產生規律的收縮	1. 適應症：子宮收縮無力、提前終止妊娠 2. **可將其加入 5%葡萄糖水中稀釋**，並使用輸液幫浦調節**做靜脈滴注** 3. 副作用：血壓上升、子宮收縮過強而使胎盤早期剝離、尿量減少、子宮破裂、產道損傷、產後子宮收縮無力 4. **監測子宮收縮及胎心率：注射前先記錄胎兒心跳變化 20~30 分鐘**，做為基準資料；注射後，有良好宮縮時停止使用 5. **監測產婦的生命徵象、輸出入量**，有無水中毒情形 6. 評估子宮頸擴張情形，了解產程的進展 7. **若胎兒出現胎心音早期減速，採密切觀察，不需特殊處理；若有胎心音晚期減速或變異性減速、羊水胎便染色**等情形，應**停止使用**，協助左側臥，給氧，並通知醫師處理
	前列腺素 E_2(PGE_2)	促進子宮頸軟化、成熟並引發宮縮，有 PGE_2、$PGF_{2\alpha}$ 兩種；可採口服、陰道栓劑給藥法	1. 副作用：噁心嘔吐、腹瀉、**強直性收縮** 2. 禁忌症：心臟病、急性肝腎疾病、哮喘 3. PGE_2：可促進子宮頸軟化、成熟並引發宮縮 4. $PGF_{2\alpha}$：多用於死胎的引產

表 15-10 引產的方式（續）

種類	作用	注意事項
人工破水	以人工方式將子宮頸口的羊膜刺破，使前面水囊內的羊水流出，減少子宮容積誘發宮縮的產生	1. 優點：刺激宮縮，助子宮頸擴張而加速生產的進行 2. 缺點：易增加感染的機會、先露部位未固定，易發生臍帶脫垂 3. 注意感染徵象和採無菌技術 4. 先露部位未固定，抬高床頭，避免臍帶脫垂 5. 破水後注意產程進展、羊水色、量、味
物理方法	利用乳頭刺激或灌腸來促進子宮收縮	效果不大，現少用

15-3 安胎的處置

安胎的目的，主要在抑制子宮的過早收縮，以及輔助加速促使胎兒的肺部成熟，以預防進入分娩期時，胎兒會因成熟度太低，而在娩出後產生不適應的相關合併症。安胎的適應症主要包括以下條件：(1)胎兒是活的，胎齡在 20~37 週，體重＜2,500 g；(2)胎心率良好，無胎兒窘迫徵象；(3)無必須提前中止妊娠合併症的發生；(4)子宮頸擴張程度少於 4 cm 或變薄程度未超過 50%；(5)胎膜完整，尚未破水。

一、抑制子宮收縮

抑制子宮收縮的安胎用藥主要有四類，包括 β 交感神經作用劑、硫酸鎂、前列腺素合成酶抑制劑、鈣離子阻斷劑。

(一) β 交感神經作用劑(β-Adrenergic)

1. **藥物**：目前最常使用的子宮收縮抑制劑為 Ritodrine (Yutopar)、Terbutaline (Brethine)，作用於子宮平滑肌、支氣管平滑肌、血管上之 β 接受器。Yutopar **適用於妊娠 20 週以上**。
2. 機轉：β 交感神經作用劑－細胞膜的 β_2 接受器結合→放出 Adenyl Cyclase →激發 ATP →AMP（AMP 使鈣和蛋白質結合，鈣濃度↓）→平滑肌放鬆。
3. 副作用（與劑量有關）
   (1) 產婦：**心搏過速、血壓降低**、血漿容積增加、心律不整、**呼吸困難**、**胸痛**、**頭痛**、肺水腫、**噁心**、嘔吐、**血糖上升**、血鉀下降、代謝性酸中毒等。
   (2) 胎兒：**輕度心跳速率增快、胎心音變異性增加**、血糖上升。

(二) 硫酸鎂(Magnesium Sulfate, $MgSO_4$)

1. 機轉：降低 ACh 從運動神經末梢釋出，阻斷肌肉神經傳導，抑制中樞神經而形成抗痙攣劑。可治療妊娠誘發性高血壓，同時也可減少子宮收縮的頻率、強度，對早產亦有療效。
2. 副作用（與劑量有關）
   (1) 產婦：深部肌腱反射消失、呼吸抑制、嗜睡、肌肉無力、面潮紅、低血壓、肺水腫、少尿、噁心、嘔吐。
   (2) 胎兒：胎心音變異性降低。
   (3) 使用硫酸鎂需特別注意血中鎂濃度、**呼吸不能＜12 次／分**、深部肌腱反射和尿量。
3. **中毒時可使用 10%葡萄糖鈣中和**。

(三) 前列腺素合成酶抑制劑 (Prostaglandin Synthesis Inhibitors)

1. 藥物：目前常使用的藥物為 Indomethacin (Inteban)。
2. 作用：前列腺素會刺激子宮收縮，此藥可抑制前列腺素合成。
3. 副作用
   (1) 產婦：上腹疼痛、噁心、嘔吐、腸胃道出血。
   (2) 胎兒：動脈導管狹窄、尿液減少、羊水過少而臍帶受壓。

(四) 鈣離子阻斷劑(Calcium Antagonists)

1. 藥物：目前常使用的藥物為 Nifedipine (Adalet)。
2. 機轉：平滑肌之收縮有賴於細胞內的鈣離子濃度，可有效抑制鈣離子進入細胞內→抑制宮縮→抑制早產。
3. 副作用：產婦會有面潮紅、低血壓、暫時性心搏過速、噁心。

二、加速胎兒肺部成熟

1. 對有早產可能的孕婦，應盡量延後生產，在安胎期間可給予腎上腺皮質類固醇(corticosteroids)以加速胎兒肺部成熟，降低早產呼吸窘迫症候群(RDS)的發生。因腎上腺皮質類固醇用藥可誘導胎兒肺臟之 Type II 細胞製造表面張力素(surfactant)。
2. 常用藥品及使用方法
   (1) Betamethasone 12 mg IM. q24 hrs×2 doses。
   (2) Dexamethasone 6 mg IM. q12 hrs×4 doses。

三、護理措施

1. 監測胎心音。
2. 絕對臥床休息。
3. 指導床上做肌肉等張運動以避免肌無力。
4. 觀察早產的徵象：下腹痛、持續下背痛、血性陰道分泌物、每小時宮縮超過 6 次以上。
5. **密切觀察生命徵象及出血狀況**。
6. **禁止執行陰道檢查**。

QUESTION 題庫練習

1. 情況：曾太太入院待產，子宮頸口開5公分，此時曾太太與胎兒均在良好的監測情況中。在待產室中突然傳出曾太太大叫：「小姐，我的小孩要出來了！」此時護理人員第一要務是：(A)測量胎兒心跳 (B)檢視會陰部 (C)測量子宮收縮 (D)測量血壓 (97專普二)

2. 承上題，護理人員發現曾太太有急迫性生產之情形，並見到胎頭娩出，此時最正確的處理措施為下列何者？(A)用無菌巾推回胎頭 (B)告知曾太太暫時夾住雙腿 (C)戴上無菌手套支持胎頭 (D)立即幫助曾太太採頭低腳高的姿勢 (97專普二)

   解析 措施包括：告知產婦勿把腳夾住或推回胎頭，以免導致胎兒缺氧或其他損傷；促進胎兒的氧合作用與母體舒適，教導產婦維持左側臥的姿勢，以加強胎盤血流及減少動脈受壓迫，並可減緩胎兒下降的速度。

3. 承上題，為使曾太太能鎮靜配合急迫性分娩過程，護理人員對曾太太最適當的說明為：(A)「是否請妳先生來幫助妳用力？」(B)「不要緊張，緊張只會讓情況更糟糕。」 (C)「寶寶快生下來了，請依照我的指示！」 (D)「一切都會過去的，不必害怕。」 (97專普二)

4. 梁女士妊娠24週，胎兒為臀位，發現已破水，此時護理措施不包括下列哪項？(A)評估胎心率 (B)使用胎兒監測器 (C)通知醫師 (D)立即進行剖腹產準備 (97專高二)

5. 有關以Oxytocin催生，下列敘述何者正確？(A)有尿崩症之合併症 (B)用於橫位孕婦之引產 (C)可將其加入5%葡萄糖水中稀釋做靜脈滴注 (D)可連續滴注72小時 (98專高一)

   解析 合併症：血壓上升、子宮收縮過強而使胎盤早期剝離、尿量減少、子宮破裂、產道損傷、產後子宮收縮無力；適用於子宮收縮無力、提前終止妊娠；有良好宮縮時停止使用。

解答： 1.B 2.C 3.C 4.D 5.C

6. 情況：丁太太G_1P_0，妊娠12週，早晨起床後自覺下腹酸痛，陰道並有點狀出血，至門診檢查。醫師診察結果：丁太太的子宮頸未開，超音波檢查胎兒狀況正常，胎心音也在正常範圍，胎盤功能正常。則下列處置何者正確？(A)給予硫酸鎂($MgSO_4$)安胎，並鼓勵丁太太增加運動量，以防止藥物副作用　(B)給予黃體激素服用，並鼓勵丁太太多臥床休息　(C)給予Yutopar靜脈注射，並採絕對臥床，包括床上大小便　(D)給予肌肉鬆弛劑服用，可維持正常的工作量與生活作息　(98專高一)
7. 承上題，丁太太持續有點狀出血，但妊娠18週時，出血量增多、下腹部痙攣合併子宮頸擴張、羊膜破裂，胎兒已無法保留。下列何者符合丁太太目前的情形？(A)早產　(B)迫切性流產　(C)習慣性流產　(D)子宮頸閉鎖不全　(98專高一)

解析 迫切性流產的原因為子宮痙攣，其症狀包括早期破水、陰道出血、子宮頸擴張2公分等。

8. 下列何者為待產婦之異常症狀與徵象？(A)宮縮持續時間超過90秒　(B)子宮口全開已經1.5小時，但是胎兒尚未娩出　(C)子宮頸口開9公分，但是待產婦有向下用力的感覺　(D)子宮口全開，宮縮時用力胎頭會下降，但間歇期胎頭卻又內縮　(98專高二)

解析 宮縮時間持續90秒以上屬於高張性功能不良性子宮收縮。

9. 待產婦因低張性子宮功能收縮不良而接受剖腹產手術，手術後應優先注意下列何項？(A)腸胃蠕動情形　(B)子宮收縮情形　(C)尿瀦流情形　(D)傷口疼痛情形　(98專高二)
10. 待產過程中，突然破水，內診時發現有少部分臍帶露出，此時最優先的措施為何？(A)協助左側臥　(B)給氧氣　(C)協助膝胸臥式並準備剖腹產　(D)教導用力　(98專普二)
11. 丁太太使用催產素引產，以每小時9c.c.靜脈滴注，胎兒監視器顯示胎心音早期減速，此時最合宜之措施為何？(A)停止催產素　(B)給予氧氣　(C)準備剖腹產　(D)密切觀察，不需特殊處理

解答： 6.B　7.B　8.A　9.B　10.C　11.D

解析 若胎兒出現心搏過緩、胎心率晚期減速或變異性減速、羊水胎便染色等情形，應停止使用，協助左側躺，給氧，並通知醫師處理。 (98專高二)

12. 孕婦懷孕22週，因胎兒染色體異常入院執行終止妊娠，向護士要求不要裝胎兒監視器，以免傷心，下列何項護理措施較適當？(A)說服孕婦，必須要遵從醫護人員的指示 (B)既然小孩是有缺陷，請孕婦同意安裝胎兒監視器 (C)尊重孕婦的決定，但是當肚子特別不舒服時，必須要馬上告知醫護人員 (D)不需要特別溝通，護士直接離開現場 (99專普一)

13. Ritodrine (Yutopar)是目前最常使用之子宮收縮抑制劑之一，有關該藥物對胎兒的影響，下列敘述何項正確？(A)輕度心跳速率變緩和，胎心音變異性減少 (B)輕度心跳速率增快，胎心音變異性增加 (C)輕度心跳速率增加，胎心音變異性減少 (D)輕度心跳速率變緩和，胎心音變異性增加 (99專普一)

解析 Ritodrine (Yutopar)是β-adrenergic藥物，對胎兒的影響為輕度心跳速率增快，胎心音變異性增加。

14. 給予可能早產的孕婦肌肉注射Dexamethasone或Betamethasone的目的，是為了預防胎兒發生下列何種疾病？(A)胎便吸入症候群 (B)視網膜病變 (C)呼吸窘迫症候群 (D)高膽紅素血症

解析 Dexamethasone與Betamethasone是腎上腺皮質類固醇，可促進胎兒肺部成熟，預防因早產而肺部不成熟所造成的呼吸窘迫症候群。 (99專普二)

15. 具有早產之高危險性孕婦，應教導其自行注意早產跡象。下列注意事項何項正確？(A)雙側乳房有脹痛感，應立即到院 (B)偶發性之肩部酸痛，是早產之跡象 (C)每日監測宮縮，正常狀態下每小時應有5次以上宮縮 (D)陰道分泌物增加，並帶有血液之分泌物 (99專高二)

解答： 12.C 13.B 14.C 15.D

解析 (A)乳房脹痛因黃體素與雌性素濃度增加所致，為正常現象；(B)肩痛或背痛可能因胎兒與子宮重量前拉下背部肌肉所致，維持良好姿勢可改善，伴有發生規則進行性宮縮的下背痛即需就醫；(C)正常每小時只能有1次宮縮。

16. 林太太第一胎，在懷孕前有強烈想要自然生產，待產時超音波發現胎位不正，緊急施行剖腹產，林太太感到沮喪，告知護理師，我以後都只能剖腹生產，此時護理師最適宜的回答為：(A)「以後可能都要剖腹產，看開點。」 (B)「現在為了小孩，不要想這麼多。」 (C)「下一胎還是有可能嘗試自然生產的。」 (D)「風險太高到時再做考量。」 (100專高一)

解析 第二胎自然產子宮破裂與第一胎剖腹傷口厚薄有關，不要試著去催生或引產，謹慎選擇陰道生產的產婦，仍可嘗試自然生產，另外，需選擇具規模的醫院，密切監測與及早發現，一旦子宮破裂，可在關鍵時期做緊急剖腹手術來挽救胎兒及媽媽。

17. 李太太妊娠30週，G_1P_0，今日上午突感子宮收縮痛頻繁，到院診察。經評估發現李太太約8分鐘規律收縮一次，收縮持續時間約5~15秒，無壓力試驗呈陽性反應，陰道無出血，陰道分泌物羊齒試驗呈陰性反應，胎心率正常。有關李太太之狀況，下列敘述何者正確？(A)胎膜完整，為早發性分娩 (B)胎兒有窘迫現象，予以子宮收縮抑制劑 (C)為假性陣痛，予以心理支持 (D)為早期破水，予以硫酸鎂安胎 (100專高一)

解析 (B)無壓力試驗陽性反應表示胎兒、胎盤狀況好；(C)宮縮痛頻繁、規律、持續增強，為真陣痛；(D)羊齒試驗呈陰性反應，無破水現象。

18. 在雙胞胎的分類中，最易發生雙胞胎胎盤間血管有互通的情形，致使發生雙胞胎輸血症候群(TTTs)，為下列何者？(A)異卵雙胞胎 (B)雙羊膜、雙絨毛膜雙胞胎 (C)雙羊膜、單絨毛膜雙胞胎 (D)連體嬰 (100專高二)

解析 單絨毛膜、雙羊膜囊、同卵雙胞胎容易有雙胞胎輸血症候群。

解答： 16.C 17.A 18.C

19. 孕婦早期破水時預防感染是很重要的護理措施，下列相關敘述何者錯誤？(A)教導衛生棉應時常更換 (B)增加陰道內診次數，了解產程進展 (C)觀察陰道分泌物的色、味 (D)注意白血球數目有無異常升高 (100專高二)

解析 陰道內診易提高早期破水的感染機率。

20. 早期破水之孕婦可使用Nitrazine試紙檢查，若為破水，其判別應為：(A)鹼性反應(pH 9.0~10.0)，由黃色變綠色 (B)弱鹼反應(pH 7.0~7.5)，由黃色變藍色 (C)弱酸反應(pH 6.0~5.5)，由黃色變粉紅色 (D)酸性反應(pH 5.0~3.5)，由黃色變紅色 (100專普一)

解析 羊水是弱鹼性(pH 7.0~7.5)，因此Nitrazine試紙試驗會由粉紅色變成藍色、或是由黃色變成藍色。

21. 有關「急迫性生產」之敘述，下列何者正確？(A)在3小時內完成子宮頸擴張及胎兒分娩 (B)在5小時內完成子宮頸擴張及胎兒分娩 (C)持續性的強烈宮縮所致 (D)心理因素為其導因

解析 造成原因如宮縮強烈，且子宮頸或骨盆底肌肉鬆弛、胎兒小等因素。 (100專普一)

22. 下列有關催產素(oxytocin)使用之敘述，何者正確？(A)胎心率過慢時仍可繼續使用，但須密切觀察 (B)胎心率變異性減速時，應立即停止使用 (C)可連續滴注72小時，漸進性增加劑量 (D)因具利尿作用，易發生尿崩之合併症 (101專高一)

解析 催產素會促進子宮收縮，易造成胎兒子宮內缺氧；催產素有抗利尿作用。

23. 下列何項不是剖腹產可能的合併症？(A)肢體血栓靜脈炎 (B)腹腔粘連 (C)肛門瘻管 (D)傷口感染 (101專高一)

解析 自然產採會陰切開術，可能會有肛門瘻管的合併症。

24. 護理師發現引產中婦女的羊水呈棕綠色，應優先採取何項措施？(A)立刻報告醫師 (B)教導深呼吸放鬆 (C)限制輸入液體量 (D)暫停催產素靜脈注射 (101專高二)

解答： 19.B 20.B 21.A 22.B 23.C 24.D

解析 需懷疑胎兒有呼吸窘迫的情形，胎兒因為缺氧使迷走神經興奮、腸蠕動增加、肛門括約肌鬆弛，胎便排出造成羊水呈棕綠色。

25. 比夏計分系統(Bishop score)評估，分數至少要達幾分，引產才較容易成功？(A) 3 (B) 6 (C) 9 (D) 12 （101專高二）

解析 一般經產婦約在5分以上、初產婦約在7分以上，較容易成功引產。

26. 下列何者為待產婦之異常症狀與徵象？(A)子宮頸口開9公分，待產婦有不自主向下用力的感覺 (B)子宮頸口全開，宮縮時用力胎頭會下降 (C)宮縮時間超過90秒，且10分鐘內宮縮壓力小於10 mmHg (D)子宮頸口全開，已經用力30分鐘，但是胎兒尚未娩出 （101專高二）

解析 若宮縮時間超過90秒，且10分鐘內宮縮壓力小於10 mmHg，需懷疑有子宮胎盤血液灌流不足的情形。

27. 有關使用催產素引產的敘述，下列何者正確？(A)可採用靜脈點滴輸注方式給予 (B)有利尿作用，須嚴防脫水現象 (C)劑量以不超過10 mU/min為限 (D)會造成高血壓的副作用 （101專高二）

解析 催產素引產會導致低血壓、心率加快、精神緊張、水腫等。

28. 下列何者為待產婦以催產素(oxytocin)引產時，所應採取的護理措施？(A)催產素輸注量應維持不變至少3小時，以使待產婦身體易於適應 (B)輸注催產素前，先記錄胎兒心跳變化20至30分鐘，以為基準資料 (C)建議待產婦減少飲水，以避免催產素副作用所導致的尿液瀦留現象 (D)為避免子宮規律收縮之劇烈疼痛，應鼓勵待產婦儘量平躺休息 （102專高二）

29. 有關使用前列腺素(PGE_2)引產之敘述，下列何者正確？(A)主要的作用是促進子宮頸變厚引發收縮 (B)大都使用肛門塞劑方式給予，較為安全 (C)使用後不會再配合催產素的使用 (D)會出現子宮強直性的收縮 （102專高一）

解答： 25.B 26.C 27.A 28.B 29.D

30. 若待產婦有臍帶脫垂的情況時，應避免採用下列哪一種姿勢？(A)膝胸臥式 (B)垂頭仰臥式 (C)半坐臥式 (D)下肢抬高之側臥式

解析 產婦採臀部抬高的姿勢可減低胎兒先露部位對臍帶的壓迫，故應避免採半坐臥式。 (102專高一)

31. 劉女士$G_2P_0SA_1$，妊娠32週，因破水住院安胎，入院時胎心音144次／分，有輕微宮縮現象，醫囑予Ritodrine (Yutopar) 1 Amp+5% G/W 500 c.c.靜脈滴注，採絕對臥床休息。現測得胎心音168次／分，30分鐘內宮縮一次，壓力30 mmHg，下列有關其護理措施，何者較合適？(A)胎心音異常上升且合併宮縮，表示有胎兒窘迫現象，宜採左側臥，並立即報告醫師 (B)解釋胎心音變化是藥物的副作用，但尚屬正常，應持續密切觀察與臥床休息 (C)胎心音異常上升顯示藥物產生副作用，宜調降ritodrine (Yutopar)靜脈滴注速率 (D)胎心音變化異常，表示劉女士即將早產，宜儘速準備生產之相關事宜 (102專高一)

32. 承上題，劉女士住院治療7天後，主訴臉紅、燥熱難耐，胃口欠佳，陰道仍有少量羊水滲出，下列護理措施何者不適宜？(A)依醫囑使用抗生素以預防感染 (B)調節被蓋、衣物及空調，以減少不適 (C)向個案解釋臉紅、燥熱的反應與破水引發感染有關 (D)提供會陰沖洗、密切觀察與評估陰道分泌物性狀 (102專高一)

33. 承上題，劉女士詢問「打安胎藥，是否會對胎兒造成畸形？」下列護理師的回答何者較適當？(A)「根據目前文獻記載，尚沒有導致胎兒畸形的報告。」 (B)「根據臨床報告，只有胎兒體重下降的影響。」 (C)「這方面的問題，我將請醫師來告訴您。」 (D)「根據我的經驗，安胎藥可能對胎兒畸形有影響。」 (102專高一)

解答： 30.C 31.B 32.C 33.A

34. 孕婦在待產時，突然感覺腹部一陣劇烈陣痛，接著宮縮停止，而且無法測到胎心音。此情況可能是發生了下列何種情形？(A)低張性子宮收縮 (B)早期破水 (C)子宮破裂 (D)羊水栓塞

(103專高一)

35. 當一位足月待產婦出現下列何種徵兆時，應在24小時內引產？(A)現血 (B)破水 (C)陣痛 (D)疲倦 (103專高一)

解析 破水超過24小時容易增加感染的機率，若妊娠＞37週，24小時內無產程進展的話應給予引產。

36. 王女士，懷孕30週，陰道突然有無痛性鮮紅色出血，其最有可能是下列何種情況？(A)早期破水 (B)前置胎盤 (C)胎盤早期剝離 (D)植入性胎盤 (103專高二)

解析 (A)早期破水為陰道流出清澈液體，以石蕊試紙檢查會呈現藍色；(C)胎盤早期剝離會有腹部疼痛情形；(D)植入性胎盤產後胎盤會無法娩出，可能導致大出血。

37. 有關引產過程中產生高張性的宮縮時，下列何者為最優先的措施？(A)讓產婦下床活動 (B)停止催產素注射 (C)採左側臥姿勢 (D)準備緊急剖腹產 (103專高二)

38. 有關安胎婦女使用Yutopar之敘述，下列何者正確？(A)胎兒可能發生心率過緩的現象 (B)孕婦可能發生心搏過速及血壓升高之副作用 (C)鼓勵婦女左側臥增加子宮胎盤血液灌流 (D)其拮抗劑為Indocin (104專高一)

解析 (A)胎兒可能發生心率過速的現象；(B)孕婦可能發生心搏過速及血壓降低之副作用；(D)其拮抗劑為Propranolo(Inderal)。

39. 王女士入院待產，陰道指診時，於骨盆前側觸摸到胎兒的前囟門，針對此情形，下列何項措施最恰當？(A)為枕前位，不需任何處理 (B)建議爬樓梯以利產程進行 (C)可採手膝姿勢以利胎頭回轉 (D)通知醫師準備剖腹產 (104專高二)

解答： 34.C 35.B 36.B 37.B 38.C 39.C

40. 王女士，因早期子宮收縮入院，以Yutopar安胎治療，下列何者為此藥最常見的副作用？(A)嗜睡　(B)便秘　(C)口乾　(D)心悸
（104專高二）

41. 待產時Pitocin使用之監測，下列何者正確？(A)開始用藥的劑量為每分鐘10 IU/c.c.　(B)2~3分鐘宮縮一次才可使用　(C)間歇性使用胎兒監測器　(D)胎心率於100 bpm時應停止給藥（105專高一）

42. 有關心臟病孕婦之生產及產後護理措施，下列何者錯誤？(A)產後採半坐臥或左側臥　(B)產後48小時需密切監測心臟功能　(C)產後以口服避孕藥避孕　(D)第二產程避免長時間閉氣用力

解析 口服避孕藥會增加血栓、高血壓、心血管疾病發作的風險，應避免服用。
（105專高一）

43. 有關真空吸引協助胎兒娩出之敘述，下列何者錯誤？(A)適用胎頭骨盆不相對稱時　(B)娩出後胎兒頭部可能會有血腫　(C)需要由有經驗的醫師執行　(D)抽吸罩放置於胎頭的枕骨上　（105專高二）

解析 (A)若有胎頭骨盆不相對稱時應採剖腹產避免胎兒窘迫。

44. 使用Bishop評估引產成功的可能性，須包括之項目為何？(1)子宮頸擴張 (2)懷孕週數 (3)子宮頸變薄 (4)胎位 (5)子宮頸位置。(A) (1)(2)(3)　(B) (2)(3)(4)　(C) (3)(4)(5)　(D) (1)(3)(5)
（106專高一）

45. 高女士已超過預產期3天，醫師建議入院引產，下列敘述何者正確？(A)比夏計分(Bishop score)≧6分，引產較可能成功　(B)使用催產素(oxytocin)會增加排尿量，需觀察輸出入液量　(C)前列腺素主要是刺激血管平滑肌，促使子宮規律收縮　(D)若胎位不正時建議採人工破水引產　（106專高二）

46. 李女士懷孕34週，已破水10小時，目前子宮頸擴張3公分，下列何者為首要的感染監測計畫？(A)給予催產素　(B)增加陰道內診頻率　(C)注意體溫變化　(D)監測子宮收縮　（106專高二補）

解答：　40.D　41.D　42.C　43.A　44.D　45.A　46.C

47. 有關早產傾向之高危險婦女自我照顧事項，下列護理指導何者正確？(A)每日攝取2,000~3,000 c.c.足夠的水分 (B)每日清潔按摩乳頭，一旦早產時有利母乳哺餵 (C)安胎治療穩定後的孕婦應不須限制活動 (D)多攝取含咖啡因的食物以增進胎心搏率

(106專高二補)

48. 以比夏計分法(Bishop's score)評估產婦引產的難易度，下列何者錯誤？(A)子宮頸擴張 (B)胎兒體重 (C)胎頭位置 (D)子宮頸堅硬度 (107專高二)

解析 比夏計分法是評估子宮頸成熟的方法，無法評估胎兒體重。

49. 丁女士使用催產素催生，胎兒監視器顯示胎心音早期減速，此時最合宜之措施為何？(A)立即停止催產素 (B)密切觀察，不需特殊處理 (C)馬上給予氧氣 (D)即刻準備剖腹產 (108專高一)

解析 胎心音早期減速通常不需要特殊處理，除非是發生在待產早期，或有胎頭一直沒有下降。

50. 有關安胎藥物之敘述，下列何者正確？(A)硫酸鎂($MgSO_4$)使用需監測呼吸不能少於18次／分 (B) Adalat屬於α阻斷劑 (C) Yutopar適用於妊娠全期 (D)硫酸鎂($MgSO_4$)中毒時可使用10%葡萄糖鈣中和 (108專高一)

解析 (A)監測呼吸不能少於12次／分；(B) Adalat屬於鈣離子阻斷劑；(C) Yutopar適用於妊娠20週以上。

51. 羊水指數(AFI)是以超音波觀察羊水量，有關判定之標準，下列何者正確？(1)小於10 cm為羊水過少 (2)大於2000 mL為羊水過多 (3)28週可達1000 mL (4)約36週羊水增加至最高點。(A) (1)(2) (B) (3)(4) (C) (1)(3) (D) (2)(4) (108專高二)

解析 小於5 cm為羊水過少；34~36週可達1000 mL。

52. 懷孕28週婦女，羊水指數(AFI)小於5公分，表示胎兒可能出現下列何種情況？(A)水腦 (B)胎兒過重 (C)食道閉鎖 (D)子宮內生長遲滯 (109專高一)

解答： 47.A 48.B 49.B 50.D 51.D 52.D

解析 羊水指數(AFI)正常為2~8公分，羊水少於5公分為羊水過少，胎兒可能會出現染色體異常、腎功能不全、子宮內生長遲滯、肺臟發育不權等，大於20公分為羊水過多，胎兒可能會出現食道閉鎖、水腦等。

53. 下列何者是產婦待產時的危險徵象？(A)子宮頸口擴張至4公分破水 (B)現血增加 (C)臍繞頸一圈 (D)羊水中有胎便 (109專高一)

解析 羊水中有胎便代表著胎兒有窘迫情形，可能是有胎盤早期剝離、臍帶脫垂或繞頸等危險。

54. 張女士目前子宮頸口開6公分，每10分鐘宮縮2次，每次持續20秒，宮縮壓力10 mmHg，產程已持續3小時無進展。張女士顯得疲累，胎心音正常，下列臨床處置何者正確？(A)準備剖腹產 (B)給予止痛藥 (C)輸注Ritodrine (Yutopar) (D)輸注催產素

(109專高一)

55. 孕婦早期破水的評估與處置，下列何者錯誤？(A)觀察陰道分泌物的顏色及味道 (B)監測白血球及C反應蛋白的變化 (C)盡量減少陰道內診次數，以降低感染機會 (D)確認懷孕34~36週者胎兒的成熟度，如已成熟即可剖腹產 (109專高一)

解析 懷孕34~36週者胎兒肺部如已成熟，給予Pitocin引產。

56. 待產婦以催產素(Pitocin)引產時，下列何者最不需要監測？(A)血壓與呼吸次數 (B)輸出入量 (C)宮縮與胎心率 (D)血糖

(110專高一)

57. 陳女士妊娠30週，因有早產預兆而入院安胎，依醫囑使用Ritodrine (Yutopar)靜脈點滴注射。有關此藥物的副作用，下列何者錯誤？(A)低血糖 (B)噁心 (C)頭痛 (D)胎心率增加

解析 Ritodrine為β交感神經作用劑，主要副作用在心臟及呼吸系統。

(110專高一)

解答： 53.D 54.D 55.D 56.D 57.A

58. 王女士，懷孕32週，突然發生陰道出血而入院，醫囑住院安胎。評估個案未覺腹痛，出血呈鮮紅色、量中。護理師的處置與指導，下列何者錯誤？(A)密切觀察生命徵象及出血狀況 (B)若安胎失敗，只能採剖腹生產 (C)評估與治療前，給予個案和家屬說明程序 (D)禁止執行陰道檢查 (110專高二)

59. 使用催產素催生的待產婦女，當發生下列何種情況仍可持續使用催產素促進產程？(A)胎頭與骨盆不對稱 (B)胎兒窘迫 (C)前置胎盤 (D)早期破水 (111專高二)

解析 催產素適應症包含早期破水、低張性子宮收縮型態、胎盤功能不良、胎兒死亡或畸形、絨毛膜炎、有急產史等。

60. 第一產程活動期的待產婦，每3分鐘宮縮1次，每次持續45秒，個案在宮縮的休息期，胎心率為90 bpm，下列何項護理措施較適當？(A)立即通知醫師 (B)正常，可繼續監測胎心率 (C)鼓勵個案在每次宮縮時繼續用力向下 (D)教導個案呼吸技巧 (112專高一)

61. 丁女士，使用催產素引產，以每小時9 c.c.靜脈滴注，胎兒監視器顯示變異性減速，此時最優先之處置為何？(A)停止催產素 (B)協助下床活動 (C)準備剖腹產 (D)密切觀察，不須特別處理

解析 使用催產素時，若胎兒出現胎心音早期減速，採密切觀察，不需特殊處理；若有胎心音晚期減速或變異性減速、羊水胎便染色等情形，應停止使用。 (112專高一)

62. 王女士使用ritodrine (Yutopar)安胎，下列照護何者正確？(A)監測高血壓現象 (B)監測低血糖現象 (C)需注意胸痛、呼吸困難現象 (D)發生心搏過速，應立即停藥 (112專高二)

解析 (A)血壓會降低；(B)血糖會上升；(D)心搏過速的發生與劑量有關，應與醫師討論劑量調整。

解答： 58.B 59.D 60.A 61.A 62.C

63. 有關比夏計分法(Bishop's score)之敘述，下列何者正確？(A)比夏計分法之得分愈低，則早產機率愈高 (B)評估項目為心跳速率、呼吸能力、肌肉張力、皮膚顏色、反射性刺激反應 (C)每一項目評分為-1、0、1、2、3分五個等級 (D)過期妊娠婦女催產前，可用此計分法評估子宮頸的成熟度 (112專高二)

解析 (A)此為評估子宮頸成熟的方法；(B)項目包括子宮頸擴張的程度、變薄程度、先露部下降程度、子宮頸軟硬度、子宮頸位置；(C)分為0~3四個等級。

64. 李女士以oxytocin 進行引產，胎心音出現變異性減速，下列處置何者最適當？(A)提高oxytocin滴速 (B)降低oxytocin滴速 (C)維持原來oxytocin滴速 (D)停止oxytocin的滴注 (113專高一)

解析 胎心音出現變異性減速，應停用催產素，準備給予子宮鬆弛劑。

解答： 63.D 64.D

產褥期合併症的護理

出題率：♥♡♡

產後出血
- 早期產後出血
- 晚期產後出血

血栓性栓塞疾病
- 導　因
- 常見疾病

產褥感染
- 定　義
- 誘發因素
- 感染類型

其他合併症

Maternal-Newborn Nursing

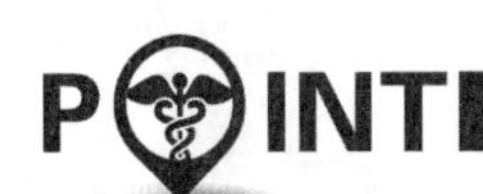

重點彙整

16-1 產後出血

產後出血是造成產婦生產死亡的第一個死因，亦是產後 2 小時內最常見的合併症。正常經陰道分娩的產婦平均失血量為 300~350 c.c.；若母體在**胎兒娩出後出血量超過 500 c.c.**或**剖腹產後出血量超過 1,000 c.c.**，稱為產後出血(postpartum hemorrhage, PPH)。

一、早期產後出血

發生在**產後 24 小時內的出血**，稱為早期產後出血(early postpartum hemorrhage)或立即性產後出血(immediate postpartum hemorrhage)，其中以產後 2 小時最常見。種類以下分別敘述。

(一) 子宮乏力

1. 導因：90%為此類型；子宮過度膨大、產程延長、急產、使用催產素過度刺激、使用全身麻醉劑、產次多（5 胎以上）。
2. 症狀：子宮大且軟、子宮底高度高、陰道出血增加、心跳加快、血壓下降。
3. 處置
   (1) 按摩子宮底並用雙手壓迫子宮止血。
   (2) 使用宮縮劑：使用催產素或 Methergine 持續約 3~4 小時，但此類藥物易引發血壓升高，故 BP＞140/90 mmHg 者禁用。
   (3) 其他：矯正體液電解質不平衡、輸血。

(二) 產道損傷

◆ 撕裂傷

1. 導因：急產、胎位異常、胎兒過大，使用產鉗、真空吸引等產械。
2. 症狀：子宮底收縮良好呈堅硬，但仍**持續有鮮血自陰道流出**。

表 16-1 會陰撕裂傷分級

等級	範圍
第一度	陰道黏膜及會陰到穹窿的皮膚
第二度	第一度裂傷、筋膜、提肛肌及會陰體
第三度	**整個會陰與肛門外括約肌**（全部或部分）
第四度	第三度裂傷範圍並傷及部分直腸黏膜

3. 處置
   (1) 子宮頸裂傷行修補術。
   (2) 以紗布壓迫止血 24~48 小時。
   (3) 撕裂傷在三度以上者不可灌腸、使用塞劑或測量肛溫，且須大量飲水及採低渣飲食，視情況給予軟便劑，避免用力解便使得會陰縫線傷口裂開。

◆ 血　腫

1. 導因：胎兒過大、急產、使用產鉗、真空吸引等產械。
2. 症狀：宮縮硬、宮底位置正常、無外傷或陰道出血增加的情形，但會陰部水腫且惡露量較少、血液堆積在會陰部皮下組織，使會陰直腸、骨盆部位劇烈疼痛及產生壓迫感。

3. 處置
   (1) 較小的血腫可自行吸收，24 小時內可冷敷止血。
   (2) 較大的血腫找到出血點止血，並切開引流。

(三) 胎盤碎片殘留

1. 導因：過早人工剝離胎盤、胎盤黏著（植入性胎盤）、子宮收縮不佳，導致胎盤無法完全剝離，而造成胎盤滯留。
2. 症狀：子宮大且軟、陰道持續有出血、產後 hCG 仍高。
3. 處置：超音波檢查、擴張及刮除術、輸血。

二、晚期產後出血

發生於**產後 24 小時～42 天**，稱為晚期產後出血(postpartum hemorrhage)或遲發性出血(delayed postpartum hemorrhage)，其中以產後 6~10 天最常發生；主要導因為**胎盤碎片的殘留**。

16-2 血栓性栓塞疾病

血栓性栓塞疾病(thromboembolic disorders)於自然生產發生率約 1%，剖腹產發生率約 2~10%。懷孕生產過程最常見的血栓性栓塞疾病為表淺性血栓靜脈炎、深部性血栓靜脈炎、肺栓塞。

一、導　因

1. 靜脈血液鬱積瀦留：懷孕時下肢血管擴張，加上子宮擴大會壓迫下肢、骨盆的血管，造成血液瀦留。
2. 高凝固性血液：懷孕時大部分凝血因子及血小板皆會增高。
3. 靜脈血管壁受損。
4. 高危險群：有靜脈曲張的產婦或是服用動情素避孕者。

二、常見疾病

(一) 表淺性血栓靜脈炎

1. 發生時間與部位：產後 3~4 天症狀明顯，以隱靜脈血管系統、小腿區域為好發部位。
2. 症狀：腫脹、發紅、觸痛、觸診到血栓部位有硬塊、有時走路會疼痛。
3. 治療：止痛劑使用；需注意避免阿斯匹靈、非類固醇消炎藥與抗凝血劑，否則會使凝血時間延長，造成出血。
4. 護理
   (1) 抬高下肢以改善靜脈回流。
   (2) 避免長時間站立或久坐和雙腿交叉，產後即早下床活動。
   (3) 穿彈性襪，避免血液瀦留。

(二) 深部性血栓靜脈炎

1. 發生時間與部位：約在產後第 10 天出現症狀，自腳部到髂骨部靜脈皆會發生。
2. 症狀
   (1) 症狀不易看見且部位不固定，診斷較困難。
   (2) 患肢僵硬、疼痛、水腫、靜脈回流受阻、紅腫熱痛之炎症反應，使兩腿大小不一。
   (3) 患肢會因反射性動脈痙攣造成腿部蒼白、冰冷、周邊脈搏減少，故又稱為股白腫病(milk-leg)。
   (4) **霍曼氏徵象**(Homan's sign)**陽性：足部背曲時，拉長的腓腸肌壓迫深部靜脈有疼痛情形**。

3. 診斷

(1) 血管杜卜勒超音波(Duplex doppler scanning)。

(2) 靜脈攝影術(venography)。

4. 治療

(1) 止痛劑使用。

(2) 抗凝劑：肝素(Heparin)注射，以防栓塞擴大、凝血時間延長，因肝素活化部分凝血激素，使凝血時間延長，需監視劑量的使用，以維持部分凝血時間在 1.5~2.5 之間。

(3) 產後需長期治療靜脈血栓，持續以 Dicumarol 類藥物（如 Warfarin）口服治療，但此藥會由母乳排出，因此服藥期間須停止哺餵母乳，若產婦堅持母乳哺餵，則應改為不會由母乳排出的 Heparin 小劑量皮下注射。

(4) Protamine Sulfate 為 Heparin 拮抗劑，維生素 K 是 Warfarin 的拮抗劑，必要時可靜脈給予以防出血合併症。

5. 護理

(1) **急性期臥床休息**、抬高患肢：降低靜脈壓以利血流回流，減輕水腫、疼痛。

(2) **絕不可按摩患部，否則血凝塊移動而變成致命的肺栓塞**。

(三) 肺栓塞

1. 發生時間：不一定。

2. 症狀：突然性尖銳胸痛、呼吸及心跳加速、端坐呼吸（因除非採直立姿勢否則無法呼吸）、心搏過速、心律不整、呼吸急促困難、肺囉音、咳嗽、咳血、暈眩、低血壓、發紺（血塊阻塞肺動脈，阻止缺氧血流到肺交換氧氣）、全身低血壓、頸靜脈壓增加、休克。

3. 診斷
   (1) 心電圖。
   (2) 肺血管攝影可能顯示肺栓塞。
   (3) 實驗室數據較晚可見 SGOT 及乳酸脫氫酶(LDH)上升。
4. 治療
   (1) 處理的原則：溶解血栓、維持肺循環。
   (2) 給予氧氣面罩 6~10 L/min、抬高床頭以利呼吸，並以脈搏血氧器監測動脈血氧。
   (3) 適時的予以止痛劑，減輕疼痛、不安。
   (4) 需要時予以甦醒術，需入住加護病房密切觀察，預後視栓塞部位及栓子大小而定。

16-3 產褥感染

一、定　義

1. 產褥感染(puerperal infection)指生產過程及產後生殖道受到細菌感染，又稱為產褥熱(puerperal fever)或產褥敗血症(puerperal sepsis)。
2. 產後 24 小時後～第 10 天內，任兩天體溫至 38℃以上稱之。
3. 產褥感染，為產後死亡的第二大主因。
4. B 群鏈球菌（最常見）、葡萄球菌、大腸桿菌。

二、誘發因素

1. 剖腹生產。
2. 頻繁的陰道內診。
3. 創傷：撕裂傷、會陰切開。

4. 生產延長。

5. 生產前破水超過 24 小時。

6. 急產。

7. 胎盤碎片存留。

8. 子宮內操作。

9. 導尿或不正確之會陰護理措施。

10. 產婦有妊娠糖尿病、貧血、肥胖、營養不良。

三、感染類型

依感染範圍可分為局部感染（傷口只局限於陰道、會陰部、子宮頸、子宮內膜處）和擴散感染（病菌沿靜脈及淋巴管傳播各處，造成腹膜炎、骨盆蜂窩組織炎、輸卵管炎）兩種。產婦常見感染型態依感染途徑分類如下。

(一) 傷口感染

1. 定義：發生於會陰切開傷口、子宮頸撕裂傷處、剖腹產腹部傷口，傷口因細菌侵入而感染。

2. 症狀：傷口紅、腫、熱、有壓痛，傷口邊緣癒合不佳，嚴重者有組織化膿情形。

3. 診斷處理：傷口細菌培養、給予廣效性抗生素。

4. 護理：採高蛋白、高維生素的飲食，促進傷口癒合、增加液體的攝入量（至少 2,000 c.c./day）；不需隔離新生兒，但需告知如何保護新生兒遠離受汙染的物品。

(二) 泌尿道感染

1. 定義：約 2~5%發生泌尿道感染，一般是大腸桿菌所引起。
2. 症狀
   (1) 膀胱炎：產後 1~3 天開始出現症狀，包括排尿困難、頻尿、血尿、膀胱部位壓痛、輕微發燒。
   (2) 腎盂腎炎：在產後第 3 天出現，也可能遲至第 21 天才出現，較常發生在右側，會單或雙側肋骨椎角處壓痛、腎周邊輻射痛、發燒至 40℃、寒顫、排尿困難、頻尿、噁心嘔吐。
3. 診斷處理：尿液檢查、培養。
4. 治療：抗生素治療 10~14 天至症狀消失、尿液培養正常為止。
5. 護理
   (1) **鼓勵每 4~6 小時定時排空膀胱**。
   (2) 減輕不適症狀：定時使用抗生素、止痛藥。
   (3) 預防感染：攝取足夠的液體、每次如廁後，由前往後擦拭並執行會陰沖洗，保持會陰部的清潔。

(三) 子宮內膜炎

1. 定義：子宮內感染稱為子宮內膜炎(metritis)，其包括蛻膜、子宮肌肉內膜、子宮旁組織的感染，**導因可能是早期破水超過 24 小時**。
2. 症狀
   (1) 通常發生在產後 2~7 天，一般在產後 48~72 小時即可能出現明顯症狀，10 天之內幾乎可痊癒。
   (2) 輕度感染：可能無症狀或持續數日輕度發燒(38℃)。
   (3) 嚴重感染：**發燒**(38~40℃)、寒顫、缺乏食慾、**子宮復舊不全**、**惡露呈深褐色**，有惡臭味且量多、**腹部壓痛**、產後痛的情形較嚴重。

3. 診斷處理
   (1) 白血球增加至 20,000~30,000/mm^3。
   (2) ESR 增加。
   (3) 尿液培養正常。
   (4) 血液、子宮頸、子宮培養。
   (5) 針對感染菌予以靜脈注射抗生素，以防感染擴大全身。
   (6) 治療 48~72 小時後症狀會有改善。

4. 護理
   (1) 產時的無菌技術、產後確實洗手，以避免感染。
   (2) 採半坐臥或直立式坐姿，促進惡露排出。
   (3) 增加液體的攝入，一天 2,000 c.c.以上。
   (4) 補充高蛋白、高熱量及富含維生素 C 之飲食。

(四) 乳腺炎

1. 定義：細菌侵入乳腺的實質組織或間質組織，使局部發炎，造成膿腫形成。乳腺炎(mastitis)通常發生於單側乳房，於產後 1~4 週哺乳期間最為常見，其發生率 1%。

2. 致病菌：主要為**金黃色葡萄球菌**(*Staphylococcus aureus*)。

3. 導因
   (1) 乳頭破裂。
   (2) **過度乳房按摩使乳房受傷**或其他原因導致乳房損傷。
   (3) 乳汁鬱積或過度膨脹未排空。

4. 感染途徑
   (1) 嬰兒口鼻喉嚨分泌物由破裂的乳頭進入，常見哺餵母乳的初產婦。
   (2) 醫護人員或母親不潔的雙手。

5. 症狀

(1) 乳頭破裂、乳房充盈脹大。

(2) **感染側的乳房紅腫熱痛**，多在乳房外上 1/4 有不規則腫塊、局部發紅、摸起來有溫熱感、腋下淋巴結壓痛。

(3) 若無治療，發炎 2~3 天後可能導致局部乳頭膿瘍、發燒、寒顫、心搏過速。

6. 治療及護理

(1) 使用抗生素（如 Flucloxacillin）、持續排出乳汁是首要的治療方式。**使用抗生素可持續哺乳**且用藥後 24~48 小時，發燒、發紅及硬塊情況通常就會改善。

(2) 發炎早期可給予冰敷和良好的支托胸罩以減輕疼痛，但不可按摩以防炎症擴散；發炎晚期（已有化膿），可給予熱敷以抑制化膿擴大、減輕水腫，若已形成膿瘍可能需手術切開引流、停止餵母奶，但需以手擠方式排空乳房。

(3) 預防乳腺炎的發生應予以預防性的衛教，如哺乳前確實洗手的重要性、正確的哺乳方式等。

(五) 子宮復舊不全

1. 定義：子宮無法有效收縮，其復舊過程產生停止或延遲的現象稱為子宮復舊不全(subinvolution of uterus)，使子宮維持在擴大的狀態。

2. 導因

(1) 小的胎盤碎片或胎膜殘留。

(2) 子宮內感染。

(3) 蛻膜剝離不全。

3. 症狀
   (1) 惡露的分泌延長。
   (2) 無痛且不規則的子宮出血。
   (3) 長時間的陰道分泌物增加。
   (4) 腰痛、背痛、骨盆有下墜感。
4. 診斷
   (1) 評估子宮的軟硬度、大小。
   (2) 惡露期的長短、性質、量。
   (3) 是否有不正常的陰道分泌物。
5. 治療及護理
   (1) 預防：鼓勵早期下床活動、哺餵母乳，促進宮縮。
   (2) 使用子宮收縮劑、抗生素。
   (3) 如有胎盤碎片殘留，視情況執行子宮搔刮術。

16-4 其他合併症

◆痔瘡

1. 產前即有痔瘡(hemorrhoid)，**第二產程用力不當易使痔瘡變大**。
2. 評估時可採**側臥**視診以利評估。
3. 護理：鼓勵高纖維飲食、多攝取水分並適度活動以促進腸蠕動，依醫囑給予藥膏使用。

QUESTION 題庫練習

1. 李太太自然生產，產後1小時，仍有鮮血自陰道流出，觸診評估子宮堅硬，且位在腹部中線低於肚臍的位置，此種情況最可能的出血原因為：(A)子宮收縮不佳 (B)子宮破裂 (C)胎盤碎片殘留 (D)撕裂傷 (95、97專高一)

 解析 早期產後出血最常見發生時間為產後2小時，原因為子宮弛緩及生產過程中產道撕裂傷。因為李太太子宮堅硬，表示收縮良好，故可能出血原因為產道撕裂傷。

2. 為預防產婦血栓性靜脈炎，最重要做法是下列何者？(A)哺餵母乳及乳房護理 (B)常按摩子宮促進宮縮 (C)多吃青菜水果，少吃油膩食物 (D)產後早期下床活動 (99專高一)

3. 造成乳腺炎的最常見致病菌為：(A)鏈球菌 (B)金黃色葡萄球菌 (C)念珠菌 (D)肺炎雙球菌 (99專普二)

4. 下列關於哺餵母乳之敘述，何者正確？(A)乳腺炎仍可哺餵母乳 (B)乳頭凹陷的母親無法哺乳 (C)有氣喘疾病的母親不宜哺乳 (D)完全哺育母乳的母親，於產後半年仍沒有月經是不正常的

 解析 (B)嬰兒能夠含住足夠的乳暈，即可吸奶；(C)氣喘疾病不會影響哺乳；(D)哺餵母乳可刺激母親腦下垂體前葉分泌泌乳素，可抑制排卵、無月經出現，有避孕效果。 (99專普二)

5. 李太太自然分娩後第3天，口溫38.5℃，下腹部有壓痛現象，宮底尚未下降，惡露色紅，這些症狀可能為：(A)產後正常的現象 (B)子宮內膜感染的徵兆 (C)生產時過度用力所致 (D)產後宮縮痛

 解析 正常產後子宮底高度約降於臍平或臍下一指，在產後第二天會稍高於臍，之後應每日下降約一指寬度；有壓痛可能是子宮復原不全，體溫高、惡露紅可能是感染徵兆。 (99專高二)

6. 下列何者不屬於乳腺炎(mastitis)症狀？(A)乳房觸痛 (B)肌肉酸痛 (C)雙側乳房會同時發生 (D)疲憊 (100專高二)

 解析 通常是單側發生。

解答： 1.D 2.D 3.B 4.A 5.B 6.C

7. 何太太於產後4天，因乳房充盈(breast engorgement)有觸痛感。下列何者不是造成何太太乳房充盈的原因？ (A)乳房血管鬱積 (B)乳房淋巴液增加 (C)乳腺感染 (D)乳汁囤積 (100專普一)

解析 乳房充盈是產後正常現象，乳腺感染為異常現象，症狀除觸痛感，腋下淋巴還會腫大。

8. 有關產後泌尿道感染婦女護理的敘述，下列何者正確？(A)鼓勵產婦時常排空膀胱，以避免尿液儲留 (B)限制產婦水分的攝取，以減輕發炎症狀 (C)給予肌肉收縮劑，以緩和易受刺激的膀胱 (D)給予產婦腹部加壓，以減輕腹部疼痛及痙攣

解析 多攝取水分，以沖洗膀胱、稀釋排除尿中細菌，鼓勵多排尿，避免憋尿、造成膀胱過度膨脹不適。 (101專普一)

9. 產後評估深層靜脈血栓，進行伸直腿且足板背側彎曲的試驗稱為：(A)希氏試驗(Schultze test) (B)霍曼氏試驗(Homan's test) (C)畢夏氏試驗(Bishop's test) (D)貝拉德試驗(Ballard test)

(101專高一)

10. 有關產後的身體評估，下列何者可能屬於異常現象？(A)產後24小時內出血量80 c.c. (B)產後24小時子宮底高度在肚臍之上 (C)產後24小時體溫37.5℃ (D)產後24小時子宮摸起來堅硬如球

解析 (B)產後24小時子宮底高度約在肚臍平或低於肚臍一指，若高於肚臍可能為子宮復舊不全。 (103專高二)

11. 乳腺炎(mastitis)與乳房充盈(engorgement)之比較，下列何者錯誤？(A)患乳腺炎時通常為單側，乳房充盈為雙側 (B)患乳腺炎及乳房充盈之個案，皆有可能發燒 (C)患乳腺炎及乳房充盈之個案，皆感覺乳房腫脹與疼痛 (D)二者皆易發生於產後1至4週

(104專高一)

解答：　7.C　8.A　9.B　10.B　11.D

12. 有關血栓性栓塞的敘述，下列何者錯誤？(A)以霍曼氏徵象(Homan's sign)評估靜脈血栓 (B)陽性反應是足部屈曲時，脛骨後肌壓迫深部靜脈而引起疼痛 (C)常見足踝足背處有凹陷性水腫且合併局部血管紅腫壓痛 (D)鼓勵並協助下床活動是預防血栓的方法之一 (105專高二)

解析 (B)陽性反應是足部背曲時，小腿腓腸肌壓迫深部靜脈而引起疼痛。

13. 張女士，產後2小時自恢復室返室，惡露呈鮮紅色，1小時內即浸濕整片產墊，下列敘述何者正確？(1)此為早期出血 (2)此為晚期出血 (3)可能與子宮收縮不良有關 (4)可能與胎盤組織殘留有關。(A)僅(1)(3) (B)僅(2)(4) (C) (1)(3)(4) (D) (2)(3)(4) (106專高一)

14. 預防產後血栓靜脈炎發生的護理措施，下列何項錯誤？(A)鼓勵產婦產後早期下床活動 (B)產後第1天即可執行產後運動 (C)產後每日評估霍曼氏徵象(Homan's sign) (D)若有血栓病史者，不宜早期下床活動 (106專高一)

15. 下列何者為嚴重產後出血的徵象？(A)收縮壓與舒張壓均下降15 mmHg (B)心跳次數為60次／分 (C)失血超過1,000 c.c. (D)體溫為100.6°F (106專高二)

16. 有關三度會陰撕裂傷的範圍，下列何者正確？(A)從直腸黏膜延伸至直腸 (B)從皮膚及陰道黏膜延伸至會陰肌肉 (C)在皮膚或陰道黏膜 (D)從皮膚、陰道黏膜、會陰肌肉延伸至肛門括約肌

解析 (A)第四度；(B)第二度；(C)第一度。 (106專高二補)

17. 有關陰道生產後痔瘡的評估與護理指導，下列何者正確？(A)採半坐臥式視診以利評估 (B)第二產程用力不當易使痔瘡變大 (C)減少飲食攝取量以減少排便不適 (D)產後黃體素濃度增加所致 (106專高二補)

解答： 12.B 13.C 14.D 15.C 16.D 17.B

18. 黃女士G_1P_1，產後第三天，主訴乳房觸痛、發熱、變硬且有硬塊，下列護理指導何項正確？(A)不用擔心，在24小時內會覺得比較好些 (B)讓寶寶多吸奶，若吸的不好，應每2~3小時擠奶 (C)教導餵奶時使用乳頭罩，以減輕乳房觸痛 (D)盡量減少液體的攝取，以防增加乳房脹痛 （107專高一）

19. 下列何者為子宮復舊不全的現象？(A)產後18天在腹部觸摸到子宮底 (B)產後子宮底每天約下降1~2 cm (C)產後1週子宮重量下降至500公克 (D)產後第1天子宮底高度臍平 （108專高二）

解析 正常時產後第10天子宮降至骨盆腔中而無法觸及。

20. 有關霍曼氏試驗(Homan's test)之敘述，下列何者錯誤？(A)須讓個案的腳板向背側彎曲 (B)在縮短腓腸肌以壓迫深部靜脈 (C)主要測試是否有深層靜脈血栓 (D)陽性反應為發生疼痛反應

解析 拉長的腓腸肌壓迫深部靜脈。 （108專高二）

21. 下列何者為陰道產的產後出血定義？(A)產後12小時內，出血超過500 c.c. (B)產後24小時內，出血超過500 c.c. (C)產後12小時內，出血超過250 c.c. (D)產後24小時內，出血超過250 c.c.

解析 自然生產者產後失血量大於500毫升，剖腹生產者產後失血量大於1,000毫升，稱為產後出血。發生於產後24小時內的，即為早期產後出血；發生於24小時後的為晚期產後出血。 （109專高二）

22. 有關胎盤碎片殘留所致產後出血的敘述，下列何者正確？(A)希氏法(Schultze mechanism)娩出胎盤者，較易有胎盤小碎片殘留子宮 (B)是指分娩第二產程處理欠妥，使得部分胎盤碎片殘留子宮 (C)胎盤小碎片殘留常是晚期產後出血之主因 (D)應採雙手壓迫子宮法，促使子宮收縮將胎盤碎片排出 （112專高一）

解答： 18.B 19.A 20.B 21.B 22.C

23. 有關乳腺炎用藥治療及哺乳建議，下列何者最適當？(A)最常見的致病菌多為金黃色葡萄球菌，必要時給予ampicillin加上持續哺乳最有效 (B)投與抗盤尼西林黴素時，不建議服藥2小時內哺乳 (C)可以持續哺乳且用藥後24~48小時，發燒、發紅及硬塊情況通常就會改善 (D)可以持續哺乳，但為了降低藥物對嬰兒的影響，症狀消失後即可停藥 （112專高二）

解析 (A)(B)可給予flucloxacillin等抗生素；(B)使用抗生素可以繼續餵母乳；(D)抗生素不可以隨便停藥，應遵照醫囑治療。

24. 王女士，G_1P_0，妊娠38週，因早期破水入院待產，待產時宮縮頻率及強度均不好，破水30小時後新生兒才娩出。產後第2天出現下列症狀：體溫38.5~39.5℃、惡露呈紅色有惡臭味、子宮底高度臍平、子宮軟、有頭痛及失眠、下腹部壓痛但無反彈性壓痛。上述王女士的身體狀況，其臨床症狀敘述下列何者正確？(A)會陰傷口感染 (B)子宮內膜炎 (C)腹膜炎 (D)泌尿道感染 （113專高一）

解析 (A)一般會有紅腫熱痛情形，傷口邊緣癒合不佳或化膿；(B)可由子宮內膜炎或骨盆腔感染而繼發腹膜炎；(D)發生於產後1~3天，起先為輕微發燒，之後有排尿困難、頻尿等症狀。

解答： 23.C 24.B

MEMO

婦科疾病的護理

CHAPTER 17

出題率：♥♥♥

不孕症

月經週期的問題
- 經血過多
- 經血過少
- 無經症
- 痛　經
- 經前症候群
- 中毒休克症候群
- 更年期

婦科常見問題
- 陰道炎
- 披衣菌感染
- 子宮頸炎
- 骨盆腔炎症
- 子宮疾病
- 壓力性尿失禁

婦科腫瘤疾病
- 良性子宮腫瘤
- 子宮頸癌
- 卵巢癌
- 子宮內膜癌
- 絨毛膜癌
- 乳　癌
- 女陰癌
- 良性腫瘤

婦科常見檢查及手術方法
- 子宮頸抹片
- 冷凍手術
- 子宮切除術
- 子宮鏡
- 子宮頸擴張及內膜刮除術

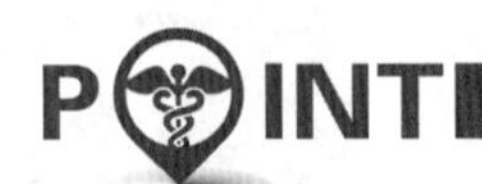

重點彙整

17-1 不孕症

不孕症(inferitlity)是指一對夫婦在婚後 1 年內，於正常性生活且未採取任何避孕措施下，仍未有受孕之情況。不孕夫妻在得知不孕消息時，通常會出現震驚的反應，此時護理人員應評估夫妻雙方身心狀況，協助分析其困難點，輔導做符合利益的決定，並澄清其不當的負面思考，鼓勵雙方表達感受及給予最大的支持。

一、分　類

1. 原發性不孕症(primary infertility)：結婚 1 年以上夫婦，未使用任何避孕方法從未懷孕者。
2. 續發性不孕症(secondary infertility)：過去曾懷孕過或生產過，想繼續懷孕卻不再懷孕者。

二、病　因

(一) 女　性

1. 生殖系統因素（表 17-1）：
   (1) 輸卵管的狹窄、閉鎖或粘連。
   (2) 排卵與內分泌異常，如**多囊性卵巢**（**因雄性素分泌過多、排卵障礙、胰島素阻抗**，造成肥胖、多毛、**月經過少或無月經**）。
   (3) 子宮異常，如子宮頸狹窄或子宮頸閉鎖不全。
2. 其他因素：年齡、體重過重或過輕以及生活壓力。
3. 免疫因素：子宮頸黏液含有抗精蟲抗體(anti-sperm antibody)。

(二) 男　性

1. 生殖系統因素（表 17-1）：
   (1) 精子生成異常。
   (2) 精子運送系統異常：如**逆行性射精，主因脊髓損傷或糖尿病合併神經病變，或是腹腔或骨盆腔手術後之併發症，導致流至尿道的精液逆流至膀胱**。
   (3) 性功能障礙。
2. 其他因素：工作環境（如**高溫環境**）、不良生活習慣、性行為氾濫及藥物濫用。
3. 免疫因素：男性身上發現抗精蟲抗體(anti-sperm antibody)。

(三) 兩　性

1. 性生活不協調或兩性生活環境無法配合、性交問題。
2. 經過各種檢查仍然找不到特定病因，無法解釋之不孕症。

表 17-1 不孕症的生殖系統導因

女性	男性
1. 輸卵管的狹窄、閉鎖或粘連	1. 精子生成異常
2. 排卵與內分泌異常	(1) 先天性異常
(1) 慢性排卵障礙	(2) 染色體異常
(2) 多囊性卵巢	(3) 荷爾蒙異常
(3) **泌乳素過高**	(4) 感染
(4) 雄性素過高	(5) 精索靜脈曲張
(5) 早發性卵巢衰竭	(6) 慢性疾病
(6) 黃體期功能異常	2. 精子運送系統異常
(7) 卵巢囊腫	(1) 先天性無輸精管症
	(2) 輸精管炎
	(3) 逆行性射精

表 17-1 不孕症的生殖系統導因（續）

女性	男性
3. 子宮異常 (1) 子宮內膜異位 (2) 子宮先天性畸形或異常 (3) 子宮腫瘤 (4) 子宮內膜粘連 4. 子宮頸狹窄或子宮頸閉鎖不全	3. 性功能障礙 (1) 陽萎：有身心理因素 (2) 早洩：有身心理因素 (3) 遲洩：神經系統問題或抗高血壓藥物導致 (4) 尿道上裂或下裂

三、臨床檢查

(一) 排卵機能檢查

◆ 基礎體溫測量(Basal Body Temperature, BBT)

用以了解不孕婦女是否排卵、黃體機能是否足夠，並預測排卵日期（詳見第 2 章第一節）。

◆ 子宮內膜切片(Endometrial Biopsy)

1. 方法：月經開始前 2~5 天接受子宮內膜取樣，做病理檢查。
2. 判讀：子宮內膜沒有足夠黃體素接受器。

◆ 血清分析(Serum Assay)

1. 黃體素分析：週期第 21 天抽血檢驗排卵與黃體功能。
2. 判讀：黃體素值＞15 ng/mL 即是有排卵功能。

◆ 陰道超音波檢查(Ultrasound Examination)

1. 方法：月經週期第 11 天起，每隔 2~3 天檢查一次，直到成熟卵泡出現為止。
2. 判讀：可測出卵泡發育情形與成熟狀況。

◆ 血清抗穆氏管荷爾蒙(Anti-Mullerian Hormone, AMH)

1. 方法：使用酶聯免疫吸附法(ELISA)測量血液中 AMH 的濃度。
2. 判讀：**能準確評估卵巢功能及反映卵子的儲量，年輕女性 AMH 的平均值在 2~4 μg/L**。AMH 愈高表示卵巢在未來可供使用的卵子存量愈豐沛，愈低表示卵子存量有限，**其數值不會受月經週期、有無懷孕而變動。**

(二) 子宮頸檢查

◆ 子宮頸黏液檢查

1. 方法：取得子宮頸黏液置於顯微鏡下觀察。
2. 判讀：**接近排卵期**時，黏液為清澈、水樣、有如蛋清狀，延展性佳，有利精子穿透，在顯微鏡下可見黏液呈羊齒狀。

◆ 同房試驗(Ostcoital Examination)

1. 方法：排卵前 1~2 日或排卵日進行性交，於性交後 2~6 小時婦女到醫院接受檢查（性交畢婦女應稍作平躺），診斷子宮頸黏液分泌障礙以及**了解精子在子宮頸內存活的情形**；若精子一進入子宮頸黏液中就死亡，表示黏液含有抗精子之抗體。
2. 判讀
   (1) 正常：顯微鏡下可見到 15~20 隻在黏液中直線游動之精子。
   (2) 男性因素：有足夠黏液，但是無足夠精子游動或完全不動。
   (3) 女性因素：黏液少又黏，精子不易穿透。

(三) 輸卵管檢查

◆ 輸卵管通氣試驗(Rubin's Test)

1. 方法：經期結束的 2~4 天執行，由子宮頸口灌入二氧化碳(CO_2)進入子宮腔。

2. 判讀：輸卵管通暢，則二氧化碳會由輸卵管進入腹腔；二氧化碳若上升到上腹部，會刺激到橫膈神經引起肩膀痛，可由病人腹部聽到氣體通過的聲音及肩膀的酸痛程度來判斷輸卵管是否通暢。

◆ **子宮輸卵管攝影術(Hysterosalpingography, HSG)**

1. 方法：月經結束後，將放射線不透光顯影劑，由導管注入子宮腔內，請婦女更換姿勢以不同姿勢進行攝影。
2. 判讀：可判斷是否有輸卵管阻塞及粘連程度，亦可了解子宮是否異常。

◆ **腹腔鏡(Laparoscopy)**

1. 方法：經由內視鏡透視到卵巢、輸卵管及子宮狀況。
2. 判讀：可判斷是否有輸卵管阻塞及粘連程度，亦可了解子宮是否異常。

(四) 子宮－子宮鏡(Hysteroscopy)

1. 方法：子宮鏡檢查最好的時機為月經剛結束至排卵前。
2. 判讀：用來做子宮腔的觀察、診斷及治療。

(五) 精液檢查(Sperm Examination)

1. 檢查前 3~7 天禁慾，**以自慰方式取精液**，並**保存在清潔、乾燥有蓋之瓶內**。
2. **精液保存在室溫下，於 1~2 小時內送檢**，運送中避免過冷(<20°C)及過熱(>40°C)環境。
3. 若第一次精液檢查不標準，至少需再做 1~2 次的檢查，才能確定精液是否正常。
4. 判讀：精子總數每次射精≧40×10^6、精子型態≧50%正常、精子≧25%會高速直線活動，或者≧50%會活動。

四、醫療處置

(一) 誘發排卵藥物療法

針對女性不孕症基本方法如排卵藥無效，才以高純化 FSH 針劑及 hCG **來治療**，但常**併發卵巢過度刺激症候群**(OHSS)。hCG 可促進成熟濾泡排卵，施打後約 32~36 小時會排卵。

(二) 外科治療

針對男性或女性生理性因素進行外科手術，以去除妨礙因子。

(三) 人工生殖技術

促卵泡成熟→偵測卵泡成熟度→注射 hCG 引發排卵→執行人工生殖授精技術→維持黃體期。

◆ 人工受精(Artificial Insemination, AI)

1. 方法：使用配偶精子或捐贈者精子，可以**新鮮精液或冷凍精液解凍後使用**，後將洗滌之精子經由陰道注入子宮腔，以利精子上游到輸卵管與卵子會合。**必備條件為婦女至少有一側輸卵管經攝影後證實為通暢**。治療後可維持原有生活習慣，避免劇烈運動即可。
2. 適應症：適用無法有效射精至陰道、精液異常或有免疫問題之男性配偶者。

◆ 體外受精及胚胎植入(IVF-ET)

1. 方法：亦稱試管嬰兒。即取出卵子和精子，在體外的培養皿受孕後，**待受精卵分裂為 2~8 個細胞後再殖入子宮**。
2. 適應症
   (1) 適用於**輸卵管切除**、輸卵管雙側阻塞、難治的內膜異位症及經人工受精無法成功者。
   (2) 女性必須要有健全的子宮內膜。

(3) 體外受孕前可先給予 Clomid (Clomiphene)，可增加腦下垂體分泌 FSH 及 LH，以刺激排卵和精子生成。

◆ 配子輸卵管內植入(GIFT)

1. 方法：又稱禮物嬰兒。精子與卵子取出混合後，放入輸卵管中正常受孕的位置，成功率約為 25~30%，故臨床少用。
2. 適應症：適用於至少有一條輸卵管通暢者。

◆ 合子輸卵管內植入(ZIFT)

1. 方法：先體外受精（受精卵）再將配子植入輸卵管內。
2. 適應症：適用於至少有**一條輸卵管通暢者**。

◆ 顯微受精(Micromanipulation)

1. 方法：包含透明層部分切開法、透明層精子注射和卵質內注入精子（常與體外受精合併使用）。
2. 適應症：極度嚴重男性不孕者的一線生機，甚至精液中找不到精蟲的病人也可使用睪丸切片找到精蟲，再以卵質內注入法來協助受孕。

(四) 人工生殖技術衍生的問題

1. **卵巢過度刺激症候群**(ovarian hyper-stimulation syndrome; OHSS)：**因藥物過度刺激排卵所造成**，一般在**注射 hCG 後 3~7 天發生**，可能出現卵巢腫大到嚴重**腹水**等情形，需每天測量孕婦的體重與腹圍，採低鈉高蛋白飲食，並評估是否有下腹部悶痛及少尿等現象。
2. **多胞胎減胎術**(multifetal reduction)：一般是在妊娠 10 週左右進行，在超音波的導引下，經陰道或腹部將氯化鉀溶液注入胎兒心臟使其心跳停止，減胎後必須評估孕婦是否有破水、出血、宮縮或感染等症狀。

五、護理

1. 不孕夫妻接受檢查或治療前，護理人員應先提供正確的訊息，並給予清楚的解釋及說明，可減緩不安、焦慮及緊張。
2. 不孕求診過程中為配合治療的時序，常可能導致性生活型態的失常，故護理人員應鼓勵夫妻雙方**表達對此狀況的感受，分享彼此的心情**，協調相互的需求。
3. 在**接近排卵前後**，夫婦**每星期進行 2~3 次的性生活**，且兩次間隔不超過 48 小時。同房時可用**枕頭或其他軟物墊於女方臀部**，使其呈頭低臀高位，同房後女方再仰臥半小時，防止精液流出，增加受孕機會。

17-2 月經週期的問題

經血是由子宮內膜定期脫落所形成。初經平均為 13 歲，月經(menstruation)週期有個別差異，平均為 28±2 天，持續時間 2~8 天，經血量約 50~150 mL，無血塊。但仍有些與月經相關之問題困擾著婦女，常見的異常與疾病以下分述之。

一、經血過多(Menorrhagia)

1. 指月經量多於正常量或經期過長，可能由下列因素引起。
   (1) 荷爾蒙：下視丘－腦下垂體－卵巢荷爾蒙系統功能不平衡、腎上腺或甲狀腺功能異常、卵巢囊腫等。
   (2) 子宮因素：子宮肌瘤、子宮內膜異位、息肉、裝設子宮內避孕器等。
   (3) 其他：伴隨發燒的急症、營養不良、疲倦及壓力等。
2. 治療：給予**口服黃體素**、口服避孕藥以**維持卵巢濾泡期功能**。

3. 護理
   (1) 相關病史資料收集。
   (2) 評估心理因素對月經的影響。
   (3) 協助內科檢查：主要是血液學檢查。評估血紅素可了解經期血液流失是否使血紅素下降，必要時可做白血球計數或內分泌等完整血液檢查，以了解是否發生感染或其他問題。
   (4) 協助骨盆腔檢查：了解卵巢是否腫大、觸痛或不規則。
   (5) 了解荷爾蒙情形。
   (6) 失血過多時應臥床休息及必要時依醫囑輸血。
   (7) 教導維持健康飲食與生活型態，適當放鬆身心。

二、經血過少(Scanty Menstruation)

1. 月經過少或經期過短（少於 2 天），導因包括心理因素、荷爾蒙混亂，以及功能性子宮內膜區減少。
2. 護理
   (1) 找出致病因及對症治療。
   (2) 心理支持減輕焦慮。

三、無經症(Amenorrhea)

1. 又稱閉經，即指無月經來潮，可概分兩類：
   (1) 原發性無月經(primary amenorrhea)：從未有月經。
   (2) 續發性無月經(secondary amenorrhea)：曾有規則月經，但 3 個週期或半年未有月經。
2. 導因
   ➪ 生理性無月經(physiological amenorrhea)
   (1) 原發性：18 歲以後仍無月經。
   (2) 續發性：因懷孕期、哺乳或更年期所致。

➪ 病理性(pathological amenorrhea)：原因很多，最常見為內分泌失調，主要因素如下：

(1) 原發性病理性無月經(primary pathological amenorrhea)：腫瘤使 FSH 濾泡刺激素無法釋放、卵巢發育不全（如透那氏症候群）、子宮發育不良或無子宮，以及陰道阻塞或無陰道，導致經血出口阻塞，無法流出。

(2) 續發性病理性無月經(secondary pathological amenorrhea)：無法釋放腦下垂體釋放因子（如情緒壓力或腦部腫瘤）、釋放性腺激素（如腦下垂體腫瘤）、卵巢荷爾蒙（如卵巢腫瘤或切除），子宮內膜炎或子宮切除，及燒傷、發炎或手術等因素，使子宮頸或陰道粘連，導致出口狹窄。

3. 護理

(1) 找出致病因及對症治療。

(2) 心理支持減輕焦慮及教導放鬆技巧。

四、痛經(Dysmenorrhea)

指月經來潮時，發生過度疼痛或不舒服情況。

1. **原發性痛經**(primary dysmenorrhea)

(1) 月經引起之痙攣性疼痛，青春期發生，可持續數年。與**前列腺素釋放**、肌肉不協調、黃體退化、有痛經家族史、經血通道受阻、心理、社會、壓力有關。

(2) 在排卵後至**經期開始前 24 小時內發生**，最痛的時間在**經期初期**數小時至 2~3 天，症狀集中於**下腹**與背部的間接性疼痛。

2. 續發性痛經(secondary dysmenorrhea)：月經引起之充血性疼痛，25~26 歲後才發生，與器質性骨盆腔疾病相關，包括子宮內膜異位、子宮肌瘤、裝置子宮內避孕器、子宮收縮、子宮或子宮頸異常、骨盆腔發炎、骨盆腔充血等。

3. 護理
   (1) 評估及教導正確月經知識。
   (2) 教導疼痛處置，如生理性迴饋法，減輕緊張與焦慮。
   (3) **急性疼痛時給予腹部熱敷**，鼓勵喝熱飲，**多休息**，必要時依醫囑給予止痛藥及抗痙攣藥物。
   (4) 教導規律運動及均衡飲食。
   (5) 調適壓力，減輕焦慮。
   (6) 續發性痛經在確認診斷後給予個別性護理。

五、經前症候群(Premenstrual Syndrome, PMS)

1. 與黃體期荷爾蒙變化有關，**常見於初經**至 30 歲以上婦女，會帶來身心理上不舒服現象，**開始於月經前 10~14 天**，至月經來潮才緩和症狀。
2. 導因
   (1) **動情素與黃體素不平衡**、動情素與黃體素比率過高。
   (2) 對動情素過於敏感。
   (3) **泌乳素過多**。
   (4) β-腦內啡(β-endorphins)濃度低。
   (5) **前列腺素異常生成**。
   (6) 體液電解質不平衡，營養不良。
   (7) **身心壓力**。
3. 症狀：**易怒**、**偏頭痛**、乳房脹痛、嘔吐、水腫、失眠、健忘、焦慮、躁動不安、憂鬱或沮喪等。
4. 護理
   (1) 營養均衡飲食，在月經來潮前一週可補充綜合維生素或鈣片，**維生素 B_6** 與神經傳導物質的合成有關，可安定情緒、減輕沮喪及倦怠；**維生素 E** 能緩解肌肉痙攣，舒緩疼痛。健康飲食，採低鹽、避免刺激性食物，並預防便祕。

(2) 適當運動，增加全身氧氣及舒適。

(3) 調適壓力，避免緊張、焦慮；**調整生活作息，維持良好睡眠品質**。

六、中毒休克症候群(Toxic Shock Syndrome, TSS)

1. 由金黃色葡萄球菌(*Staphylococcus aureus*)所製造之一種未經證實之毒素所引起。

2. 症狀：突然高燒（超過 38.9℃）、嘔吐、腹瀉、劇烈肌肉疼痛與腹痛、出現紅疹，後續會有脫皮之現象、眼睛有血絲。

3. 導因

(1) 與**使用衛生棉條**有關，通常是選用吸收力過高的衛生棉條，造成陰道過於乾燥，導致陰道黏膜受傷，金黃色葡萄球菌感染傷口所致。

(2) 與性交前使用避孕海綿有關。

4. 護理

(1) 換衛生棉條時要洗手，非必要勿碰觸或移動棉條。

(2) 至少每 4~8 小時更換一次棉條。

(3) 使用棉條時應選擇適合自己的流量。

(4) 性交時若使用避孕海棉，使用後必須取出。

七、更年期(Climacteric Period)

更年期是婦女從有生育能力至無法生育的漸進性過程，發生於 40~60 歲之間，可持續 15~20 年之久。停經(menopause)是更年期重要徵象，一年以上沒有月經稱之，當月經停止，表示卵巢功能已完全衰退。

1. **卵巢功能逐漸退化，動情素分泌減少，使 FSH、LH 的量因促性腺激素釋放之回饋抑制減少而顯著的增加**。大多沒有明顯症狀，少數人會因動情素減少使體溫調節中樞對熱反應敏感，造成**熱潮紅**，引起體溫上升、血管擴張、心跳加快，**藉由流汗、發熱來降低體溫；酒精、茶、咖啡、辛辣食物及環境溫度也可能誘發熱潮紅**（表 17-2）。

表 17-2 更年期症狀

急性症狀	慢性後遺症	其他常見症狀
1. 血管運動機能不穩定之潮紅 2. 失眠 3. 內分泌變化	1. 生殖泌尿道萎縮 2. 陰道乾澀、萎縮，導致性交不適 3. 動情素減少，使 LDL↑，HDL↓，增加**心血管疾病**風險 4. **纖維蛋白原濃度及血小板凝集增加**	1. **骨質疏鬆症** 2. 心理社會層面改變，記憶力改變、情緒不穩定、神經質、身體心像改變、憂鬱等

2. 更年期是一個自然的過程，不需要做治療，臨床上常用**荷爾蒙補充療法(HRT)緩解更年期症狀**，但不是每個婦女都適合，患有**下肢靜脈血栓、高血壓**和**子宮頸原位癌者禁用**。其副作用會造成**體重增加、乳房腫脹、月經出現**。近年來研究證實 HRT 與**乳癌**、子宮內膜癌、心血管疾病相關。

3. 護理

(1) 保持愉悅生活，減輕對更年期心裡不必要的擔心與焦慮，**熱潮紅時可深呼吸、放鬆心情，減輕不適**。

(2) 營養均衡，**適量補充鈣質**(1,000~1,200 mg/day)、**維生素 D** (400 IU/day)，以防骨質流失。

(3) **養成規律運動的習慣**，有助於保持愉快心情、調節壓力。預防跌倒，避免骨折。

(4) **維持正常體重**，體重過輕者動情素更少，熱潮紅較嚴重。

(5) 更年期婦女仍可能罹患子宮頸癌，**需定期子宮頸抹片檢查**。

17-3 婦科常見問題

一、陰道炎

陰道中有許多益菌及害菌，例如**嗜乳酸桿菌**能維持陰道的弱酸性(pH4~5)，抑制細菌生長，當兩者失衡，將使**白帶增加及害菌快速生長**。

(一) 細菌性陰道炎(Bacterial Vaginosis)

1. **常見致病菌為金黃色葡萄球菌**或鏈球菌，通常不會引起搔癢，陰道分泌物為灰白色或黃色，有魚腥味。好發於術後、多重性伴侶、吸菸、有陰道灌洗習慣者，又以性行為傳染最為常見。
2. 治療：持續使用 Metronidazole (Flagyl)一週、Clindamycin 或 Ampicilin、Tetracyclin。
3. 護理
   (1) 注意個人衛生習慣，**穿著寬鬆的棉質內褲**，以保持會陰部乾爽。
   (2) **月經來潮時，可用中性肥皂或清水清潔會陰部及採淋浴方式。避免不當陰道灌洗而破壞陰道菌叢**。

(二) 念珠菌陰道炎(Candida Vaginitis)

1. 多為**白色念珠球菌感染**(*Candida albicans*)，是陰道炎最常見的原因，該菌普遍存在於人類消化道（如口腔、直腸、肛門）及陰道內，好發於免疫力差者，如懷孕、**糖尿病**或正在使用抗生素者。

2. 症狀：**外陰部**紅腫、外陰或陰道表皮**附著厚實、白色乳酪狀分泌物**，常伴有**搔癢**、刺痛、**灼熱感**、解尿疼痛等症狀。

3. 治療：不易根治且易復發。
   (1) **避免口服避孕藥、控制糖尿病**或**停用抗生素、類固醇**。
   (2) 使用**抗黴菌藥物** Mycostatin 或 Clotrimazole **陰道片栓塞、外陰部類固醇藥膏**。經常復發、嚴重症狀或免疫力較差者，須重複治療或合併**口服藥物治療**。

4. 護理
   (1) 遵照醫囑服藥，完成療程。
   (2) 注意個人衛生習慣，避免穿連身褲襪、尼龍內褲及緊身內褲，選擇寬鬆衣褲及棉質內褲，以保持會陰部乾爽。
   (3) 足夠睡眠與運動增加抵抗力，生活起居正常，減少壓力。
   (4) 長期不癒者，伴侶也應一併治療。
   (5) 避免不當的陰道灌洗，以免破壞陰道正常菌落。
   (6) 飲食上應避免甜食或刺激性食物。

(三)萎縮性陰道炎(Atrophic Vaginitis)

1. 因**更年期後動情素缺乏所致**，又稱停經後陰道炎，常見於停經後婦女。特徵為**外陰或陰道表皮萎縮**、**變薄**、顏色由粉紅色變為慘白，常合併性交疼痛或發炎等症狀。

2. 治療：使用外陰部潤滑劑或動情素藥膏。

(四)陰道滴蟲病(Trichomoniasis)

1. 屬於原蟲感染的一種，主要由性接觸傳染。特徵是**分泌物為黃綠色泡沫狀，帶有惡臭**，內診時可見**子宮頸上皮有草莓狀紅點**，並有**外陰部搔癢**、皮膚發炎、排尿及性交疼痛等症狀。

2. 治療：**使用 Metronidazole (Flagyl)陰道栓塞或口服藥物，栓劑使用後宜平躺 30 分鐘，勿陰道沖洗以免影響療效**；口服藥物可能會有金屬味。**不可與酒精共服**，孕婦不可使用。
3. 護理
   (1) 遵照醫囑服藥，完成療程。
   (2) 接觸者做性病追蹤，避免反覆感染。**性伴侶需一起治療**。
   (3) 注意個人衛生習慣，**治療期間性交時應戴保險套**。

二、披衣菌感染(Chlamydia Trachomatis Infection)

1. 披衣菌(*Chlamydia*)**藉著性行為傳染**。特徵為陰道分泌物增加，症狀較輕緩會疏於治療，易成為帶原者。
2. 會造成子宮頸炎、子宮內膜炎、輸卵管及卵巢炎，因不易發現，又稱為隱形慢性殺手，**長期發炎會造成不孕**。新生兒通過產道時可能造成新生兒結膜炎或肺炎。
3. 治療：Tetracycline 或 Doxycycline 治療。新生兒或孕婦改用 Erythromycin。
4. 護理
   (1) 遵照醫囑服藥，完成療程。
   (2) 教導安全性行為。
   (3) 認識披衣菌感染，早期發現早期治療。

三、子宮頸炎(Cervicitis)

子宮頸炎為常見疾病，致病菌為淋球菌、鏈球菌、葡萄球菌以及其他嗜氧菌與厭氧菌等。以分泌物抹片或培養可判斷致病菌。可分為急性與慢性子宮頸炎（表 17-3）。

表 17-3 子宮頸炎類別

	急性子宮頸炎	慢性子宮頸炎
症狀	1. 白帶是僅有之症狀，顏色或黃或白而且黏如膿，有臭味 2. 逆行性感染至子宮或附屬骨盆結構引起疼痛	1. 背痛及骨盆腔內垂墜感、性交疼痛、頻尿及尿急等症狀 2. 外觀可見子宮頸糜爛
處置	1. 矯正引起發炎的因素，要先排除惡性病變 2. 再依據感染病原菌作治療	1. 電燒灼法或冷凍治療 2. 子宮頸錐狀切除（當有任何惡性可能時）
護理措施	1. 教導自我照顧的方法，首要目標為治癒炎症，預防再度感染及合併症 2. 行切開及引流時，注意出血狀況 3. 冷凍治療後約 4~6 週才會痊癒，在此期間禁止性交、須靜養，不宜做粗重工作或過度戶外活動，亦勿浸浴及自行灌洗陰道 4. 教導陰道灌洗或陰道塞劑的使用方法 5. 感染期間避免性生活，若治療期間長，必要時可教導配偶使用保險套。若感染一再復發，使用口服避孕藥者須更換避孕法 6. 保持乾淨，減輕搔癢情況、穿著棉質內褲、養成良好衛生習慣	

四、骨盆腔炎症(Pelvic Inflammatory Disease, PID)

常見之婦科疾病，細菌經由陰道進入骨盆腔，屬上生殖道感染，造成子宮內膜炎、輸卵管炎、卵巢膿瘍和骨盆腔腹膜感染。**為多種病原菌感染**，常見病菌為**淋病雙球菌**、化膿菌（如大腸桿菌、厭氧菌等）、砂眼**披衣菌**和**黴漿菌**等。

(一) 危險因子

1. **多重性伴侶**、**持續進行陰道灌洗**、生理期衛生不良、性行為開始過早；**85%是經由性病感染**，30 歲以下發生率最高。

2. 有少部分的感染是來自體內其他器官，另外，流產手術、子宮輸卵管攝影、輸卵管通氣試驗、**使用子宮內避孕器**等醫療行為，因個別體質之關係，亦會造成醫源性骨盆腔炎。

(二) 症　狀

◆ 急性骨盆腔炎

病菌大部分來自陰道與子宮頸逆行性感染，可引起廣泛性腹膜炎、敗血症、感染性休克。最常見為**急性下腹疼痛**、**腹部壓痛**、**內診時子宮頸或子宮兩側壓痛**、**月經量少**和**異常的陰道分泌物增加**。

◆ 慢性骨盆腔炎

急性發炎治療不完全將造成長期後遺症，轉變為慢性骨盆腔炎，在抵抗力下降時可能反覆發作，導致慢性下腹鈍痛、微燒現象，嚴重甚至子宮外孕、**不孕**。

(三) 診　斷

1. 實驗室檢查：子宮頸發現淋病雙球菌或披衣菌等致病菌感染，CRP 數值高、紅血球沉降速率增加等。
2. 陰道超音波或核磁共振：可發現骨盆腔或輸卵管、卵巢膿瘍。
3. 抹片檢查。
4. 依臨床症狀加以判別：如子宮壓痛、子宮頸移動壓痛、口溫38.3℃以上、異常子宮頸與陰道分泌物等。
5. 腹腔鏡或子宮陷凹鏡(culdoscopy)檢查。

(四) 治　療

1. 藥物治療：致病菌常合併多種感染源，需 2 種以上抗生素合併使用，直到體溫、血液檢查正常或子宮壓痛消失，再服用 14 天抗生素。
2. 手術治療：抗生素治療後，發燒未改善或膿瘍無消退現象，便可視情況決定是否開刀清除骨盆腔膿瘍。

(五) 護　理

1. 建立良好會陰部清潔習慣，**避免陰道灌洗**、勤換衛生棉等。
2. 停用子宮內避孕器，**安全性生活**、避免多重性伴侶，**發炎期間應避免性交**。

五、子宮疾病

(一) 子宮內膜異位(Endometriosis)

1. 指子宮內膜生長在子宮腔以外的地方，因而造成疾病。最常出現部位為卵巢、骨盆腔腹膜下垂部分、子宮薦韌帶、輸卵管、陰道、肺臟等。子宮內膜異位生長於卵巢會形成**巧克力囊腫**(chocolate cyst)；若出現在子宮肌層則為**子宮肌腺症**。
2. 好發族群：可能發生在任何年齡或族群的婦女，其中以 30~40 歲、未生育者最為常見，且有家族傾向。
   (1) 生育年齡女性約 1%有子宮內膜異位症。
   (2) 不孕症婦女中有 15~25%是子宮內膜異位症造成。
   (3) 晚婚、晚懷孕者有逐年增加的趨勢。
   (4) 月經週期較短（少於 27 天）且經期持續天數較長的女性（大於 7 天）。

3. 病因：不詳，有理論認為是經血由輸卵管逆流至腹腔，經血中的子宮內膜細胞隨機散布在卵巢及腹腔上，生長擴散而形成，或藉由血管、淋巴管散播到身體其他部位。

4. 分類
   (1) 子宮內之異位(adenomyosis)：子宮內膜組織穿入子宮肌肉層而黏於肌肉纖維上。
   (2) 子宮外之異位(extra-uterine ednometriosis)：子宮內膜組織附著於子宮以外。

5. 症狀：經痛、性交疼痛、經血較多、腹痛及不孕。

6. 診斷：觸診發現骨盆腔疼痛、血清 CA-125 較高，以超音波找出囊腫位置，腹腔鏡則是唯一能確診的檢查。

7. 治療
   (1) 藥物治療：使用 Danazol（合成的雄性素）抑制 FSH、LH 釋放，使異位子宮內膜退化；促性腺激素釋放素(GnRH analogues)抑制腦下腺及卵巢荷爾蒙分泌；口服避孕藥（黃體素及動情素混合型）可抑制排卵，減少促性腺激素及月經量；黃體素可引發假懷孕，使異位子宮內膜脫落。
   (2) 手術治療：可採腹腔鏡或傳統開腹手術，需考慮病人年齡、是否要再生育、病情因素等，病情嚴重或不想再生育的婦女，可考慮全子宮切除或卵巢切除。

(二) 子宮脫垂(Uterine Prolapse)

1. **子宮薦骨韌帶及主韌帶無力**，使子宮下降至陰道中，好發於 50 歲以上多產之婦女。

2. 病因：**生產次數過多**、生產時陰道裂傷、肥胖、巨嬰陰道生產、慢性腹壓上升、生理性老化、神經系統病變，導致**骨盆腔鬆弛**。

3. 分類
   (1) 第 1 級：子宮輕微下降，且子宮頸仍在陰道內。
   (2) 第 2 級：子宮體下降至陰道內，且子宮頸到達陰道口處。
   (3) 第 3 級：子宮突出於陰道口外。
   (4) 第 4 級：子宮和子宮頸完全脫垂到陰道口外，即子宮脫出。
4. 症狀
   (1) 下墜感。
   (2) 脫出之子宮頸或陰道黏膜潰瘍。
   (3) 常合併膀胱及直腸脫出。
   (4) 嚴重之脫出，將使輸尿管扭結而造成水腫。
5. 診斷：可經內診了解病人的子宮及其他臟器是否有脫垂情形，必要時以超音波評估脫垂程度，或輔以核磁共振了解骨盆底肌肉的斷裂程度。
6. 治療
   (1) 鼓勵進行骨盆肌肉張力訓練，凱格爾氏運動可強化骨盆底肌肉力量，對於輕微脫垂有效。
   (2) **使用子宮托**(pessary)：**放於陰道後穹窿**，第 3、4 級脫垂病人可採用，能使子宮導向前方，回復到正常位置。
   (3) 更年期後病人可嘗試使用動情素治療，強化骨盆底組織。
   (4) 手術治療：包括根治性子宮脫垂手術（不僅切除子宮，隨著子宮的脫垂而下垂之其他臟器，如膀胱、陰道或直腸的下垂也一併修復）及保存性子宮脫垂手術（最大的目的為保有生育能力）。

六、壓力性尿失禁

許多婦女因為懷孕生產，易致骨盆肌肉鬆弛而使支撐膀胱頸的組織變弱或高移動性尿道，以及尿道本身功能不全等因素，使其在抬重物、**咳嗽**、**打噴嚏**或**大笑**時因**腹壓上升**，而造成少量尿液流出，此即壓力性尿失禁。

(一) 分級

1. 第 1 級（輕度）：嚴重咳嗽、打噴嚏、搬／提重物、跳躍等所致。
2. 第 2 級（中度）：稍微咳嗽、大笑、跑步或快走、爬樓梯、拖地等所致。
3. 第 3 級（重度）：走路、做家事、改變姿態等所致。
4. 第 4 級（極重度）：床上翻身等休息狀態所致。

(二) 診斷與處置

◆ 診　斷

1. 問診、理學檢查、內診及肛診、驗尿、內視鏡及尿路動力學檢查等，病人亦可以簡單記錄尿失禁的量及頻率，以協助診斷。
2. **秤護墊法**(pad weighting test)：開始時不必先解尿，乾棉墊秤重後置於內褲，15 分鐘內喝水 500 c.c.，**走路**或爬樓梯 30 分鐘後，重複咳嗽 10 次、**坐／站交替** 10 次、原地跑步 1 分鐘、洗手聽水聲 1 分鐘、**彎腰拾物** 5 次，共 15 分鐘，結束後秤棉墊增加重量，並排尿紀錄尿量。漏尿重量小於 2 g 無尿失禁、2~5 g 表輕度、5~10 g 為中度、10 g 以上為重度尿失禁。

◆ 治療處置

1. 手術治療：摺疊術(A-P repair)、無張力陰道懸吊術(tension-free vaginal tape, TVT)、尿道填充物使用。
2. 藥物治療：Anti-cholinergics、Anti-spasmodics 可緩解尿急感及頻尿症；Alpha-adrenergic agnoists 可增強尿道閉鎖功能。
3. 行為治療
   (1) 協助如廁。
   (2) 膀胱訓練。
   (3) **骨盆底肌肉復健，如凱格爾氏運動**。
   (4) 骨盆底電極刺激（被動式運動）。
   (5) 置入椎體：藉由在陰道內置入椎體，病人主動利用骨盆底肌肉收縮而防止錐體滑出，強化骨盆底肌肉之訓練。

(三) 護理措施

1. 理解婦女的窘境及衝擊，同理心對待。
2. 協助完成尿液評估項目。
3. 協助完成膀胱訓練。
4. 指導骨盆底運動。
5. 教導選擇適用之棉墊或尿布。
6. 日常生活預防之教導：如減重、衛生習慣、避免腹壓姿勢、多攝取高纖及水分，減少菸酒及咖啡等。

17-4 婦科腫瘤疾病

一、子宮肌瘤(Uterine Myoma)

也稱子宮纖維瘤(fibromyoma)，由平滑肌細胞聚集的實心腫瘤，因此又稱為子宮平滑肌瘤(leiomyoma)，**是女性骨盆腔常見的良性子宮腫瘤**，其發生惡性變化僅有 0.3~0.7%之微小機率。於 40~45 歲之婦女發生率最高，生育年齡之婦女平均有 1/4 機率患有此疾病，**導因與動情素有關**。

1. 臨床分類：依據生長的部位可分為：
   (1) **間質肌瘤**(intramural type)：生長在肌肉層，**最為常見**。
   (2) 漿膜下肌瘤(subserous type)：生長在漿膜層，因腹腔空間大，生長不受限制，通常比較大。
   (3) 黏膜下肌瘤(submucous type)：往子宮內生長，常造成感染與出血，多以經血量增多為表現，較少見。
2. 臨床症狀依肌瘤數目、大小、生長部位而不同，大多數人並沒有症狀或症狀不明顯，少數人可能有**子宮異常出血**、月經期間經痛、壓迫性症狀（如頻尿、常有便意感或子宮下墜感）、腹痛、不孕症及相關妊娠併發症。
3. 診斷：較大的肌瘤可以內診摸到，大部分肌瘤可以超音波診斷出，電腦斷層掃描可確定肌瘤位置和數目。子宮內視鏡、子宮攝影可在檢查時順便切除黏膜下肌瘤。
4. 治療
   (1) **若子宮肌瘤無症狀或很小則不需治療，僅每 6~12 個月 1 次門診追蹤觀察即可**。
   (2) 藥物治療主要以緩解症狀、減少肌瘤大小為主，如止痛藥、鐵劑及減少動情素之藥物藥，包括 Danazol（合成雄性素）、促性腺激素釋放素(GnRH analogues)等。

(3) **手術治療：症狀嚴重、肌瘤生長太快、藥物治療無效而復發子宮出血時，就該考慮手術**，視症狀決定肌瘤切除或全子宮切除。

二、子宮頸癌(Cervical Cancer)

1. 常見的婦女癌症，**人類乳突狀病毒**(HPV)**為子宮頸癌主要致病源**，多由**第 16 和 18 型**引起。分期與處置詳見表 17-4。
2. 各個年齡層都有可能發生，但**以 25~45 歲最為常見**。生殖器單純疱疹病毒、人類乳突病毒是引起子宮頸癌的危險因素，其他包括多重性伴侶、**較早有性經驗**、初經年齡與初次性交年齡間隔較短、吸菸、與有子宮頸癌伴侶的男性發生性關係等。好發處位於**子宮外頸部位鱗狀細胞和柱狀細胞接合處**。
3. 檢查方法：子宮頸抹片（最常用）、**席勒氏試驗**(Schiller's test)、**人類乳突狀病毒檢測**、陰道鏡檢（**可清楚檢測子宮頸轉換區**）、子宮內膜搔刮術等。
4. 主要症狀為不正常陰道出血，如**性交後點狀出血**、非經期的出血、更年期後的陰道出血，也可能出現血清漾或黃褐色的分泌物，晚期若腫瘤潰瘍，則會有腐臭味。
5. 子宮頸癌疫苗：最佳接種年齡約在青少年時期，接種對象以無性經驗者最佳，**預防型別包括第 6、11、16、18、31、33、45、52 及 58 型**。然而疫苗只能預防 60~70%的子宮頸癌，**保護力約十年**，故**接種後仍需定期接受子宮頸抹片檢查**，並注意安全性行為，才能有效預防子宮頸癌。
6. **根除性子宮切除術**會將部分大腸神經及控制膀胱的神經切斷，**術後會出現排泄問題**，便祕／腹瀉可能交替出現，排尿可能尿瀦留或滲尿，需予病人**膀胱訓練**；約 3~6 個月可恢復正常。

表 17-4 子宮頸癌的分期

分期	腫瘤範圍	治療
零期	原位癌，腫瘤在子宮頸上皮區內	採全子宮切除術；欲保留生育能力者，可施行子宮頸椎狀術
第一期 (Ⅰa 1、Ⅰa 2 & Ⅰb)	腫瘤局限在子宮	Ⅰa 1 期同零期；Ⅰa 2 及Ⅰb 期採根除性子宮切除術。術後若發現骨盆腔淋巴結有轉移，需附加化學治療和放射治療
第二期 (Ⅱa & Ⅱb)	腫瘤侵襲達子宮頸外組織，但未達骨盆壁及陰道下 1/3	Ⅱa 期採根除性子宮切除術加上骨盆腔淋巴腺的摘除術，術後若發現骨盆腔淋巴結有轉移，需附加化學治療和放射治療；Ⅱb 期大部分採取放射線治療
第三期 (Ⅲa & Ⅲb)	腫瘤侵襲達骨盆壁或陰道下 1/3 或腎臟水腫、無功能	晚期的標準治療法為直接給予體外放射線照射與近接方式的高劑量放射線治療，但化學治療可暫時控制病情發展，延長存活期和減少痛苦。如腫瘤擴散到膀胱、直腸，需考慮骨盆腔臟器摘除術
第四期 (Ⅳa & Ⅳb)	腫瘤蔓延至真骨盆腔以外，或已侵犯膀胱／直腸黏膜	

三、卵巢癌(Ovary Cancer)

(一) 概　論

1. 卵巢癌並非發生率最高之癌症，但因其不易發覺，故是婦女癌症致死率最高之癌症，為中老年婦女最危險的生殖器官疾病。
2. 常發生於卵巢上皮組織，依組織病理分類，可分為上皮細胞癌、生殖細胞癌、性腺細胞特定間質細胞癌、不特定中胚層細胞癌、轉移性癌。

3. 分期：此處依 2010 年國際婦產科聯盟(FIGO)和美國癌症聯合委員會(AJCC)所建議的分類方式分期，詳見表 17-5。

表 17-5 卵巢癌分期

第一期：癌症侷限於卵巢；五年存活率 70~100%	
Ⅰa 期	侵犯單側卵巢
Ⅰb 期	侵犯雙側卵巢
Ⅰc 期	侵犯單側或雙側卵巢、腹水中含癌細胞
第二期：癌症侵犯到卵巢以外的骨盆腔器官；五年存活率 50~70%	
Ⅱa 期	侵犯子宮或輸卵管
Ⅱb 期	侵犯其他骨盆腔組織
Ⅱc 期	除Ⅱa 或Ⅱb 期的狀況外，合併卵巢腫瘤破裂，卵巢表面有癌細胞或是腹水中含癌細胞
第三期：癌症不限於卵巢、骨盆腔，侵犯到腹腔內組織、腹股溝淋巴結或肝臟表層轉移；五年存活率 20~50%	
Ⅲa 期	腫瘤局限於真骨盆，無淋巴結轉移，骨盆腹膜有顯微癌細胞轉移
Ⅲb 期	腫瘤直徑 2 cm 以下；骨盆外網膜和小腸轉移、無淋巴結轉移
Ⅲc 期	2 公分以上的腹腔腫瘤轉移，或是後腹腔、鼠蹊淋巴結轉移
第四期：遠處器官轉移；五年存活率 10~20%	

(二) 危險因子、症狀與診斷

1. 危險因子

   (1) 荷爾蒙及排卵因素：從未懷孕、不孕者罹患率較高。

   (2) 年齡：好發於 50~59 歲。

   (3) 飲食習慣：嗜高脂食物者。

   (4) 遺傳：卵巢癌或乳癌家族史。

   (5) 肥胖。

2. 症狀與診斷：初期無特別症狀，有症狀時通常已擴散；常見症狀如**腹脹、腹水、腹痛、消化不良、頻尿與體重改變**。可藉由骨盆腔檢查、腫瘤標記 CA-125 以及陰道超音波等確立診斷。

(三) 醫療處置

1. 以**手術治療合併化學治療**為主流。
2. **減積手術**(debulking surgery)：將 2 cm 以上的病灶全部摘除，**盡可能將全部的卵巢腫瘤或擴散之腫瘤切除乾淨**，將腫瘤負荷減到最小，以進行輔助治療。
3. **分期手術**(staging surgery)：將子宮、雙側卵巢、骨盆腔淋巴腺、闌尾、大網膜，以及主動脈側和骨盆腔淋巴結完整清除，因範圍擴及腸道，故**術前需做腸道準備**。
4. 化學治療：**目前最普遍使用的是鉑化合物** Cisplatin、Carboplatin。Cisplatin 在治療卵巢癌、子宮頸癌及子宮內膜癌扮演重要的角色，但副作用極為嚴重，尤其是嘔吐、**耳毒性**、腎毒性以及神經毒性，還有輕度到中度的骨髓抑制作用。
5. 追蹤：治療後每 3 個月做詳細的病理學檢查、CA-125 的抽血檢查、骨盆腔及腹部的電腦斷層和核磁共振。無可疑疾病跡象、CA-125 數值、電腦斷層結果也正常，可採取剖腹探查術，直接觀察腹腔並取出組織來鑑定是否有殘存癌細胞，若還有癌細胞，再繼續治療。

四、子宮內膜癌(Endometrial Cancer)

(一) 概　論

好發年齡約 45~61 歲，為**發生在子宮內最常見的癌症**。動情素的使用及環境荷爾蒙的增加、高齡化婦女群人口比率上升、飲食西化都是罹患率增加的主因。

(二) 危險因子、症狀與診斷

1. 危險因子：**肥胖**、糖尿病、高血壓、初經早及**停經晚**、不孕或生育次數低。
2. 症狀：**陰道異常出血**，大部分於**初期即發現病灶**。
3. 診斷：以**子宮內膜搔刮術**(diagnostic D&C)**為主**，收集內膜標本化驗。

(三) 醫療處置

手術、放射治療、化學治療與荷爾蒙治療。如行**全子宮和雙側輸卵管卵巢切除術**，須指導病人**術後不可抬過重的物品**，並告知**可能的更年期症狀**。

五、絨毛膜癌(Choriocarcinoma)

(一) 概　論

約有 50%**由葡萄胎惡性病變衍生**，好發於曾患葡萄胎者、20~45 歲以上孕婦或連續 2 次以上流產婦女。即有可能在早期就發生轉移，而**轉移常見部位為肺部**，其次為陰道、腦部及肝臟。

(二) 症狀與診斷

1. 症狀：陰道異常出血、閉經、下腹脹痛及子宮增大等；另視轉移部位會出現不同的轉移症狀，如肺部轉移會有咳嗽等。
2. 診斷：β-**人類絨毛性腺激素**(β-hCG)**數值升高為重要依據**，可透過子宮搔刮術和切片來確立診斷。

(三) 治　療

需積極施予**化學治療**，早期接受化學治療者治癒率較佳。

六、乳癌(Breast Cancer)

(一) 分 期

最常發生部位為乳房外上 1/4 處。乳癌的分期常用 TNM 分期：T 為腫瘤大小；N 為淋巴受侵犯與否；M 為遠處轉移與否。

1. 0 期：原位癌，癌細胞仍在乳腺管基底層內，為最早期乳癌。
2. I 期：腫瘤小於 2 公分之浸潤癌，腋下淋巴結無轉移。
3. II 期：腫瘤 2~5 公分之浸潤癌或腫瘤小於 2 公分、腋下淋巴結有轉移。
4. III 期：腫瘤大於 5 公分之浸潤癌且腋下淋巴結有轉移，或是侵犯到胸壁皮膚。
5. IV 期：遠處轉移至肺、骨骼或肝臟等器官。

(二) 危險因子

1. 年齡：**35 歲以上才懷頭胎者**、50 歲以上婦女。
2. **乳癌家族史**。
3. **從未懷孕或生產者**。
4. **長期服用動情素、黃體素**。
5. 乳房受到放射線照射或胸部大量放射線照射。
6. **初經較早**或停經較晚者。
7. 相關生殖系統疾病因素：一側曾患乳癌，則另一側乳房得病率較高；曾患有上皮性增生或異型之良性乳房疾病者；卵巢癌及子宮內膜癌病人。
8. 飲食偏向高脂肪食物者。

(三) 症狀與診斷

1. 症狀：無痛性乳房腫塊、乳頭有帶血異樣分泌物、乳頭凹陷、乳房局部凹陷或突出使外型改變、乳房皮膚有紅腫潰爛或組織呈橘皮樣、腋下淋巴腺腫大。

2. 診斷
   (1) 乳房自我檢查：未停經者，**月經後 1 週內檢查**；停經者每月固定一日檢查。
   (2) 乳房 X 光攝影或**乳房超音波檢查**：國民健康署補助 45~69 歲婦女及 40~44 歲具乳癌家族史者，每 2 年一次乳房攝影檢查。40 歲以下婦女乳房組織較緻密，適合乳房超音波檢查。

(四) 治　療

1. 手術療法
   (1) 根治性乳房切除術(radical mastectomy)：切除全部乳房組織及腋下淋巴結，保留胸小肌。適用於癌細胞侵犯胸大肌及淋巴結轉移。術後易引起上肢淋巴水腫與活動受限。
   (2) 改良式根治性乳房切除術(modified radical mastectomy, MRM)：全部乳房組織切除但保留胸大肌，可預防胸部凹陷、減少上肢淋巴水腫及肩膀活動功能受限，為目前最常用術式。
   (3) 乳房保留術：將腫瘤其周圍的乳房組織及腋下淋巴腺摘除，保留大部分乳房。適用於早期乳癌或小型乳癌，但術後必須做局部放射線治療。
   (4) 如有做腋下淋巴結切除，**術後**手臂容易發生腫脹，應盡量避免感染並維持皮膚完整性，亦**勿直射太陽**，且以健側手提重物。

2. 輔助性治療：利用放射治療、化學治療及荷爾蒙治療使腫瘤萎縮，可於手術前或後施行，在臨床上有不錯的療效。
   (1) 放射治療：治療後的皮膚脆弱，**應避免黏貼膠帶、穿太緊的衣物**。
   (2) 化學治療：可有效降低轉移復發的機會或是使乳癌縮小。常用藥物如 Anthracyclines、Taxanes、Vinorelbine、Capecitabine、Eribulin 等。
   (3) 荷爾蒙治療：Tamoxifen (Nolvadex)可抑制內生性雌激素作用，有效降低乳癌復發。**若長期服用需評估噁心嘔吐、更年期症狀、末梢水腫等副作用**。

七、女陰癌(Vulva Cancer)

1. **女陰癌在臺灣並不常見**，僅占女性生殖器惡性腫瘤的 1%，好發於 60 歲以上婦女。依組織學分類以**鱗狀細胞癌**為主(90%)，其餘為基底細胞癌、黑色素細胞癌、腺癌等。
2. 症狀：早期僅輕微疼痛與搔癢，甚至有些病人沒有症狀，因此常被忽略。病程變化緩慢，大部分病變區域在大陰唇，而鱗狀細胞癌常出現潰瘍與硬塊，並形成惡臭的分泌物。
3. 治療：**以手術切除為主**，第二、三期病人會輔以放射治療。
4. **術後護理：採仰臥，並維持大腿 45 度外張、膝關節 90 度彎曲；每日清洗傷口、增加攝水量避免便祕、注意是否有霍曼氏徵象**。

八、良性腫瘤

◆ 乳房纖維腺瘤(Fibroadenoma)

1. 為**最常見的乳房良性腫瘤**，好發於生育年齡的女性（尤其是 **30 歲以下**）；其表面平滑且硬，能夠滑動，**與周邊界線明顯**。成因可能是荷爾蒙變化，研究認為與雌激素過多刺激有關，故經常在停經後消退。

2. 症狀：於乳房出現單顆（或多顆）無痛的腫塊，通常不超過 3 公分，或是透過乳房攝影可發現結節、鈣化和觸摸不到的小型腫塊。
3. 治療：一般來說不需要治療，除非腫瘤大於 3 公分、有疼痛情形，或是懷疑非單純囊腫時，才會考慮手術切除。

17-5 婦科常見檢查及手術方法

一、子宮頸抹片(Pap Smear)

1. 以抹片棒**採取子宮頸表面鱗狀細胞與柱狀細胞交接處**，再塗抹於玻片上。
2. 凡是 **18 歲以上、有性經驗、停經者**，都需**每年**定期接受子宮頸抹片檢查，尤其早婚、生育子女多、性生活頻繁或子宮頸曾受病毒感染者，更要特別注意。**檢查前 24 小時避免做陰道灌洗，急性子宮頸炎也不適合進行抹片檢查**。
3. **健保提供 30 歲以上婦女每年 1 次免費子宮頸抹片檢查**，並建議**至少每 3 年檢查 1 次**。
4. 抹片檢查結果
   (1) **第一期：無不正常或是不定型細胞存在**。
   (2) 第二期：有不定型細胞，但無惡性化的跡象。
   (3) 第三期：有惡性的跡象，但不能確定。
   (4) 第四期：非常有可能是惡性。
   (5) 第五期：很肯定是惡性。

5. 抹片難以判讀的原因：抹片固定或保存不良、細胞太少、細胞太厚或血液太多、沒有子宮內頸成分、**炎症細胞過多**、含外來物質（如潤滑劑）、過多細胞溶解或自溶。

二、冷凍手術(Cryosurgery)

1. 利用零下 60 度之焊頭（使用二氧化碳或二氧化氮氣體）治療**子宮頸糜爛**及良性子宮頸細胞病變。
2. 子宮頸糜爛治療後應注意事項：
   (1) 第一個星期分泌物很多，需每週至醫院追蹤。
   (2) 一星期後會有出血現象，出血量較多時應至醫院治療。
   (3) 約二個月以後才能完全治癒，第一個月中重度勞動及性交應盡量禁止。

三、子宮切除術(Hysterectomy)

1. 適用於子宮肌（腺）瘤、子宮脫垂、功能失調性出血、骨盆腔炎症、子宮內膜異位、產科嚴重併發症及惡性生殖器官病變。
2. 手術種類
   (1) 腹腔鏡手術：採**膀胱截石姿勢**腹部打 3~4 個小口，切除子宮，從陰道移除子宮。術後可能會有**肩頸痠痛**、腹脹等不適，是因**二氧化碳所造成**，可鼓勵病人適度翻身活動增進氣體排出。
   (2) 一般開腹手術：切開腹壁切除子宮，縫合傷口。
3. 護理
   (1) 術後 6~8 週避免提重物（5 公斤以上）、劇烈運動、久坐及長時間開車。
   (2) **手術後 6~8 週**經醫師複診後，**即可恢復性生活**。
   (3) 術後 1~2 週內，陰道可能持續有少量暗紅色分泌物。
   (4) 術後 2 個月內，避免泡澡或陰道灌洗。

4. 手術風險
   (1) 出血、粘連、感染、傷口癒合不良、血管栓塞、腸道、血管或膀胱輸尿管損傷等。
   (2) 成功率視病情及病人狀況而定。
   (3) 子宮切除術後易有**尿瀦留、腹瀉、便祕**合併症，需 3~6 個月左右方可恢復。

四、子宮鏡

1. 可同時進行診斷及治療：利用子宮鏡進入子宮進行檢查或切除病灶（息肉、肌瘤等）。
2. 注意事項
   (1) 手術後陰道會有少量出血，護墊應經常更換；避免陰道灌洗或使用衛生棉條。
   (2) 檢查後下腹部有痠脹感是正常的，**可依醫囑使用止痛劑**，若有劇烈疼痛或大量出血應立即回診。

五、子宮頸擴張及內膜刮除術 (Dilatation And Curettage, D&C)

1. 可做為檢查（確認子宮內膜或子宮頸管內組織有無異常變化）、治療方法（控制子宮內出血）或人工流產手術。
2. **術後 2~3 天有少量陰道出血為正常情形**。
3. **陰道紗布約於術後 4~6 小時取出**。術後**採淋浴**，勿坐浴。
4. 若有大量出血或劇烈疼痛應立即回診。

QUESTION 題庫練習

情況： 李女士，50歲，近6個月出現臉潮紅、心悸、月經週期不規則、月經量少且顏色淡，進入更年期。依此回答下列二題。

1. 李女士生殖內分泌系統的變化，包括下列何者？(1)黃體素分泌增加 (2)雌性素分泌減少 (3)黃體生成素(LH)分泌減少 (4)濾泡刺激素(FSH)分泌增加。(A) (1)(4) (B) (2)(3) (C) (2)(4) (D) (3)(4) （101專高二）
2. 承上題，李女士接受荷爾蒙補充療法，下列何者為此療法之主要目的？(A)緩和血管舒縮症狀 (B)使月經週期規則化 (C)減少靜脈血栓形成 (D)促使情緒穩定 （101專高二）
3. 下列有關卵巢過度刺激症候群(OHSS)之敘述，何者錯誤？(A)因使用誘發排卵藥物而發生 (B)於排卵後2~8天發生，若懷孕則症狀會持續至妊娠6~8週才消失 (C)使用荷爾蒙補充療法(HRT)而引起OHSS (D)嚴重症狀者為腹水、不正常凝血功能及腎功能降低而導致少尿 （101專高二）
   解析 因使用誘發排卵藥物而發生。
4. 陰道生產的經產婦，年老時最常發生骨盆腔器官脫垂的原因為何？(A)骨盆肌肉鬆弛 (B)子宮肌瘤 (C)子宮頸炎 (D)膀胱炎
   解析 陰道生產的經產婦易致骨盆肌肉鬆弛，骨盆腔器官因失去支持力量而發生脫垂。 （101專普二）
5. 張女士，因急性骨盆腔炎入院，下列哪項是其典型症狀？(A)腹部有鼓音 (B)腸音增加 (C)會陰部皮膚發紅 (D)腹部有壓痛感 （102專高一）
6. 下列哪一種傳染病，感染後空窗期及潛伏期最長？(A)淋病 (B)梅毒 (C)疱疹 (D)愛滋病 （102專高一）

解答： 1.C 2.A 3.C 4.A 5.D 6.D

7. 蔡女士咳嗽時有小便滲出，疑似壓力性尿失禁，護理師指導其接受秤護墊法(pad weighting test)時，應不包括下列哪項活動？(A)彎腰撿拾物品 (B)走路 (C)仰臥起坐 (D)坐／站交替

解析 秤護墊法的操作方法為：先喝水500c.c.，做走路、爬樓梯等動作15分鐘，再進行咳嗽10次、原地跑步1分鐘、跳躍動作10次、洗手聽水聲1分鐘、原地撿東西5次。 (102專高一)

8. 下列更年期婦女預防骨質疏鬆之護理指導應包括何者？(A)避免進行負重性的運動 (B)嚴禁喝咖啡 (C)鈣片每天攝取量約為1,200 mg (D)體重應維持於理想體重之下 (102專高一)

9. 蔣女士，曾發生兩次子宮外孕而切除兩側輸卵管，求助生殖科技治療，下列何種技術較適合？(A)配偶人工受精(AIH) (B)輸卵管胚胎植入術(TET) (C)體外受精胚胎植入術(IVF-ET) (D)卵細胞質內精蟲注射(ICSI) (102專高一)

解析 體外受精胚胎植入術(IVF-ET)即試管嬰兒作法為直接將胚胎植入子宮適用於雙側輸卵管切除（阻塞）的女性。

10. 張女士，42歲，行子宮鏡(hysteroscopy)切除子宮內頸處息肉，下列術後護理措施何者正確？(A)若發生子宮痙攣疼痛，可依醫囑予鎮痛劑 (B)若有肩痛情形，協助採半坐臥姿勢 (C)衛教術後3個月內禁止性生活 (D)陰道內放置衛生棉條以吸收分泌物

解析 (B)若有肩痛情形，可多翻身活動以減輕不適；(C)術後一個月內禁止性生活；(D)六周內不可進行陰道灌洗及使用衛生棉條，避免逆行性感染。 (102專高二)

11. 下列凱格氏運動(Kegel's exercise)之目的，何者錯誤？(A)是一項陰道收縮和放鬆交互進行的運動 (B)可促進會陰部血液循環及減輕腫脹疼痛 (C)可改善腹直肌分離情形 (D)可預防壓力性尿失禁 (102專高二)

解析 (C)腹直肌分離情形可做頭頸部運動來改善。

解答： 7.C 8.C 9.C 10.A 11.C

12. 一位32歲女性，其母親有乳癌病史，可建議她接受下列何種乳癌篩檢方式？(A)乳房超音波(breast ultrasound) (B)乳房攝影(mammography) (C)細針抽吸細胞學檢查(fine-needle aspiration cytology) (D)乳管攝影術(ductography) （102專高二）

解析 年輕女性的乳房中腺體的成分比例較多，使用乳房攝影反而不易和其他異常的組織作區分，且有暴露於放射線下的問題，故較適合以乳房超音波進行篩檢。

13. 黃女士，25歲，結婚5年，每年有2~3次發生泌尿道感染的症狀，令黃女士十分困擾，最合宜的護理指導為何？(A)鼓勵每天喝6~8杯開水，且不要憋尿 (B)告訴她結婚後經常會有泌尿道感染，十分常見，不須特別處理 (C)多喝茶與咖啡，以增加尿量 (D)可常使用抗生素，以降低感染的機率 （102專高二）

14. 下列何者不是急性骨盆腔炎之高危險族群婦女？(A)近期開始服用口服避孕藥 (B)最近放置使用子宮內避孕器 (C)同時具有多位性伴侶 (D)持續進行陰道灌洗 （102專高二）

15. 下列何者為女性排卵機能的檢查？(A)腹腔鏡檢查 (B)血清黃體素檢查 (C)人類絨毛膜性腺激素檢查 (D)子宮輸卵管攝影

解析 女性在排卵後黃體素會上升，故可以在月經週期第21天抽血測黃體素值，以檢查排卵功能。 （102專高二）

16. 陳女士，於門診進行子宮頸擴張與內膜刮除術(D&C)，目前陰道內置紗布一塊，下列術後護理指導內容，何者正確？(A)術後最初2天有少量陰道出血是正常的 (B)術後當天發生子宮劇烈痙攣痛是正常的 (C)需等到陰道不出血，再自行取出陰道紗布 (D)術後一週內宜採溫水坐浴，促進傷口復原 （102專高二）

解析 (B)若有劇烈疼痛狀況應立即回診；(C)紗布約於術後4~6小時取出；(D)術後應採淋浴，勿坐浴。

解答： 12.A 13.A 14.A 15.B 16.A

情況：林女士，將行腹腔鏡手術切除子宮肌瘤。請依此回答下列二題。

17. 下列術前與術中的照護，何者適當？(A)手術前只需以ducolax塞劑做腸道準備 (B)手術前皮膚準備應避開肚臍與其周圍5公分皮膚 (C)手術時需採頭低腳高之膀胱截石姿勢 (D)手術時應輸注大量液體，以利顯影劑排出體外 （103專高一）

18. 林女士術後主訴肩膀疼痛，下列護理師的解釋何者正確？(A)因手術時肩膀需特別固定，而造成壓迫所致 (B)因手術時打入腹腔的二氧化碳刺激膈神經所致 (C)因手術時內視鏡頭刺激肋間神經所造成 (D)手術時因心肌受到刺激所造成的反射痛 （103專高一）

19. 卵巢癌早期不易被發現，晚期因壓迫骨盆腔器官才容易出現症狀，其臨床表徵經常包括下列何者？(1)腹脹 (2)腹水 (3)性交後出血 (4)月經量多 (5)頻尿 (6)陰道分泌物增加。(A) (1)(2)(5) (B) (1)(3)(6) (C) (3)(4)(5) (D) (4)(5)(6) （103專高一）

解析 卵巢癌初期並無特殊症狀，通常晚期常出現的臨床表徵另包括：腹痛、消化不良、體重改變等。

20. 郭先生的精液分析結果如下：精液量約4 c.c.，精蟲數目300萬／c.c.，射精後60%的精蟲仍具活動力，正常型態的精蟲為50%。其結果如何解釋？(A)精蟲數目太少 (B)精蟲活動力略差 (C)異常型態的精蟲太多不易受精 (D)結果一切正常 （103專高一）

解析 正常精液中精子總數每次射精40×10^6（或以上）。

21. 有關更年期婦女的飲食衛教，下列何者不恰當？(A)每日飲用2杯奶製品 (B)採用低熱量飲食25kcal/kg/day (C)增加鈣質攝取達1,200~1,400 mg/day (D)足夠維生素D攝取400 IU/day （103專高二）

22. 一位40歲糖尿病中年婦女最容易發生何種陰道炎？(A) (B)萎縮性陰道炎 (C)念珠球菌陰道炎 (D)非特異性陰道炎 （103專高二）

解析 念珠球菌陰道炎是婦女常見的陰道炎，糖尿病患者更易發生。

23. 有關卵巢腫瘤增大時之症狀敘述，下列何者除外？(A)頻尿、便祕 (B)腰圍突然變大 (C)異常陰道出血 (D)腹部脹痛 （103專高二）

解答： 17.C 18.B 19.A 20.A 21.B 22.C 23.C

24. 下列何者不是根除性子宮切除術後婦女常見的問題？(A)便祕 (B)腹瀉 (C)尿瀦留 (D)腎絲球腎炎 (103專高二)

25. 有關不孕症檢查項目及其目的之敘述，下列何者錯誤？(A)記錄基礎體溫可了解是否排卵 (B)進行同房試驗以檢查陰道構造 (C)子宮輸卵管攝影可檢查子宮輸卵管構造 (D)精液分析可確認精子數量、形狀、活動力 (103專高二)

解析 同房試驗可檢查精子在子宮頸內存活的情形。

26. 下列何者不是子宮頸癌高危險因子？(A)感染人類乳突病毒 (B)感染愛滋病毒 (C)曾罹患性病 (D)高齡婦女 (104專高一)

解析 子宮頸癌以25~45歲左右婦女最常見。

27. 有關骨盆腔發炎之護理指導，下列何者錯誤？(A)建議以子宮內避孕器避孕 (B)性伴侶應一起接受治療 (C)每天液體攝取量2,000 c.c. (D)增強免疫力可預防感染 (104專高一)

解析 骨盆腔器官、子宮頸或陰道發炎不能放置子宮內避孕器。

28. 下列何項不屬於排卵機能檢查？(A)子宮輸卵管攝影 (B)黃體素濃度檢查 (C)雌激素濃度檢查 (D)基礎體溫測量 (104專高一)

解析 子宮輸卵管攝影主要是用來判斷輸卵管是否有阻塞及粘連的程度。

29. 某婦女感染初期梅毒就診，進行身體評估時會發現下列何種徵象？(A)外陰部有疼痛性水泡 (B)陰道內有無痛性紅色潰瘍傷口 (C)陰唇有扁平濕疣(condylomata lata) (D)關節處出現紅色扁平丘疹 (104專高一)

30. 下列何者不是引起男性不孕的原因？(A)經常浸泡三溫暖及溫泉 (B)吸菸、酗酒 (C)經常穿著緊身牛仔褲 (D)在低溫環境中工作

解析 高溫環境易引起男性不孕。 (104專高一)

31. 下列何者為子宮內膜癌的危險因子？(A)早婚 (B)肥胖 (C)性伴侶多 (D)長期子宮頸炎 (104專高一)

解答： 24.D 25.B 26.D 27.A 28.A 29.B 30.D 31.B

32. 有關經前緊張症候群引發的相關因素，下列何者錯誤？(A)雌性素與黃體素的不平衡 (B)泌乳素過低 (C)前列腺素過多 (D)嚴重生活壓力 (104專高二)

解析 泌乳素過高。

33. 有關經前緊張症候群的飲食指導，下列何者最適當？(A)攝取低碳水化合物飲食 (B)攝取富含葉酸的食物 (C)每日攝取1~2杯黑咖啡 (D)攝取富含維生素B_6食物 (104專高二)

34. 李女士的陰道分泌物呈黃綠色、量多、泡沫狀且有腥臭味。李女士最可能的陰道感染症為下列何者？(A)念珠球菌陰道炎 (B)滴蟲陰道炎 (C)披衣菌陰道炎 (D)萎縮性陰道炎 (104專高二)

解析 (A)念珠球菌陰道炎：會有白色凝乳狀分泌物；(C)披衣菌陰道炎：陰道分泌物會增加，但症狀不明顯，常會疏於治療；(D)萎縮性陰道炎：症狀為陰道灼熱感、乾澀等。

35. 承上題，下列護理指導何者恰當？(1)每天陰道灌洗 (2)性伴侶應同時接受治療 (3)治療期間行房應戴保險套 (4)補充女性荷爾蒙。(A) (1)(2) (B) (1)(3) (C) (2)(3) (D) (3)(4) (104專高二)

36. 王女士乳癌術後接受放射治療，治療部位皮膚顏色變深，下列護理指導何者不恰當？(A)黏貼膠布避免皮膚摩擦 (B)穿寬鬆衣服增加舒適 (C)避免陽光照射 (D)不需使用其他方法，膚色會自然褪去 (104專高二)

37. 張女士因不孕就醫，經子宮輸卵管攝影檢查發現兩側輸卵管阻塞，先生精液檢查正常，下列何項人工協助生殖技術適合張女士採用？(A)人工授精(AIH) (B)輸卵管精卵植入(GIFT) (C)體外受精－胚胎植入(IVF-ET) (D)受精卵輸卵管植入(ZIFT)

(104專高二)

38. 下列哪一種婦女生殖道感染易造成不孕症？(A)披衣菌陰道炎 (B)嗜血桿菌陰道炎 (C)滴蟲陰道炎 (D)念珠球菌陰道炎

(104專高二)

解答： 32.B 33.D 34.B 35.C 36.A 37.C 38.A

39. 有關治療不孕症藥物的敘述，下列何者錯誤？(A) Clomiphene Citrate是常使用的口服排卵藥 (B) Human menopausal gonadotropin (HMG)可促進卵泡的發育 (C) Progesterone可促進受精卵著床 (D) hCG注射後12小時內會排卵，此時應進行取卵手術

解析 hCG注射後32~36小時內才會排卵 （105專高一）

40. 某高中學生對於性病有偏差的認知，護理師提供其性病傳染的相關知識，是運用安濃(Annon)的PLISSIT性諮商模式之哪一個階段？(A)允諾(permission) (B)訊息限制(limited information) (C)特定建議(specific suggestions) (D)加強治療(intensive therapy) （105專高一）

41. 有關子宮頸癌之敘述，下列何者正確？(A)高社經地位的婦女為罹患子宮頸癌之高危險群 (B)性交疼痛及陰道異常出血為子宮頸癌的早期病徵 (C) 65歲之後的婦女無需做子宮頸抹片檢查 (D)人類乳突病毒疫苗建議僅施打於成年女性 （105專高一）

42. 白小姐，25歲，未曾生育，無器質性骨盆腔疾病，因痛經影響生活和工作而就診，下列敘述何者錯誤？(A)連續6個月服用口服避孕藥以抑制排卵減輕不適 (B)建議可以進食溫熱飲品以減輕不適 (C)鼓勵痛經時可採下腹局部熱敷以減輕不適 (D)依照醫囑服用前列腺素製劑以減輕不適 （105專高一）

解析 原發性痛經與前列腺素濃度過高有相關，故不宜服用前列腺素。

43. 有關陰道滴蟲感染的敘述，下列何者正確？(A)滴蟲只會透過直接接觸而感染 (B)停經後婦女較少受到感染 (C) Metronidazole (Flagyl)為最有效的治療藥物 (D)性伴侶不需一起治療，除非有龜頭紅腫或搔癢症狀 （105專高一）

解析 (A)會透過直接接觸及間接接觸而感染；(B)停經後婦女較常受到感染；(D)性伴侶需一起治療。

44. 有關導致經前症候群的可能因素之敘述，下列何者正確？(A)缺乏鈉和維生素B_6 (B)缺乏泌乳素 (C)前列腺素過多 (D)血管加壓素減少 （105專高一）

解答： 39.D 40.B 41.B 42.D 43.C 44.C

45. 下列何者為罹患骨質疏鬆症的高危險群？(A)停經婦女 (B)不喝酒、咖啡，且不吸菸的婦女 (C)每日鈣攝取量為1,500毫克者 (D)運動員 （105專高一）

46. 有關原發性痛經(primary dysmenorrhea)的敘述，下列何者正確？(1)下腹充血性疼痛 (2)下腹痙攣性疼痛 (3)發生於月經來潮前1週 (4)發生於月經開始前數小時 (5)經痛持續整個經期 (6)經痛在月經來潮初期最明顯。(A) (1)(3)(5) (B) (2)(4)(6) (C) (1)(4)(5) (D) (2)(3)(6) （105專高二）

47. 有關口服黃體素治療月經量過多的主要目的，下列何者正確？(A)增加子宮收縮能力 (B)抑制前列腺素的形成 (C)維持卵巢濾泡期功能 (D)抑制子宮內膜的形成 （105專高二）

48. 婦女服用混合雌性素與黃體素製劑改善更年期症狀，初期可能出現下列哪些副作用？(1)體重增加 (2)膚色變淡 (3)乳房腫脹 (4)月經出現 (5)陰道分泌物減少。(A) (1)(3)(4) (B) (1)(2)(5) (C) (2)(3)(4) (D) (3)(4)(5) （105專高二）

49. 下列何種病源感染與子宮頸癌之形成有關？(A)大腸桿菌 (B)金黃葡萄球菌 (C)人類乳突病毒 (D)淋病雙球菌 （105專高二）

50. 李女士，54歲，平日排尿正常，主訴咳嗽或大笑時會有滲尿情況，因而不喜歡外出參加社交活動。李女士可能的問題為下列何者？(A)壓力性尿失禁 (B)滿溢性尿失禁 (C)急迫性尿失禁 (D)混合性尿失禁 （105專高二）

51. 承上題，下列護理指導何者最恰當？(A)多食含膠質食物 (B)白天減少喝水量 (C)骨盆底肌肉運動 (D)漸進式負重運動（105專高二）

52. 王女士，46歲，因子宮肌瘤接受子宮切除手術，有關術後出院照護指導內容，下列何者適當？(A)每日執行溫水坐浴，促進分泌物排除 (B)術後6週內每日做踩單車運動，促進骨盆腔血液循環 (C)術後6週內應避免性生活，促進傷口癒合 (D)術後1個月內，陰道持續有中量血色分泌物是正常的 （106專高一）

解答： 45.A 46.B 47.C 48.A 49.C 50.A 51.C 52.C

53. 王女士，52歲，最近感到下腹部有沉重感，診斷為第一度的子宮脫垂，此與下列何種骨盆腔韌帶無力有關？(A)闊韌帶、圓韌帶 (B)子宮薦骨韌帶、主韌帶 (C)圓韌帶、主韌帶 (D)輸卵管骨盆韌帶、闊韌帶 (106專高一)

54. 王先生與太太結婚3年一直沒有孩子，醫師請他接受精液分析檢查，有關收集精液之護理指導，下列何者正確？(A)須先禁慾7~10天 (B)以保險套收集精液 (C)以手淫方式收集精液 (D)精液在運送過程需冷藏 (106專高一)

解析 (A)禁慾2~5天；(B)須裝在乾燥、有蓋、清潔的容器中；(D)運送過程維持在室溫或較冷的環境。

55. 有關更年期婦女變化之敘述，下列何者正確？(A)因雌性素減少，使得體內低密度脂蛋白(LDL)增加，易有心血管疾病 (B)因黃體素減少，造成骨母細胞活動力減少，而易有骨質疏鬆症 (C)因雄性素減少，導致陰道容易發炎，而有性交困難 (D)所有的更年期婦女均可接受荷爾蒙補充療法(HRT) (106專高一)

56. 有關經前症候群的敘述，下列何者正確？(A)在月經週期的黃體期，產生生理、心理及行為的週期性變化 (B)子宮內膜分泌之前列腺素、黃體素及留鹽激素過多所導致 (C)與是否有潛在性婦科疾病有關 (D)因催乳激素分泌不足所引起 (106專高一)

57. 下列何者為子宮頸癌的危險因子？(A)糖尿病 (B)單一性伴侶 (C)未生育 (D)較早有性經驗 (106專高一)

58. 有關精液分析檢查的說明，下列何者錯誤？(1)禁慾3~7天再採檢 (2)使用保險套和性交中斷法來收集精液 (3)留取精液後2~3小時內送至檢查地點 (4)精液必須冷凍保存。(A) (1)(2) (B) (3)(4) (C) (1)(3) (D) (2)(4) (106專高二)

解析 (2)以手淫方式收集；(4)維持室溫或稍冷的環境即可。

59. 下列何者為罹患乳癌的高危險群？(1)長期使用雌激素及黃體激素 (2)母乳親餵 (3)維持身體質量指數(BMI)於23 (4)從未懷孕。(A) (1)(2) (B) (3)(4) (C) (1)(4) (D) (2)(3) (106專高二)

解答： 53.B 54.C 55.A 56.A 57.D 58.D 59.C

60. 有關子宮移位之敘述，下列何者錯誤？(A)最常見為前傾 (B)因骨盆支持結構無力所致 (C)鼓勵採膝胸臥式 (D)比較不容易受孕 （106專高二）

解析 後傾後屈為最常見。

61. 最常導致婦女泌尿道感染的病原體為何？(A)大腸桿菌 (B)白色念珠菌 (C)梅毒螺旋體 (D)陰道鞭毛滴蟲 （106專高二）

62. 晚期子宮頸癌病人接受放射線治療及Cisplatin化學治療後感覺耳鳴及聽力喪失，下列敘述何者錯誤？(A)教導病人使用手套或圍巾避免冷的刺激 (B)嚴重時需降低化學治療藥物劑量 (C)此症狀為放射線治療導致細胞DNA鍵斷裂 (D)此症狀為因化學治療而引起的周邊神經性病變 （106專高二）

解析 (C)Cisplatin具有耳毒性所致。

63. 有關多胞胎減胎術之敘述，下列何者錯誤？(A)一般是在妊娠10週左右進行 (B)在妊娠7週時先接受絨毛膜取樣檢查，再留下染色體正常的胎兒 (C)在超音波的導引下，經陰道或腹部將氯化鉀溶液注入胎兒心臟使其心跳停止 (D)減胎後必須評估孕婦是否有破水、出血、宮縮或感染等症狀 （106專高二補）

64. 下列何項婦科疾病與子宮內膜異位有關？(1)卵巢巧克力囊腫 (2)絨毛膜癌 (3)子宮腺肌症 (4)骨盆腔發炎。(A) (1)(2) (B) (1)(3) (C) (2)(3) (D) (2)(4) （106專高二補）

65. 婦產科門診護理師正在推廣子宮頸癌之預防，下列哪一位婦女應列為優先衛教之對象？(A)有單一性伴侶的28歲婦女 (B)長期吸菸的50歲婦女 (C)曾感染人類乳突病毒的42歲婦女 (D)性行為時有使用保險套的36歲婦女 （106專高二補）

66. 陳女士，主訴頭痛、喉嚨痛、關節痛、掉髮、手掌跟腳底出現丘疹和陰唇周圍有不痛的濕疣，抽血檢查結果梅毒呈現陽性反應，目前處於哪一個梅毒分期？(A)潛伏期 (B)第一期 (C)第二期 (D)第三期 （106專高二補）

解答： 60.A 61.A 62.C 63.B 64.B 65.C 66.C

67. 有關陰道感染婦女之護理措施，下列何者錯誤？(A)陰道栓劑使用後宜平躺30分鐘 (B)服用Tetracycline宜避免曬太陽 (C)宜採垂頭仰臥式休息 (D)性伴侶同時接受治療 (106專高二補)

解析 (C)宜平躺側臥。

68. 劉女士確診為愛滋病已2週，目前有發燒、全身疼痛、腹瀉和數處淋巴腺腫大之臨床表徵，現在正處於下列哪一期？(A)主要伺機性感染期 (B)急性血清轉換期 (C)緩解期 (D)臨終期 (106專高二補)

69. 有關人工生殖技術之執行過程，下列何者正確？(1)促卵泡成熟 (2)注射hCG引發排卵 (3)偵測卵泡成熟度 (4)執行人工生殖授精技術 (5)維持黃體期。(A) (1)(2)(3)(4)(5) (B) (1)(3)(2)(4)(5) (C) (1)(5)(3)(2)(4) (D) (1)(2)(3)(5)(4) (106專高二補)

70. 下列哪些生殖道感染疾病，容易造成女性骨盆腔感染？(1)披衣菌感染 (2)淋病 (3)梅毒 (4)生殖器疱疹。(A) (1)(3) (B) (1)(2) (C) (2)(3) (D) (2)(4) (107專高一)

71. 有關以腹腔鏡進行子宮肌瘤切除前後的照護措施，下列何者錯誤? (A)手術前皮膚準備應清洗肚臍 (B)手術中應維持頭高腳低臥式 (C)術後禁食6~8小時即可進食 (D)術後肩背部疼痛，可給局部按摩 (107專高一)

解析 (B)採膀胱截石臥式。

72. 有關子宮肌瘤處置之敘述，下列何者正確？(A)肌瘤切除術後不會有月經 (B)可服用口服避孕藥以抑制及平衡女性荷爾蒙 (C)肌瘤切除術後需補充女性荷爾蒙 (D)全子宮切除術是最好的處置 (107專高一)

73. 全子宮切除手術之術前腸道準備，下列何者不恰當？(A)前三天採低渣飲食 (B)使用抗生素 (C)使用瀉劑 (D)溫水灌腸

解析 (A)術前一天午夜後禁食。 (107專高一)

解答： 67.C 68.B 69.B 70.B 71.B 72.B 73.A

74. 有關婦女腹部超音波檢查的護理指導，下列何者正確？(A)簽署同意書 (B)服用鎮靜劑 (C)需排空膀胱 (D)喝水脹膀胱

解析 膀胱漲滿會將小腸及大腸推離腹腔底部，超音波可輕易穿透膀胱，照到子宮及卵巢。 (107專高一)

75. 有關急性骨盆腔炎婦女的照護措施，下列何者錯誤？(A)教導應暫停性生活 (B)大小便後執行會陰灌洗 (C)協助下床活動 (D)依醫囑靜脈滴注抗生素 (107專高一)

解析 (B)盡量避免陰道灌洗，以減少感染機會。

76. 正在接受第2次腹腔內化學治療的卵巢癌病人，主訴一直覺得噁心，下列回應何者最適當？(A)「噁心是化學治療副作用之一，過幾天就會好了」 (B)「我了解您的心情，聽說吃人蔘可緩解噁心，您要不要試試看」 (C)「噁心是最輕微的副作用之一，接下來還有其他的副作用會出現」 (D)「少量多餐，攝取高熱量、高蛋白質飲食可逐漸減緩噁心的現象」 (107專高二)

77. 有關女陰癌之敘述，下列何者正確？(A)是台灣女性較常見之生殖器官惡性腫瘤之一 (B)早期病變不明顯常被忽略 (C)第一期以放射線治療為主 (D)以基底細胞癌居多 (107專高二)

解析 (A)不常見，僅占女性生殖器惡性腫瘤的1%；(C)以手術切除為主；(D)以鱗狀細胞癌為主。

78. 朱女士，29歲，主訴上週做過流產手術，因發燒和下腹部壓痛前來就診，內診時見子宮頸有膿狀分泌物，細菌培養結果為淋病雙球菌、披衣菌和黴漿菌感染，最有可能的診斷為何？(A)子宮外孕 (B)巴氏腺囊腫 (C)卵巢囊腫 (D)骨盆腔炎 (107專高二)

解析 急性骨盆腔炎症為多病原菌感染，並經由性病傳染，少數會因醫療行為如流產受術、子宮輸卵管攝影等造成感染。

79. 下列何種治療方式，最常用在子宮頸糜爛時的治療？(A)電燒灼術 (B)冷凍治療 (C)雷射手術 (D)子宮內膜破壞術 (107專高二)

解答： 74.D 75.B 76.D 77.B 78.D 79.B

80. Tamoxifen (Nolvadex)可抑制內生性雌激素作用，以有效降低乳癌的復發，若長期服用此藥物，護理師需要評估下列哪些副作用？(1)血糖過低 (2)鈣離子過低 (3)噁心嘔吐 (4)更年期症狀 (5)末梢水腫。(A) (1)(2)(4) (B) (3)(4)(5) (C) (2)(3)(4) (D) (1)(3)(5) （108專高一）

81. 有關子宮肌瘤之敘述，下列何者正確？(A)以漿膜下肌瘤為主 (B)易產生惡性病變 (C)常有不正常子宮出血 (D)因黃體素過多所致 （108專高一）

解析 (A)以間質肌瘤為主；(B)為良性腫瘤；(D)因雌性素過多或黃體素缺乏所致。

82. 有關骨盆腔炎之敘述，下列何者正確？(A)都為單一病原體感染 (B)常見之合併症為不孕 (C)治療期間不需禁慾 (D)少有異常的陰道分泌物 （108專高一）

解析 (A)為多種病原體感染；(C)治療期間需禁慾；(D)異常的陰道分泌物增加。

83. 下列哪一種細菌或病毒感染，為罹患子宮頸癌的高危險群？(A)梅毒螺旋體 (B)奈瑟氏淋病雙球菌 (C)疱疹病毒 (D)人類乳突狀病毒(HPV) （108專高二）

解析 目前已知生殖器單純疱疹病毒、人類乳突狀病毒是引起子宮頸癌的危險因素。

84. 有關口服metronidazole (flagyl)治療陰道滴蟲感染之護理指導，下列何者正確? (A)婦女先接受治療，無效後再請性伴侶一起治療 (B)可進行陰道清水沖洗以加強治療效果 (C)服藥期間，不可飲用酒精性飲料 (D)治療期間，應配合採用口服避孕藥

解析 (A)性伴侶需一起接受治療；(B)勿陰道沖洗以免影響療效；(D)治療期間，應戴保險套。 （108專高二）

85. 有關以子宮托(pessary)減輕子宮脫垂程度，其正確的放置部位為何？(A)陰道前穹窿 (B)陰道後穹窿 (C)子宮頸外口 (D)子宮頸內口 （108專高二）

解答： 80.B 81.C 82.B 83.D 84.C 85.B

86. 有關精液檢查之護理指導，下列何者正確？(A)保險套直接收集精液送檢 (B)取精後以冰塊維持7℃以下送檢 (C)取精後保溫42℃送檢 (D)取精後室溫1~2小時內送檢 （108專高二）

解析 以自慰的方式取出精液，保存在室溫環境中，於1~2小時內送檢。

87. 有關更年期婦女的脂質與脂蛋白改變，下列何者錯誤？(A)血小板凝集增加 (B)高密度脂蛋白(HDL)增加 (C)低密度脂蛋白(LDL)增加 (D)纖維蛋白原濃度增加 （108專高二）

解析 更年期時纖維蛋白原濃度、血小板凝集、低密度脂蛋白與膽固醇皆會增加。

88. 有關萎縮性陰道炎之敘述，下列何者錯誤？(A)常見於更年期後或卵巢切除婦女 (B)因黃體素缺乏使陰道黏膜萎縮、上皮變薄 (C)陰道酸鹼度增高有利於其他菌種生長 (D)主要症狀為陰道分泌物、外陰搔癢與刺痛 （109專高一）

解析 因雌性素缺乏致上皮細胞萎縮。

89. 有關不孕症夫妻性生活的護理指導，下列敘述何者錯誤？(A)排卵期前後每天行房以提高受孕機會 (B)性交後墊枕頭抬高女性之臀部 (C)鼓勵夫妻互相溝通彼此的感受與需要 (D)排卵期黏液會由黏稠變稀薄、由少量變多量 （109專高一）

解析 排卵期中受孕機會較高。

90. 有關陰道感染的護理措施，下列何者正確？(A)念珠菌陰道炎治療需停用口服避孕藥、抗生素與類固醇 (B)滴蟲陰道炎治療期間完全禁止性行為 (C)披衣菌陰道炎患者的性伴侶不需特別治療 (D)依醫囑給予披衣菌陰道炎患者Gentamycin抗生素治療

（109專高一）

解析 (B)治療期間性行為應戴保險套；(C)為性傳染病，病人的性伴侶需一同檢查治療；(D)給予Tetracycline或Doxycycline治療。

解答： 86.D 87.B 88.B 89.A 90.A

91. 有關子宮內膜癌之敘述，下列何者正確？(A)長期使用黃體素是危險因子之一 (B)常見的症狀表現是下腹疼痛 (C)治療方式以化學治療為主 (D)晚停經的婦女較易發生 (109專高一)

解析 (A)長期使用雌性素是危險因子之一；(B)常見症狀是異常陰道出血，少見疼痛；(C)治療方式以手術治療為主。

92. 有關子宮頸抹片檢查之敘述，下列何者正確？(A)全民健保提供35歲以上婦女1年一次免費檢查 (B)不論有無性經驗的婦女，每3年至少接受一次子宮頸抹片檢查 (C)檢查前需先沖洗陰道，以避免分泌物過多，影響結果 (D)是目前預防子宮頸癌最好方式

解析 (A)提供30歲以上婦女1年一次免費檢查；(B)18歲以上、有性經驗、停經的女性，都應定期接受子宮頸抹片檢查；(C)檢查前24小時避免陰道灌洗、盆浴等，以免影響檢驗精確度。 (109專高一)

93. 有關更年期的荷爾蒙變化，下列何者正確？(A)濾泡激素(FSH)下降；黃體生成素(LH)下降 (B)濾泡激素(FSH)下降；黃體生成素(LH)上升 (C)濾泡激素(FSH)上升；黃體生成素(LH)下降 (D)濾泡激素(FSH)上升；黃體生成素(LH)上升 (109專高一)

解析 由於卵巢功能退化，雌性素分泌也會逐漸降低，濾泡激素(FSH)和黃體生成素(LH)的量便會因促性腺激素釋放之回饋抑制減少而顯著的增加。

94. 林女士22歲，因外陰部搔癢並有泡沫狀、黃綠色及有異味的陰道分泌物，內診時可見子宮頸上皮有草莓狀紅點，最有可能是下列何？(A)砂眼披衣菌 (B)白色念珠菌 (C)梅毒螺旋體 (D)陰道鞭毛滴蟲 (109專高二)

解析 (A)症狀為排尿疼痛、頻尿、濃稠膿性陰道分泌物、下腹部瀰漫性疼痛；(B)症狀為紅色丘疹轉變為水泡，水泡破裂後分泌物增多呈白色濃稠狀，而外陰部水腫、癢且疼痛；(C)下疳或扁平溼疣。

95. 有關毒性休克症候群之敘述，下列何者正確？(A)多發生於經期使用衛生棉條的女性 (B)是受到黴漿菌感染所致 (C)臨床症狀少有發燒現象 (D)臨床症狀為單一器官系統異常 (109專高二)

解析 (B)金黃色葡萄球菌；(C)症狀為發燒、紅疹、脫屑等；(D)會引起全身系統性反應，甚至造成多重器官衰竭。

解答： 91.D 92.D 93.D 94.D 95.A

96. 下列何者為更年期女性的生理變化？(1)濾泡刺激素大量增加 (2)雌性素分泌增加 (3)低密度脂蛋白增加 (4)陰道pH值下降。
(A) (1)(3) (B) (2)(3) (C) (1)(4) (D) (3)(4) （110專高一）

97. 有關女陰癌之敘述，下列何者正確？(A)早期病變為搔癢、小傷口，但癌症生長快速 (B)容易因直接接觸至鄰近器官而發生局部轉移 (C)早期治療以化學治療為主 (D)術後應採仰臥式，維持大腿45度外張，膝關節90度彎曲之姿勢 （110專高一）

解析 (A)病程變化緩慢；(B)女陰癌藉由淋巴結轉移；(C)治療以手術為主。

98. 下列何者不是多囊性卵巢疾病之臨床表徵？(A)雌性素分泌過多 (B)肥胖 (C)多毛 (D)月經過少或無月經 （110專高一）

99. 鄭女士53歲，有關更年期之注意事項，下列敘述何者最適當？(A)多喝冰涼飲品，可舒緩熱潮紅 (B)仍需定期做子宮頸抹片檢查 (C)建議接受民俗療法，以舒緩不適症狀 (D)因萎縮性陰道炎，不要有性行為 （110專高一）

100. 有關經前症候群的護理措施，下列敘述何者最適當？(A)補充高蛋白、高熱量、高鹽分的飲食 (B)服用雌性素預防不適症狀 (C)多飲用咖啡、冰涼的手調茶飲 (D)調整生活作息，良好的睡眠品質

解析 (A)應飲食均衡；(B)補充維生素也有益於症狀改善；(D)應少咖啡因的攝取。 （110專高一）

101. 有關子宮頸癌的護理措施，下列敘述何者正確？(A)根除性子宮切除術後，可能出現排尿問題，病人需接受膀胱訓練 (B)全子宮切除術後一個月可恢復正常生活，例如爬樓梯、提重物等 (C)放射線治療的病人，照射部位皮膚容易乾燥搔癢，可自行擦拭乳液 (D)需先評估白血球在2,000/mm^3、血紅素在12 mg/dL以上才可行放射治療 （110專高一）

解析 (B)術後4~6星期避免提重物，除走路外的腹部運動，術後6~8週才可進行；(C)不可隨意在照射部位塗抹非醫生給予的膏藥；(D)化學治療較可能出現白血球降低、貧血、血小板降低等症狀。

解答： 96.A 97.D 98.A 99.B 100.D 101.A

102. 體外受精與胚胎植入術(IVF-ET)執行過程中，受精卵分裂數量為多少時即可植入子宮內？(A) 2~8個細胞　(B) 10~16個細胞　(C) 18~32個細胞　(D) 36~48個細胞　(110專高一)

103. 有關婦科體外放射治療後產生的腹瀉問題之護理指導，下列何者不適當？(A)維持水分平衡　(B)增加乳製品攝取　(C)採用低渣飲食　(D)必要時使用止瀉劑　(110專高一)

104. 陳女士因痛經求診，護理師的回答，下列何者最適當？(A)可自行服用止痛藥　(B)可泡熱水澡以舒緩疼痛　(C)可多吃巧克力、咖啡等食物　(D)多休息，局部熱敷下腹部　(110專高二)

105. 鄭女士因骨盆腔炎症入院治療，下列敘述何者正確？(A)護理指導安全性生活　(B)臥床休息，採側臥以利引流　(C)執行陰道灌洗，以保持清潔　(D)每天限液體1,000 c.c.內　(110專高二)

106. 有關更年期婦女使用荷爾蒙補充療法的禁忌，下列何者錯誤？(A)下肢靜脈血栓　(B)憂鬱症　(C)高血壓　(D)子宮頸原位癌

(110專高二)

107. 有關更年期婦女的護理指導，下列何者不適當？(A)定期做子宮頸抹片檢查　(B)鈣攝取量增加至500 mg／天，以預防骨質疏鬆　(C)減少高糖高油脂食物　(D)建議維生素D攝取400 IU／天

解析 鈣攝取量應增加至1,000~1,200 mg/day。　(110專高二)

108. 下列何者最可能與原發性月經疼痛相關？(A)前列腺素　(B)子宮肌瘤　(C)卵巢腫瘤　(D)經血量過多　(110專高二)

109. 王女士26歲，結婚2年，因性交疼痛令其十分困擾而就診，下列護理措施何者錯誤？(A)夫婦兩人一起討論以發掘彼此忽略的問題　(B)為顧及配偶自尊，治療初期以王女士為主　(C)探討病因期間建議王女士暫時禁慾　(D)必要時可鼓勵使用無刺激性的潤滑劑　(110專高二)

110. 有關子宮內膜癌之敘述，下列何者錯誤？(A)常見症狀為不正常陰道出血　(B)是發生在子宮內最常見的癌症　(C)病人出現症狀時多已進入晚期　(D)診斷檢查以子宮內膜刮搔術(D&C)為主

(111專高一)

解答： 102.A 103.B 104.D 105.A 106.B 107.B 108.A 109.B 110.C

111. 有關卵巢癌的醫療措施，下列敘述何者錯誤？(A)以手術治療合併化學治療為主流　(B)分期手術(staging surgery)前應進行腸道準備　(C)減積手術(debulking surgery)就是盡可能將所有的卵巢腫瘤或已經擴散之腫瘤切除乾淨　(D)初診斷之卵巢癌化療藥物以微脂體小紅莓(Lipo-Dox)為首選　(111專高一)

解析 目前卵巢癌最普遍使用的化學治療藥物是鉑化合物Cisplatin、Carboplatin。

112. 有關HPV疫苗，下列敘述何者正確？(A)接種疫苗後，仍需定期的子宮抹片檢查　(B)注射一劑終生有效　(C)疫苗針對HPV型別有16、18、30、31　(D)子宮頸癌有60~70%由HPV第30、31型引起

解析 子宮頸癌疫苗只能預防60~70%的子宮頸癌，故接種後仍須注意安全性行為，並定期接受子宮頸抹片檢查，才能有效預防子宮頸癌。　(111專高一)

113. 陰道鏡檢查的最大優點是可清楚檢測子宮哪一個部位之病灶？(A)陰道前壁與子宮頸交接處　(B)陰道後壁與子宮頸交接處　(C)子宮頸內口與子宮體交接處　(D)子宮頸轉換區　(111專高一)

114. 王女士，已婚，疑似有骨盆腔炎，有關評估其臨床徵候的敘述，下列何者正確？(A)下腹兩側鈍鈍悶痛　(B)腹部腫大，腰圍變大　(C)原發性月經過少　(D)內診子宮頸有移動性疼痛

(111專高一)

解析 骨盆腔炎之症狀，常見為急性下腹疼痛、腹部壓痛、內診時子宮頸或子宮兩側壓痛、月經量少和異常的陰道分泌物增加。

115. 容易出現經前症候群的女性生命週期為哪一時期？(A)輸卵管結紮後的中年時期　(B)停經前幾年的老年時期　(C)生產後6個月青年時期　(D)初經階段年輕時期　(111專高一)

116. 有關乳房纖維腺瘤之敘述，下列何者正確？(A)多發生於30歲以上之婦女　(B)為最常見的乳房良性腫瘤　(C)病人常因感到疼痛而就醫　(D)多為界限不明之腫塊　(111專高一)

解答： 111.D　112.A　113.D　114.ACD　115.D　116.B

117. 有關更年期熱潮紅症狀的敘述，下列何者錯誤？(A)與黃體素的減少有關　(B)起因於血管舒張與收縮之間不穩定　(C)藉由流汗、發熱來降低體溫　(D)體重過輕者，熱潮紅症狀更為嚴重

（111專高二）

解析 因動情素減少使體溫調節中樞對熱反應敏感，造成熱潮紅。

118. 女性於經期不適時建議可補充的維生素為何？(A)維生素A　(B)維生素D　(C)維生素E　(D)維生素C　（111專高二）

119. 有關精液檢查的敘述，下列何者錯誤？(A)檢查前3~5天需禁慾　(B)自慰射精並以保險套方式收集精液　(C)精液收集完成後保存於室溫環境中　(D) 1~2小時內送至醫院檢查　（111專高二）

解析 應保存在清潔、乾燥有蓋之瓶內。

120. 劉女士，28歲，因外陰部搔癢、排尿時有灼熱感並有濃稠白色的陰道分泌物，內診時可見陰道壁有乳酪狀白色附著物，最有可能是下列何種病原感染？(A)砂眼披衣菌　(B)白色念珠球菌　(C)梅毒螺旋體　(D)陰道鞭毛滴蟲　（111專高二）

解析 依症狀評估應為念珠菌陰道炎，常見白色念珠球菌感染。

121. 有關乳癌的護理措施，下列何者正確？(A)術後患側手臂易發生腫脹感染，會自然恢復　(B)術後以PQRST評估患者疼痛，其中R是recovery，評估疼痛恢復的狀況　(C)外出時，儘量避免陽光直射患側手臂　(D)術後腋下會出現僵硬、緊繃的感覺是正常的，會慢慢恢復，不需特別注意　（111專高二）

122. 王女士有打噴嚏、咳嗽、大笑所引起無法自主控制膀胱的漏尿，是屬於下列哪種尿失禁？(A)急迫性尿失禁　(B)姿勢性尿失禁　(C)壓力性尿失禁　(D)滿流性尿失禁　（112專高一）

解析 壓力性尿失禁係因骨盆肌肉鬆弛，使支撐膀胱頸的組織變弱或高移動性尿道，以及尿道本身功能不全等因素，使其在抬重物、咳嗽、打噴嚏或大笑時因腹壓上升，而造成少量尿液流出。

解答： 117.A　118.C　119.B　120.B　121.C　122.C

123. 有關尖型濕疣（菜花）的敘述，下列何者錯誤？(A)由人類乳頭瘤病毒(HPV)16與18型所引起　(B)感染後約在2星期至8個月內出現症狀　(C)常發生於生殖器、肛門等部位　(D)治療方法包含雷射、液態氮、藥物等方法　（112專高一）

解析 人類乳頭瘤病毒(HPV)16與18型為子宮頸癌(cervical cancer)主要致病源。

124. 李女士40歲，因子宮內膜癌進行全子宮和雙側輸卵管卵巢切除術，出院前的護理指導，下列何者正確？(1)第1年每6個月回診一次　(2)不可抬過重的物品　(3)告知可能的更年期症狀　(4)術後半年避免性行為。(A) (1)(2)　(B) (1)(4)　(C) (2)(3)　(D) (3)(4)　（112專高一）

125. 有關絨毛膜癌的敘述，下列何者錯誤？(A)約有50%由葡萄胎惡性病變衍生而來　(B)常見轉移之部位為肺臟　(C)血清hCG值升高是診斷絨毛膜癌最重要的依據　(D)以手術治療為主，放射線治療為輔　（112專高一）

126. 懷孕婦女抱怨陰道白色分泌物（白帶）增加、呈黏稠狀、無臭味，造成會陰部不適感，此種情況最可能原因為？(A)陰道上皮細胞發炎　(B)陰道細胞受到念珠球菌感染　(C)陰道細胞受到嗜乳酸桿菌作用　(D)子宮頸黏液塞排出　（112專高二）

127. 女性月經來潮時的衛生清潔措施，下列何者不適當？(A)使用清潔液灌洗陰道　(B)可用中性肥皂或清水清潔會陰部　(C)採淋浴方式　(D)穿著寬鬆的棉質內褲　（112專高二）

解析 (A)不當陰道灌洗會破壞陰道菌叢，易感染細菌性陰道炎。

128. 有關血清抗穆氏管荷爾蒙(Anti-Mullerian Hormone, AMH)檢查之敘述，下列何者錯誤？(A)能反映卵子的儲量　(B)能準確評估卵巢功能　(C)受月經週期影響，需於月經週期第14天進行檢測　(D)年輕女性AMH的平均值在2~4 μg/L　（112專高二）

解答：　123.A　124.C　125.D　126.C　127.A　128.C

解析 AMH是一種由卵巢中未成熟小卵泡所分泌的醣類物質，是預測生育能力的重要指標，尤其於人工受孕，其數值不會受月經週期、有無懷孕而變動。

129. 有關人工授精之適應症，下列何者錯誤？(A)精子無法穿透子宮黏液 (B)精子稀少者 (C)選擇接受精子捐贈者 (D)輸卵管阻塞者

解析 (D)適用於至少有一條輸卵管通暢者。（112專高二）

130. 有關多囊性卵巢疾病的表徵，下列何者錯誤？(A)雄性素分泌過多 (B)排卵障礙 (C)胰島素阻抗 (D)月經次數過多

解析 (D)月經過少或無月經。（112專高二）

131. 有關子宮肌瘤的術後護理，下列何者正確？(A)若有出血情形，須密切觀察與紀錄出血量、性質、顏色 (B)微創手術後，為避免傷口出血，應臥床24小時 (C)微創手術後，因恢復時間短，返家可立即恢復性生活 (D)肌瘤切除術後，返家後可開始運動，如至健身房進行重訓（112專高二）

132. 有關人工受精的敘述，下列何者正確？(A)建議禁慾1天再取精 (B)以新鮮精液或將冷凍精液解凍後使用 (C)精液注入子宮腔後婦女需平躺12小時以利精液留滯 (D)精液注入子宮腔後的第7天以驗孕試劑確認受孕成功（112專高三）

解析 (A)取精前禁慾3~7天為佳；(C)平躺約2小時即可回家；(D)植入後第14天回醫院驗孕。

133. 有關逆行性射精之敘述，下列何者錯誤？(A)常見於脊髓損傷或糖尿病合併神經病變之患者 (B)可能為腹腔或骨盆腔手術後之併發症 (C)流至尿道的精液逆流至膀胱 (D)接受精子捐贈進行人工授精為唯一的治療方式（113專高一）

解析 (D)病人大都能製造正常的精子，可利用精子分離術收集精子，再行人工受精。

解答： 129.D 130.D 131.A 132.B 133.D

題庫練習　113年 第二次專技高考

1. 有關以家庭為中心的產科護理模式之敘述，下列何者錯誤？(A)待產過程中，鼓勵伴侶全程陪伴　(B)鼓勵親子同室，減少母嬰分離　(C)主張待產、生產與產後恢復皆在同一環境　(D)增加產前基因篩檢次數，減少家族遺傳疾病之發生

解析 以家庭為中心的產科護理指在孕產過程中滿足家庭身心照護需求，促進家庭瞭解問題來源及解決問題，如人性化照護、專業支持態度等。

2. 孫女士於產檢時，詢問葉酸補充注意事項，下列何者為最適當的護理指導？(A)懷孕3個月後開始補充的效果最好　(B)完全素食者一定要特別注意補充　(C)可藉由維他命C 組合加強吸收　(D)可經由新鮮深綠色蔬菜及瘦肉獲取

解析 (A)懷孕前即可開始補充；(B)素食者應注意維生素B_{12}的補充；(C)鐵可以和維生素C組合而加強吸收。

3. 有關懷孕期無壓力試驗(Non-stress test, NST)的敘述，下列何者正確？(A)建議懷孕26（含）週始能開始測量，才有較準確結果　(B)測量子宮收縮時胎心率型態的改變　(C)需持續測量60分鐘以上，才能進行結果判讀　(D)結果判讀為「反應型者」，可預測一週內胎兒處於健康狀態

解析 (A)於妊娠32週後使用較為準確；(B)測量胎動與胎心率的關係；(C)須做30~40分鐘。

4. 有關懷孕內分泌系統的變化，下列敘述何者正確？(A)甲狀腺體積比未懷孕時期減少　(B)鬆弛素大部分是由黃體分泌　(C)醛固醇分泌量減少，特別是限鈉飲食的孕婦　(D)第一孕期，hCG的分泌主要是來自胎盤

解析 (A)妊娠第3週起，甲狀腺體組織開始增生；(C)黃體素會刺激醛固醇分泌量增加；(D)妊娠初期為絨毛膜絨毛所分泌。

解答：　1.D　2.D　3.D　4.B

5. 懷孕24週婦女，表達她很想感受「與胎兒連為一體的情感」，下列護理指導，何者最適當？(A)建議尋求良好的產科照顧，隨時了解胎兒發育 (B)協助其表達對胎動的感受，鼓勵常常對胎兒說話 (C)請其暫時停止喝咖啡，不熬夜，減少對胎兒傷害 (D)建議請先生協助做家務，給予孕期支持

6. 接近預產期婦女在家執行「每日胎兒運動紀錄」，當出現下列何種結果需立即到醫院接受診治？(A) 1小時內記錄到5次胎動 (B) 24小時胎動少於4次 (C) 2小時內有10次胎動 (D)胎動比前一天相比少了20%

解析 胎動10次所需時間＜2小時為正常；＞2小時、完全沒有胎動或比前天減少50%，則可能有胎兒窘迫情形。

7. 李女士，G_1P_0，子宮收縮每5分鐘一次，每次持續40~60秒，收縮強度為中度，子宮頸口開6公分、變薄程度60%、先露部位0。下列護理措施何者不適當？(A)至少每30分鐘測一次胎心率及宮縮情況 (B)注意待產婦解尿的時間，每2小時評估膀胱排空情形 (C)擔心隨時生產，所以應禁止待產婦下床 (D)教導呼吸法協助減輕待產疼痛

解析 (C)產婦在宮縮間隔期間仍可繼續一般談話與活動，如行走、進食等。

8. 吳女士，G_1P_0，懷孕38週，主述：「下面濕濕的，不知道是不是破水了？」。下列何種檢測可以確認破水？(A)避開尿或血液，以硝基試紙，檢測流出陰道的液體，試紙呈粉紅色(Nitrazine test) (B)避開尿或血液，以硝酸鹽試紙，檢測流出陰道的液體，試紙呈黃綠色(Nitrate water test) (C)檢視吳女士墊的衛生棉上，看到清澈淡黃液體並含有羊齒狀的碎片物質(Pad test) (D)將流出陰道的液體塗抹於玻片，使用顯微鏡有觀察到羊齒狀結晶(Fern test)

解析 Nitrazine試紙由粉紅變成藍色，表示已破水；具羊齒狀結晶代表分泌物為羊水，可能是破水了。

解答： 5.B 6.B 7.C 8.D

9. 葉女士，懷孕39週，因破水入院待產。護理師進行腹部觸診時，在宮底處觸摸到一個較軟，且比較不圓的胎兒部位；在恥骨聯合附近觸摸到一個較硬，似圓形的胎兒部位，接著在肚臍以下的部位聽取到清楚的胎心音。陰道內診時，摸到圓滑且硬的胎兒部位。判斷其胎產式為何？(A)頭產式　(B)臀產式　(C)面產式　(D)肩產式

10. 安胎婦女使用下列何種藥物可促進胎兒肺部成熟？(A) Ritodrine　(B) Indomethacin　(C) Betamethasone　(D) Nifedipine

解析 Betamethason為類固醇，可促進胎兒肺部成熟，預防呼吸窘迫症候群。

11. 原本對生產計畫侃侃而談的待產婦女突然對護理師說：「我想解大便，我如果去廁所會不會把孩子生在馬桶裡？」，下列護理師的回應何者較適宜？(A)「我想應該是要生了，我趕緊通知醫師處理。」　(B)「你有便意感顯示胎頭在往下降，產程有進展了喔！我來幫妳內診評估好嗎？」　(C)「不用緊張，妳這些擔心都不是真的，不會生在馬桶裡的！」　(D)「你進來待產時已經有灌腸過，去上廁所應該不會有大便才對。」

12. 下列何者為阻礙產後婦女子宮復舊的因素？①產程延長　②正常羊水量之單胞胎　③漲滿的膀胱　④純母乳親餵。(A)僅①③　(B) ①④　(C) ①②③　(D) ②③④

解析 早期下床、母乳哺餵、預防感染等，可促進子宮復舊。

13. 有關產後情緒低落(postpartum blues)的定義及敘述，下列何者正確？(A)會嚴重影響日常的生活功能　(B)會影響社會功能　(C)通常可自行復原　(D)若情緒低落持續一週則診斷為產後憂鬱

解析 (A)(B)通常不需治療但家人需給予支持；(D)症狀持續超過2週，應進一步治療。

解答：　9.A　10.C　11.B　12.A　13.C

14. 有關乳腺炎(mastitis)的敘述，下列何者錯誤？(A)最常見的致病菌為金黃色葡萄球菌(*Staphylococcus aureus*) (B)應該暫停哺乳，避免嬰兒受到感染 (C)哺乳頻率突然減少時，可能是導因 (D)婦女可能會發燒到38.4~40℃

解析 (B)可繼續餵患側，並不會造成嬰兒感染。

15. 護理師進入病室時發現新生兒哭泣，產婦表示：「我都等寶寶哭，確定寶寶餓了，然後再餵奶。」下列何項護理指導最適當？(A)母乳易消化，固定每2~3小時餵奶可以避免寶寶飢餓 (B)寶寶有轉頭、舌頭伸出、吸吮動作出現就可以準備餵奶了 (C)哭是飢餓的徵象，等寶寶大哭後再餵會吃比較多 (D)如果寶寶哭，要先安撫，讓寶寶先睡，等醒來再餵

解析 (A)(C)(D)應依嬰兒需求哺餵，有想吃的動作時餵嬰兒，可以讓哺乳更順利。

16. 下列何種情況適合裝置子宮內避孕器？(A)不明原因的陰道出血者 (B)月經週期不規則者 (C)月經過多者 (D)痛經厲害者

17. 陳小弟出生第二天，執行親子同室。陳小弟若出現下列何種狀況，護理師應進一步評估？(A)整天尿布都沒有濕 (B)半夜醒來二次 (C)大便為綠色 (D)哭的時候沒有眼淚

18. 有關新生兒過渡期執行即刻母嬰肌膚接觸的敘述，下列何者為最佳時機及其理由？(A)相對不反應期，新生兒較能專注在母親身上 (B)第一反應期，新生兒清醒且吸吮反射強 (C)第二反應期，新生兒安靜不哭鬧 (D)絕對反應期，新生兒能快速回應母親的呼喚

解析 新生兒在出生後15~30分鐘內處於警覺狀態，眼睛睜開，常出現強力吸吮反射，是親子關係建立的最佳時機。

解答： 14.B 15.B 16.B 17.A 18.B

19. 有關正確含乳(suckling)的表徵，下列敘述何者不適當？(A)嬰兒口腔由下往上不對稱(asymmetric)含住一大口乳房組織　(B)嬰兒上下唇如魚嘴般，尤其是下唇外翻　(C)嬰兒嘴巴張得很大且兩頰飽滿　(D)嬰兒吸吮與吞嚥頻率，平穩地維持1：1，約一秒一次

20. 有關羊水栓塞(amniotic fluid embolism)之相關敘述，下列何者錯誤？(A)呈現病理性收縮環　(B)通常發生在分娩時或分娩剛結束　(C)常發生於羊膜破水後　(D)易出現心肺功能衰竭和休克

解析 (A)產程延長或阻塞性分娩會出現病理性收縮環，是造成子宮破裂的原因之一。

21. 初產婦34歲，妊娠38週胎兒發育符合妊娠週數，因破水入院後24小時仍無宮縮，予以評估子宮頸成熟度，發現其子宮頸擴張＜1公分，子宮頸變薄30%，無法觸診到胎兒的先露部位，子宮頸位置在後方且堅硬。依據上述情境，若採Bishop 計分法評估，以決定後續相關處置，下列敘述何者較適當？(A)得分為6分，適用催生針劑靜脈滴注催產　(B)子宮頸已成熟，適用前列腺素針劑靜脈滴注催產　(C)得分為0分，適用前列腺素陰道塞劑促子宮頸成熟　(D)子宮頸不成熟，可繼續觀察48小時，若無產兆且確定無感染則可返家待產

22. 下列那些為重度子癇前症的危險徵候和症狀？①嚴重頭痛　②視力模糊　③4小時尿量為400mL　④血清肌酐酸持續下降。(A) ①②　(B) ②③　(C) ③④　(D) ①④

解析 ③尿量＜500 c.c./24hr；④血清肌酐酸上升。

解答：　19.D　20.A　21.C　22.A

23. 林女士，若進行第一階段50gm 葡萄糖耐性試驗篩檢妊娠糖尿病，下列那些敘述正確？①建議於懷孕20~22週篩檢 ②建議於懷孕24~28週篩檢 ③篩檢前需禁食，空腹抽血 ④1小時後的血糖值大於140mg/dL，則需進一步檢查。(A) ①③ (B) ①④ (C) ②③ (D) ②④

解析 ①建議於24~28週間進行；③不需禁食。

24. 有關人類乳突病毒(human papillomavirus, HPV)之敘述，下列何者錯誤？(A)主要經由性行為而傳染 (B)免疫力正常的年輕女性感染後通常能夠自行痊癒 (C) HPV 6與11型屬於致癌型 (D) HPV疫苗對於未曾有過性行為或未受到HPV感染者最有效

解析 (C)致癌型，主要為HPV-16、18。

25. 劉女士卵巢癌分期IIIC，本週接受減積手術，劉女士表示自己不再是完整的女人也擔心影響夫妻間的性生活，下列護理師之回應何者較不恰當？(A)告訴劉女士現階段應該全心配合治療，不要負面思考 (B)鼓勵劉女士與先生溝通，了解彼此的感受與疑慮 (C)解釋術後可能出現更年期症狀，行房時可加長前戲時間來改善陰道乾澀不適 (D)徵得同意後介紹卵巢癌病友給劉女士，以促進術後正向調適

解答： 23.D 24.C 25.A

國家圖書館出版品預行編目資料

全方位護理應考 e 寶典：產科護理學／孫瑞瓊，吳淑美，蔡金杏編著.－第十六版.－新北市 ： 新文京開發出版股份有限公司，2024.09
面； 公分
ISBN 978-626-392-043-9（平裝）
1.CST：產科護理
419.83 113011074

全方位護理應考 e 寶典－產科護理學 （書號：B264e16）

編 著 者 孫瑞瓊 吳淑美 蔡金杏
出 版 者 新文京開發出版股份有限公司
地 址 新北市中和區中山路二段 362 號 9 樓
電 話 (02) 2244-8188（代表號）
F A X (02) 2244-8189
郵 撥 1958730-2
第十一版 2019 年 03 月 08 日
第十二版 2020 年 03 月 08 日
第十三版 2021 年 03 月 15 日
第十四版 2022 年 09 月 15 日
第十五版 2023 年 09 月 15 日
第十六版 2024 年 09 月 15 日

建議售價：340 元
法律顧問：蕭雄淋律師
ISBN 978-626-392-043-9

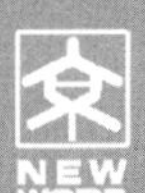

New Wun Ching Developmental Publishing Co., Ltd.

New Age · New Choice · The Best Selected Educational Publications—NEW WCDP

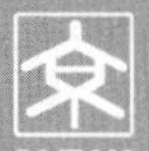

新文京開發出版股份有限公司

新世紀 · 新視野 · 新文京 — 精選教科書 · 考試用書 · 專業參考書